徹底攻略！
科目別

JN029200

歯科衛生士
国家試験過去問題集

第2版

基礎科目編

歯科衛生士国試問題研究会／編

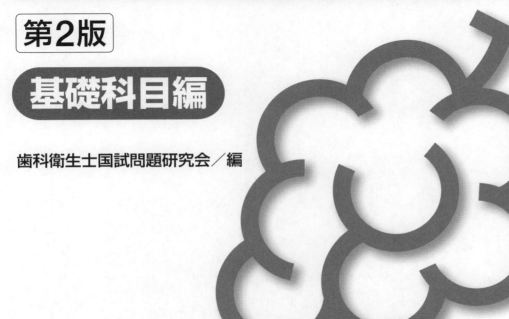

医歯薬出版株式会社

はじめに

　歯科衛生士国家試験は，1992年から全国統一した出題基準にもとづく試験となり，2024年春に実施される試験で33回を迎えます．この間に国家試験の出題基準は，歯科衛生士に求められる教育内容と社会の要請にもとづいて，数年おきに見直しが行われています．2017年の改定では「災害時の歯科保健」や「国際歯科保健」，2022年の改定では「持続可能な開発目標（SDGs）」や「口腔機能発達不全症」などが新たに加わりました．社会状況の変化に応じて，より深い教育内容が求められています．

　そうした新たな分野の学習も当然必要ですが，一方で，歯科衛生士になるために必要とされる根底の部分はこれまでもこれからも変わりなく，国家試験では類似した問題が繰り返し出題されています．そこで，科目別に過去問を解くことで，基本的な知識を確実におさえ，国家試験の合格ラインを越えることを目的に本書を企画いたしました．

　今回の改訂第2版では，新しい年度の問題を追加するとともに，問題の掲載順を出題基準の項目順として分野ごとに学習できるようにする，解説に教本の参照ページを明記するなどの見直しをはかりました．

　歯科衛生士国家試験の受験生となる皆さんは，学校での学習を軸に，直近5年間の国家試験問題と解説を収載した『徹底分析！年度別歯科衛生士国家試験問題集』（小社刊）と併用しながら，本書を活用され，総合的な学力が身につくよう努力してください．その結果，皆さん一人ひとりに歯科衛生士国家試験合格が待っています．本書の活用が歯科衛生士としての第一歩を踏み出す土台となることを祈念します．

2024年2月

歯科衛生士国試問題研究会

【本書の特徴】

　本書は歯科衛生士国家試験合格に向けて，苦手科目を克服できるように編集された，受験対策問題集です．以下の特徴を十分に活用し，合格への道を確実なものにしてください．

■本書の構成
・歯科衛生士国家試験の基礎系・社会歯科系科目（全8科目）の過去問題と解説を「令和4年版歯科衛生士国家試験出題基準」に準じて科目別に編纂しました．
・各科目の重要な問題/よく出る問題を中心に，約950問の問題を掲載しています．

☆問題
・国家試験の過去問題を科目別に掲載しています．

> **項目名**
> 問題は「令和4年版 歯科衛生士国家試験出題基準」の項目順に並んでいるので，分野ごとに学習することができます．

17. 医療の動向

【問題 17-1】（第22回/2013年・改）
病院，有床一般〈医科〉診療所，無床一般〈医科〉診療所および歯科診療所の数の推移を図に示す．

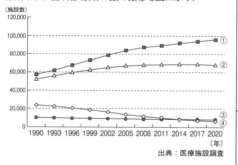

出典：医療施設調査

> **出題年度**
> 第1回（1992年）～第27回（2018年）の問題を収載しています．設問内容や解答を更新した問題には「改」を明記しています．

> **問題**
> 原則として出題当時の原文どおりに掲載していますが，用語の変更やグラフの更新など，時代の変化に合わせて必要な見直しを行っています．また「1つ選べ」「2つ選べ」などの出題形式も現在の国家試験に合わせて変更しています．

歯科診療所はどれか．1つ選べ．
　a　①
　b　②
　c　③
　d　④

☆別冊
・カラー写真は実際の国家試験と同様に別冊に掲載しています．

☆解説

・出題当時の『徹底分析！年度別歯科衛生士国家試験問題集』（小社刊）の解説を科目別に整理し，必要な見直しを加えています．

解答
厚生労働省から発表された解答に従っています．ただし，死因順位等，当時のデータと現在のデータでは解答が異なるものについては，現在のデータをもとに解答を更新しています．

17. 医療の動向

【問題 17-1】 b

医療施設調査は，3年間隔で行う静態調査と，毎年行う動態調査とがある．静態調査は，すべての医療施設を対象として調査しており，医療施設からの届け出をもとに施設数などを調べている．

グラフは，医療施設数の推移で，2020年で上から順に無床一般診療所数（96,309施設），歯科診療所数（67,874施設），病院数（8,238施設），有床一般診療所数（6,303施設）を示す．

a ×　①は無床一般診療所数である．
b ○　②は歯科診療所数である．
c ×　③は病院数である．
d ×　④は有床一般診療所数である．
▷「歯科衛生学シリーズ　保健・医療・福祉の制度」P. 145

全体解説
解答のポイントや背景知識を詳しく・分かりやすく解説しています．

選択肢別解説
選択肢ごとに「○の理由」「×の理由」を解説しています．

教科書の参照ページ
全問題に「歯科衛生学シリーズ」の参照ページを記載しています．問題を解くだけではなく，教科書を振り返りながら学習することで，知識を確実に定着させることができます．

■本書の使い方

・過去の国家試験では類似した問題が繰り返し出題されています．本書を使って過去問を数多く解くことで，基礎知識を着実に身につけ，苦手科目を攻略しましょう．

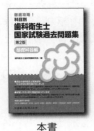

本書

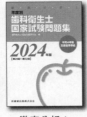

徹底分析！

＜使い方：例1＞
本書で基礎知識を定着させたあとに，『徹底分析！』を使って，本番と同じ形式で最新の国家試験問題を解いていく．

＜使い方：例2＞
『徹底分析！』で最新の国家試験問題を解いたあとに，苦手科目を攻略するために本書を活用する．

※『徹底分析！』には直近5年分の国家試験の問題・解説，本書にはそれ以外の年度の国家試験の問題・解説を掲載しています．

目次

第Ⅰ部
問題

1 解剖学・組織発生学

❶解剖学・組織発生学
〔人体の構造/歯・口腔の構造〕

1. 細胞・組織・器官

【問題 1-1】（第 18 回/2009 年）
重層扁平上皮がみられるのはどれか．1つ選べ．

　a　胃
　b　口　腔
　c　空　腸
　d　回　腸

【問題 1-2】（第 19 回/2010 年）
弾性軟骨はどれか．1つ選べ．

　a　肋軟骨
　b　気管軟骨
　c　関節軟骨
　d　喉頭蓋軟骨

【問題 1-3】（第 20 回/2011 年）
コンドロイチン硫酸を多量に含むのはどれか．1つ選べ．

　a　筋
　b　軟　骨
　c　上　皮
　d　神　経

2. 循環器系

【問題 2-1】（第 26 回/2017 年）
心臓の構造を図に示す．

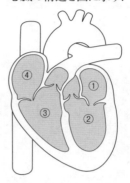

肺からの血液が流入するのはどれか．1つ選べ．

　a　①
　b　②
　c　③
　d　④

【問題 2-2】（第 23 回/2014 年）
門脈が注ぐのはどれか．1つ選べ．

　a　肺
　b　膵　臓
　c　肝　臓
　d　心　臓

3. 呼吸器系

【問題 3-1】（第 26 回/2017 年）

成人の気管，気管支および肺を正面から見た位置関係を図に示す．

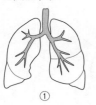
① 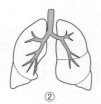 ②

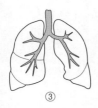
③ 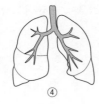 ④

正しいのはどれか．1 つ選べ．

a ①
b ②
c ③
d ④

4. 運動器系

【問題 4-1】（第 13 回/2004 年）

骨の水平断の顕微鏡写真（**別冊 No. 1**）を示す．

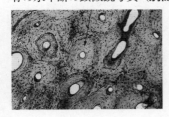

矢印が示すのはどれか．1 つ選べ．

a ハバース層板
b 介在層板
c 内基礎層板
d 外基礎層板

【問題 4-2】（第 24 回/2015 年）

7 個の椎骨から構成されるのはどれか．1 つ選べ．

a 頸　椎
b 胸　椎
c 腰　椎
d 仙　椎

【問題 4-3】（第 25 回/2016 年）

骨改造〈リモデリング〉で，脱灰して骨基質を吸収するのはどれか．1 つ選べ．

a 骨細胞
b 骨芽細胞
c 破骨細胞
d マクロファージ

【問題 4-4】（第 20 回/2011 年）

骨格筋筋原線維の一部を模式図に示す．

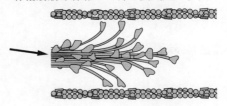

矢印が示すフィラメントを構成するタンパク質はどれか．1 つ選べ．

a ミオシン
b アクチン
c トロポニン
d トロポミオシン

5. 神経系

【問題 5-1】（第 16 回/2007 年）

脳の前頭断面の写真（**別冊 No. 2**）を示す．

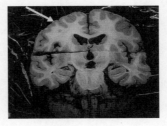

矢印が示すのはどれか．1 つ選べ．

a 大脳皮質
b 大脳髄質
c 視床下部
d 小　脳

6

【問題 5-2】（第 21 回/2012 年）

中枢神経の模式図を示す.

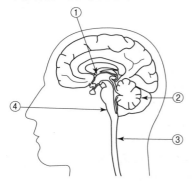

嚥下中枢が存在するのはどれか. 1つ選べ.

a ①
b ②
c ③
d ④

【問題 5-3】（第 26 回/2017 年）

中枢神経を図に示す.

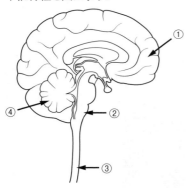

呼吸中枢が存在するのはどれか. 1つ選べ.

a ①
b ②
c ③
d ④

6. 感覚器系

【問題 6-1】（第 26 回/2017 年）

内耳を図に示す.

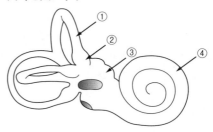

内部に聴覚の受容器があるのはどれか. 1つ選べ.

a ①
b ②
c ③
d ④

7. 消化器系

【問題 7-1】（第 23 回/2014 年）

小腸はどれか. 1つ選べ.

a 盲　腸
b 空　腸
c 直　腸
d 結　腸

【問題 7-2】（第 25 回/2016 年）

消化管で, 胆汁が流入するのはどれか. 1つ選べ.

a 食　道
b 胃
c 十二指腸
d 空　腸

【問題 7-3】（第 26 回/2017 年）

食道と胃の境界部はどれか. 1つ選べ.

a 肝　門
b 噴　門
c 幽　門
d 肛　門

8. 泌尿器系

【問題 8-1】（第 23 回/2014 年）

腎臓のネフロンの一部を模式図に示す.

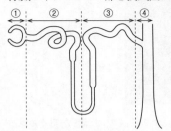

血液がろ過される領域はどれか. 1 つ選べ.

a ①
b ②
c ③
d ④

9. 内分泌系

【問題 9-1】（第 12 回/2003 年）

甲状腺から分泌されるのはどれか. **2 つ選べ.**

a 成長ホルモン
b チロキシン
c カルシトニン
d グルココルチコイド

【問題 9-2】（第 27 回/2018 年）

外分泌腺と内分泌腺の両方の構造をもつのはどれか.
1 つ選べ.

a 副　腎
b 膵　臓
c 甲状腺
d 下垂体

10. 全身

【問題 10-1】（第 27 回/2018 年）

頭頸部のある断面を図に示す.

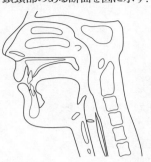

この断面の名称はどれか. 1 つ選べ.

a 横断面
b 水平断面
c 矢状断面
d 前頭断面

11. 口腔・顎顔面・頭頸部

【問題 11-1】（第 11 回/2002 年）

口腔前庭にみられるのはどれか. 1 つ選べ.

a 舌下小丘
b 舌下ヒダ
c 采状ヒダ
d 耳下腺乳頭

【問題 11-2】（第 27 回/2018 年）

舌の写真と線で囲んだ部位の拡大写真（**別冊 No. 3**）を
示す.

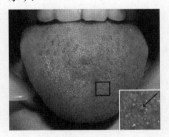

矢印で示すのはどれか. 1 つ選べ.

a 糸状乳頭
b 茸状乳頭
c 葉状乳頭
d 有郭乳頭

【問題 11-3】（第 23 回/2014 年）
固有口腔にあるのはどれか. 1 つ選べ.
  a 喉頭蓋
  b 舌小帯
  c 上唇小帯
  d 耳下腺乳頭

【問題 11-4】（第 8 回/1999 年）
耳下腺について正しいのはどれか. 1 つ選べ.
  a 外胚葉由来である.
  b 分泌は迷走神経支配である.
  c 導管は舌下小丘に開口する.
  d 混合腺である.

【問題 11-5】（第 23 回/2014 年）
頭頸部の写真（**別冊 No. 4**）を示す.

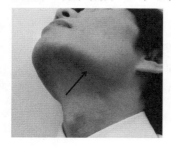

矢印で示す部位にあるのはどれか. 1 つ選べ.
  a 耳下腺
  b 舌下腺
  c 顎下腺
  d 甲状腺

【問題 11-6】（第 24 回/2015 年）
口腔内写真（**別冊 No. 5**）を示す.

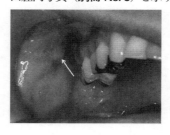

矢印で示す部位に開口する唾液腺の導管が貫くのはどれか. 1 つ選べ.
  a 咬　筋
  b 頰　筋
  c 口輪筋
  d 内側翼突筋

【問題 11-7】（第 25 回/2016 年）
口腔内写真（**別冊 No. 6**）を示す.

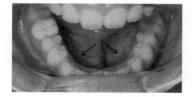

矢印で示す部位に開口する唾液腺はどれか. 1 つ選べ.
  a 耳下腺
  b 前舌腺
  c 舌下腺
  d 顎下腺

【問題 11-8】（第 26 回/2017 年）
固有口腔にある小唾液腺はどれか. 1 つ選べ.
  a 頰　腺
  b 舌下腺
  c 口蓋腺
  d 口唇腺

【問題 11-9】（第 26 回/2017 年）
頭蓋骨の正中矢状断面の写真（**別冊 No. 7**）を示す.

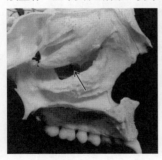

矢印が示すのはどれか. 1つ選べ.

a 上顎洞

b 前頭洞

c 篩骨洞

d 蝶形骨洞

【問題 11-10】（第 21 回/2012 年）
頭部の断面の模式図を示す.

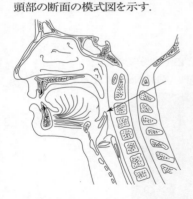

矢印が示すのはどれか. 1つ選べ.

a 声　帯

b 軟口蓋

c 喉頭蓋

d 甲状軟骨

【問題 11-11】（第 24 回/2015 年）
嚥下と呼吸の経路が交叉するのはどれか. 1つ選べ.

a 鼻　腔

b 上咽頭〈咽頭鼻部〉

c 中咽頭〈咽頭口部〉

d 下咽頭〈咽頭喉頭部〉

【問題 11-12】（第 10 回/2001 年）
骨に存在する名称で正しい組合せはどれか. 1つ選べ.

a 卵円孔 ——— 下顎骨

b 茎状突起 ——— 蝶形骨

c 歯槽孔 ——— 上顎骨

d 二腹筋窩 ——— 側頭骨

【問題 11-13】（第 11 回/2002 年）
図は顎関節の構造を示す.

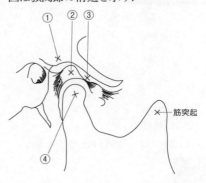

関節円板はどれか. 1つ選べ.

a ①

b ②

c ③

d ④

【問題 11-14】（第 14 回/2005 年）
顔面頭蓋側面の写真（**別冊 No. 8**）を示す.

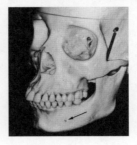

矢印が示すのはどれか. 1つ選べ.

a 卵円孔

b 切歯孔

c 下顎孔

d オトガイ孔

【問題 11-15】（第 14 回/2005 年）

新生児頭蓋の写真（**別冊 No. 9**）を示す．

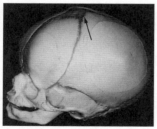

矢印が示すのはどれか．1つ選べ．

a　大泉門

b　小泉門

c　前側頭泉門

d　後側頭泉門

【問題 11-16】（第 15 回/2006 年）

一部を取り除いた頭蓋の写真（**別冊 No. 10**）を示す．

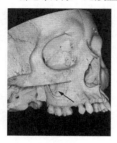

矢印が示す副鼻腔はどれか．1つ選べ．

a　前頭洞

b　篩骨洞

c　蝶形骨洞

d　上顎洞

【問題 11-17】（第 16 回/2007 年）

顎関節を構成するのはどれか．1つ選べ．

a　側頭骨

b　上顎骨

c　口蓋骨

d　頰　骨

【問題 11-18】（第 17 回/2008 年）

骨口蓋の写真（**別冊 No. 11**）を示す．

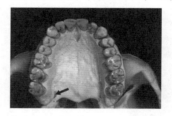

矢印が示すのはどれか．1つ選べ．

a　切歯孔

b　正円孔

c　大口蓋孔

d　オトガイ孔

【問題 11-19】（第 19 回/2010 年）

下顎骨にあるのはどれか．1つ選べ．

a　翼状突起

b　茎状突起

c　乳様突起

d　関節突起

【問題 11-20】（第 21 回/2012 年）

下顎骨内側面の写真（**別冊 No. 12**）を示す．

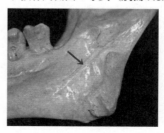

矢印が示すのはどれか．1つ選べ．

a　頰筋稜

b　下顎管

c　翼突筋粗面

d　顎舌骨筋神経溝

【問題 11-21】（第 21 回/2012 年）
頭蓋側面の写真（**別冊 No. 13**）を示す.

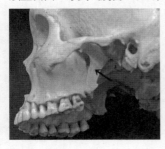

矢印が示すのはどれか. 1 つ選べ.
　　a　頰　骨
　　b　上顎骨
　　c　蝶形骨
　　d　側頭骨

【問題 11-22】（第 21 回/2012 年）
頭蓋前面の下部の写真（**別冊 No. 14**）を示す.

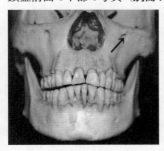

矢印が示すのはどれか. 1 つ選べ.
　　a　歯槽孔
　　b　卵円孔
　　c　正円孔
　　d　眼窩下孔

【問題 11-23】（第 22 回/2013 年）
頭蓋の外側面の写真（**別冊 No. 15**）を示す.

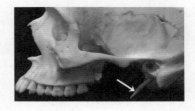

矢印が示すのはどれか. 1 つ選べ.
　　a　乳様突起
　　b　側頭突起
　　c　頰骨突起
　　d　茎状突起

【問題 11-24】（第 23 回/2014 年）
下顎骨の図を示す.

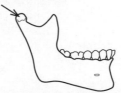

矢印の部位と共に関節を構成するのはどれか. 1つ選べ.
　　a　頰　骨
　　b　蝶形骨
　　c　側頭骨
　　d　上顎骨

【問題 11-25】（第 25 回/2016 年）
外側面の一部を除去した顎骨の写真（**別冊 No. 16**）を
示す.

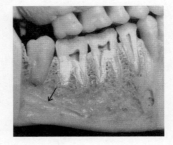

矢印で示すのはどれか. 1 つ選べ.
　　a　歯槽孔
　　b　卵円孔
　　c　切歯管
　　d　下顎管

【問題 11-26】（第 27 回/2018 年）

上顎骨後面の写真（**別冊 No. 17**）を示す.

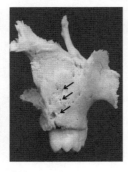

矢印で示すのはどれか. 1 つ選べ.

 a 正円孔

 b 歯槽孔

 c 大口蓋孔

 d 小口蓋孔

【問題 11-27】（第 3 回/1994 年）

咀嚼筋が起始する骨はどれか. **2 つ選べ**.

 a 口蓋骨

 b 蝶形骨

 c 側頭骨

 d 下顎骨

【問題 11-28】（第 4 回/1995 年）

下顎骨を挙上する筋はどれか. **2 つ選べ**.

 a 顎二腹筋

 b 顎舌骨筋

 c 咬 筋

 d 側頭筋

【問題 11-29】（第 11 回/2002 年）

図は下顎骨外側面を示す.

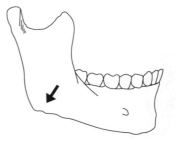

矢印の部位に付着するのはどれか. 1 つ選べ.

 a 咬 筋

 b 側頭筋

 c 頬 筋

 d 外側翼突筋

【問題 11-30】（第 12 回/2003 年）

顎運動で正しい組合せはどれか. 1 つ選べ.

 a 咬 筋――――閉 口

 b 内側翼突筋――開 口

 c 外側翼突筋――後 退

 d 顎二腹筋――――前 突

【問題 11-31】（第 15 回/2006 年）

咽頭腔を狭めるのはどれか. 1 つ選べ.

 a 茎突咽頭筋

 b 口蓋咽頭筋

 c 耳管咽頭筋

 d 上咽頭収縮筋

【問題 11-32】（第 14 回/2006 年）

舌骨上筋はどれか. 1 つ選べ.

 a 顎舌骨筋

 b 胸骨舌骨筋

 c 肩甲舌骨筋

 d 甲状舌骨筋

【問題 11-33】（第 17 回/2008 年）

咬筋が起始するのはどれか. **2 つ選べ**.

 a 頬 骨

 b 口蓋骨

 c 側頭骨

 d 蝶形骨

【問題 11-34】（第 18 回/2009 年）
側頭骨から起始するのはどれか．1 つ選べ．

a　外側翼突筋
b　内側翼突筋
c　茎突舌骨筋
d　オトガイ舌骨筋

【問題 11-35】（第 19 回/2010 年）
頭蓋側面の写真（**別冊 No. 18**）を示す．

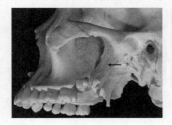

矢印が示す部位に付着するのはどれか．1 つ選べ．

a　咬　筋
b　側頭筋
c　内側翼突筋
d　外側翼突筋

【問題 11-36】（第 19 回/2010 年）
咬筋と同じ神経で支配されるのはどれか．1 つ選べ．

a　頰　筋
b　口輪筋
c　顎舌骨筋
d　顎二腹筋後腹

【問題 11-37】（第 20 回/2011 年）
下顎骨の写真（**別冊 No. 19**）を示す．

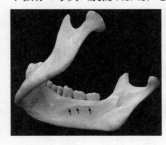

矢印が示す部位に付着するのはどれか．1 つ選べ．

a　顎二腹筋
b　顎舌骨筋
c　茎突舌骨筋
d　オトガイ舌骨筋

【問題 11-38】（第 21 回/2012 年）
開口筋はどれか．1 つ選べ．

a　咬　筋
b　側頭筋
c　顎舌骨筋
d　内側翼突筋

【問題 11-39】（第 25 回/2016 年）
下顎骨の写真（**別冊 No. 20**）を示す．

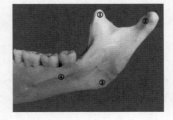

内側翼突筋の付着部はどれか．1 つ選べ．

a　①
b　②
c　③
d　④

【問題 11-40】（第 26 回/2017 年）
頭蓋骨側面の写真（**別冊 No. 21**）を示す.

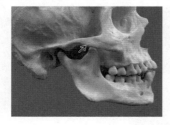

矢印の部位から起始するのはどれか. 1 つ選べ.

a 咬　筋
b 側頭筋
c 内側翼突筋
d 外側翼突筋

【問題 11-41】（第 10 回/2001 年）
下行口蓋動脈はどの血管の分枝か. 1 つ選べ.

a 顔面動脈
b 顎動脈
c 浅側頭動脈
d 舌動脈

【問題 11-42】（第 13 回/2004 年）
顔面動脈が分布するのはどれか. **2 つ選べ**.

a 口　唇
b 顎下腺
c 下顎骨
d 舌

【問題 11-43】（第 15 回/2006 年）
頬動脈はどの血管の分枝か. 1 つ選べ.

a 浅側頭動脈
b 顎動脈
c 顔面動脈
d 舌動脈

【問題 11-44】（第 16 回/2007 年）
顎動脈の枝はどれか. 1 つ選べ.

a 顔面動脈
b 舌動脈
c 浅側頭動脈
d 下歯槽動脈

【問題 11-45】（第 20 回/2011 年）
顎顔面部に血液を供給しているのはどれか. 1 つ選べ.

a 内頸動脈
b 外頸動脈
c 椎骨動脈
d 浅側頭動脈

【問題 11-46】（第 20 回/2011 年）
頭蓋骨側面の写真（**別冊 No. 22**）を示す.

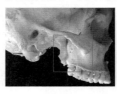

矢印が示す孔を通るのはどれか. 1 つ選べ.

a 眼窩下動脈
b 深側頭動脈
c 下行口蓋動脈
d 後上歯槽動脈

【問題 11-47】（第 1 回/1992 年）
下顎神経で運動が支配されている筋はどれか. **2 つ選べ**.

a 舌　筋
b 顎舌骨筋
c 咬　筋
d 頬　筋

【問題 11-48】（第 2 回/1993 年）
耳下腺の分泌に関与する神経はどれか. **2 つ選べ**.

a 顔面神経
b 舌咽神経
c 小錐体神経
d 鼓索神経

【問題 11-49】（第 5 回/1996 年）
正しい組合せはどれか. 1 つ選べ.

a 顔面神経 —— 鼓索神経
b 舌咽神経 —— 大錐体神経
c 上顎神経 —— 耳介側頭神経
d 下顎神経 —— 小錐体神経

【問題 11-50】（第 6 回/1997 年）

味覚神経線維を含むのはどれか．**2 つ選べ**.

- a 舌咽神経
- b 舌下神経
- c 副神経
- d 顔面神経

【問題 11-51】（第 7 回/1998 年）

舌咽神経が関与しているのはどれか．1 つ選べ．

- a 咬筋の運動
- b 舌前 2/3 の味覚
- c 涙の分泌
- d 耳下腺唾液の分泌

【問題 11-52】（第 9 回/2000 年）

下顎神経の支配を受けるのはどれか．1 つ選べ．

- a 顎舌骨筋の運動
- b 頰筋の運動
- c 顎下腺の分泌
- d 舌前 2/3 の味覚

【問題 11-53】（第 11 回/2002 年）

正しい組合せはどれか．1 つ選べ．

- a 眼神経 ——— 下眼窩裂
- b 上顎神経 ——— 卵円孔
- c 下顎神経 ——— 正円孔
- d 顔面神経 ——— 茎乳突孔

【問題 11-54】（第 11 回/2002 年）

舌の運動に関与するのはどれか．1 つ選べ．

- a 三叉神経
- b 舌咽神経
- c 舌下神経
- d 迷走神経

【問題 11-55】（第 12 回/2003 年）

下顎神経に支配されるのはどれか．1 つ選べ．

- a オトガイ舌骨筋
- b 顎舌骨筋
- c 顎二腹筋後腹
- d 茎突舌骨筋

【問題 11-56】（第 13 回/2004 年）

三叉神経に支配されるのはどれか．**2 つ選べ**.

- a 咬筋
- b 口輪筋
- c 頰筋
- d 側頭筋

【問題 11-57】（第 13 回/2004 年）

舌下腺の分泌神経が経由するのはどれか．1 つ選べ．

- a 毛様体神経節
- b 翼口蓋神経節
- c 耳神経節
- d 顎下神経節

【問題 11-58】（第 14 回/2005 年）

下顎運動に関与するのはどれか．1 つ選べ．

- a 三叉神経
- b 舌咽神経
- c 舌下神経
- d 迷走神経

【問題 11-59】（第 14 回/2005 年）

正しい組合せはどれか．1 つ選べ．

- a 視覚 ——— 眼神経
- b 平衡感覚 ——— 蝸牛神経
- c 聴覚 ——— 前庭神経
- d 味覚 ——— 鼓索神経

【問題 11-60】（第 16 回/2007 年）

顔面神経が頭蓋底から出る部位はどれか．1 つ選べ．

- a 正円孔
- b 卵円孔
- c 頸静脈孔
- d 茎乳突孔

【問題 11-61】（第 17 回/2008 年）

咀嚼筋を支配するのはどれか．1 つ選べ．

- a 迷走神経
- b 舌咽神経
- c 三叉神経
- d 舌下神経

【問題 11-62】（第 17 回/2008 年）

感覚と運動との神経線維を含むのはどれか．1つ選べ．

   a 滑車神経

   b 三叉神経

   c 内耳神経

   d 舌下神経

【問題 11-63】（第 17 回/2008 年）

内頭蓋底の写真（**別冊 No. 23**）を示す．

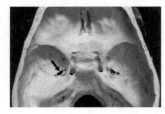

矢印が示す孔を通過するのはどれか．1つ選べ．

   a 眼神経

   b 上顎神経

   c 下顎神経

   d 顔面神経

【問題 11-64】（第 18 回/2009 年）

味覚神経線維を含むのはどれか．1つ選べ．

   a 三叉神経

   b 舌咽神経

   c 副神経

   d 舌下神経

【問題 11-65】（第 20 回/2011 年）

顔面部の皮膚感覚を支配しているのはどれか．1つ選べ．

   a 迷走神経

   b 三叉神経

   c 顔面神経

   d 舌下神経

【問題 11-66】（第 20 回/2011 年）

舌咽神経が支配するのはどれか．1つ選べ．

   a 舌下腺

   b 耳下腺

   c 顎下腺

   d 口蓋腺

【問題 11-67】（第 24 回/2015 年）

舌の模式図を示す．

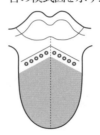

グレーの領域の味覚を伝えるのはどれか．1つ選べ．

   a 三叉神経

   b 顔面神経

   c 舌咽神経

   d 迷走神経

【問題 11-68】（第 25 回/2016 年）

口腔周囲の写真（**別冊 No. 24**）を示す．

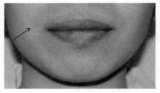

矢印で示す部位に存在する筋の運動を司るのはどれか．1つ選べ．

   a 三叉神経

   b 顔面神経

   c 舌咽神経

   d 迷走神経

【問題 11-69】（第 25 回/2016 年）

オトガイ孔から出る神経が走行中に通過するのはどれか．1つ選べ．

   a 歯槽孔

   b 切歯孔

   c 下顎孔

   d 眼窩下孔

【問題 11-70】（第 27 回/2018 年）
下顎骨の写真（**別冊 No. 25**）を示す.

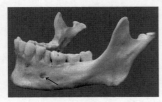

矢印で示す孔から出る神経の役割はどれか. 1 つ選べ.

   a 下唇の感覚
   b 口輪筋の運動
   c 顎下腺の分泌
   d 下顎前歯部歯肉の感覚

12. 歯と歯周組織

【問題 12-1】（第 4 回/1995 年）
セメント質について正しいのはどれか. **2 つ選べ**.

   a 加齢とともに薄くなる.
   b 吸収された部分に再生は起こらない.
   c 歯根膜側から栄養の供給を受ける.
   d 基質にはコラーゲンが含有されている.

【問題 12-2】（第 4 回/1995 年）
正しいのはどれか. **2 つ選べ**.

   a 歯肉は歯周組織には含まれない.
   b 粘膜歯肉境から歯肉縁までを付着歯肉という.
   c 歯間腔を満たす歯肉の突出部を歯間乳頭という.
   d 歯肉の粘膜固有層は歯槽骨の骨膜に移行する.

【問題 12-3】（第 5 回/1996 年）
エナメル質にみられるのはどれか. **2 つ選べ**.

   a トームス顆粒層
   b エブネル層板
   c 周波条
   d 横　紋

【問題 12-4】（第 6 回/1997 年）
歯髄に存在するのはどれか. **2 つ選べ**.

   a 線維芽細胞
   b 象牙芽細胞
   c セメント芽細胞
   d 骨芽細胞

【問題 12-5】（第 7 回/1998 年）
エナメル質の成長線はどれか. 1 つ選べ.

   a アンドレーゼン線
   b レチウス条
   c シュレーゲル条
   d オーエン外形線

【問題 12-6】（第 9 回/2000 年）
歯髄にみられるのはどれか. **2 つ選べ**.

   a ワイル層
   b トームス顆粒層
   c シャーピー線維
   d コルフ線維

【問題 12-7】（第 9 回/2000 年）
周波条を呈するのはどれか. 1 つ選べ.

   a シュレーゲル条
   b レチウス条
   c オーエン外形線
   d 球間象牙質

【問題 12-8】（第 10 回/2001 年）
石灰化しているのはどれか. **2 つ選べ**.

   a 球間象牙質
   b 象牙前質
   c 管周象牙質
   d 第二象牙質

【問題 12-9】（第 10 回/2001 年）
トームス線維と関係があるのはどれか. 1 つ選べ.

   a エナメル小柱
   b エナメル葉
   c エナメル叢
   d エナメル紡錘

【問題 12-10】（第 11 回/2002 年）
歯根膜に認められるのはどれか. **2 つ選べ**.

   a 線維芽細胞
   b 象牙芽細胞
   c セメント細胞
   d マラッセ上皮遺残

18

【問題 12-11】（第 13 回/2004 年）
象牙質にあるのはどれか. **2 つ選べ.**
- a トームス顆粒層
- b レチウス条
- c シュレーゲル条
- d オーエン外形線

【問題 12-12】（第 14 回/2005 年）
歯の研磨標本の顕微鏡写真（**別冊 No. 26**）を示す.

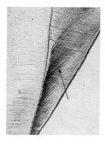

矢印が示すのはどれか. 1 つ選べ.
- a レチウス条
- b シュレーゲル条
- c エナメル葉
- d アンドレーゼン線

【問題 12-13】（第 16 回/2007 年）
歯の研磨標本の写真（**別冊 No. 27**）を示す.

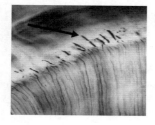

矢印が示すのはどれか. 1 つ選べ.
- a エナメル叢
- b エナメル葉
- c エナメル紡錘
- d エナメル突起

【問題 12-14】（第 18 回/2009 年）
スティップリングが存在するのはどれか. 1 つ選べ.
- a 歯間乳頭
- b 遊離歯肉
- c 付着歯肉
- d 歯槽粘膜

【問題 12-15】（第 18 回/2009 年）
象牙質にみられるのはどれか. 1 つ選べ.
- a 周波条
- b レチウス条
- c シャーピー線維
- d アンドレーゼン線

【問題 12-16】（第 21 回/2012 年）
歯の組織とその構造との組合せで正しいのはどれか. 1 つ選べ.
- a セメント質 ―――― シュレーゲル条
- b エナメル質 ―――― トームス顆粒層
- c 象牙質 ―――― トームス線維
- d 歯　髄 ―――― アンドレーゼン線

【問題 12-17】（第 22 回/2013 年）
シャーピー線維が入り込むのはどれか. 1 つ選べ.
- a 海綿骨
- b 象牙質
- c セメント質
- d エナメル質

【問題 12-18】（第 27 回/2018 年）
歯周組織の断面図を示す.

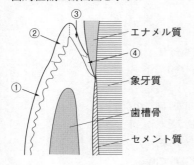

エナメル質
象牙質
歯槽骨
セメント質

付着上皮〈接合上皮〉はどれか. 1 つ選べ.

a ①
b ②
c ③
d ④

【問題 12-19】（第 5 回/1996 年）
上顎第一大臼歯に出現するのはどれか. **2 つ選べ.**

a 斜走隆線
b カラベリー結節
c プロトスタイリッド
d ドリオピテクス型

【問題 12-20】（第 9 回/2000 年）
3 根を有する歯はどれか. **2 つ選べ.**

a 上顎第二乳臼歯
b 下顎第一乳臼歯
c 下顎第一大臼歯
d 上顎第一大臼歯

【問題 12-21】（第 12 回/2003 年）
斜走隆線があるのはどれか. 1 つ選べ.

a 上顎犬歯
b 上顎第一大臼歯
c 下顎第一小臼歯
d 下顎第一大臼歯

【問題 12-22】（第 12 回/2003 年）
正しい組合せはどれか. 1 つ選べ.

a 下顎側切歯 ——————— 円錐歯
b 下顎第一小臼歯 —— 介在結節
c 上顎第一大臼歯 —— カラベリー結節
d 上顎第二大臼歯 —— 樋状根

【問題 12-23】（第 12 回/2003 年）
図は下顎左側第一大臼歯の咬合面を示す.

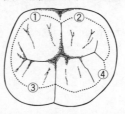

近心頬側咬頭はどれか. 1 つ選べ.

a ①
b ②
c ③
d ④

【問題 12-24】（第 13 回/2004 年）
図は上顎左側第一大臼歯の咬合面を示す.

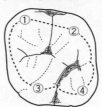

近心頬側咬頭はどれか. 1 つ選べ.

a ①
b ②
c ③
d ④

【問題 12-25】（第 15 回/2006 年）

歯の写真（**別冊 No. 28**）を示す.

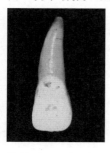

記号（FDI 表示）で正しいのはどれか. 1 つ選べ.

  a 11

  b 12

  c 21

  d 22

【問題 12-26】（第 16 回/2007 年）

歯の写真（**別冊 No. 29**）を示す.

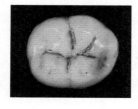

記号（FDI 表示）で正しいのはどれか. 1 つ選べ.

  a 16

  b 26

  c 36

  d 46

【問題 12-27】（第 17 回/2008 年）

乳歯と永久歯との比較で, 乳歯の特徴はどれか. **2 つ選べ.**

  a 歯冠に比べて歯根が短い.

  b 歯帯が顕著である.

  c エナメル質が厚い.

  d 歯頸部の狭窄が強い.

【問題 12-28】（第 18 回/2009 年）

上顎側切歯に出現するのはどれか. 1 つ選べ.

  a 横副溝

  b 斜切痕

  c 中心結節

  d プロトスタイリッド

【問題 12-29】（第 19 回/2010 年）

上顎側切歯の特徴はどれか. 1 つ選べ.

  a 矮小化傾向がある.

  b 遠心隅角が鋭角である.

  c 上顎中切歯より歯冠幅が大きい.

  d 中心唇側面隆線が発達している.

【問題 12-30】（第 20 回/2011 年）

臼歯の辺縁隆線部にみられるのはどれか. 1 つ選べ.

  a 臼後結節

  b 中心結節

  c 介在結節

  d カラベリー結節

【問題 12-31】（第 22 回/2013 年）

FDI〈世界歯科連盟〉方式の歯式で, 上顎左側第二小臼歯はどれか. 1 つ選べ.

  a 17

  b 25

  c 35

  d 47

【問題 12-32】（第 25 回/2016 年）

乳歯の頰側面と咬合面を図に示す.

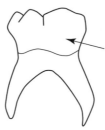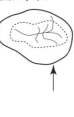

矢印で示す部位の名称はどれか. 1 つ選べ.

  a 介在結節

  b 基底結節

  c 臼歯結節

  d 中心結節

【問題 12-33】（第 25 回/2016 年）
歯の異常と好発部位の組合せで正しいのはどれか. 1
つ選べ.

a 矮小歯 ——————— 上顎中切歯
b 巨大歯 ——————— 下顎小臼歯
c 欠如歯 ——————— 上顎側切歯
d 癒合歯〈融合歯〉—— 下顎大臼歯

【問題 12-34】（第 26 回/2017 年）
上顎前歯の舌側面を図に示す.

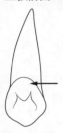

矢印で示すのはどれか. 1 つ選べ.

a 臼歯結節
b 基底結節
c 介在結節
d カラベリー結節

【問題 12-35】（第 27 回/2018 年）
下顎第一大臼歯の咬合面を模式図に示す. ○は咬頭頂
を示す.

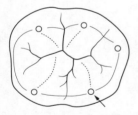

矢印で示すのはどれか. 1 つ選べ.

a 近心頬側咬頭
b 近心舌側咬頭
c 遠心頬側咬頭
d 遠心舌側咬頭

13. 口腔と顎顔面の発生と加齢

【問題 13-1】（第 22 回/2013 年）
下顎の発生に関係するのはどれか. 1 つ選べ.

a 第一鰓弓
b 第二鰓弓
c 第三鰓弓
d 第四鰓弓

【問題 13-2】（第 26 回/2017 年）
胎生 7 週の顔面構造を図に示す.

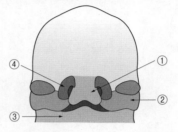

上顎突起はどれか. 1 つ選べ.

a ①
b ②
c ③
d ④

【問題 13-3】（第 6 回/1997 年）
歯乳頭から形成されるのはどれか. 2 つ選べ.

a 象牙質
b 歯 髄
c 歯 肉
d 歯根膜

【問題 13-4】（第 15 回/2006 年）
歯小嚢から形成されるのはどれか. 1 つ選べ.

a エナメル質
b 象牙質
c セメント質
d 歯 肉

【問題 13-5】（第 16 回/2007 年）

歯の形成期の写真（**別冊 No. 30**）を示す.

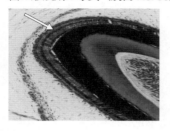

矢印が示すのはどれか. 1 つ選べ.

 a 内エナメル上皮

 b 外エナメル上皮

 c エナメル芽細胞

 d エナメル髄

2 生理学

❷生理学
〔人体の機能・構成成分/歯・口腔の機能・組成〕

1. 血液

【問題 1-1】（第 5 回/1996 年）

血液成分の作用で正しい組合せはどれか. **2 つ選べ.**

- a　赤血球 ————— 酸素の運搬
- b　アルブミン ——— 炭酸ガスの運搬
- c　γ-グロブリン ——— 栄養作用
- d　好中球 ————— 食作用

【問題 1-2】（第 7 回/1998 年）

正しい組合せはどれか. **2 つ選べ.**

- a　ヘモグロビン ——— カルシウムの運搬
- b　フィブリノーゲン ——— 血液凝固作用
- c　γ-グロブリン ——— 免疫作用
- d　アルブミン ————— 酸素の運搬

【問題 1-3】（第 15 回/2006 年）

血液成分で正しいのはどれか. 1 つ選べ.

- a　好中球は抗アレルギー作用を有する.
- b　単球は抗体を産生する.
- c　好塩基球は食作用を有する.
- d　赤血球は炭酸脱水酵素を含む.

【問題 1-4】（第 22 回/2013 年）

赤血球で正しいのはどれか. 1 つ選べ.

- a　分葉核がある.
- b　変形しにくい.
- c　小胞体を含む.
- d　ヘモグロビンを含む.

【問題 1-5】（第 25 回/2016 年）

体重 65 kg の成人男性の血液量はどれか. 1 つ選べ.

- a　1 L
- b　2 L
- c　5 L
- d　10 L

【問題 1-6】（第 26 回/2017 年）

O 型血液で正しいのはどれか. 1 つ選べ.

	抗 A 抗体	抗 B 抗体
a	あ り	あ り
b	な し	あ り
c	あ り	な し
d	な し	な し

【問題 1-7】（第 5 回/1996 年）

血液凝固因子はどれか. 1 つ選べ.

- a　Na^+
- b　K^+
- c　Mg^{2+}
- d　Ca^{2+}

【問題 1-8】（第 12 回/2003 年）

血液凝固に最も関連するのはどれか. 1 つ選べ.

- a　ビタミン A
- b　ビタミン C
- c　ビタミン E
- d　ビタミン K

【問題 1-9】（第 14 回/2005 年）

止血に関与するのはどれか. 1 つ選べ.

- a　赤血球
- b　白血球
- c　血小板
- d　リンパ球

【問題 1-10】（第 20 回/2011 年）

血液凝固の最終段階で生成されるのはどれか. 1 つ選べ.

- a　フィブリン
- b　アルブミン
- c　コラーゲン
- d　グロブリン

【問題 1-11】（第 21 回/2012 年）

出血傾向の原因となるのはどれか. 1 つ選べ.

   a 血漿アルブミン量の低下

   b 血小板数の減少

   c 白血球数の増加

   d 赤血球数の減少

【問題 1-12】（第 23 回/2014 年）

一次止血の過程で活性化されるのはどれか. 1 つ選べ.

   a 血小板

   b 好中球

   c 赤血球

   d リンパ球

【問題 1-13】（第 27 回/2018 年）

線溶系で血栓を溶解するのはどれか. 1 つ選べ.

   a プラスミン

   b カリクレイン

   c プロトロンビン

   d フィブリノゲン

2. 循環

【問題 2-1】（第 2 回/1993 年）

心臓について正しいのはどれか. **2 つ選べ**.

   a 特殊心筋は収縮する.

   b 正常時には洞（房）結節のリズムで駆動される.

   c 迷走神経刺激で心拍数は減少する.

   d 血液は右心室から大動脈へ駆出される.

【問題 2-2】（第 3 回/1994 年）

血液循環について正しいのはどれか. **2 つ選べ**.

   a 血液は心臓を出て，すべて一度だけ毛細血管を
     通り心臓へ戻る.

   b 循環には筋肉の収縮も関与する.

   c 心筋へ血液を供給する血管を冠動脈という.

   d 心房は血液を心臓外へ送り出す部位である.

【問題 2-3】（第 10 回/2001 年）

心臓の歩調取り電位はどこで作られるか. 1 つ選べ.

   a 洞房結節

   b 大動脈体

   c 頸動脈体

   d 頸動脈洞

【問題 2-4】（第 14 回/2005 年）

血圧を感知する受容器はどれか. 1 つ選べ.

   a 大動脈体

   b 頸動脈小体

   c 頸動脈洞

   d 房室結節

【問題 2-5】（第 15 回/2006 年）

図は心筋の活動電位を示す.

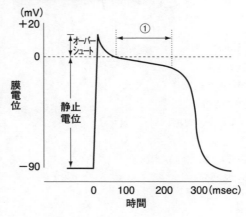

①で細胞に流入するのはどれか. 1 つ選べ.

   a Na^+

   b K^+

   c Ca^{2+}

   d Cl^-

【問題 2-6】（第 18 回/2009 年）

物質や呼吸ガスの交換を行うのはどれか. 1 つ選べ.

   a 毛細血管

   b 細動脈

   c 大動脈

   d 細静脈

【問題 2-7】（第 20 回/2011 年）

心臓の興奮伝導の流れを模式図に示す.

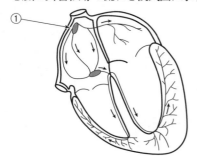

①が示すのはどれか. 1つ選べ.

 a 房室束

 b 洞（房）結節

 c 房室結節

 d プルキンエ線維

【問題 2-8】（第 23 回/2014 年）

心電図の波形を示す.

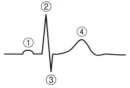

心房の興奮を示すのはどれか. 1つ選べ.

 a ①

 b ②

 c ③

 d ④

3. 呼吸

【問題 3-1】（第 16 回/2007 年）

肺気量の区分を図に示す.

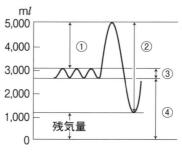

通常の吸気後さらに吸い込むことのできる空気量はどれか. 1つ選べ.

 a ①

 b ②

 c ③

 d ④

【問題 3-2】（第 22 回/2013 年）

肺気量の区分を図に示す.

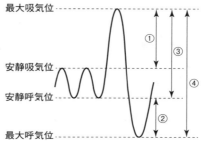

肺活量はどれか. 1つ選べ.

 a ①

 b ②

 c ③

 d ④

【問題 3-3】（第 23 回/2014 年）

ヘモグロビンの酸素解離曲線を図に示す.

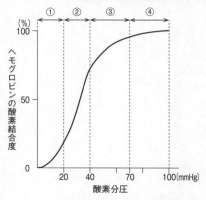

ヘモグロビンが酸素分子を解離しやすい領域はどれか. 1 つ選べ.

a ①

b ②

c ③

d ④

【問題 3-4】（第 15 回/2006 年）

正しいのはどれか. 1 つ選べ.

a 血中の CO_2 濃度が上昇すると呼吸は浅くなる.

b 外肋間筋の収縮で呼息運動が行われる.

c 過呼吸では血液の pH が高くなる.

d 呼吸中枢は視床下部に存在する.

4. 筋

【問題 4-1】（第 19 回/2010 年）

筋の模式図を示す.

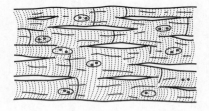

この筋の特徴はどれか. 1 つ選べ.

a 強縮を起こさない.

b 自動能をもたない.

c 細胞間に連絡がない.

d 体性神経支配である.

【問題 4-2】（第 19 回/2010 年）

平滑筋が存在するのはどれか. 1 つ選べ.

a 舌

b 空 腸

c 心 臓

d 横隔膜

【問題 4-3】（第 17 回/2008 年）

骨格筋構造の模式図を示す.

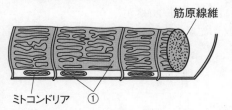

筋収縮時に①から放出されるのはどれか. 1 つ選べ.

a Na^+

b K^+

c Ca^{2+}

d Mg^{2+}

【問題 4-4】（第 18 回/2009 年）

摘出した筋を図 A のように設置し, 電気刺激を加えた際の記録を図 B に示す.

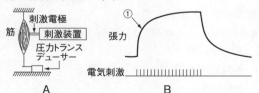

①の収縮様式はどれか. 1 つ選べ.

a 拘 縮

b 単収縮

c 完全強縮

d 等長性収縮

【問題 4-5】（第 22 回/2013 年）

アクチンとミオシンの作用はどれか. 1 つ選べ.

a 貯 蔵

b 運 搬

c 収 縮

d 触 媒

【問題 4-6】（第 27 回/2018 年）

骨格筋細胞の筋小胞体から放出されるのはどれか. 1 つ選べ.

a ATP

b アクチン

c トロポニン

d カルシウムイオン

5. 神経

【問題 5-1】（第 18 回/2009 年）

神経軸索から記録された活動電位を図に示す.

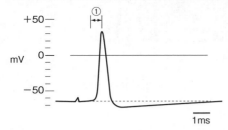

①で細胞内に流入するのはどれか. 1 つ選べ.

a K^+

b Na^+

c Ca^{2+}

d Cl^-

【問題 5-2】（第 20 回/2011 年）

有髄神経のみにみられるのはどれか. 1 つ選べ.

a 両方向伝導

b 不減衰伝導

c 絶縁伝導

d 跳躍伝導

【問題 5-3】（第 21 回/2012 年）

神経細胞の模式図を示す.

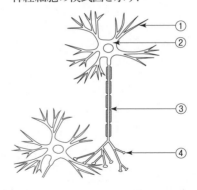

跳躍伝導が起こる部位はどれか. 1 つ選べ.

a ①

b ②

c ③

d ④

【問題 5-4】（第 22 回/2013 年）

神経細胞の活動電位を図に示す.

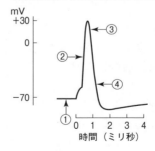

脱分極相はどれか. 1 つ選べ.

a ①

b ②

c ③

d ④

【問題5-5】（第25回/2016年）

シナプスの図を示す.

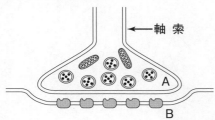

A–B間を伝わるのはどれか. **1つ選べ**.

 a 活動電位

 b 神経伝達物質

 c シナプス後電位

 d カルシウムイオン

【問題5-6】（第7回/1998年）

正しい組合せはどれか. **2つ選べ**.

 a 呼吸中枢　————　大脳皮質

 b 摂食中枢　————　脊 髄

 c 体温調節中枢　——　視床下部

 d 唾液分泌中枢　——　延 髄

【問題5-7】（第14回/2005年）

視床下部に調節中枢があるのはどれか. **2つ選べ**.

 a 呼 吸

 b 嚥 下

 c 摂 食

 d 体 温

【問題5-8】（第16回/2007年）

中枢神経の機能とその存在部位との組合せで正しいのはどれか. **1つ選べ**.

 a 嚥下中枢　————　中 脳

 b 呼吸中枢　————　小 脳

 c 摂食調節中枢　——　視床下部

 d 体温調節中枢　——　視 床

【問題5-9】（第17回/2008年）

延髄に存在するのはどれか. **2つ選べ**.

 a 呼吸中枢

 b 嚥下中枢

 c 角膜反射中枢

 d 摂食調節中枢

【問題5-10】（第5回/1996年）

交感神経の作用で正しいのはどれか. **1つ選べ**.

 a 瞳孔の縮小

 b 心拍数の増加

 c 皮膚血管の拡張

 d 腸管の運動促進

【問題5-11】（第20回/2011年）

交感神経の興奮で生じるのはどれか. **1つ選べ**.

 a 発 汗

 b 気管支収縮

 c 心拍数減少

 d 消化管運動促進

【問題5-12】（第24回/2015年）

副交感神経の活動が亢進すると起こるのはどれか. **1つ選べ**.

 a 瞳孔散大

 b 発汗増加

 c 心拍数増加

 d 胃酸分泌亢進

6. 感覚

【問題6-1】（第9回/2000年）

正しい組合せはどれか. **2つ選べ**.

 a 皮膚感覚　——　痛 覚

 b 深部感覚　——　運動感覚

 c 特殊感覚　——　空腹感

 d 体性感覚　——　渇き感

【問題6-2】（第5回/1996年）

皮膚の感覚点で最も分布密度が高いのはどれか. **1つ選べ**.

 a 触 点

 b 痛 点

 c 冷 点

 d 温 点

【問題6-3】（第11回/2002年）

体性感覚はどれか. 1つ選べ.

   a 聴 覚

   b 味 覚

   c 視 覚

   d 痛 覚

【問題6-4】（第19回/2010年）

速く鋭い痛みを伝える神経線維はどれか. 1つ選べ.

   a Aα

   b Aβ

   c Aδ

   d C

7. 消化吸収

【問題7-1】（第24回/2015年）

消化器系の模式図を示す.

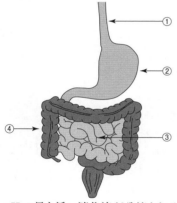

pHの最も低い消化液が分泌されるのはどれか. 1つ選べ.

   a ①

   b ②

   c ③

   d ④

【問題7-2】（第4回/1995年）

消化について正しいのはどれか. **2つ選べ.**

   a 胆汁は糖質の消化に重要である.

   b 胆汁は膵臓でつくられる.

   c 胃液はpH 1.0〜1.5である.

   d アミラーゼは膵液にも含まれている.

【問題7-3】（第26回/2017年）

消化器系を図に示す.

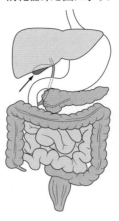

矢印で示す臓器から出る液体の役割はどれか. 1つ選べ.

   a 脂肪の乳化

   b 腸粘膜の保護

   c 炭水化物の分解

   d タンパク質の分解

【問題7-4】（第24回/2015年）

□ に入るのはどれか. 1つ選べ.

腸管で吸収された □ はリンパ管に入った後, 静脈で血管系に流入して肝臓に運ばれる.

   a 果 糖

   b 脂肪酸

   c アミノ酸

   d ブドウ糖

【問題7-5】（第7回/1998年）

胃液の分泌を促進するのはどれか. 1つ選べ.

   a トリプシン

   b セクレチン

   c ガストリン

   d アミラーゼ

8. 内分泌

【問題 8-1】（第 8 回/1999 年）

血清全 Ca 濃度の恒常性に関与するのはどれか. **2 つ選べ.**

- a メラニン細胞刺激ホルモン
- b インスリン
- c 活性型ビタミン D_3
- d 副甲状腺（上皮小体）ホルモン

【問題 8-2】（第 9 回/2000 年）

正しい組合せはどれか. **2 つ選べ.**

- a チロキシン ———— 代謝促進
- b カルシトニン ———— 抗利尿作用
- c バソプレッシン ——— 血中 Ca 濃度低下
- d インスリン ———— 血糖値低下

【問題 8-3】（第 9 回/2000 年）

各種ホルモンの相互作用により血清中濃度が調節されているのはどれか. **2 つ選べ.**

- a 免疫グロブリン
- b グルコース
- c カルシウム
- d アセトン体

【問題 8-4】（第 13 回/2004 年）

血中のカルシウム濃度を調節するのはどれか. **2 つ選べ.**

- a プロラクチン
- b アルドステロン
- c パラトルモン
- d カルシトニン

【問題 8-5】（第 16 回/2007 年）

ストレスがかかったときに, 分泌が増えるのはどれか. **1 つ選べ.**

- a インスリン
- b カルシトニン
- c コルチゾール
- d オキシトシン

【問題 8-6】（第 18 回/2009 年）

下線部分で正しいのはどれか. **1 つ選べ.**

血液中には一定量の①多糖が血糖として存在し, エネルギーを必要とする組織に供給されている. 血糖値を下げるホルモンは②グルカゴン, 上げるホルモンは③インスリンと④アドレナリンである.

- a ①
- b ②
- c ③
- d ④

【問題 8-7】（第 22 回/2013 年）

カルシトニンで正しいのはどれか. **1 つ選べ.**

- a 甲状腺から分泌される.
- b 破骨細胞数を増加させる.
- c ステロイドホルモンである.
- d 血中カルシウム濃度を上昇させる.

【問題 8-8】（第 26 回/2017 年）

破骨細胞の活性を抑制するのはどれか. **1 つ選べ.**

- a カルシトニン
- b バソプレッシン
- c 活性型ビタミン D
- d 副甲状腺ホルモン

【問題 8-9】（第 27 回/2018 年）

血糖値を低下させるのはどれか. **1 つ選べ.**

- a インスリン
- b グルカゴン
- c アドレナリン
- d サイロキシン

【問題 8-10】（第 8 回/1999 年）

下垂体後葉から分泌されるのはどれか. **2 つ選べ.**

- a 成長ホルモン
- b バソプレッシン
- c オキシトシン
- d グルカゴン

9. 体温

【問題 9-1】（第 11 回/2002 年）

放熱に関与するのはどれか. **2 つ選べ.**

- a 発 汗
- b 呼 吸
- c 運 動
- d ふるえ

【問題 9-2】（第 17 回/2008 年）

体温調節で正しいのはどれか. **1 つ選べ.**

- a 体温調節中枢は脊髄にある.
- b 発汗は副交感神経の興奮で起こる.
- c 環境温が高くなると骨格筋のふるえが起こる.
- d 発熱は体温調節中枢の基準値が上昇するために起こる.

【問題 9-3】（第 18 回/2009 年）

激しい運動時の体熱放散で高い割合を占めるのはどれか. **1 つ選べ.**

- a 伝 導
- b 放 射
- c 発 汗
- d 対 流

【問題 9-4】（第 19 回/2010 年）

体温調節中枢が存在するのはどれか. **1 つ選べ.**

- a 延 髄
- b 中 脳
- c 視 床
- d 視床下部

【問題 9-5】（第 21 回/2012 年）

内臓の模式図を示す.

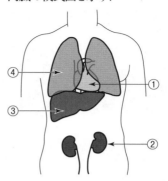

これらの臓器の中で最も多く熱を産生する器官はどれか. **1 つ選べ.**

- a ①
- b ②
- c ③
- d ④

【問題 9-6】（第 25 回/2016 年）

☐ に入る語句の組合せで正しいのはどれか. **1 つ選べ.**

体温は ① が ② よりも高い.

	①	②
a	食 前	食 後
b	小 児	成 人
c	男 性	女 性
d	朝 方	夕 方

【問題 9-7】（第 6 回/1997 年）

基礎代謝量について正しいのはどれか. **2 つ選べ.**

- a 高タンパク質食では低下する.
- b 甲状腺機能の亢進によって低下する.
- c 交感神経の興奮によって増加する.
- d 体温が上昇すると増加する.

【問題 9-8】（第 19 回/2010 年）

基礎代謝で正しいのはどれか. **2 つ選べ.**

- a 肉体労働者は低い.
- b 月経時は増加する.
- c 妊娠後期は増加する.
- d 体温上昇で増加する.

10. 口腔・顎顔面・頭頸部

【問題 10-1】（第 12 回/2003 年）

口腔内の感覚点で最も多いのはどれか．1 つ選べ．

- a 痛 覚
- b 触 覚
- c 温 覚
- d 冷 覚

【問題 10-2】（第 26 回/2017 年）

舌を図に示す．

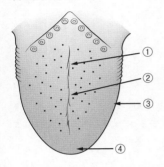

二点弁別閾が最も小さいのはどれか．1 つ選べ．

- a ①
- b ②
- c ③
- d ④

【問題 10-3】（第 2 回/1993 年）

味覚閾値の最も小さいのはどれか．1 つ選べ．

- a 酢 酸
- b ショ糖
- c 食 塩
- d 塩酸キニーネ

【問題 10-4】（第 21 回/2012 年）

味覚を司る神経線維を持つのはどれか．1 つ選べ．

- a 滑車神経
- b 三叉神経
- c 顔面神経
- d 舌下神経

【問題 10-5】（第 11 回/2002 年）

唾液腺から分泌されるのはどれか．1 つ選べ．

- a ペプシン
- b アミラーゼ
- c キモトリプシン
- d トリプシン

【問題 10-6】（第 7 回/1998 年）

唾液中の抗菌因子はどれか．**2 つ選べ**．

- a ラクトフェリン
- b α-アミラーゼ
- c アルブミン
- d 分泌型 IgA

【問題 10-7】（第 10 回/2001 年）

アミラーゼが消化するのはどれか．1 つ選べ．

- a デキストラン
- b ムタン
- c レバンⅡ
- d グリコーゲン

【問題 10-8】（第 11 回/2002 年）

唾液の抗菌因子で鉄含有タンパク質はどれか．1 つ選べ．

- a ロダン塩
- b ラクトフェリン
- c 免疫グロブリン
- d リゾチーム

【問題 10-9】（第 12 回/2003 年）

唾液中の免疫グロブリンで最も多いのはどれか．1 つ選べ．

- a IgE
- b IgG
- c IgM
- d sIgA

【問題 10-10】（第 15 回/2006 年）

ペリクルの由来はどれか．1 つ選べ．

- a 飲食物のスクロース
- b 血液のフィブリノーゲン
- c 口腔細菌のリポ多糖
- d 唾液の糖タンパク質

【問題 10-11】（第 15 回/2006 年）
唾液分泌で正しいのはどれか．1 つ選べ．
   a　分泌速度の上昇に伴って唾液の pH は低下する．
   b　交感神経の興奮で水様性の唾液が分泌される．
   c　耳下腺からは粘液性の唾液が分泌される．
   d　分泌量の比率は顎下腺が最も高い．

【問題 10-12】（第 16 回/2007 年）
唾液成分とその働きとの組合せで正しいのはどれか．1
つ選べ．
   a　リゾチーム ——————— 潤滑作用
   b　ラクトフェリン —————— 溶菌作用
   c　ムチン ————————— pH 緩衝作用
   d　分泌型 IgA ——————— 免疫作用

【問題 10-13】（第 19 回/2010 年）
唾液中の消化酵素によって生成されるのはどれか．1 つ
選べ．
   a　果糖（フルクトース）
   b　ショ糖（スクロース）
   c　麦芽糖（マルトース）
   d　ブドウ糖（グルコース）

【問題 10-14】（第 24 回/2015 年）
唾液で正しいのはどれか．1 つ選べ．
   a　比重は血漿よりも大きい．
   b　浸透圧は血漿よりも高い．
   c　安静時は弱アルカリ性である．
   d　浸透圧は分泌速度が速くなると上昇する．

【問題 10-15】（第 25 回/2016 年）
唾液の緩衝作用と再石灰化の両方の機能に関わるの
はどれか．1 つ選べ．
   a　乳　酸
   b　炭　酸
   c　リン酸
   d　クエン酸

【問題 10-16】（第 8 回/1999 年）
下顎安静位について正しいのはどれか．**2 つ選べ**．
   a　上下の歯は接触する．
   b　口唇は軽く閉じている．
   c　反射性に保持される．
   d　咬筋が収縮する．

【問題 10-17】（第 9 回/2000 年）
口腔内に痛みが加わったときに起こるのはどれか．1 つ
選べ．
   a　下顎張反射
   b　歯根膜咬筋反射
   c　開口反射
   d　閉口反射

【問題 10-18】（第 15 回/2006 年）
食事中，歯肉に魚の骨がささったときに起こる反射はど
れか．1 つ選べ．
   a　開口反射
   b　閉口反射
   c　下顎張反射
   d　歯根膜咀嚼（閉口）筋反射

【問題 10-19】（第 16 回/2007 年）
下顎張反射を引き起こすのはどれか．1 つ選べ．
   a　閉口筋の急な伸張
   b　開口筋の急な伸張
   c　歯への圧刺激
   d　口腔粘膜への侵害刺激

【問題 10-20】（第 17 回/2008 年）
歯への触・圧刺激で起こるのはどれか．1 つ選べ．
   a　開口反射
   b　閉口反射
   c　下顎張反射
   d　歯根膜咀嚼筋反射

【問題 10-21】（第 18 回/2009 年）
膝蓋腱反射と同様のメカニズムで起きるのはどれか. 1つ選べ.

a 開口反射
b 閉口反射
c 下顎張反射
d 歯根膜咀嚼筋反射

【問題 10-22】（第 18 回/2009 年）
4人を対象とした咀嚼値と咀嚼回数との関係を図に示す.

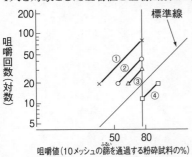

咀嚼能率が最も高い被験者はどれか. 1つ選べ.

a ①
b ②
c ③
d ④

【問題 10-23】（第 20 回/2011 年）
食塊嚥下中の過程を図に示す.

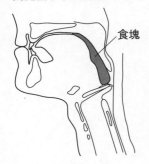

この時期に生じるのはどれか. 1つ選べ.

a 食道の蠕動運動
b 舌骨下筋群の弛緩
c 一過性の呼吸停止
d 喉頭蓋の前上方への反転

【問題 10-24】（第 23 回/2014 年）
咀嚼時の筋電図と垂直方向の下顎運動の軌跡とを図に示す.

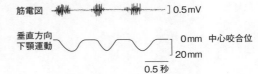

記録しているのはどれか. 1つ選べ.

a 咬筋
b 側頭筋
c 顎二腹筋
d 内側翼突筋

【問題 10-25】（第 27 回/2018 年）
開口反射で正しいのはどれか. 1つ選べ.

a 片側性に起こる.
b 閉口筋が抑制される.
c 筋紡錘が受容器である.
d 単シナプス反射である.

【問題 10-26】（第 12 回/2003 年）
露出象牙質に冷水を作用させたときに生じるのはどれか. 1つ選べ.

a 冷覚
b 触覚
c 痛覚
d 圧覚

【問題 10-27】（第 13 回/2004 年）
歯髄にあるのはどれか. 1つ選べ.

a 触覚
b 痛覚
c 温覚
d 冷覚

【問題 10-28】（第 15 回/2006 年）
歯の感覚で正しいのはどれか. 1つ選べ.

a 歯痛の関連痛は反対側にも起こる.
b 歯の触圧覚は歯根膜で感知する.
c 象牙質への冷刺激は温覚を生じる.
d 位置感覚は切歯部より臼歯部のほうが鋭敏である.

【問題 10-29】（第 11 回/2002 年）

咬合圧を感知するのはどれか. 1つ選べ.

a エナメル質

b 象牙質

c 歯 髄

d 歯根膜

3 生化学

❸生化学
〔人体の機能・構成成分〕

1. 人体の構成成分

【問題 1-1】（第 10 回/2001 年）
ヒトの構成成分で最も多いのはどれか．1 つ選べ．
- a タンパク質
- b 核　酸
- c 脂　質
- d 水

【問題 1-2】（第 10 回/2001 年）
活性型ビタミン D_3 を産生するのはどれか．**2 つ選べ**．
- a 唾液腺
- b 肝　臓
- c 腎　臓
- d 甲状腺

【問題 1-3】（第 23 回/2014 年）
細胞外液の浸透圧の維持に関与するイオンはどれか．1 つ選べ．
- a カリウム
- b カルシウム
- c ナトリウム
- d マグネシウム

【問題 1-4】（第 26 回/2017 年）
血清カルシウム濃度の恒常性維持において，活性型ビタミン D が作用するのはどれか．**2 つ選べ**．
- a 骨
- b 小　腸
- c 肝　臓
- d 皮　膚

【問題 1-5】（第 9 回/2000 年）
人体内で生合成されるのはどれか．1 つ選べ．
- a リノール酸
- b パルミチン酸
- c アスコルビン酸
- d トリプトファン

【問題 1-6】（第 11 回/2002 年）
エネルギー源になるのはどれか．1 つ選べ．
- a 生体膜の糖脂質
- b 脳のリン脂質
- c 皮下組織の中性脂肪
- d 肺のプロスタグランジン

【問題 1-7】（第 12 回/2003 年）
細胞内の有機質で最も多いのはどれか．1 つ選べ．
- a 脂　肪
- b 糖　質
- c タンパク質
- d ビタミン

【問題 1-8】（第 18 回/2009 年）
結合組織の成分はどれか．**2 つ選べ**．
- a コラーゲン
- b ヘモグロビン
- c プロテオグリカン
- d フィブリノーゲン

【問題 1-9】（第 21 回/2012 年）
二糖類はどれか．1 つ選べ．
- a 果　糖
- b 乳　糖
- c ブドウ糖
- d デンプン

【問題 1-10】（第 24 回/2015 年）

☐ に入るのはどれか. 1 つ選べ.

アミノ酸を構成する必須元素は C, H, O および ☐ である.

  a N

  b F

  c Na

  d Mg

【問題 1-11】（第 24 回/2015 年）

I 型コラーゲンの特徴で正しいのはどれか. 1 つ選べ.

  a 3 本鎖らせん構造である.

  b 加熱しても形状が安定している.

  c 生体では希少なタンパク質である.

  d 最も多く含まれるアミノ酸はグルタミン酸である.

2. 細胞・組織・器官

【問題 2-1】（第 8 回/1999 年）

正しい組合せはどれか. **2 つ選べ.**

  a 細胞膜 ————— 選択的透過性

  b 核 ————— 細胞内呼吸

  c 粗面小胞体 ——— DNA 合成

  d ミトコンドリア —— ATP 産生

【問題 2-2】（第 14 回/2005 年）

細胞内異物を処理するのはどれか. 1 つ選べ.

  a ミトコンドリア

  b 小胞体

  c リソソーム

  d 中心体

【問題 2-3】（第 24 回/2015 年）

細胞の模式図を示す.

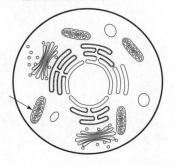

矢印で示す細胞内小器官で産生されるのはどれか. 1 つ選べ.

  a ATP

  b 酸 素

  c 脂肪酸

  d グリコーゲン

【問題 2-4】（第 25 回/2016 年）

細胞膜を構成するリン脂質二重層を容易に通過するのはどれか. 1 つ選べ.

  a 脂肪酸

  b グルコース

  c ヘモグロビン

  d ナトリウムイオン

【問題 2-5】（第 26 回/2017 年）

電子伝達系が存在するのはどれか. 1 つ選べ.

  a 細胞膜

  b 核小体

  c ゴルジ装置

  d ミトコンドリア

【問題 2-6】（第 14 回/2005 年）

DNA によって構成されるのはどれか. 1 つ選べ.

  a ゴルジ体

  b 染色体

  c 核小体

  d 小胞体

【問題 2-7】（第 19 回/2010 年）

タンパク質合成の場はどれか. **1 つ選べ.**

- a 核小体
- b リソソーム
- c リボソーム
- d ミトコンドリア

【問題 2-8】（第 20 回/2011 年）

遺伝情報が DNA から mRNA に伝達され, タンパク質に変換される過程を図に示す.

$$DNA \xrightarrow{\quad ① \quad} mRNA \xrightarrow{\quad ② \quad} タンパク質$$

☐ に入る語句の組合せで正しいのはどれか. **1 つ選べ.**

	①	②
a	複 製	翻 訳
b	複 製	転 写
c	翻 訳	転 写
d	転 写	翻 訳

【問題 2-9】（第 17 回/2008 年）

DNA が関与する過程はどれか. **1 つ選べ.**

- a 糖質の分解
- b 脂肪の蓄積
- c エネルギーの産生
- d タンパク質の生合成

【問題 2-10】（第 9 回/2000 年）

ATP 産生の最も大きいのはどれか. **1 つ選べ.**

- a グルコース
- b ステアリン酸
- c フラクトース
- d パルミチン酸

【問題 2-11】（第 18 回/2009 年）

エネルギーを産生する代謝過程はどれか. **2 つ選べ.**

- a グリコーゲン合成
- b グルコース分解
- c 脂肪酸分解
- d 尿素生成

【問題 2-12】（第 21 回/2012 年）

酵素と作用するものとの組合せで正しいのはどれか. **1 つ選べ.**

- a ペプシン ――― 脂　肪
- b リパーゼ ――― タンパク質
- c アミラーゼ ――― デンプン
- d マルターゼ ――― フルクトース

【問題 2-13】（第 27 回/2018 年）

炭酸-重炭酸塩緩衝系の化学反応式を示す.

$$CO_2 + H_2O \underset{}{\overset{①}{\rightleftarrows}} H_2CO_3 \rightleftarrows H^+ + HCO_3^-$$

①の反応を触媒するのはどれか. **1 つ選べ.**

- a アルドラーゼ
- b 炭酸脱水酵素
- c コハク酸脱水素酵素
- d アルカリフォスファターゼ

3. 歯と歯周組織

【問題 3-1】（第 3 回/1994 年）

正しいのはどれか. **2 つ選べ.**

- a 象牙質はエナメル質より有機質が多く含まれている.
- b 象牙質の有機成分にはコラーゲンが含まれている.
- c エナメル質は約 85% が無機質である.
- d エナメル質の Ca/P は 1 以下である.

【問題 3-2】（第 12 回/2003 年）

う蝕抵抗性が高いのはどれか. **2 つ選べ.**

- a 炭酸ヒドロキシアパタイト
- b フルオロアパタイト
- c フルオロヒドロキシアパタイト
- d ヒドロキシアパタイト

【問題 3-3】（第 15 回/2006 年）

図はある口腔組織の化学組成を示す.

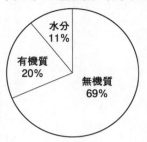

該当するのはどれか. 1 つ選べ.

    a エナメル質

    b 象牙質

    c 歯根膜

    d 歯　肉

【問題 3-4】（第 17 回/2008 年）

下線部分で正しいのはどれか. 1 つ選べ.

歯の脱灰とは, ①有機成分であるヒドロキシアパタイトが②酸によって溶解され, ③炭酸イオンや④水素イオンとなって溶出することである.

    a ①

    b ②

    c ③

    d ④

【問題 3-5】（第 23 回/2014 年）

硬組織の石灰化度の時間経過に伴う変化を図に示す.

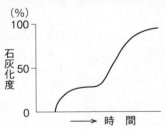

この硬組織はどれか. 1 つ選べ.

    a 骨

    b 象牙質

    c エナメル質

    d セメント質

【問題 3-6】（第 24 回/2015 年）

□□□□ に入るのはどれか. 1 つ選べ.

エナメル質に含まれる少量無機成分で, □□□□ はエナメル質表層の濃度が内部よりも高い.

    a 炭　酸

    b フッ素

    c ナトリウム

    d マグネシウム

【問題 3-7】（第 25 回/2016 年）

ヒドロキシアパタイトの Ca と P のモル比はどれか. 1 つ選べ.

    a 2：1

    b 4：3

    c 7：5

    d 10：6

【問題 3-8】（第 27 回/2018 年）

象牙質に多く含まれるコラーゲンはどれか. 1 つ選べ.

    a Ⅰ型

    b Ⅱ型

    c Ⅲ型

    d Ⅴ型

4 病理学

④病理学
〔病因と病態〕

1. 遺伝性疾患と先天異常

【問題1-1】（第27回/2018年）

単一遺伝子病はどれか. 1つ選べ.

- a 血友病
- b 歯周病
- c 唇顎口蓋裂
- d ダウン症候群

2. 細胞・組織の傷害

【問題2-1】（第16回/2007年）

退行性病変はどれか. 1つ選べ.

- a 肥 大
- b 壊 死
- c 化 生
- d 再 生

【問題2-2】（第25回/2016年）

細胞死について □ に入る語句の組合せで正しいのはどれか. 1つ選べ.

① は成長に伴う胸腺の消失に関与し，炎症反応を ② .

	①	②
a	壊 死	引き起こす
b	壊 死	引き起こさない
c	アポトーシス	引き起こす
d	アポトーシス	引き起こさない

3. 循環障害

【問題3-1】（第4回/1995年・改）

浮腫の原因について正しいのはどれか. **2つ選べ.**

- a 毛細血管圧の上昇
- b 血管壁の透過性の低下
- c 血栓の再疎通
- d 低タンパク血症

【問題3-2】（第16回/2007年）

歯肉発赤の原因はどれか. 1つ選べ.

- a 浮 腫
- b 壊 死
- c 充 血
- d 萎 縮

【問題3-3】（第21回/2012年）

虚血による局所の変化はどれか. 1つ選べ.

- a 発 赤
- b 発 熱
- c 萎 縮
- d 腫 脹

【問題3-4】（第22回/2013年）

心臓の冠状動脈の模式図を示す. 矢印は血栓を示す.

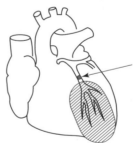

斜線部の領域にみられるのはどれか. 1つ選べ.

- a 充 血
- b 梗 塞
- c 肥 大
- d うっ血

【問題 3-5】（第 26 回/2017 年）

□□ に入るのはどれか. 1 つ選べ.

下肢静脈内の血栓が血流により運ばれると, □□ に塞栓症を起こしやすい.

  a 脳

  b 肝

  c 肺

  d 腎

【問題 3-6】（第 27 回/2018 年）

心臓の構造を図に示す.

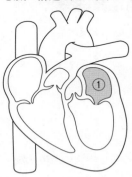

①で形成された血栓が遊離して梗塞を起こしやすいのはどれか. 1 つ選べ.

  a 肝

  b 腸

  c 脳

  d 肺

---

4. 増殖と修復

【問題 4-1】（第 14 回/2005 年）

再生能力が強いのはどれか. **2 つ選べ.**

  a 粘膜上皮細胞

  b 脳神経細胞

  c 心筋細胞

  d 線維芽細胞

【問題 4-2】（第 10 回/2001 年）

創傷治癒を遅延させるのはどれか. 1 つ選べ.

  a 線維芽細胞

  b 毛細血管

  c 膠原線維

  d 炎症性滲出物

【問題 4-3】（第 16 回/2007 年）

肉芽組織の模式図を示す.

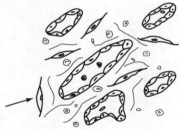

矢印が示すのはどれか. 1 つ選べ.

  a 毛細血管

  b リンパ球

  c 線維芽細胞

  d コラーゲン線維

【問題 4-4】（第 17 回/2008 年）

肉芽組織が関与するのはどれか. 1 つ選べ.

  a 器質化

  b 肥 大

  c 壊 死

  d 化 生

【問題 4-5】（第 27 回/2018 年）

□□ に入るのはどれか. 1 つ選べ.

免疫原性を持たないガラス片が生体内に入り込むと, それを肉芽組織が取り囲み, さらに線維化して周囲組織から隔離する. この機転を □□ という.

  a 石灰化

  b 被包化

  c 血栓形成

  d 補体活性化

5. 炎症

【問題 5-1】（第 12 回/2003 年）
急性炎症の徴候と組織変化との組合せで正しいのは
どれか. **2 つ選べ.**

a 発 赤——充 血
b 腫 脹——浮 腫
c 疼 痛——うっ血
d 熱 感——滲 出

【問題 5-2】（第 9 回/2000 年）
抗体を産生する細胞はどれか. 1 つ選べ.

a 好中球
b マクロファージ
c 形質細胞
d Tリンパ球

【問題 5-3】（第 17 回/2008 年）
炎症細胞の模式図を示す.

   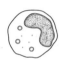

① ② ③ ④

形質細胞はどれか. 1 つ選べ.

a ①
b ②
c ③
d ④

【問題 5-4】（第 18 回/2009 年）
炎症巣の顕微鏡写真（**別冊 No. 1**）を示す.

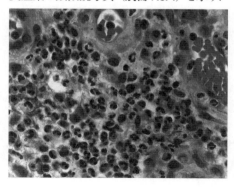

主体を占める炎症細胞はどれか. 1 つ選べ.

a 好中球
b リンパ球
c 形質細胞
d マクロファージ

【問題 5-5】（第 19 回/2010 年）
一般的な滲出性炎にみられる炎症細胞の出現状況を
図に示す.

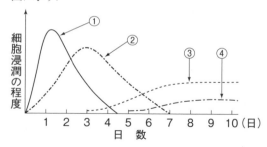

①はどれか. 1 つ選べ.

a 単 球
b 好中球
c リンパ球
d 形質細胞

【問題5-6】（第23回/2014年）
炎症の開始から終息までの過程を図に示す.

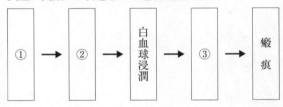

正しい組合せはどれか. 1つ選べ.

	①	②	③
a	滲　出	肉芽組織	血管拡張
b	血管拡張	滲　出	肉芽組織
c	肉芽組織	滲　出	血管拡張
d	肉芽組織	血管拡張	滲　出

6. 免疫異常と移植

【問題6-1】（第11回/2002年）
図はアレルギー反応の1つの型を示す.

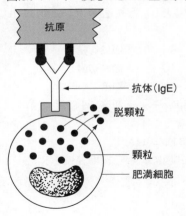

この型はどれか. 1つ選べ.
- a Ⅰ型（アナフィラキシー型）
- b Ⅱ型（細胞傷害型）
- c Ⅲ型（免疫複合体型）
- d Ⅳ型（遅延型）

【問題6-2】（第12回/2003年）
補体が関与するのはどれか. 1つ選べ.
- a アレルギー性鼻炎
- b 不適合輸血による溶血
- c ツベルクリン反応
- d 金属アレルギー

【問題6-3】（第23回/2014年・改）
IgEが関与するのはどれか. 1つ選べ.
- a 結　核
- b 気管支喘息
- c 関節リウマチ
- d 新生児溶血性貧血

【問題6-4】（第12回/2003年）
自己免疫疾患はどれか. 1つ選べ.
- a 気管支喘息
- b シェーグレン症候群
- c 花粉症
- d じん麻疹

7. 腫瘍

【問題7-1】（第10回/2001年）
細胞が自律性増殖能を獲得したのはどれか. 1つ選べ.
- a 肥　大
- b 過形成
- c 腫　瘍
- d 再　生

【問題7-2】（第17回/2008年）
悪性腫瘍で正しいのはどれか. 2つ選べ.
- a 緩徐に増殖する.
- b 浸潤性に発育する.
- c 再発はまれである.
- d 転移することが多い.

【問題7-3】（第19回/2010年）
腫瘍の内因はどれか. 1つ選べ.
- a 放射線
- b ウイルス
- c 癌遺伝子
- d 発癌物質

【問題7-4】（第11回/2002年）
腫瘍はどれか. 2つ選べ.
- a 血　腫
- b 乳頭腫
- c 線維腫
- d ガマ腫

【問題 7-5】（第 16 回/2007 年）

肉腫はどれか．1 つ選べ．

a 良性上皮性腫瘍

b 良性非上皮性腫瘍

c 悪性上皮性腫瘍

d 悪性非上皮性腫瘍

【問題 7-6】（第 24 回/2015 年）

歯肉腫瘍の病理組織の模式図を示す．黒塗りは腫瘍細胞の分布を示す．

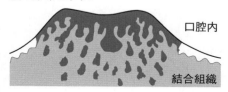

この腫瘍はどれか．1 つ選べ．

a 乳頭腫

b 線維腫

c 線維肉腫

d 扁平上皮癌

8. 歯の発育異常

【問題 8-1】（第 13 回/2004 年）

セメント質で結合しているのはどれか．1 つ選べ．

a 双生歯

b 融合歯

c 癒着歯

d 歯内歯

【問題 8-2】（第 14 回/2005 年）

図は歯の断面を示す．

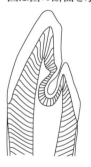

正しいのはどれか．1 つ選べ．

a 双生歯

b 癒合歯

c 癒着歯

d 歯内歯

【問題 8-3】（第 22 回/2013 年）

歯の異常と好発部位との組合せで**誤っている**のはどれか．1 つ選べ．

a 欠如歯 ─────── 上顎側切歯

b 歯内歯 ─────── 上顎側切歯

c 中心結節 ─────── 下顎第二小臼歯

d カラベリー結節 ─── 下顎第二小臼歯

【問題 8-4】（第 23 回/2014 年）

歯の形の異常を模式図に示す．矢印は歯髄を示す．

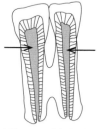

正しいのはどれか．1 つ選べ．

a 双生歯

b 癒合歯

c 癒着歯

d 歯内歯

【問題 8-5】（第 14 回/2005 年）

乳歯の根尖性歯周炎が原因で生じるのはどれか．1 つ選べ．

a　ハッチンソン歯

b　ムーン歯

c　矮小歯

d　ターナー歯

【問題 8-6】（第 15 回/2006 年）

全身的因子による歯の発育異常の特徴はどれか．1 つ選べ．

a　1 歯ないし 2 歯に限局することが多い．

b　片側に出現することが多い．

c　患歯の全周に出現することが多い．

d　上下顎の小臼歯に生じることが多い．

【問題 8-7】（第 21 回/2012 年）

歯の異常とその原因との組合せで正しいのはどれか．1 つ選べ．

a　ハッチンソンの歯 ――――― 外　傷

b　ターナーの歯 ――――― 梅　毒

c　斑状歯 ――――――― テトラサイクリン服用

d　無歯症 ――――――― 遺伝性外胚葉性異形成症

---

9. 歯の損傷と色の異常

【問題 9-1】（第 2 回/1993 年）

歯の咬耗の際に現れる主な変化はどれか．**2 つ選べ**．

a　歯髄組織の増殖

b　歯髄の充血

c　第三象牙質の出現

d　円形細胞浸潤

【問題 9-2】（第 5 回/1996 年）

くさび状欠損について正しいのはどれか．**2 つ選べ**．

a　咬耗によって生じる．

b　歯の知覚過敏の原因となる．

c　歯の病的破折が起こる．

d　乳歯によくみられる．

---

10. う蝕

【問題 10-1】（第 20 回/2011 年）

小窩裂溝う蝕と平滑面う蝕との模式図を示す．

① ②

 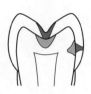

③ ④

う蝕円錐の形態で正しいのはどれか．1 つ選べ．

a　①

b　②

c　③

d　④

【問題 10-2】（第 24 回/2015 年）

`　　　` に入る語句の組合せで正しいのはどれか．1 つ選べ．

エナメル質の初期う蝕には `　①　` がみられ，さらに進行すると `　②　` が起こる．

	①	②
a	表層下脱灰	再石灰化
b	表層下脱灰	実質欠損
c	生活反応層	再石灰化
d	生活反応層	実質欠損

【問題 10-3】（第 3 回/1994 年）

象牙質う蝕について正しいのはどれか．**2 つ選べ**．

a　表面下脱灰がみられる．

b　崩壊層では細菌が少ない．

c　軟化象牙質が存在する．

d　う蝕円錐が認められる．

【問題 10-4】（第 17 回/2008 年）

象牙質う蝕の模式図を示す.

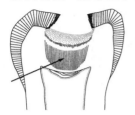

矢印が示すのはどれか．1 つ選べ．

 a 軟化層

 b 脱灰層

 c 透明層

 d 生活反応層

【問題 10-5】（第 12 回/2003 年）

セメント質う蝕で正しいのはどれか．**2 つ選べ**.

 a 露出歯根面に発生する．

 b 急性う蝕である．

 c う蝕円錐を形成する．

 d シャーピー線維に沿って進行する．

11. 象牙質, セメント質の増生

【問題 11-1】（第 15 回/2006 年）

う蝕の顕微鏡写真（**別冊 No. 2**）を示す.

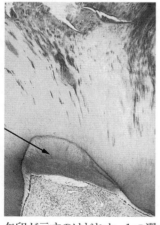

矢印が示すのはどれか．1 つ選べ．

 a 病的第二（修復）象牙質

 b 象牙粒

 c 線状石灰化

 d 歯髄壊死部

【問題 11-2】（第 26 回/2017 年）

摩耗症の小臼歯の断面図を示す.

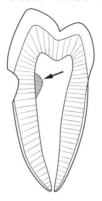

矢印で示す灰色部の硬組織はどれか．1 つ選べ．

 a 象牙質橋

 b 原生象牙質

 c 第二象牙質

 d 第三象牙質

【問題 11-3】（第 20 回/2011 年）

老化に伴う歯周組織の変化はどれか．1 つ選べ．

 a 歯肉の増生

 b 歯根膜腔の拡大

 c 歯槽骨の緻密化

 d セメント質の肥厚

12. 歯髄の病変

【問題 12-1】（第 14 回/2005 年）

図は歯髄組織の炎症像を示す.

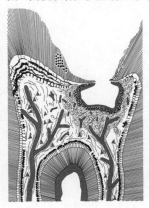

正しいのはどれか. 1 つ選べ.

a 歯髄充血

b 急性漿液性歯髄炎

c 慢性潰瘍性歯髄炎

d 慢性増殖性歯髄炎

【問題 12-2】（第 16 回/2007 年）

歯髄病変の顕微鏡写真（**別冊 No. 3**）を示す.

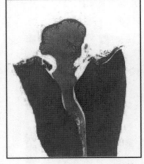

正しいのはどれか. 1 つ選べ.

a 歯髄壊疽

b 慢性増殖性歯髄炎

c 急性漿液性歯髄炎

d 慢性潰瘍性歯髄炎

13. 根尖部歯周組織の病変

【問題 13-1】（第 11 回/2002 年）

う蝕に継発するのはどれか. **2 つ選べ**.

a 慢性歯周炎

b 歯髄炎

c 歯根嚢胞

d 歯肉嚢胞

【問題 13-2】（第 13 回/2004 年）

根尖性歯周炎が原因で生じるのはどれか. 1 つ選べ.

a 歯根嚢胞

b 含歯性嚢胞

c 原始性嚢胞

d 術後性上顎嚢胞

【問題 13-3】（第 17 回/2008 年）

慢性化膿性根尖性歯周炎の模式図を示す.

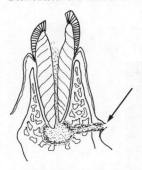

矢印が示すのはどれか. 1 つ選べ.

a 瘻 孔

b 膿瘍膜

c 瘻 管

d 膿 瘍

【問題 13-4】（第 21 回/2012 年）
急性化膿性根尖性歯周炎の模式図を示す.

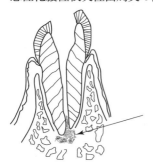

矢印が示す部位で主体をなす炎症細胞はどれか. 1 つ
選べ.

a 好中球
b リンパ球
c 形質細胞
d マクロファージ

【問題 13-5】（第 26 回/2017 年）
歯根肉芽腫のエックス線写真（別冊 No. 4）を示す.

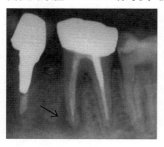

矢印が示すエックス線透過部で増殖する上皮の由来は
どれか. 1 つ選べ.

a 歯肉外縁上皮
b 付着〈接合〉上皮
c 退縮エナメル上皮
d Malassez の上皮遺残

14. 歯周組織の病変

【問題 14-1】（第 7 回/1998 年）
外傷性咬合によって起こるのはどれか. 1 つ選べ.

a 歯肉の循環障害
b 歯周ポケットの形成
c 接合上皮の深行増殖
d セメント質の剥離

【問題 14-2】（第 7 回/1998 年）
辺縁性歯周炎でみられるのはどれか. 2 つ選べ.

a 歯肉の自律性増殖
b 歯髄の石灰化
c 歯間水平線維の破壊
d 歯槽骨の混合性吸収

【問題 14-3】（第 8 回/1999 年）
侵襲性歯周炎でみられるのはどれか. 2 つ選べ.

a 急激な歯槽骨の吸収
b グラム陰性桿菌の存在
c 歯肉上皮の慢性剥離
d 歯根膜腔の狭窄

【問題 14-4】（第 9 回/2000 年）
慢性歯周炎について正しいのはどれか. 2 つ選べ.

a 非特異的な慢性炎である.
b 肉芽腫の形成がみられる.
c 好酸球の浸潤が多数みられる.
d 形質細胞の浸潤が多数みられる.

【問題 14-5】（第 13 回/2004 年）
抗けいれん薬を長期間にわたって服用している患者の
口腔内写真（別冊 No. 5）を示す.

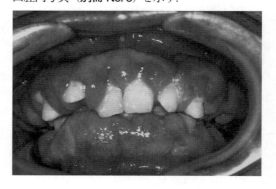

最も増殖しているのはどれか. 1 つ選べ.

a 肉芽組織
b 脂肪組織
c 線維性結合組織
d 血管組織

【問題 14-6】（第 15 回/2006 年）
慢性歯周炎の模式図を示す.

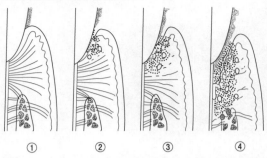

正しいのはどれか. 1つ選べ.

a ①
b ②
c ③
d ④

【問題 14-7】（第 18 回/2009 年）
歯周ポケットの顕微鏡写真（**別冊 No. 6**）を示す.

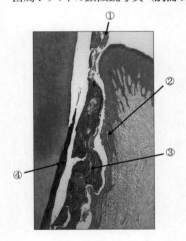

歯肉縁下歯石はどれか. 1つ選べ.

a ①
b ②
c ③
d ④

【問題 14-8】（第 19 回/2010 年）
矢印の方向から外力が作用した際の図を示す.

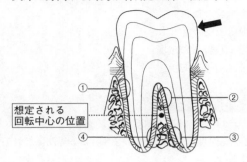

牽引側になるのはどれか. 1つ選べ.

a ①
b ②
c ③
d ④

【問題 14-9】（第 20 回/2011 年）
歯周治療後の結合組織性新付着形成に必須なのはどれか. 1つ選べ.

a 歯 肉
b 歯槽骨
c セメント質
d エナメル質

【問題 14-10】（第 21 回/2012 年）
歯周炎病巣の模式図を示す.

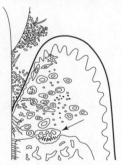

矢印で示す細胞はどれか. 1つ選べ.

a B 細胞
b 形質細胞
c 破骨細胞
d マクロファージ

【問題 14-11】（第 22 回/2013 年）

歯肉炎でみられるのはどれか．1 つ選べ．

    a   歯槽骨の吸収

    b   内縁上皮の傷害

    c   歯根膜線維の破壊

    d   セメント質の壊死

15. 口腔創傷の治癒

【問題 15-1】（第 15 回/2006 年）

抜歯窩の凝血塊が肉芽組織に置き換わる時期はどれか．1 つ選べ．

    a   抜歯直後

    b   抜歯後 1 週ころ

    c   抜歯後 1 か月ころ

    d   抜歯後 3 か月ころ

【問題 15-2】（第 21 回/2012 年）

抜歯創の治癒過程で正しいのはどれか．1 つ選べ．

    a   出　血→肉芽組織形成→血餅形成→仮骨形成

    b   出　血→血餅形成→肉芽組織形成→仮骨形成

    c   出　血→肉芽組織形成→仮骨形成→血餅形成

    d   出　血→血餅形成→仮骨形成→肉芽組織形成

16. 口腔粘膜の病変

【問題 16-1】（第 18 回/2009 年）

潜在的悪性疾患はどれか．1 つ選べ．

    a   天疱瘡

    b   白板症

    c   アフタ

    d   黒毛舌

【問題 16-2】（第 20 回/2011 年）

エイズ患者の口腔でよくみられるのはどれか．1 つ選べ．

    a   地図状舌

    b   エプーリス

    c   カンジダ症

    d   メラニン沈着

【問題 16-3】（第 25 回/2016 年）

擦過により除去できない白色病変の写真（**別冊 No. 7**）を示す．

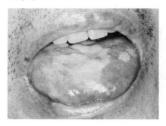

白色病変の主体をなす病理組織所見はどれか．1 つ選べ．

    a   線維増生

    b   血管増殖

    c   上皮肥厚

    d   メラニン色素沈着

17. 顎骨の病変

【問題 17-1】（第 18 回/2009 年）

顎骨壊死と関係があるのはどれか．1 つ選べ．

    a   フェニトイン

    b   シクロスポリン

    c   ビスホスホネート

    d   テトラサイクリン

【問題 17-2】（第 10 回/2001 年）

根尖性歯周炎に継発するのはどれか．1 つ選べ．

    a   含歯性囊胞

    b   粘液囊胞

    c   歯根囊胞

    d   歯肉囊胞

【問題 17-3】（第 15 回/2006 年）
病巣の模式図を示す.

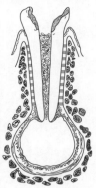

正しいのはどれか. 1つ選べ.

a 急性漿液性歯周炎
b 急性歯槽膿瘍
c エナメル上皮腫
d 歯根囊胞

【問題 17-4】（第 22 回/2013 年）
顎骨内に生じた囊胞の模式図を示す.

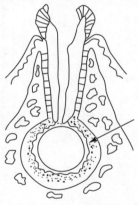

矢印で示す上皮の由来はどれか. 1つ選べ.

a 歯肉上皮
b 歯堤上皮
c 退縮エナメル上皮
d マラッセの上皮遺残

【問題 17-5】（第 23 回／2014 年）
囊胞と歯との位置関係を模式図で示す.

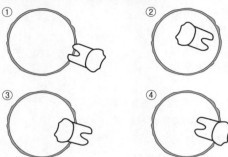

含歯性囊胞はどれか. 1つ選べ.

a ①
b ②
c ③
d ④

【問題 17-6】（第 25 回／2016 年）
下顎骨に発生する囊胞と歯の位置を図に示す. 灰色部は囊胞を示す.

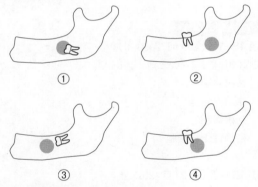

歯根囊胞はどれか. 1つ選べ.

a ①
b ②
c ③
d ④

【問題 17-7】（第 26 回/2017 年）
軟組織に発生する囊胞はどれか. 1つ選べ.

a 歯根囊胞
b 萌出囊胞
c 含歯性囊胞
d 鼻口蓋管囊胞

I 問題

4 病理学

【問題 17-8】（第 5 回/1996 年）

歯原性腫瘍について正しいのはどれか. **2 つ選べ**.

 a 反応性の増殖

 b 緩慢な発育

 c 顎骨の吸収

 d 組織の瘢痕化

【問題 17-9】（第 22 回/2013 年）

エナメル上皮腫の特徴はどれか. 1 つ選べ.

 a 骨吸収を伴う.

 b 60 歳以上に好発する.

 c 疼痛を伴うことが多い.

 d 上顎前歯部に好発する.

【問題 17-10】（第 24 回/2015 年）

歯牙腫で正しいのはどれか. 1 つ選べ.

 a 高齢者に好発する.

 b セメント質は含まれない.

 c 歯の萌出阻害の原因となる.

 d 顎骨を破壊して浸潤増殖する.

18. 唾液腺の病変

【問題 18-1】（第 9 回/2000 年）

唾液腺に由来するのはどれか. 1 つ選べ.

 a 粘液嚢胞

 b 原始性嚢胞

 c 歯根嚢胞

 d 術後性上顎嚢胞

【問題 18-2】（第 24 回/2015 年）

波動を触れる腫瘤の写真（**別冊 No. 8**）を示す.

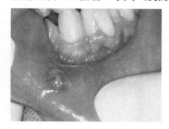

腫瘤の主体をなす病理組織所見はどれか. 1 つ選べ.

 a 骨形成

 b 粘液貯留

 c 角化物〈角質物〉

 d メラニン色素沈着

【問題 18-3】（第 23 回/2014 年）

 　　　　に入る語句の組合せで正しいのはどれか. 1 つ選べ.

多形腺腫は ① 腫瘍で, 好発部位は ② である.

    ①   ②

 a 悪　性 顎下腺

 b 悪　性 耳下腺

 c 良　性 顎下腺

 d 良　性 耳下腺

【問題 18-4】（第 18 回/2009 年）

シェーグレン症候群の特徴はどれか. 1 つ選べ.

 a 歯の形成不全

 b 口腔粘膜の肥厚

 c 唾液分泌量の減少

 d メラニン色素の沈着

5 微生物学

5 微生物学
〔感染と免疫〕

1. 一般性状

【問題 1-1】（第 2 回/1993 年）

細菌内毒素について正しいのはどれか. 1 つ選べ.

 a　グラム陰性菌の外膜成分である.

 b　菌体外に排出される.

 c　熱で破壊される.

 d　タンパク質毒素である.

【問題 1-2】（第 9 回/2000 年）

細菌にみられる構造はどれか. 1 つ選べ.

 a　ミトコンドリア

 b　リボソーム

 c　核　膜

 d　小胞体

【問題 1-3】（第 13 回/2004 年）

グラム染色性に関与するのはどれか. 1 つ選べ.

 a　莢　膜

 b　線　毛

 c　細胞壁

 d　細胞膜

【問題 1-4】（第 23 回/2014 年）

原核生物はどれか. 1 つ選べ.

 a　原　虫

 b　細　菌

 c　真　菌

 d　ウイルス

【問題 1-5】（第 23 回/2014 年）

細菌の増殖曲線を図に示す.

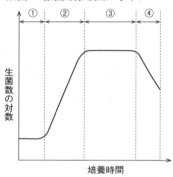

細菌の倍加時間が一定しているのはどこか. 1 つ選べ.

 a　①

 b　②

 c　③

 d　④

【問題 1-6】（第 24 回/2015 年）

細菌の運動にかかわる構造物はどれか. 1 つ選べ.

 a　芽　胞

 b　莢　膜

 c　鞭　毛

 d　細胞壁

【問題 1-7】（第 10 回/2001 年）
図はウイルス粒子の基本構造を示す.

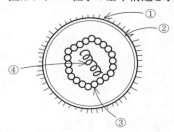

カプシドはどれか. 1 つ選べ.

a ①

b ②

c ③

d ④

【問題 1-8】（第 19 回/2010 年）
ウイルスで正しいのはどれか. 1 つ選べ.

a 核膜がある.

b 単細胞生物である.

c 有性生殖で増殖する.

d 生きた細胞に寄生する.

2. 観察方法

【問題 2-1】（第 13 回/2004 年）
細菌の運動状態が観察できるのはどれか. 1 つ選べ.

a 実体顕微鏡

b 蛍光顕微鏡

c 電子顕微鏡

d 位相差顕微鏡

3. 感染

【問題 3-1】（第 10 回/2001 年）
正しい組合せはどれか. 1 つ選べ.

a 黄色ブドウ球菌 ——— エンテロトキシン（腸管毒）

b コレラ菌 ——————— テタノスパスミン（神経毒）

c ジフテリア菌 ——— エリスロトキシン（発赤毒）

d ボツリヌス菌 ——— ベロトキシン（ベロ毒素）

【問題 3-2】（第 17 回/2008 年）
外毒素の特徴はどれか. 1 つ選べ.

a 耐熱性である.

b 免疫原性は弱い.

c リポ多糖体である.

d ホルマリンで無毒化される.

【問題 3-3】（第 18 回/2009 年）
内毒素の特徴はどれか. 1 つ選べ.

a 熱に弱い.

b 免疫原性が強い.

c グラム陰性菌に存在する.

d ホルマリンで無毒化できる.

【問題 3-4】（第 12 回/2003 年）
図は抗体産生曲線を示す.

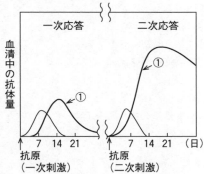

①の抗体はどれか. 1 つ選べ.

a IgA

b IgE

c IgG

d IgM

【問題 3-5】（第 14 回/2005 年）
抗ウイルス作用があるのはどれか. 1 つ選べ.

a インターフェロン

b ペルオキシダーゼ

c ラクトフェリン

d リゾチーム

【問題 3-6】（第 18 回/2009 年）

補体の働きはどれか．1 つ選べ．

   a 抗原を認識する．

   b 抗原を提示する．

   c 抗体の働きを助ける．

   d 炎症反応を抑制する．

【問題 3-7】（第 19 回/2010 年）

IgA で正しいのはどれか．1 つ選べ．

   a 5 量体である．

   b 胎盤を通過する．

   c 分泌型が存在する．

   d I 型アレルギーに関係する．

【問題 3-8】（第 22 回/2013 年）

IgG の特徴はどれか．1 つ選べ．

   a 胎盤を通過する．

   b 肥満細胞に結合する．

   c 抗原の感作後，最初に出現する．

   d 母乳中で多い免疫グロブリンである．

【問題 3-9】（第 24 回/2015 年）

抗体〈IgG〉の基本構造の模式図を示す．

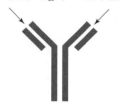

矢印が示すのはどれか．1 つ選べ．

   a ヒンジ部

   b 抗原結合部

   c 補体結合部

   d Fc レセプター結合部

【問題 3-10】（第 25 回/2016 年）

免疫グロブリンの図を示す．

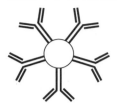

この免疫グロブリンの特徴はどれか．1 つ選べ．

   a 胎盤通過能がある．

   b 抗原感作後に最も早く出現する．

   c 免疫グロブリンの中で血清中に最も多い．

   d アナフィラキシー型アレルギーの原因となる．

【問題 3-11】（第 27 回/2018 年）

免疫グロブリンの構造を図に示す．

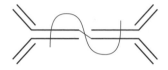

該当するのはどれか．1 つ選べ．

   a 血清中に最も多く存在する．

   b 抗原結合部位は 2 か所である．

   c 粘膜の感染防御に重要である．

   d アナフィラキシー反応を引き起こす．

【問題 3-12】（第 16 回/2007 年）

直接感染はどれか．1 つ選べ．

   a 飛沫感染

   b 経口感染

   c 創傷感染

   d 昆虫媒介感染

【問題 3-13】（第 20 回/2011 年）

垂直感染するのはどれか．1 つ選べ．

   a 百日咳

   b B 型肝炎

   c インフルエンザ

   d レジオネラ肺炎

【問題 3-14】（第 4 回/1995 年）
日和見感染について正しいのはどれか. **2 つ選べ.**

a 易感染性宿主にみられる.

b 感染型細菌性食中毒をいう.

c 性交による感染症である.

d 弱毒微生物が原因となる.

【問題 3-15】（第 6 回/1997 年）
内因感染について正しいのはどれか. **2 つ選べ.**

a 常在菌が病原体である.

b 免疫応答による治癒がみられる.

c 潜伏期間がはっきりしている.

d 宿主防御能の低下が誘因となる.

4. 免疫

【問題 4-1】（第 10 回/2001 年）
正しい組合せはどれか. 1 つ選べ.

a 予防接種 ———— 受動免疫

b 血清療法 ———— 能動免疫

c T リンパ球 ———— 細胞性免疫

d 同種移植免疫 —— 液性免疫

【問題 4-2】（第 14 回/2005 年）
細胞性免疫が関与するのはどれか. 1 つ選べ.

a アナフィラキシー反応

b ヴィダール反応

c ツベルクリン反応

d ワッセルマン反応

【問題 4-3】（第 19 回/2010 年）
自然免疫に関係するのはどれか. 1 つ選べ.

a 赤血球

b 血小板

c 好中球

d 形質細胞

【問題 4-4】（第 17 回/2008 年）
食細胞はどれか. 1 つ選べ.

a 好中球

b T 細胞

c 形質細胞

d 肥満細胞

【問題 4-5】（第 22 回/2013 年）
抗原提示細胞はどれか. 1 つ選べ.

a 好中球

b 肥満細胞

c 樹状細胞

d 好塩基球

【問題 4-6】（第 24 回/2015 年）
慢性炎症時に出現し, 抗体を産生するのはどれか. 1 つ選べ.

a 好中球

b 形質細胞

c マクロファージ

d T 細胞〈T リンパ球〉

【問題 4-7】（第 26 回/2017 年）
中枢リンパ組織〈一次リンパ組織〉はどれか. 1 つ選べ.

a 脾 臓

b 胸 腺

c 扁桃腺

d リンパ節

【問題 4-8】（第 15 回/2006 年）
ペニシリンショックの発現に関与するのはどれか. 1 つ選べ.

a IgA

b IgE

c IgG

d IgM

【問題 4-9】（第 22 回/2013 年）
☐ に入る語句の組合せで正しいのはどれか. 1 つ選べ.
花粉症は ① アレルギーに分類され, ② が関係する.

	①	②
a	アナフィラキシー型	IgE
b	細胞傷害型	IgD
c	免疫複合体型	IgA
d	遅延型	IgM

Ⅰ

問題

5 微生物学

【問題 4-10】（第 24 回/2015 年）

遅延型アレルギーはどれか．1 つ選べ．

 a 金属アレルギー

 b アレルギー性鼻炎

 c アトピー性皮膚炎

 d ペニシリンショック

【問題 4-11】（第 26 回/2017 年）

アナフィラキシー型アレルギーの発現に関与するのはどれか．1 つ選べ．

 a IgA

 b IgE

 c IgG

 d IgM

5. 化学療法

【問題 5-1】（第 24 回/2015 年）

薬物感受性試験の拡散法〈感受性ディスク法〉の写真（**別冊 No. 1**）を示す．矢印で示した黒丸は薬剤を含んだディスクである．

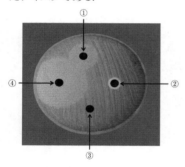

最も効果のあるのはどれか．1 つ選べ．

 a ①

 b ②

 c ③

 d ④

6. 病原微生物とプリオン

【問題 6-1】（第 5 回/1996 年）

毒素型食中毒の原因菌はどれか．**2 つ選べ**．

 a ボツリヌス菌

 b 腸炎ビブリオ

 c ネズミチフス菌

 d 黄色ブドウ球菌

【問題 6-2】（第 12 回/2003 年）

MRSA が通常の黄色ブドウ球菌と異なるのはどれか．1 つ選べ．

 a 伝播性

 b 膿瘍形成能

 c 消毒薬抵抗性

 d 抗菌薬耐性

【問題 6-3】（第 24 回/2015 年）

多剤耐性細菌のグラム染色像の写真（**別冊 No. 2**）を示す．

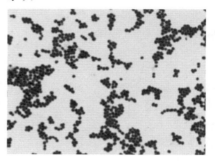

考えられるのはどれか．1 つ選べ．

 a *Escherichia coli*

 b *Mycobacterium tuberculosis*

 c *Pseudomonas aeruginosa*

 d *Staphylococcus aureus*

【問題 6-4】（第 25 回/2016 年）

球菌はどれか．1 つ選べ．

 a *Streptococcus mutans*

 b *Fusobacterium nucleatum*

 c *Porphyromonas gingivalis*

 d *Aggregatibacter actinomycetemcomitans*

【問題 6-5】（第 26 回/2017 年）
口腔内細菌のグラム染色像（**別冊 No. 3**）を示す.

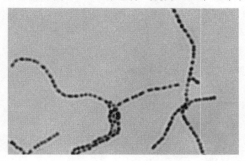

考えられるのはどれか. 1 つ選べ.

a　*Treponema denticola*
b　*Streptococcus mutans*
c　*Actinomyces naeslundii*
d　*Porphyromonas gingivalis*

【問題 6-6】（第 27 回/2018 年）
ある微生物のグラム染色像（**別冊 No. 4**）を示す.

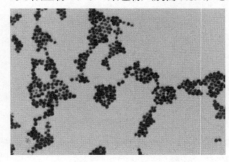

この微生物が原因と考えられるのはどれか. 1 つ選べ.

a　結　核
b　梅　毒
c　赤　痢
d　食中毒

【問題 6-7】（第 8 回/1999 年）
正しいのはどれか. 1 つ選べ.

a　結核菌は抗酸菌である.
b　ジフテリア菌はディック毒素を産生する.
c　コレラ菌は感染型食中毒を起こす.
d　破傷風菌は内毒素を保有する.

【問題 6-8】（第 9 回/2000 年）
黒色色素産生嫌気性桿菌はどれか. **2 つ選べ**.

a　*Prevotella intermedia*
b　*Streptococcus mutans*
c　*Aggregatibacter actinomycetemcomitans*
d　*Porphyromonas gingivalis*

【問題 6-9】（第 25 回/2016 年）
女性ホルモンによって発育促進がみられるのはどれか.
1 つ選べ.

a　*Prevotella intermedia*
b　*Actinomyces naeslundii*
c　*Tannerella forsythensis〈forsythia〉*
d　*Aggregatibacter actinomycetemcomitans*

【問題 6-10】（第 4 回/1995 年）
*Treponema denticola*について正しいのはどれか. 1 つ
選べ.

a　慢性歯周炎に多いラセン菌である.
b　胃潰瘍の病巣に多いコンマ状の菌である.
c　劇症肝炎を起こす肝炎ウイルスである.
d　トラコーマを起こすクラミジアである.

【問題 6-11】（第 20 回/2011 年）
歯肉縁下プラークの顕微鏡像（**別冊 No. 5**）を示す.

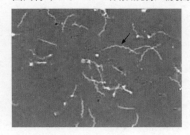

矢印が示す微生物はどれか. 1 つ選べ.

a　ベイロネラ
b　スピロヘータ
c　マイコプラズマ
d　ヘリコバクター

I
問題

5
微生物学

【問題 6-12】（第 4 回/1995 年）
B 型肝炎の感染予防ワクチン抗原となるのはどれか．1つ選べ．

    a   Dane 粒子

    b   HBc

    c   HBe

    d   HBs

【問題 6-13】（第 10 回/2001 年）
誤っている組合せはどれか．1つ選べ．

    a   麻疹ウイルス ──────── コプリック斑

    b   ムンプスウイルス ─── 耳下腺の腫脹

    c   風疹ウイルス ──────── 胎児の奇形

    d   日本脳炎ウイルス ─── 手足口病

【問題 6-14】（第 17 回/2008 年）
ヒト免疫不全ウイルス（HIV）の特徴はどれか．1つ選べ．

    a   空気感染する．

    b   DNA ウイルスである．

    c   ヘルパー T 細胞を標的とする．

    d   アシクロビルに感受性がある．

【問題 6-15】（第 21 回/2012 年）
感染症とその原因微生物との組合せで正しいのはどれか．1つ選べ．

    a   手足口病 ──────── コクサッキーウイルス

    b   カンジダ症 ──────── 放線菌

    c   単純ヘルペス ─── ヒト免疫不全ウイルス

    d   ヘルパンギーナ ─── 化膿レンサ球菌

【問題 6-16】（第 23 回/2014 年）
DNA ウイルスはどれか．1つ選べ．

    a   B 型肝炎ウイルス

    b   ムンプスウイルス

    c   コクサッキーウイルス

    d   インフルエンザウイルス

【問題 6-17】（第 25 回/2016 年）
レトロウイルスはどれか．1つ選べ．

    a   B 型肝炎ウイルス

    b   ムンプスウイルス

    c   インフルエンザウイルス

    d   ヒト T 細胞白血病ウイルス

【問題 6-18】（第 27 回/2018 年）
あるウイルスの構造を図に示す．

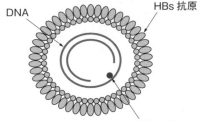

このウイルスの感染経路はどれか．1つ選べ．

    a   空 気

    b   血 液

    c   経 口

    d   飛 沫

【問題 6-19】（第 10 回/2001 年）
正しいのはどれか．1つ選べ．

    a   マイコプラズマは偏性細胞寄生性である．

    b   スピロヘータはグラム染色陽性である．

    c   真菌の核は核膜で被われている．

    d   クラミジアは節足動物の媒介によって伝播する．

【問題 6-20】（第 15 回/2006 年）
図に示す微生物はどれか. 1 つ選べ.

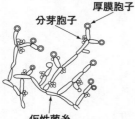

厚膜胞子
分芽胞子
仮性菌糸

a　*Actinomyces israelii*
b　*Candida albicans*
c　*Mycobacterium tuberculosis*
d　*Treponema pallidum*

【問題 6-21】（第 25 回/2016 年）
プリオンの本体はどれか. 1 つ選べ.

a　DNA
b　RNA
c　糖　質
d　タンパク質

---

7. 口腔環境と常在微生物

【問題 7-1】（第 16 回/2007 年）
口腔内で細菌が増殖しやすい pH はどれか. 1 つ選べ.

a　3.0 付近
b　5.0 付近
c　7.0 付近
d　9.0 付近

【問題 7-2】（第 18 回/2009 年）
唾液の働きはどれか. 1 つ選べ.

a　脱灰作用
b　pH 緩衝作用
c　補体活性化作用
d　タンパク分解作用

【問題 7-3】（第 27 回/2018 年）
鉄結合能を有する唾液中の抗菌物質はどれか. 1 つ選べ.

a　ヒスタチン
b　リゾチーム
c　ディフェンシン
d　ラクトフェリン

【問題 7-4】（第 1 回/1992 年）
ヒトの唾液中に最も多いのはどれか. 1 つ選べ.

a　レンサ球菌
b　放線菌
c　ブドウ球菌
d　乳酸桿菌

【問題 7-5】（第 18 回/2009 年）
口腔常在菌が原因で起こるのはどれか. 1 つ選べ.

a　胃潰瘍
b　ジフテリア
c　誤嚥性肺炎
d　偽膜性大腸炎

【問題 7-6】（第 26 回/2017 年）
口腔細菌と病原性の組合せで正しいのはどれか. 2 つ選べ.

a　*Lactobacillus casei* ———— 酸産生
b　*Streptococcus sobrinus* ———— 毒素産生
c　*Fusobacterium nucleatum* ———— グルカン合成
d　*Porphyromonas gingivalis* ———— タンパク分解酵素産生

I
問題

5 微生物学

8. バイオフィルムとしてのプラーク〈歯垢〉

【問題 8-1】（第 14 回/2005 年）

図はプラーク内で生じる反応を示す.

$$\text{n(スクロース)} \xrightarrow{\text{酵素}} \text{グルカン} + \text{n(フルクトース)}$$

酵素はどれか. 1つ選べ.

a　グルコシダーゼ

b　デキストラナーゼ

c　グルコシルトランスフェラーゼ

d　フルクトシルトランスフェラーゼ

【問題 8-2】（第 19 回/2010 年）

プラークの形成で最も早く歯面に定着するのはどれか. 1つ選べ.

a　*Treponema*

b　*Actinomyces*

c　*Campylobacter*

d　*Streptococcus*

【問題 8-3】（第 19 回/2010 年）

ペリクルの特徴はどれか. 1つ選べ.

a　歯面を保護する.

b　細菌を多量に含む.

c　唾液中の糖が主成分である.

d　ブラッシングで容易に除去できる.

【問題 8-4】（第 21 回/2012 年）

プラークの特徴はどれか. 1つ選べ.

a　洗口で簡単に除去できる.

b　食物残渣で構成されている.

c　異なる細菌が共凝集して存在する.

d　唾液中の糖タンパク由来の被膜である.

【問題 8-5】（第 25 回/2016 年）

菌体外多糖類を合成する *Streptococcus mutans* の酵素はどれか. 1つ選べ.

a　アミラーゼ

b　トリプシン

c　ペルオキシダーゼ

d　グルコシルトランスフェラーゼ

【問題 8-6】（第 26 回/2017 年）

歯肉縁上プラークの形成過程における細菌の構成比の経日変化を図に示す. 縦軸は対数目盛で表示する.

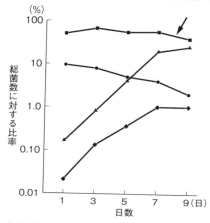

矢印が示すのはどれか. 1つ選べ.

a　*Neisseria* 属

b　*Actinomyces* 属

c　*Streptococcus* 属

d　*Fusobacterium* 属

【問題 8-7】（第 22 回/2013 年）

歯肉縁上プラーク細菌叢の特徴はどれか. 1つ選べ.

a　歯周炎の原因になる.

b　グラム陰性桿菌が多い.

c　運動性菌が優勢である.

d　唾液中の炭水化物がエネルギー源である.

9. 消毒・滅菌

【問題 9-1】（第 16 回/2007 年）

滅菌の指標となるのはどれか．1つ選べ．

a グラム陽性菌の死滅

b 芽胞形成菌の死滅

c 莢膜形成菌の死滅

d 病原細菌の死滅

【問題 9-2】（第 25 回/2016 年）

低温プラズマ滅菌で正しいのはどれか．1つ選べ．

a 環境汚染がある．

b 使用ガスに毒性がある．

c 滅菌温度は70℃である．

d 器材は滅菌直後に使用できる．

10. う蝕

【問題 10-1】（第 4 回/1995 年）

Streptococcus mutans の歯面への付着因子はどれか．
2つ選べ．

a 菌体表面のタンパク抗原

b エンテロトキシン

c ペリクル

d 不溶性グルカン

【問題 10-2】（第 16 回/2007 年）

ミュータンスレンサ球菌による不溶性多糖産生の基質
はどれか．1つ選べ．

a グルコース

b スクロース

c フルクトース

d ラクトース

【問題 10-3】（第 17 回/2008 年）

ミュータンスレンサ球菌の特徴はどれか．2つ選べ．

a 耐酸性である．

b 偏性嫌気性である．

c 舌表面で優勢に存在する．

d 不溶性グルカンを合成する．

11. 歯周病

【問題 11-1】（第 5 回/1996 年）

慢性歯周炎の主要原因菌はどれか．1つ選べ．

a *Streptococcus mutans*

b *Actinomyces viscosus*

c *Porphyromonas gingivalis*

d *Neisseria gonorrhoeae*

【問題 11-2】（第 12 回/2003 年）

歯周病原細菌に共通する病原因子はどれか．1つ選べ．

a 溶血素

b タンパク分解酵素

c ロイコトキシン

d 内毒素

【問題 11-3】（第 14 回/2005 年）

辺縁性歯周炎に最も関連するのはどれか．1つ選べ．

a グラム陽性球菌群

b グラム陰性球菌群

c グラム陽性桿菌群

d グラム陰性桿菌群

【問題 11-4】（第 15 回/2006 年）

歯肉縁上のプラーク微生物叢に比べて歯周ポケット内
微生物叢に多いのはどれか．1つ選べ．

a グラム陽性菌

b 通性嫌気性菌

c 糖分解菌

d 運動性菌

I 問題

5 微生物学

【問題 11-5】（第 20 回/2011 年）
壊死性潰瘍性歯肉炎の病変部から分離された細菌の
グラム染色像（**別冊 No. 6**）を示す.

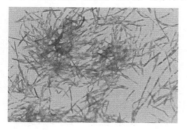

この細菌はどれか. 1つ選べ.

 a *Prevotella intermedia*

 b *Actinomyces naeslundii*

 c *Fusobacterium nucleatum*

 d *Streptococcus salivarius*

【問題 11-6】（第 23 回/2014 年）
血液寒天培地上に発育した細菌の集落像の写真（**別冊 No. 7**）を示す.

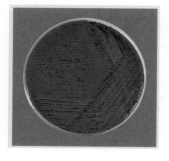

考えられるのはどれか. 1つ選べ.

 a *Streptococcus mutans*

 b *Staphylococcus aureus*

 c *Fusobacterium mucleatum*

 d *Porphyromonas gingivalis*

【問題 11-7】（第 27 回/2018 年）
運動性を有するのはどれか. 1つ選べ.

 a *Tannerella forsythia*

 b *Treponema denticola*

 c *Fusobacterium nucleatum*

 d *Porphyromonas gingivalis*

6 薬理学

6 薬理学
〔生体と薬物〕

1. 医薬品等の分類

【問題 1-1】（第 9 回/2000 年・改）

正しいのはどれか．1 つ選べ．

a 薬用歯みがきは化粧品である．

b 処方せんには患者の職業も記載されている．

c 最大耐量は最大有効量より大きい．

d 日本薬局方には法的強制力はない．

【問題 1-2】（第 17 回/2008 年）

毒薬の保管場所で正しいのはどれか．1 つ選べ．

a 冷蔵庫

b 専用の棚

c 診療キャビネット

d 鍵付き専用引き出し

【問題 1-3】（第 23 回/2014 年）

医薬品のラベルの模式図を示す．

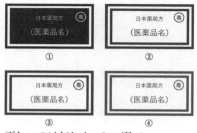

医薬品，医療機器等の品質，有効性及び安全性の確保等に関する法律〈医薬品医療機器等法〉で定められた文字と枠の色はどれか．1 つ選べ．

a 黒

b 赤

c 黄

d 青

【問題 1-4】（第 25 回/2016 年）

日本薬局方を公示するのはどれか．1 つ選べ．

a 厚生労働省

b 日本保険薬局協会

c 食品薬品安全センター

d 医薬品医療機器総合機構

【問題 1-5】（第 27 回/2018 年）

毒薬の表示（**別冊 No. 1**）を示す．

日本薬局方 劇 （医薬品名） ①	日本薬局方 毒 （医薬品名） ②
日本薬局方 毒 （医薬品名） ③	日本薬局方 毒 （医薬品名） ④

正しいのはどれか．1 つ選べ．

a ①

b ②

c ③

d ④

2. 医療と薬物

【問題 2-1】（第 14 回/2005 年）

薬理作用の基本形式はどれか．**2 つ選べ**．

a 興奮作用

b 刺激作用

c 協力作用

d 拮抗作用

【問題 2-2】（第 21 回/2012 年）

補充療法に用いられるのはどれか．1 つ選べ．

a 抗菌薬

b 抗炎症薬

c ワクチン

d ビタミン剤

【問題 2-3】（第 26 回/2017 年）

歯痛にジクロフェナクナトリウムを投与した.

該当する薬物療法はどれか. 1 つ選べ.

 a 原因療法

 b 対症療法

 c 補充療法

 d 予防療法

3. 身体と薬物

【問題 3-1】（第 13 回/2004 年）

受容体を介して作用するのはどれか. **2 つ選べ**.

 a フェノール

 b アセチルコリン

 c ヒスタミン

 d アスピリン

【問題 3-2】（第 14 回/2005 年）

肝臓での初回通過効果が生じる投与方法はどれか. 1 つ選べ.

 a 経口投与

 b 皮膚貼付

 c 吸　入

 d 注　射

【問題 3-3】（第 15 回/2006 年）

図は薬物の適用方法による血中濃度の推移を示す.

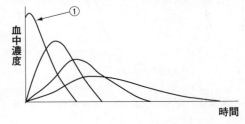

①はどれか. 1 つ選べ.

 a 経口投与

 b 皮下注射

 c 静脈内注射

 d 筋肉内注射

【問題 3-4】（第 16 回/2007 年）

薬物の経口投与で正しいのはどれか. 1 つ選べ.

 a 吸収速度は一定である.

 b 肝臓で失活されることはない.

 c 血中濃度は急速に上昇する.

 d 緊急時には不適である.

【問題 3-5】（第 26 回/2017 年）

有害作用の発現率が最も高い投与法はどれか. 1 つ選べ.

 a 舌下投与

 b 経口投与

 c 筋肉内投与

 d 静脈内投与

【問題 3-6】（第 14 回/2005 年）

薬物の代謝過程で正しいのはどれか. **2 つ選べ**.

 a 酸　化

 b ろ　過

 c 分　泌

 d 抱　合

【問題 3-7】（第 19 回/2010 年）

薬物の血中濃度の時間経過を図に示す.

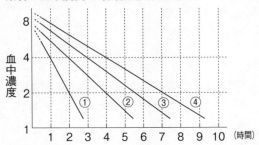

2 時間の生物学的半減期をもつのはどれか. 1 つ選べ.

 a ①

 b ②

 c ③

 d ④

Ⅰ

問題

6

薬理学

【問題 3-8】（第 22 回/2013 年）
薬物の初回通過効果により生じる現象はどれか. 1 つ選べ.

a 半減期の延長
b 作用時間の延長
c 尿中排泄量の増加
d 生体利用率の減少

【問題 3-9】（第 24 回/2015 年）
薬物を経口投与と静脈内投与したときの血中薬物濃度–時間曲線を図に示す.

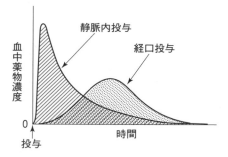

斜線部面積と点状部面積の 2 つの比から求められるのはどれか. 1 つ選べ.

a 分布容積
b 生物学的利用能
c 生物学的半減期
d 全身クリアランス

【問題 3-10】（第 27 回/2018 年）
血中薬物濃度–時間曲線を図に示す. 血中薬物濃度が 1.0 と 0.5 に対するそれぞれの時間を x と y とする.

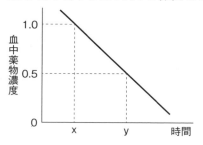

生物学的半減期はどれか. 1 つ選べ.

a （y−x）/2
b （x−y）/2
c y−x
d x−y

【問題 3-11】（第 11 回/2002 年）
図は薬物の用量を示す.

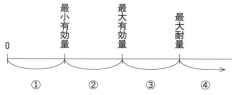

中毒量を示す範囲はどれか. 1 つ選べ.

a ①
b ②
c ③
d ④

【問題 3-12】（第 26 回/2017 年）
薬物 A と薬物 B の用量有効率曲線と用量致死率曲線およびそれぞれの 50% 有効量と 50% 致死量を図に示す. 用量を対数で表示する.

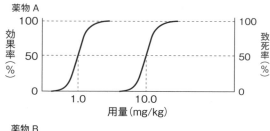

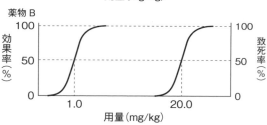

薬物 A と薬物 B の安全性を表す安全域 A と安全域 B の関係で正しいのはどれか. 1 つ選べ.

a 安全域 A は安全域 B の 1/4 である.
b 安全域 A は安全域 B の 1/2 である.
c 安全域 A は安全域 B の 2 倍である.
d 安全域 A は安全域 B の 4 倍である.

【問題 3-13】（第 3 回/1994 年・改）

併用したとき拮抗する組合せはどれか. **1 つ選べ.**

- a　ハロタン ――――― 亜酸化窒素（笑気）
- b　リドカイン ――――― アドレナリン
- c　アトロピン ――――― スコポラミン
- d　アセチルコリン ――― パパベリン

【問題 3-14】（第 11 回/2002 年）

薬物の併用によって起こるのはどれか. **2 つ選べ.**

- a　一般作用
- b　選択作用
- c　協力作用
- d　拮抗作用

【問題 3-15】（第 25 回/2016 年）

ある薬物を水または牛乳で服用後の血中薬物濃度-時間曲線を図に示す.

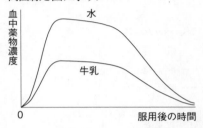

服用した薬物はどれか. **1 つ選べ.**

- a　ペニシリン系薬
- b　マクロライド系薬
- c　テトラサイクリン系薬
- d　アミノグリコシド系薬

【問題 3-16】（第 13 回/2004 年）

連用すると依存を生じるのはどれか. **2 つ選べ.**

- a　モルヒネ
- b　コカイン
- c　プロカイン
- d　インドメタシン

【問題 3-17】（第 14 回/2005 年）

薬物の連用で作用が増強される現象はどれか. **1 つ選べ.**

- a　蓄　積
- b　耐　性
- c　依　存
- d　タキフィラキシー

【問題 3-18】（第 27 回/2018 年）

小児の薬用量を求める Augsberger の式を示す.

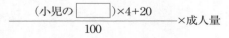

$$\frac{(\text{小児の}\boxed{}) \times 4 + 20}{100} \times \text{成人量}$$

$\boxed{}$ に入るのはどれか. **1 つ選べ.**

- a　体　重
- b　身　長
- c　年　齢
- d　胸　囲

【問題 3-19】（第 8 回/1999 年）

薬物と副作用との組合せで**誤っている**のはどれか. **1 つ選べ.**

- a　ペニシリン ――――― アレルギー
- b　リドカイン ――――― 禁断症状
- c　ステロイド薬 ――――― 満月様顔貌
- d　テトラサイクリン ――― 歯の着色

【問題 3-20】（第 19 回/2010 年）

歯肉増殖に関与するのはどれか. **1 つ選べ.**

- a　アドレナリン
- b　ニフェジピン
- c　ミノサイクリン
- d　テトラサイクリン

【問題 3-21】（第 19 回/2010 年）

口腔乾燥に関与するのはどれか. **1 つ選べ.**

- a　アトロピン
- b　アセチルコリン
- c　シクロスポリン
- d　テトラサイクリン

I

問題

6

薬理学

【問題 3-22】（第 21 回/2012 年）
歯の形成不全を起こす薬物はどれか．1つ選べ．

- a 抗不安薬
- b 抗ヒスタミン薬
- c カルシウム拮抗薬
- d テトラサイクリン系抗菌薬

4. 薬物の取り扱い

【問題 4-1】（第 7 回/1998 年）
処方せんに必要な記載事項はどれか．**2つ選べ**．

- a 分 量
- b 職 業
- c 病 名
- d 薬 名

【問題 4-2】（第 17 回/2008 年）
医薬品の管理温度域が最も広いのはどれか．1つ選べ．

- a 常 温
- b 室 温
- c 冷 所
- d 標準温度

【問題 4-3】（第 21 回/2012 年）
アンプルの特徴はどれか．1つ選べ．

- a 再使用できる．
- b 密閉容器である．
- c 外気の遮断性がある．
- d 内容物は液体専用である．

【問題 4-4】（第 22 回/2013 年）
薬物の保存の写真（**別冊 No. 2**）を示す．

① ② ③ ④

細菌の混入を防ぐ目的のものはどれか．1つ選べ．

- a ①
- b ②
- c ③
- d ④

【問題 4-5】（第 19 回/2010 年）
口腔粘膜の局所治療に適用されるのはどれか．1つ選べ．

- a 丸 剤
- b 舌下錠
- c チンキ剤
- d カプセル剤

【問題 4-6】（第 20 回/2011 年）
直腸内投与に用いるのはどれか．1つ選べ．

- a 坐 剤
- b 顆粒剤
- c パップ剤
- d トローチ剤

【問題 4-7】（第 21 回/2012 年）
医薬品の吸収部位と剤形との組合せで正しいのはどれか．1つ選べ．

- a 胃 ──────── バッカル錠
- b 肺 ──────── 粉 剤
- c 直 腸 ──── 坐 薬
- d 舌下部 ──── エアゾール

5. 中枢神経系作用薬物

【問題 5-1】（第 8 回/1999 年）
正しい組合せはどれか．**2つ選べ**．

- a 中枢神経抑制薬 ──── カフェイン
- b 局所麻酔薬 ──────── メタンフェタミン
- c 催眠薬 ──────────── フェノバルビタール
- d 歯髄鎮静薬 ──────── フェノール

6. 末梢神経系作用薬物

【問題 6-1】（第 2 回/1993 年）
アドレナリンの作用として正しいのはどれか．**2つ選べ**．

- a 皮膚・粘膜血管の収縮
- b 消化管運動の促進
- c 心拍数の減少
- d 気管支の拡張

【問題 6-2】（第 3 回/1994 年）
アセチルコリンの薬理作用について正しいのはどれか.
2つ選べ.

   a　心拍数の減少

   b　消化管運動の抑制

   c　末梢血管の収縮

   d　唾液分泌の促進

【問題 6-3】（第 16 回/2007 年）
アセチルコリンが結合して作用を現すのはどれか. 1つ
選べ.

   a　ムスカリン受容体

   b　オピオイド受容体

   c　ヒスタミン受容体

   d　アドレナリン受容体

【問題 6-4】（第 24 回/2015 年）
交感・副交感神経系の模式図を示す.

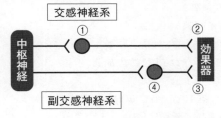

ノルアドレナリンが作用する部位はどれか. 1つ選べ.

   a　①

   b　②

   c　③

   d　④

【問題 6-5】（第 4 回/1995 年）
正しい組合せはどれか. **2つ選べ.**

   a　アトロピン ——— 唾液分泌の抑制

   b　ジアゼパム ——— 不安・緊張の軽減

   c　ヘパリン ——— 血液凝固の促進

   d　アドレナリン ——— 皮膚・粘膜の血管拡張

【問題 6-6】（第 12 回/2003 年）
交感神経作動薬はどれか. **2つ選べ.**

   a　アドレナリン

   b　アセチルコリン

   c　アトロピン

   d　イソプレナリン

【問題 6-7】（第 26 回/2017 年）
アナフィラキシーショックによる呼吸困難やチアノーゼ
に対して投与すべき薬物はどれか. 1つ選べ.

   a　アスピリン

   b　アドレナリン

   c　ニフェジピン

   d　アセチルコリン

【問題 6-8】（第 3 回/1994 年）
正しい組合せはどれか. **2つ選べ.**

   a　クラーレ（d-ツボクラリン）——— 筋弛緩作用

   b　トラネキサム酸 ——— 抗ヒスタミン作用

   c　ジフェンヒドラミン塩酸塩 ——— 止血作用

   d　コルチゾン ——————— 抗炎症作用

7. 局所麻酔薬

【問題 7-1】（第 12 回/2003 年）
アミド型局所麻酔薬はどれか. **2つ選べ.**

   a　プロカイン

   b　リドカイン

   c　プロピトカイン

   d　テトラカイン

【問題 7-2】（第 24 回/2015 年）
リドカインが阻害するのはどれか. 1つ選べ.

   a　K^+チャネル

   b　Cl^-チャネル

   c　Na^+チャネル

   d　Ca^{2+}チャネル

I
問題

6
薬理学

【問題 7-3】（第 18 回/2009 年）

局所麻酔薬に血管収縮薬を添加することで得られる作用はどれか. 1 つ選べ.

a 相 加

b 相 乗

c 拮 抗

d 解 毒

【問題 7-4】（第 25 回/2016 年）

局所麻酔薬に配合される血管収縮薬はどれか. 1 つ選べ.

a アトロピン

b アスピリン

c アドレナリン

d アンピシリン

【問題 7-5】（第 27 回/2018 年）

局所麻酔薬にアドレナリンを添加する目的はどれか. 1 つ選べ.

a 感染の防止

b 効果の持続

c 炎症の抑制

d 不安の除去

8. 抗炎症薬

【問題 8-1】（第 12 回/2003 年）

ステロイド系抗炎症薬の副作用はどれか. **2 つ選べ.**

a 感染症の増悪

b 満月様顔貌

c 気管支喘息

d 光線過敏症

【問題 8-2】（第 13 回/2004 年）

ステロイド系抗炎症薬はどれか. **2 つ選べ.**

a インドメタシン

b トリアムシノロン

c デキサメタゾン

d ジフェンヒドラミン

【問題 8-3】（第 14 回/2005 年）

炎症のケミカルメディエーターはどれか. 1 つ選べ.

a プロカイン

b プロスタグランジン

c プロゲステロン

d プレドニゾロン

【問題 8-4】（第 27 回/2018 年）

アラキドン酸カスケードを図に示す.

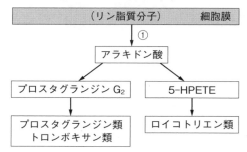

①の反応を抑制するのはどれか. 1 つ選べ.

a 解熱性鎮痛薬

b ステロイド性抗炎症薬

c 酸性非ステロイド性抗炎症薬

d 塩基性非ステロイド性抗炎症薬

【問題 8-5】（第 11 回/2002 年）

非ステロイド系抗炎症薬はどれか. 1 つ選べ.

a ペンタゾシン

b プレドニゾロン

c トリアムシノロン

d インドメタシン

【問題 8-6】（第 23 回/2014 年）

アスピリンの作用はどれか. 1 つ選べ.

a 催 眠

b 鎮 痛

c 抗 菌

d 止 血

【問題 8-7】（第 24 回/2015 年）
ロキソプロフェンナトリウムが阻害するのはどれか. 1つ選べ.

  a　コリンエステラーゼ
  b　シクロオキシゲナーゼ
  c　トランスペプチダーゼ
  d　ホスホジエステラーゼ

【問題 8-8】（第 24 回/2015 年）
低用量アスピリンの使用目的はどれか. 1つ選べ.

  a　歯痛の緩和
  b　耳鳴りの抑制
  c　皮膚角質の溶解
  d　血栓形成の予防

【問題 8-9】（第 16 回/2007 年）
抗ヒスタミン薬はどれか. 1つ選べ.

  a　ジアゼパム
  b　フェニトイン
  c　ジフェンヒドラミン
  d　ジクロフェナクナトリウム

9. 血液と薬物

【問題 9-1】（第 17 回/2008 年）
局所に適用される止血薬はどれか. 1つ選べ.

  a　ビタミン K
  b　酸化セルロース
  c　アスコルビン酸
  d　フィブリノーゲン

【問題 9-2】（第 21 回/2012 年）
血管壁を強化する薬物はどれか. 1つ選べ.

  a　ワルファリン
  b　アドレナリン
  c　アスコルビン酸
  d　トロンボプラスチン

【問題 9-3】（第 22 回/2013 年）
ε-アミノカプロン酸の作用はどれか. 1つ選べ.

  a　止　血
  b　収　斂
  c　腐　食
  d　抗　菌

【問題 9-4】（第 25 回/2016 年）
全身止血薬はどれか. 1つ選べ.

  a　ヘパリン
  b　トロンビン
  c　アスコルビン酸
  d　ワルファリンカリウム

10. 感染と薬物

【問題 10-1】（第 9 回/2000 年）
消毒薬について正しい組合せはどれか. 2つ選べ.

  a　ベンザルコニウム ——— 界面活性剤
  b　イソプロパノール ——— アルコール類
  c　グルタルアルデヒド —— 酸化剤
  d　フェノール ————— ハロゲン化合物

【問題 10-2】（第 20 回/2011 年・改）
B 型肝炎ウイルスの消毒に有効なのはどれか. 2つ選べ.

  a　グルタラール
  b　次亜塩素酸ナトリウム
  c　ベンザルコニウム塩化物
  d　クロルヘキシジングルコン酸塩

【問題 10-3】（第 23 回/2014 年）
オキシドールの過酸化水素濃度はどれか. 1つ選べ.

  a　0.03%
  b　0.3%
  c　3%
  d　30%

【問題 10-4】（第 9 回/2000 年）
薬の作用機序で正しいのはどれか. 1つ選べ.

  a　ベンジルペニシリン —— 細胞膜障害
  b　テトラサイクリン ——— 核酸合成阻害
  c　キノロン剤 ————— タンパク合成阻害
  d　スルホンアミド類 ——— 代謝拮抗

【問題 10-5】（第 13 回/2004 年）
殺菌性抗菌薬はどれか. 1つ選べ.

  a　ペニシリン系
  b　テトラサイクリン系
  c　クロラムフェニコール系
  d　マクロライド系

I
問題

6
薬理学

【問題 10-6】（第 15 回/2006 年）
抗菌薬とその副作用との組合せで正しいのはどれか．1
つ選べ．
- a　マクロライド系 ──────── 歯の着色
- b　クロラムフェニコール系 ─── 再生不良性貧血
- c　テトラサイクリン系 ──────難　聴
- d　アミノグリコシド系 ────── 光線過敏症

【問題 10-7】（第 17 回/2008 年）
硬組織の形成不全を起こすおそれのある抗菌薬はど
れか．1つ選べ．
- a　セフェム系
- b　ペニシリン系
- c　マクロライド系
- d　テトラサイクリン系

【問題 10-8】（第 18 回/2009 年）
抜歯窩に使用する抗菌薬はどれか．1つ選べ．
- a　酸化セルロース
- b　ゼラチンスポンジ
- c　オキシテトラサイクリン塩酸塩
- d　アズレンスルホン酸ナトリウム水和物

【問題 10-9】（第 25 回/2016 年）
歯質変色の副作用がある薬物はどれか．1つ選べ．
- a　アモキシシリン
- b　セファレキシン
- c　テトラサイクリン
- d　クラリスロマイシン

【問題 10-10】（第 26 回/2017 年）
口腔カンジダ症の治療に用いられる抗菌薬はどれか．1
つ選べ．
- a　セフェム系
- b　ペニシリン系
- c　イミダゾール系
- d　テトラサイクリン系

7 口腔衛生学

❼ 口腔衛生学

〔総論/口腔清掃/う蝕の予防/歯周病の予防/その他の歯科疾患の予防/
歯科疾患の疫学と歯科保健統計/地域歯科保健活動〕

1. 総論

【問題 1-1】（第 6 回/1997 年）
歯科疾患の第一次予防はどれか. **2 つ選べ.**

- a　ブラッシング指導
- b　フッ化ジアンミン銀塗布
- c　ルートプレーニング
- d　フッ化物洗口

【問題 1-2】（第 26 回/2017 年）
第三次予防はどれか. **2 つ選べ.**

- a　抜　歯
- b　栄養指導
- c　義歯装着
- d　摂食嚥下訓練

【問題 1-3】（第 4 回/1995 年）
第一大臼歯の石灰化開始時期で正しいのはどれか. 1
つ選べ.

- a　胎生 7 週
- b　胎生 24 週
- c　出生時
- d　生後 3〜4 か月

【問題 1-4】（第 7 回/1998 年）
次のうち最初に萌出する永久歯はどれか. 1 つ選べ.

- a　上顎側切歯
- b　上顎犬歯
- c　下顎第一大臼歯
- d　下顎第二大臼歯

【問題 1-5】（第 11 回/2002 年）
第一大臼歯の石灰化開始時期はどれか. 1 つ選べ.

- a　胎生 4 か月
- b　胎生 6 か月
- c　出生時
- d　3　歳

【問題 1-6】（第 14 回/2005 年）
8 歳の女児. 第一大臼歯にエナメル質形成不全がみられる.
形成不全が生じたと考えられるのはどれか. 1 つ選べ.

- a　胎生 4〜6 か月
- b　胎生 7〜9 か月
- c　出生直後〜3 歳
- d　4〜6 歳

【問題 1-7】（第 20 回/2011 年）
出生時に歯胚形成が開始されるのはどれか. 1 つ選べ.

- a　第二乳臼歯
- b　中切歯
- c　第一小臼歯
- d　第一大臼歯

【問題 1-8】（第 4 回/1995 年）
咀嚼について正しいのはどれか. **2 つ選べ.**

- a　顎顔面領域の発育を促す.
- b　咀嚼圧は最大咬合圧である.
- c　歯石沈着を防止する.
- d　唾液の分泌を促進する.

【問題 1-9】（第 18 回/2009 年）
下線部分で正しいのはどれか. **2つ選べ.**
誤嚥性肺炎は, ①唾液が②食道に流入することで起こり, ③体温低下や④呼吸機能低下の症状を示す.
  a ①
  b ②
  c ③
  d ④

【問題 1-10】（第 21 回/2012 年）
摂食・嚥下の過程で食塊を形成するのはどれか. 1つ選べ.
  a 先行期
  b 準備期
  c 口腔期
  d 咽頭期

【問題 1-11】（第 23 回/2014 年）
摂食・嚥下の過程を図に示す.

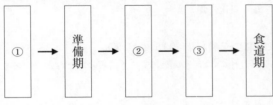

正しい組合せはどれか. 1つ選べ.

	①	②	③
a	先行期	口腔期	咽頭期
b	先行期	咽頭期	口腔期
c	口腔期	先行期	咽頭期
d	口腔期	咽頭期	先行期

【問題 1-12】（第 12 回/2003 年）
図は口腔, 咽・喉頭の矢状断面を示す.

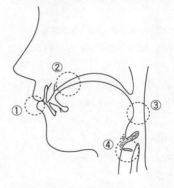

マ行の構音点（調音点）はどれか. 1つ選べ.
  a ①
  b ②
  c ③
  d ④

【問題 1-13】（第 22 回/2013 年）
子音と構成器官との組合せで正しいのはどれか. **2つ選べ.**
  a パ —— 両 唇
  b タ —— 声 門
  c カ —— 軟口蓋
  d ラ —— 歯

【問題 1-14】（第 27 回/2018 年）
両唇音はどれか. **2つ選べ.**
  a タ
  b パ
  c マ
  d ラ

【問題 1-15】（第 3 回/1994 年）
唾液成分のうちエナメル質の再石灰化に関与するのはどれか. **2つ選べ.**
  a 重炭酸塩
  b 免疫グロブリン
  c カルシウムイオン
  d リン酸イオン

I 問題

7 口腔衛生学

【問題1-16】（第4回/1995年）

エナメル質の萌出後の変化として正しいのはどれか. **2つ選べ.**

a 表層ではエナメル質の成熟現象がみられる.

b エナメル質表層には微量元素の取込みがみられる.

c 内層では基質の石灰化が継続して起こっている.

d エナメル質中の水分含有量が増加していく.

【問題1-17】（第5回/1996年）

唾液について正しいのはどれか. **2つ選べ.**

a pHは常に一定である.

b 分泌量が多いと歯周疾患が多発する.

c 歯の石灰化作用がある.

d エナメル質の成熟作用がある.

【問題1-18】（第7回/1998年）

エナメル質の再石灰化に関与するのはどれか. **2つ選べ.**

a ナトリウムイオン

b フッ素イオン

c カルシウムイオン

d 炭酸イオン

【問題1-19】（第9回/2000年）

唾液の緩衝作用にかかわるのはどれか. **2つ選べ.**

a ピロリン酸塩

b リン酸塩

c 重炭酸塩

d 硝酸塩

【問題1-20】（第11回/2002年・改）

唾液の緩衝作用に最も関与する成分はどれか. 1つ選べ.

a 唾液タンパク質

b 重炭酸塩

c カルシウム

d リゾチーム

【問題1-21】（第13回/2004年）

口腔の自浄作用と特に関連があるのはどれか. **2つ選べ.**

a 咀嚼

b 発声

c 洗口

d 唾液

【問題1-22】（第17回/2008年）

う蝕予防に働く唾液の作用はどれか. **2つ選べ.**

a 溶解作用

b 緩衝作用

c 消化作用

d 洗浄作用

【問題1-23】（第18回/2009年）

唾液中のペルオキシダーゼの働きはどれか. 1つ選べ.

a 洗浄作用

b 抗菌作用

c 溶解作用

d 消化作用

【問題1-24】（第20回/2011年）

萌出直後のエナメル質を成熟させるのはどれか. 1つ選べ.

a Na^+

b Ca^{2+}

c Mg^{2+}

d Cl^-

【問題1-25】（第22回/2013年）

唾液の緩衝能を担うのはどれか. **2つ選べ.**

a 酢酸塩

b リン酸塩

c 重炭酸塩

d クエン酸塩

【問題 1-26】（第 26 回/2017 年・改）

ステファン曲線を実線で図に示す.

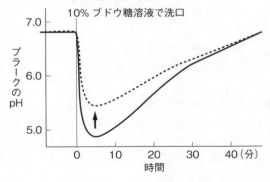

矢印の方向に変化させるのはどれか. **2 つ選べ.**

   a F^-

   b Cl^-

   c NO_3^-

   d HCO_3^-

【問題 1-27】（第 1 回/1992 年）

ペリクルについて正しいのはどれか. **2 つ選べ.**

   a 唾液中の糖タンパク質に由来する.

   b 歯面を覆っている有機質性薄膜である.

   c 歯面へのプラークの付着を防止する.

   d 通常のブラッシングで容易に除去される.

【問題 1-28】（第 5 回/1996 年）

プラークについて正しいのはどれか. **2 つ選べ.**

   a 唾液由来のタンパク性薄膜である.

   b 歯肉縁上のものは洗口で除去される.

   c 湿重量 1 mg 中に 2 億個以上の微生物がいる.

   d 義歯に付着するものもある.

【問題 1-29】（第 5 回/1996 年）

歯石について正しいのはどれか. **2 つ選べ.**

   a プラークが石灰化したものである.

   b 歯周病の発生に関与する.

   c 構成成分の約 80%は有機質である.

   d 歯肉縁下歯石は唾液腺開口部付近に好発する.

【問題 1-30】（第 6 回/1997 年）

歯の付着物・沈着物について正しいのはどれか. **2 つ選べ.**

   a ペリクルはエナメル質を保護する作用がある.

   b プラークが成熟すると細菌叢の嫌気性菌は増加する.

   c マテリアルバ（白質）は金属沈着物である.

   d 歯肉縁下歯石は唾液腺開口部付近に好発する.

【問題 1-31】（第 7 回/1998 年）

正しいのはどれか. **2 つ選べ.**

   a ペリクルは食物由来のタンパク性薄膜である.

   b プラークの主な構成成分は微生物である.

   c タバコのヤニは歯の黒褐色性沈着物となる.

   d 歯肉縁下歯石は唾液腺開口部付近に好発する.

【問題 1-32】（第 11 回/2002 年）

プラークの基質はどれか. **2 つ選べ.**

   a 細　菌

   b 糖タンパク質

   c 菌体外多糖類

   d 食物残渣

【問題 1-33】（第 11 回/2002 年）

歯石について正しいのはどれか. **1 つ選べ.**

   a 歯肉縁上歯石は白色・淡黄色である.

   b 歯肉縁上歯石は縁下歯石より硬い.

   c 歯肉縁下歯石は唾液腺開口部に沈着しやすい.

   d 歯肉縁下歯石は歯面に対する接着性が弱い.

【問題 1-34】（第 12 回/2003 年）

プラークで正しいのはどれか. **1 つ選べ.**

   a 通常の pH は 5.0 である.

   b 構成成分の約 30%が細菌である.

   c 初期には放線菌が優勢である.

   d 成熟すると嫌気性菌が増加する.

【問題 1-35】（第 12 回/2003 年）

洗口で除去できるのはどれか. **1 つ選べ.**

   a プラーク

   b 食物残渣

   c 舌　苔

   d 色素性沈着物

Ⅰ　問題

7　口腔衛生学

【問題 1-36】（第 13 回/2004 年）
プラーク形成に関与するのはどれか．1 つ選べ．

a　グルコシルトランスフェラーゼ

b　アルカリホスファターゼ

c　ペプチダーゼ

d　アミラーゼ

【問題 1-37】（第 13 回/2004 年）
歯肉縁下歯石で正しいのはどれか．1 つ選べ．

a　淡黄色を示す．

b　歯肉縁上歯石より除去が困難である．

c　唾液腺開口部の歯に多くみられる．

d　フルオロアパタイトが主成分である．

【問題 1-38】（第 14 回/2005 年）
プラークで正しいのはどれか．**2 つ選べ**．

a　微生物が構成成分の 20〜30％を占めている．

b　菌体外多糖が基質に含まれている．

c　ペリクルが表層を覆っている．

d　成熟に伴い嫌気性菌の割合が増加する．

【問題 1-39】（第 16 回/2007 年）
プラークで正しいのはどれか．1 つ選べ．

a　構成成分の約 70％は微生物である．

b　歯肉縁下プラークは黒褐色である．

c　通常の pH は 5.4 である．

d　洗口で除去できる．

【問題 1-40】（第 17 回/2008 年）
ペリクルで正しいのはどれか．1 つ選べ．

a　厚みは 100 μm である．

b　剝離した粘膜細胞が含まれる．

c　細菌の付着を促す場となる．

d　細菌由来の糖タンパク質である．

【問題 1-41】（第 17 回/2008 年）
プラーク中のデキストランで正しいのはどれか．**2 つ選べ**．

a　細菌のエネルギー源となる．

b　細菌の菌体内で合成される．

c　グルコースのホモ多糖である．

d　リゾチームによって合成される．

【問題 1-42】（第 19 回/2010 年）
歯石で正しいのはどれか．**2 つ選べ**．

a　内毒素を産生する．

b　プラーク付着の母体となる．

c　歯肉へ機械的刺激を与える．

d　歯周病原細菌の栄養源となる．

【問題 1-43】（第 19 回/2010 年）
プラークの多糖体を形成するのはどれか．1 つ選べ．

a　アミラーゼ

b　インベルターゼ

c　デキストラナーゼ

d　グルコシルトランスフェラーゼ

【問題 1-44】（第 23 回/2014 年）
歯垢形成における初期から成熟期にかけての細菌の構成比で，増加するのはどれか．**2 つ選べ**．

a　球　菌

b　好気性菌

c　運動性菌

d　グラム陰性菌

【問題 1-45】（第 24 回/2015 年）
歯面の付着物のうち，歯ブラシで除去できるのはどれか．**2 つ選べ**．

a　ステイン

b　プラーク

c　ペリクル

d　マテリアアルバ

【問題 1-46】（第 24 回/2015 年）
ペリクルで正しいのはどれか．**2 つ選べ**．

a　有機物を含まない．

b　形成に数日を要する．

c　歯面を物理的に保護する．

d　微生物の歯面への付着を促進する．

【問題 1-47】（第 24 回/2015 年）
歯肉縁下歯石で正しいのはどれか．**2 つ選べ**．

a　歯肉へ物理的刺激を与える．

b　有機成分が 80％を超えている．

c　歯垢の pH が低いと形成されやすい．

d　血漿成分中のカルシウムで形成される．

【問題 1-48】（第 25 回/2016 年）

ペリクルで正しいのはどれか．1 つ選べ．

- a 上皮細胞からなる．
- b 厚さは 10〜20 μm である．
- c 細菌や有機物質を吸着しやすい．
- d 酸に対する抵抗性を低下させる．

【問題 1-49】（第 27 回/2018 年）

口腔の付着物・沈着物で正しいのはどれか．2 つ選べ．

- a 歯石の主成分はリン酸カルシウムである．
- b 色素沈着は外来性と歯質内に着色するものがある．
- c 歯垢は細菌と食物残渣からなる層状の構造物である．
- d ペリクルは口腔粘膜に形成される透明な薄膜である．

【問題 1-50】（第 24 回/2015）

舌苔を主に構成するのはどれか．2 つ選べ．

- a 味　蕾
- b 微生物
- c 獲得被膜
- d 剝落角化上皮

【問題 1-51】（第 27 回/2018 年）

舌の写真（**別冊 No. 1**）を示す．

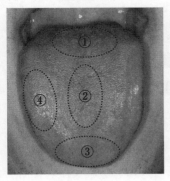

舌苔が付着しやすい部位はどれか．1 つ選べ．

- a ①
- b ②
- c ③
- d ④

2. 口腔清掃

【問題 2-1】（第 16 回/2007 年）

機械的清掃法はどれか．1 つ選べ．

- a 繊維性食品の摂取
- b 唾液による洗浄作用
- c デンタルフロスの使用
- d クロルヘキシジンによる洗口

【問題 2-2】（第 19 回/2010 年）

自浄作用が最も大きい歯の部位はどれか．1 つ選べ．

- a 歯頸部
- b 豊隆部
- c 隣接面部
- d 小窩裂溝部

【問題 2-3】（第 26 回/2017 年）

口腔清掃法とその関連事項の組合せで正しいのはどれか．2 つ選べ．

- a 自然的 ——— 咀　嚼
- b 人工的 ——— 洗　口
- c 化学的 ——— 唾　液
- d 手術的 ——— 食物の性状

【問題 2-4】（第 27 回/2018 年）

Hirschfeld の清掃不可能部位はどれか．1 つ選べ．

- a 咬　頭
- b 歯頸部
- c 隣接面
- d 小窩裂溝

【問題 2-5】（第 17 回/2008 年）

歯ブラシの模式図を示す．

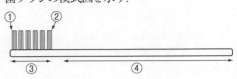

ヒール（かかと）はどれか．1 つ選べ．

- a ①
- b ②
- c ③
- d ④

【問題2-6】（第26回/2017年）
家庭用品品質表示法に規定されている歯ブラシの表示内容はどれか. **2つ選べ.**

a 植毛数
b 柄の長さ
c 柄の材質
d 毛の硬さ

【問題2-7】（第3回/1994年・改）
正しい組合せはどれか. **2つ選べ.**

a ラバーチップ ——— 歯間乳頭部のマッサージ効果
b 口腔洗浄器 ——— 歯間部のプラーク除去効果
c デンタルフロス ——— 歯間空隙部のマッサージ効果
d 歯間ブラシ ——— 歯間空隙部のプラーク除去効果

【問題2-8】（第16回/2007年）
上顎左側臼歯部の模式図を示す.

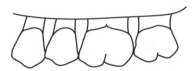

セルフケアで隣接面部のプラークを除去するのに効果が高いのはどれか. **2つ選べ.**

a 歯間ブラシ
b ラバーチップ
c デンタルテープ
d 水流式口腔洗浄器

【問題2-9】（第16回/2007年）
フッ化物配合歯磨剤はどれか. **1つ選べ.**

a 化粧品
b 医薬部外品
c 一般用医薬品
d 医療用医薬品

【問題2-10】（第20回/2011年）
歯磨剤成分の一部を表に示す.

研磨剤	無配合
粘結剤	ポリアクリル酸ナトリウム
発泡剤	ラウリル硫酸ナトリウム
保湿剤	ソルビトール
香味剤	キシリトール
薬用成分	塩化ナトリウム

□□□ に入る語句の組合せで正しいのはどれか. **1つ選べ.**
この歯磨剤は, 医薬品, 医療機器等の品質, 有効性及び安全性の確保等に関する法律上 ① に分類され, ② の効果が期待される.

	①	②
a	医薬品	歯周病予防
b	医薬品	むし歯予防
c	医薬部外品	歯周病予防
d	医薬部外品	むし歯予防

【問題2-11】（第27回/2018年）
粉歯磨き, 練歯磨き, 液状歯磨き及び液体歯磨きの代表的な成分組成を図に示す.

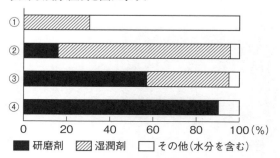

練歯磨きはどれか. **1つ選べ.**

a ①
b ②
c ③
d ④

【問題 2-12】（第 2 回/1993 年・改）
歯磨剤の成分について正しい組合せはどれか. **2つ選べ.**
a　ラウリル硫酸ナトリウム ――― 研磨剤
b　安息香酸ナトリウム ――――― 発泡剤
c　アルギン酸ナトリウム ――――― 粘結剤
d　グリセリン ―――――――――― 湿潤剤

【問題 2-13】（第 10 回/2001 年）
歯磨剤に発泡剤が配合される理由はどれか. **2つ選べ.**
a　外来性色素沈着物を除去する.
b　成分の分離を防止する.
c　洗浄効果を促進する.
d　プラークを懸濁化する.

【問題 2-14】（第 22 回/2013 年）
歯磨剤の基本成分はどれか. **1つ選べ.**
a　グリセリン
b　塩化リゾチーム
c　乳酸アンモニウム
d　グリチルリチン酸

【問題 2-15】（第 24 回/2015 年）
歯磨剤の基本成分はどれか. **1つ選べ.**
a　塩化ナトリウム
b　アルギン酸ナトリウム
c　ポリリン酸ナトリウム
d　アズレンスルホン酸ナトリウム

【問題 2-16】（第 3 回/1994 年・改）
歯磨剤中の薬効成分とその目的の組合せで正しいのはどれか. **2つ選べ.**
a　モノフルオロリン酸ナトリウム ――― う蝕予防効果
b　グリチルリチン酸 ――――― 歯周病予防効果
c　デキストラナーゼ ――――― 細菌増殖抑制効果
d　乳酸アルミニウム ――――― プラーク付着抑制効果

【問題 2-17】（第 5 回/1996 年）
歯磨剤に含まれるう蝕予防性の成分はどれか. **2つ選べ.**
a　ポリリン酸
b　塩化ナトリウム
c　クロルヘキシジン
d　モノフルオロリン酸ナトリウム

【問題 2-18】（第 6 回/1997 年）
歯磨剤に配合される歯周病予防のための薬用成分はどれか. **2つ選べ.**
a　ラウリル硫酸ナトリウム
b　トラネキサム酸
c　塩化セチルピリジニウム
d　乳酸アルミニウム

【問題 2-19】（第 7 回/1998 年）
歯磨剤に配合されるフッ化物はどれか. **2つ選べ.**
a　フッ化ナトリウム
b　フルオロアパタイト
c　ケイフッ化ナトリウム
d　モノフルオロリン酸ナトリウム

【問題 2-20】（第 11 回/2002 年）
歯磨剤の薬用成分で正しい組合せはどれか. 1つ選べ.
a　フッ化ナトリウム ――― 再石灰化促進
b　デキストラナーゼ ――― 殺菌作用
c　クロルヘキシジン ――― 象牙細管封鎖
d　乳酸アルミニウム ――― プラーク分解

【問題 2-21】（第 13 回/2004 年）
歯磨剤の薬効成分で象牙質知覚過敏症に効果のあるのはどれか. 1つ選べ.
a　乳酸アルミニウム
b　塩化ナトリウム
c　クロルヘキシジン
d　デキストラナーゼ

I 問題

7 口腔衛生学

【問題 2-22】（第 14 回/2005 年）
歯周病の予防に効果がある歯磨剤の薬効成分はどれか. 1 つ選べ.
- a　硝酸カリウム
- b　トラネキサム酸
- c　乳酸アルミニウム
- d　フッ化ナトリウム

【問題 2-23】（第 17 回/2008 年）
歯磨剤の薬用成分はどれか. **2 つ選べ.**
- a　モノフルオロリン酸ナトリウム
- b　ラウリル硫酸ナトリウム
- c　ビタミン C
- d　無水ケイ酸

【問題 2-24】（第 18 回/2009 年）
モノフルオロリン酸ナトリウムとクロルヘキシジンとが有効成分である歯磨剤の効能・効果はどれか. **2 つ選べ.**
- a　う蝕の予防
- b　歯周病の予防
- c　歯石沈着の防止
- d　象牙質知覚過敏の予防

【問題 2-25】（第 19 回/2010 年）
デキストラナーゼと塩化ナトリウムとが有効成分である歯磨剤の効能・効果はどれか. **2 つ選べ.**
- a　う蝕の予防
- b　口臭の予防
- c　象牙質知覚過敏の予防
- d　歯周病の予防

【問題 2-26】（第 21 回/2012 年）
歯磨剤の薬用成分と効能との組合せで正しいのはどれか. **2 つ選べ.**
- a　硝酸カリウム ——————— う蝕予防
- b　トラネキサム酸 ——————— 歯周病予防
- c　ポリリン酸ナトリウム ——————— 歯石の沈着予防
- d　塩化セチルピリジニウム ——— 象牙質知覚過敏対策

【問題 2-27】（第 23 回/2014 年）
歯磨剤の薬用成分はどれか. **2 つ選べ.**
- a　ソルビトール
- b　トリクロサン
- c　ラウリル硫酸ナトリウム
- d　塩化セチルピリジニウム

【問題 2-28】（第 25 回/2016 年）
知覚過敏に有効な歯磨剤の薬用成分はどれか. **2 つ選べ.**
- a　硝酸カリウム
- b　乳酸アルミニウム
- c　塩化ベンゼトニウム
- d　アズレンスルホン酸ナトリウム

【問題 2-29】（第 26 回/2017 年）
45 歳の女性. 歯磨き時に上顎右側臼歯部の歯肉から出血することを主訴として来院した. 口腔内写真（**別冊 No. 2**）を別に示す. ブラッシング指導時に, 患者からどのような歯磨剤が良いか質問を受けた.

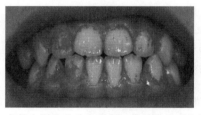

症状を緩和する歯磨剤の薬効成分はどれか. 1 つ選べ.
- a　硝酸カリウム
- b　トラネキサム酸
- c　フッ化第一スズ
- d　ピロリン酸ナトリウム

【問題 2-30】（第 26 回/2017 年）
歯磨剤の薬効成分で, う蝕予防と歯周病予防の両方の効能が期待できるのはどれか. 1 つ選べ.
- a　乳酸アルミニウム
- b　ピロリン酸ナトリウム
- c　ベンゼトニウム塩化物
- d　グリチルリチン酸二カリウム

【問題 2-31】（第 17 回/2008 年）
洗口剤に含まれているのはどれか. **2つ選べ.**

  a 研磨剤
  b 結合剤
  c 湿潤剤
  d 香味剤

【問題 2-32】（第 27 回/2018 年）
洗口剤の成分で殺菌作用を示すのはどれか. 1つ選べ.

  a 安息香酸
  b トラネキサム酸
  c サッカリンナトリウム
  d 塩化セチルピリジニウム

【問題 2-33】（第 2 回/1993 年・改）
歯ブラシの毛先を歯面に直角に当ててブラッシングする方法はどれか. **2つ選べ.**

  a フォーンズ法
  b スティルマン法
  c チャーターズ法
  d スクラッビング法

【問題 2-34】（第 3 回/1994 年・改）
下図に示すブラッシング法はどれか. 1つ選べ.

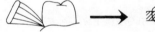

① 毛先を歯軸に対して約45°に当て, 歯肉溝に軽く挿入する.　② 近遠心的に数 mm の範囲で, 毛先を軽く加圧振動させる.

  a スクラッビング法
  b バス法
  c フォーンズ法
  d チャーターズ法

【問題 2-35】（第 6 回/1997 年）
主として歯ブラシの毛束の脇腹を用いるブラッシング法はどれか. **2つ選べ.**

  a フォーンズ法
  b バス法
  c チャーターズ法
  d スティルマン改良法

【問題 2-36】（第 7 回/1998 年）
歯ブラシの脇腹を使用するブラッシング法はどれか. 1つ選べ.

  a チャーターズ法
  b スクラッビング法
  c バス法
  d フォーンズ法

【問題 2-37】（第 8 回/1999 年）
毛先を振動させるブラッシング法はどれか. **2つ選べ.**

  a バス法
  b チャーターズ法
  c ローリング法
  d フォーンズ法

【問題 2-38】（第 10 回/2001 年）
手用ブラシを把持する際のパームグリップについて正しいのはどれか. 1つ選べ.

  a 刷毛面を内側と外側とに向ける方法がある.
  b ブラッシング圧の微妙なコントロールがしやすい.
  c 毛先の位置が確認しやすい.
  d バス法での刷掃に用いられる.

【問題 2-39】（第 13 回/2004 年）
4 歳児に適しているのはどれか. **2つ選べ.**

  a バス法
  b ローリング法
  c フォーンズ法
  d 水平法

【問題 2-40】（第 20 回/2011 年）
ブラッシング法で正しい組合せはどれか. 1つ選べ.

  a バス法 ──────── 毛の脇腹を利用
  b ローリング法 ─────── 小児や高齢者に適応
  c スクラビング法 ─────── 唇頰面で円を描く運動
  d スティルマン改良法 ─── 歯肉マッサージ効果

【問題 2-41】（第 23 回/2014 年）

歯垢染色剤に使われる色素はどれか. **2つ選べ.**

a サフラニン

b フロキシン

c ブリリアントブルー

d クリスタルバイオレット

3. う蝕の予防

【問題 3-1】（第 3 回/1994 年）

下図は 2 人の被検者（A, B）から得られた 10%グルコース溶液洗口後のステファンのカーブである.

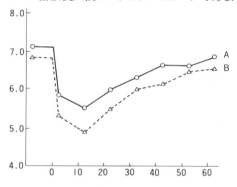

図の縦軸と横軸が表す正しい組合せはどれか. 1つ選べ.

    （縦軸）   （横軸）

a DMFT 指数 ——— 唾液中のグルコース濃度
                                 （g/L）

b プラークの pH —— 洗口後の経過時間（秒）

c 唾液の pH ——— 洗口後の経過時間（分）

d プラークの pH —— 洗口後の経過時間（分）

【問題 3-2】（第 6 回/1997 年）

プラーク中でスクロースからデキストランを合成する細菌産生酵素はどれか. 1つ選べ.

a デキストラナーゼ

b フルクトシルトランスフェラーゼ

c グルコシルトランスフェラーゼ

d ヒアルロニダーゼ

【問題 3-3】（第 8 回/1999 年）

グルコース洗口後のプラーク pH 変化でう蝕罹患傾向の最も高いのはどれか. 1つ選べ.

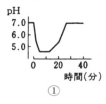 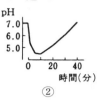

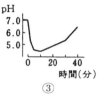 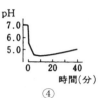

a ①

b ②

c ③

d ④

【問題 3-4】（第 9 回/2000 年）

う蝕の発生について正しいのはどれか. **2つ選べ.**

a スクロースはう蝕誘発能が最も高い.

b 不溶性グルカンはフラクトースから生成される.

c 成熟プラークの構成成分の約 30%は微生物である.

d フッ化物はプラーク中の酸産生を抑制する.

【問題 3-5】（第 10 回/2001 年）

う蝕疫学の宿主要因はどれか. **2つ選べ.**

a プラーク

b 年　齢

c 歯　種

d スクロース

【問題 3-6】（第 12 回/2003 年）

唾液でカリエスリスクの高いのはどれか. 1つ選べ.

a 分泌量が多い.

b 重炭酸塩濃度が低い.

c フッ素イオン濃度が高い.

d ミュータンス菌数が少ない.

【問題 3-7】（第 13 回/2004 年）
う蝕発生の宿主要因はどれか. **2 つ選べ.**

  a　プラークの付着
  b　唾液の分泌量
  c　小窩裂溝の形態
  d　甘味食品の摂取

【問題 3-8】（第 13 回/2004 年）
高いう蝕活動性がみられるのはどれか. 1 つ選べ.

  a　唾液の緩衝能が低い.
  b　唾液の分泌量が多い.
  c　プラークの酸産生能が低い.
  d　エナメル質のフッ素濃度が高い.

【問題 3-9】（第 14 回/2005 年）
図は pH の経時変化を示す.

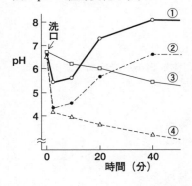

成熟プラークにおける 10％ブドウ糖液洗口後の変化は
どれか. 1 つ選べ.

  a　①
  b　②
  c　③
  d　④

【問題 3-10】（第 15 回/2006 年）
う蝕発生の環境要因はどれか. 1 つ選べ.

  a　唾液の分泌量
  b　砂糖の摂取頻度
  c　小窩裂溝の形態
  d　う蝕原因菌の数

【問題 3-11】（第 16 回/2007 年）
う蝕発生要因で正しい組合せはどれか. 1 つ選べ.

  a　微生物 ── プラークの量
  b　基　質 ── 唾液の緩衝能
  c　宿　主 ── 飲食物の摂取頻度
  d　時　間 ── 飲食物の糖質濃度

【問題 3-12】（第 18 回/2009 年）
不溶性グルカン形成に関与するのはどれか. 1 つ選べ.

  a　スクロース
  b　マルトース
  c　キシリトール
  d　パラチノース

【問題 3-13】（第 18 回/2009 年）
う蝕発生要因で歯質が該当するのはどれか. 1 つ選べ.

  a　宿主要因
  b　環境要因
  c　時間要因
  d　微生物要因

【問題 3-14】（第 19 回/2010 年）
ステファンカーブで正しいのはどれか. **2 つ選べ.**

  a　プラークの pH を測定したものである.
  b　臨界 pH 到達後 2〜3 分で中性に回復する.
  c　pH の低下は細菌由来の有機酸によって起こる.
  d　pH が最低値に下がる時間と元に戻る時間とは同
     じである.

【問題 3-15】（第 20 回/2011 年）
プラークの pH を最も低下させるのはどれか. 1 つ選べ.

  a　スクロース
  b　ラクトース
  c　マルトース
  d　トレハロース

【問題 3-16】（第 21 回/2012 年）

ステファンカーブの図を示す.

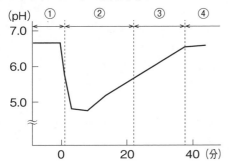

エナメル質の脱灰が生じるのはどれか. 1 つ選べ.

a ①

b ②

c ③

d ④

【問題 3-17】（第 22 回/2013 年）

「10%ブドウ糖溶液で 1 分間うがいした場合のプラーク中の pH 変動」を図示した人物はどれか. 1 つ選べ.

a Keyes

b Newbrun

c Scammon

d Stephan

【問題 3-18】（第 23 回/2014 年）

ミュータンスレンサ球菌が酸を産生する基質となるのはどれか. **2 つ選べ**.

a ステビア

b ラクトース

c マルトース

d エリスリトール

【問題 3-19】（第 23 回/2014 年）

Stephan の pH 曲線を図に示す.

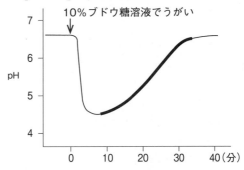

太線部分の変化に関わる唾液の作用はどれか. 1 つ選べ.

a 緩　衝

b 抗　菌

c 潤　滑

d 再石灰化

【問題 3-20】（第 23 回/2014 年）

う蝕の宿主要因に対する予防法はどれか. **2 つ選べ**.

a 小窩裂溝填塞

b フロッシング

c フッ化物歯面塗布

d 代用甘味料の使用

【問題 3-21】（第 24 回/2015 年）

ショ糖から不溶性の多糖類を作るのはどれか. **2 つ選べ**.

a *Streptococcus mitis*

b *Streptococcus mutans*

c *Streptococcus sanguinis*

d *Streptococcus sobrinus*

【問題 3-22】（第 25 回/2016 年）

う蝕の発生要因になる甘味料はどれか. 1 つ選べ.

a スクラロース

b フルクトース

c アスパルテーム

d エリスリトール

【問題 3-23】（第 26 回/2017 年）
う蝕発症に関わる糖の構造を図に示す.

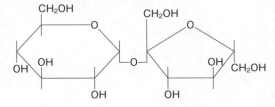

この糖はどれか. **1つ選べ.**

a　グルカン
b　グルコース
c　スクロース
d　フルクトース

【問題 3-24】（第 27 回/2018 年）
う蝕発症の宿主要因はどれか. **2つ選べ.**

a　歯列不正
b　唾液緩衝能
c　含糖食品摂取頻度
d　ミュータンスレンサ球菌数

【問題 3-25】（第 27 回/2018 年）
不溶性グルカンを合成するのはどれか. **1つ選べ.**

a　インベルターゼ
b　デキストラナーゼ
c　グルコシルトランスフェラーゼ
d　フルクトシルトランスフェラーゼ

【問題 3-26】（第 27 回/2018 年）
根面う蝕の特徴はどれか. **2つ選べ.**

a　環状に拡大する.
b　歯肉退縮を伴う.
c　穿通性に進行する.
d　う蝕円錐を形成する.

【問題 3-27】（第 7 回/1998 年）
う蝕活動性試験の目的で正しいのはどれか. **2つ選べ.**

a　う蝕抑制方策の参考とする.
b　プラークコントロールを動機づける.
c　治療間隔を測定する.
d　う蝕を早期に発見する.

【問題 3-28】（第 9 回/2000 年）
う蝕活動性試験に必要な条件はどれか. **2つ選べ.**

a　方法が簡便である.
b　再現性が認められる.
c　二次う蝕の検出ができる.
d　う蝕の確定診断が行える.

【問題 3-29】（第 2 回/1993 年・改）
う蝕の予防に関する組合せで正しいのはどれか. **2つ選べ.**

a　口腔衛生指導 ──────── 第一次予防
b　口腔清掃 ──────── 第一次予防
c　フッ化物歯面塗布 ──── 第二次予防
d　歯冠修復 ──────── 第三次予防

【問題 3-30】（第 7 回/1998 年）
う蝕予防で正しい組合せはどれか. **2つ選べ.**

a　宿主要因 ──── 小窩裂溝塡塞
b　微生物要因 ── クロルヘキシジン
c　食餌性要因 ── フッ化第一スズ
d　時間的要因 ── デキストラナーゼ

【問題 3-31】（第 10 回/2001 年）
糖アルコールはどれか. **2つ選べ.**

a　パラチノース
b　キシリトール
c　ソルビトール
d　アスパルテーム

【問題 3-32】（第 16 回/2007 年・改）
う蝕予防で正しい組合せはどれか. **2つ選べ.**

a　栄養指導 ──────────── 第一次予防
b　義歯装着 ──────────── 第三次予防
c　健全歯の小窩裂溝塡塞 ── 第二次予防
d　フッ化ジアンミン銀塗布 ── 第一次予防

【問題 3-33】（第 21 回/2012 年）
宿主要因に対するう蝕予防法はどれか. **2つ選べ.**

a　口腔清掃
b　間食指導
c　小窩裂溝塡塞
d　フッ化物歯面塗布

【問題 3-34】（第 22 回/2013 年）
う蝕の第一次予防でフッ化物局所応用に用いられるのはどれか. **2つ選べ.**

- a フッ化第一スズ
- b フッ化ジアンミン銀
- c ケイフッ化アンモニウム
- d モノフルオロリン酸ナトリウム

【問題 3-35】（第 25 回/2016 年）
う蝕の第二次予防はどれか. **1つ選べ.**

- a 口腔清掃
- b 間食指導
- c 義歯装着
- d フッ化ジアンミン銀塗布

【問題 3-36】（第 26 回/2017 年）
2000 年に FDI が提唱したう蝕の Minimal Intervention〈MI〉はどれか. **2つ選べ.**

- a 充填部位の予防拡大
- b 口腔内細菌叢の改善
- c 歯面の白斑の再石灰化処置
- d 支台装置が金属冠のブリッジ

【問題 3-37】（第 15 回/2006 年）
セルフケアで行うフッ化物応用はどれか. **1つ選べ.**

- a フッ化物溶液の歯面塗布
- b 上水道へのフッ化物添加
- c フッ化物配合歯磨剤の使用
- d 学校におけるフッ化物洗口

【問題 3-38】（第 19 回/2010 年）
プロフェッショナルケアはどれか. **1つ選べ.**

- a フッ化物洗口
- b フッ化物歯面塗布
- c 水道水フロリデーション（水道水フッ化物濃度調整）
- d フッ化物配合歯磨剤の使用

【問題 3-39】（第 10 回/2001 年）
図はエナメル質における無機質の濃度分布パターンを示す.

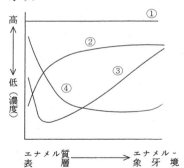

フッ素はどれか. **1つ選べ.**

- a ①
- b ②
- c ③
- d ④

【問題 3-40】（第 20 回/2011 年）
◯ に入る数字の組合せで正しいのはどれか. **1つ選べ.**
海水には, 約 ① ppm のフッ素が存在する. 我が国の水道法の水質基準でフッ素濃度は ② mg/L 以下と定められている.

	①	②
a	1.3	1.0
b	1.3	0.8
c	2.6	1.0
d	2.6	0.8

【問題 3-41】（第 7 回/1998 年）
◯ に入る語句の組合せで正しいのはどれか. **1つ選べ.**
経口的に摂取されたフッ素は, 大部分が ① で吸収されて速やかに尿中に排泄され, 一部は ② に蓄積される.

	①		②
a	口腔粘膜	——	硬組織
b	口腔粘膜	——	肝臓
c	胃腸粘膜	——	肝臓
d	胃腸粘膜	——	硬組織

【問題 3-42】（第 21 回/2012 年）
フッ素イオンが蓄積される部位はどれか．**2 つ選べ**.

　a　骨
　b　歯
　c　肝　臓
　d　唾液腺

【問題 3-43】（第 25 回/2016 年）
日本人 1 日当たりの食品からのフッ素摂取量はどれか．
1 つ選べ.

　a　1〜3 mg
　b　5〜10 mg
　c　15〜20 mg
　d　25〜30 mg

【問題 3-44】（第 25 回/2016 年）
食品として摂取されたフッ化物の体内での動態はどれ
か．**2 つ選べ**.

　a　脳に蓄積
　b　骨に沈着
　c　尿中に排泄
　d　肝臓で分解

【問題 3-45】（第 14 回/2005 年）
図は飲料水中フッ素濃度に対するう蝕と歯のフッ素症
との関係を示す.

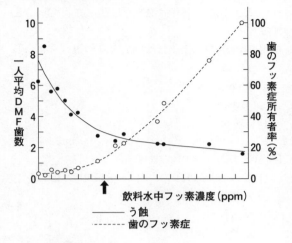

矢印のフッ素濃度はどれか．1 つ選べ.

　a　0.2 ppm
　b　1 ppm
　c　2 ppm
　d　3 ppm

【問題 3-46】（第 20 回/2011 年）
歯のフッ素症の特徴で正しいのはどれか．**2 つ選べ**.

　a　乳歯に好発する.
　b　左右対称に出現する.
　c　地域性が認められる.
　d　病変部の境界が明瞭である.

【問題 3-47】（第 22 回/2013 年）
上顎切歯部に歯のフッ素症がみられた.
フッ化物が影響した時期はどれか．1 つ選べ.

　a　胎生 4 週〜6 週
　b　出生時〜3 歳
　c　6 歳〜8 歳
　d　10 歳〜12 歳

【問題 3-48】（第 23 回/2014 年）
歯のフッ素症で正しいのはどれか．**2 つ選べ**.

　a　う蝕感受性が高い.
　b　左右対称にみられる.
　c　一定の地域に集団で現れる.
　d　フッ化物歯面塗布で発生する.

Ⅰ
問題

7 口腔衛生学

【問題 3-49】（第 24 回/2015 年）

体重 15 kg の 3 歳の女児．リン酸酸性フッ化ナトリウム溶液〈2%NaF 配合〉を使用しフッ化物歯面塗布を行うこととなった．急性中毒発現量は 2 mgF/体重 kg とする．

使用可能な溶液の上限量はどれか．1 つ選べ．

a　1.5 mL
b　3.3 mL
c　15.0 mL
d　33.0 mL

【問題 3-50】（第 12 回/2003 年）

フッ化物のう蝕予防機序で正しいのはどれか．2つ選べ．

a　緩衝作用
b　保湿作用
c　耐酸性増強作用
d　再石灰化促進作用

【問題 3-51】（第 15 回/2006 年）

フッ化物のう蝕予防機序で歯の形成期に得られるのはどれか．2つ選べ．

a　結晶性の向上
b　再石灰化の促進
c　フルオロアパタイトの生成
d　細菌のエノラーゼ活性阻害

【問題 3-52】（第 13 回/2004 年）

フッ化物の全身的応用はどれか．2つ選べ．

a　フッ化物洗口
b　フッ化物錠剤
c　食塩への添加
d　歯磨剤への添加

【問題 3-53】（第 12 回/2003 年）

歯磨剤に配合されるフッ化物はどれか．2つ選べ．

a　フッ化カルシウム
b　フッ化ナトリウム
c　フッ化アルミニウム
d　モノフルオロリン酸ナトリウム

【問題 3-54】（第 12 回/2003 年）

フッ化物の局所応用はどれか．2つ選べ．

a　フッ化物入りの錠剤服用
b　上水道へのフッ化物添加
c　フッ化物歯面塗布
d　フッ化物溶液洗口

【問題 3-55】（第 21 回/2012 年）

フッ化物応用法と使用するフッ化物との組合せで正しいのはどれか．1つ選べ．

a　歯磨剤　——————　モノフルオロリン酸ナトリウム
b　歯面塗布　——————　フッ化水素
c　洗口（毎日法）　———　ケイフッ化ナトリウム
d　洗口（週 1 回法）　———　フッ化カルシウム

【問題 3-56】（第 21 回/2012 年）

我が国で実施されているフッ化物応用法とフッ素濃度との組合せで正しいのはどれか．1つ選べ．

a　歯面塗布　——————　9,000 ppm
b　歯磨剤　——————　2,000 ppm
c　洗口（週 1 回法）　——　200 ppm
d　洗口（毎日法）　——　50 ppm

【問題 3-57】（第 25 回/2016 年）

フッ素イオン濃度が最も高いのはどれか．1つ選べ．

a　フッ化物バーニッシュ
b　フッ化第一スズ配合歯磨剤
c　リン酸酸性フッ化ナトリウム溶液
d　モノフルオロリン酸ナトリウム配合歯磨剤

【問題 3-58】（第 26 回/2017 年）

フッ化物応用法と使用薬剤の組合せで正しいのはどれか．1つ選べ．

a　洗口剤　——————　APF
b　歯磨剤　——————　NaF
c　歯面塗布　——————　MFP
d　水道水フッ化物濃度調整　——　SnF_2

【問題 3-59】（第 27 回/2018 年）

フッ化物歯面塗布に用いるのはどれか．1 つ選べ．

a HF

b NaF

c CaF_2

d $Ca_{10}(PO_4)_6F_2$

【問題 3-60】（第 16 回/2007 年）

小学 1 年生を対象にフッ化物洗口を開始した．
効果判定に適切な指標はどれか．1 つ選べ．

a OHI

b CPI

c CFI

d DMF

4. 歯周病の予防

【問題 4-1】（第 21 回/2012 年）

歯周病原性細菌はどれか．2 つ選べ．

a *Lactobacillus casei*

b *Porphyromonas gingivalis*

c *Streptococcus sobrinus*

d *Tannerella forsythia 〈forsythensis〉*

【問題 4-2】（第 24 回/2015 年）

重度歯周炎に関連する「Red Complex」に含まれるの
はどれか．2 つ選べ．

a *Aggregatibacter actinomycetemcomitans*

b *Prevotella intermedia*

c *Tannerella forsythensis 〈forsythia〉*

d *Treponema denticola*

【問題 4-3】（第 18 回/2009 年）

歯周病の進行で正しいのはどれか．2 つ選べ．

a 年齢と負の相関関係がある．

b 進行が静止する時期がある．

c すべての部位で同時に進行する．

d 糖尿病患者では進行しやすい．

【問題 4-4】（第 12 回/2003 年）

歯周病の第一次予防はどれか．1 つ選べ．

a 動揺歯の固定

b ルートプレーニング

c プラークコントロール

d 歯肉切除術

【問題 4-5】（第 14 回/2005 年）

歯周病の第一次予防はどれか．2 つ選べ．

a 禁煙指導

b 小窩裂溝填塞

c フロッシング

d フッ化物洗口

【問題 4-6】（第 18 回/2009 年）

歯周病の第二次予防はどれか．1 つ選べ．

a プラークコントロール

b 栄養指導

c ルートプレーニング

d 咬合機能の回復

【問題 4-7】（第 26 回/2017 年）

歯周疾患の第二次予防はどれか．2 つ選べ．

a 咬合調整

b 歯周補綴

c 口腔清掃

d 歯周外科治療

5. その他の歯科疾患の予防

【問題 5-1】（第 8 回/1999 年）

不正咬合の予防で正しいのはどれか．1 つ選べ．

a 吸指癖の防止

b ルートプレーニング

c 歯肉マッサージ

d フッ化物洗口

【問題 5-2】（第 19 回/2010 年）

習癖と不正咬合との組合せで正しいのはどれか．2 つ
選べ．

a 弄舌癖 —— 開　咬

b 吸指癖 —— 下顎前突

c 口呼吸 —— 上顎前突

d 弄舌癖 —— 正中離開

【問題 5-3】（第 2 回/1993 年・改）

口臭について正しいのはどれか. **2つ選べ.**

  a 口臭の大半は全身的原因によるものである.

  b 仮性口臭症では他覚臭のないことが多い.

  c 揮発性硫化物が原因物質として重要である.

  d 予防には洗口剤の使用が最も有効である.

【問題 5-4】（第 13 回/2004 年）

口臭で正しいのはどれか. **2つ選べ.**

  a 起床直後は強くなる.

  b 空腹時には弱くなる.

  c 唾液分泌量が増すと強くなる.

  d 揮発性硫化物が原因となる.

【問題 5-5】（第 25 回/2016 年）

口臭の国際分類で病的口臭の原因に該当するのはどれか. **2つ選べ.**

  a 喫 煙

  b 狭心症

  c 糖尿病

  d 副鼻腔炎

【問題 5-6】（第 27 回/2018 年）

口臭の原因となる揮発性硫化物はどれか. **2つ選べ.**

  a アセトン

  b アセトアルデヒド

  c メチルメルカプタン

  d ジメチルサルファイド

【問題 5-7】（第 21 回/2012 年）

エナメル質が脱灰される臨界 pH 値以下の飲料はどれか. **2つ選べ.**

  a ジャスミン茶

  b 乳酸菌飲料

  c 炭酸飲料

  d 牛 乳

【問題 5-8】（第 26 回/2017 年）

28 歳の男性. 歯の痛みを主訴として来院した. 2 年前から食後に嘔吐を繰り返しているという. 初診時の口腔内写真（**別冊 No. 3**）を示す.

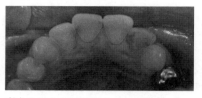

考えられるのはどれか. **1つ選べ.**

  a 咬耗症

  b 酸蝕症

  c 摩耗症

  d エナメル質形成不全症

【問題 5-9】（第 27 回/2018 年）

アブフラクションについて正しいのはどれか. **1つ選べ.**

  a 咬合面に生じる.

  b 過度の咬合圧によって生じる.

  c エナメル質に限局して生じる.

  d 酸の曝露による職業性歯科疾患である.

【問題 5-10】（第 25 回/2016 年）

口腔癌の第一次予防はどれか. **2つ選べ.**

  a 禁煙指導

  b 適正飲酒

  c 減塩運動

  d がん検診

【問題 5-11】（第 14 回/2005 年）

歯の着色を生じる内因性の原因はどれか. **1つ選べ.**

  a 飲食物

  b 喫 煙

  c 洗口剤

  d 歯髄壊死

【問題 5-12】（第 26 回/2017 年）

35 歳の女性．歯の変色を主訴として来院した．歯の萌出直後から気付いていたが放置していたという．初診時の口腔内写真（**別冊 No. 4**）を示す．

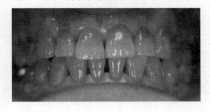

考えられるのはどれか．1 つ選べ．

a 色素沈着
b 歯髄壊死
c 抗菌薬の副作用
d フッ化物の過剰摂取

---

6. 歯科疾患の疫学と歯科保健統計

【問題 6-1】（第 1 回/1992 年）

う蝕に関する指標はどれか．**2 つ選べ．**

a CFI
b DMF
c def
d PHP

【問題 6-2】（第 1 回/1992 年）

DMFT 指数の計算式で正しいのはどれか．1 つ選べ．

a $\dfrac{被検者中の DMF 歯の合計}{被検歯の合計（喪失歯を含む）} \times 100$

b $\dfrac{被検者中の DMF 歯の合計}{被検者数}$

c $\dfrac{DMF 歯の保有者数}{被検者数} \times 100$

d $\dfrac{被検者中の DMF 歯面の合計}{被検者数}$

【問題 6-3】（第 2 回/1993 年）

児童 100 名の歯の検査から永久歯について下表の結果を得た．

現在歯数	1,986
未処置のう歯数	146
処置完了歯数	255
喪失歯数	14

DMFT 指数として正しいのはどれか．1 つ選べ．

a 1.46
b 2.40
c 4.15
d 20.89

【問題 6-4】（第 8 回/1999 年）

乳歯う蝕の指標で正しいのはどれか．**2 つ選べ．**

a dmf の m はう蝕による処置乳歯をいう．
b def の e はう蝕治療を要する乳歯をいう．
c dmf は 5 歳未満の小児に用いられる．
d def は乳歯の現在歯のう蝕経験を表す．

【問題 6-5】（第 9 回/2000 年）

ある集団の健診で被検者数と永久歯う蝕の未処置歯数，喪失歯数および処置歯数の結果がわかった．

算出できるのはどれか．1 つ選べ．

a DMF 者率
b DF 者率
c DMFT 指数
d DMFS 指数

【問題 6-6】（第 11 回/2002 年）

DMF で正しい組合せはどれか．1 つ選べ．

a 白斑のある歯 ———— D
b 二次う蝕のある充填歯 —— F
c 根管治療中の歯 ———— D
d 便宜抜去歯 ————— M

【問題 6-7】（第 13 回/2004 年）

DMFT 指数の算出に必要なのはどれか．**2 つ選べ**．

- a　被検者数
- b　被検歯数
- c　DMF 所有者数
- d　DMF 歯の合計

【問題 6-8】（第 14 回/2005 年）

DMF で正しい組合せはどれか．1 つ選べ．

- a　仮封中の歯 ——————— F
- b　二次う蝕の歯 ——————— D
- c　矯正歯科治療による抜去歯 ——— M
- d　エナメル質形成不全歯 ———— D

【問題 6-9】（第 15 回/2006 年）

DMF 抜歯で M と判定されるのはどれか．1 つ選べ．

- a　矯正歯科治療による喪失歯
- b　二次う蝕による喪失歯
- c　外傷による喪失歯
- d　先天性欠如歯

【問題 6-10】（第 16 回/2007 年）

DMF 指数で D と判定されるのはどれか．1 つ選べ．

- a　褐色裂溝
- b　白濁エナメル質
- c　くさび状欠損
- d　二次う蝕

【問題 6-11】（第 22 回/2013 年）

歯科健診の結果を表に示す．

受診者数	100 名
現在歯数	2,600 歯
未処置歯数	100 歯
喪失歯数	200 歯
処置歯数	400 歯

DMFT 指数はどれか．1 つ選べ．

- a　5
- b　7
- c　25
- d　700

【問題 6-12】（第 24 回/2015 年）

ある小学校の 5 年生の学校歯科健康診断の結果を表に示す．

調査対象人数	200
健全歯数	4,800
D 歯数	80
M 歯数	10
F 歯数	110

DMF 歯率（％）はどれか．1 つ選べ．

- a　1.0
- b　4.0
- c　40.0
- d　95.0

【問題 6-13】（第 25 回/2016 年）

ある中学校 1 年生（30 名）の学校歯科健康診断の結果を表に示す．

	総　数
現在歯数	780
未処置歯数	6
処置歯数	28
喪失歯数	2
要観察歯数	24

DMFT 指数はどれか．1 つ選べ．

- a　0.05
- b　1.2
- c　2.0
- d　6.0

【問題 6-14】（第 26 回/2017 年）

成人の歯科健診結果を表に示す.

受診者	A	B	C	D	E	F	G	H	I	J
DT	1	0	2	1	0	0	2	0	4	2
MT	0	0	1	0	0	0	0	0	1	0
FT	4	0	5	3	4	0	6	0	8	6

この集団のう蝕有病者率（%）はどれか. 1つ選べ.

a 20
b 30
c 60
d 70

【問題 6-15】（第 27 回/2018 年）

[ ] に入るのはどれか. 1つ選べ.
DMF とは永久歯列におけるう蝕の [ ] を表す.

a 経　験
b 発　生
c 増　加
d 重　度

【問題 6-16】（第 1 回/1992 年・改）

歯周疾患の指数はどれか. **2つ選べ.**

a PMA 指数
b OHI-S
c BDR
d CPI

【問題 6-17】（第 2 回/1993 年・改）

PMA 指数について正しいのはどれか. 1つ選べ.

a 地域における歯周疾患の処置ニーズを計測する
　ものである.
b 歯石の沈着の程度を評価したものである.
c プラークの沈着量と付着部位を明確にしたもの
　である.
d 歯肉炎の広がりの程度を数量化したものである.

【問題 6-18】（第 5 回/1996 年）

PMA Index について正しいのはどれか. **2つ選べ.**

a 歯肉における炎症の強さの程度を評価する.
b 診査部位は対象歯歯肉の乳頭部, 辺縁部および
　付着部である.
c 個人の PMA Index は対象歯評価点数の合計で
　ある.
d 高齢者層の歯周疾患調査に適している.

【問題 6-19】（第 6 回/1997 年）

正しいのはどれか. **2つ選べ.**

a PMA Index は歯肉の炎症の強さの評価である.
b OHI は歯垢指数と歯石指数を加えたものである.
c PI ではエックス線診査を併用できる.
d CFI では歯頸部プラークの付着状況を評価する.

【問題 6-20】（第 26 回/2017 年）

GI 〈Löe & Silness, 1963〉と PDI 〈Ramfjord, 1959〉に
共通する診査対象歯はどれか. **2つ選べ.**

a $\underline{1}$
b $\underline{2}$
c $\overline{4}$
d $\overline{6}$

【問題 6-21】（第 7 回/1998 年）

口腔清掃状態を示す指数はどれか. **2つ選べ.**

a OHI
b PlI
c CFI
d CPI

【問題 6-22】（第 8 回/1999 年）

OHI-S の最高値はどれか. 1つ選べ.

a 3
b 5
c 6
d 12

【問題 6-23】（第 15 回/2006 年）
1 歯当たり 4 歯面を診査する指数はどれか. 1 つ選べ.

   a PCR（O'Leary）

   b PHP（Podshadley と Haley）

   c OHI（Greene と Vermillion）

   d OHI–S（Greene と Vermillion）

【問題 6-24】（第 17 回/2008 年）
歯石を評価する指数はどれか. 1 つ選べ.

   a PHP（Podshadley と Haley）

   b PCR（O'Leary）

   c PlI（Silness と Löe）

   d OHI（Greene と Vermillion）

【問題 6-25】（第 18 回/2009 年）
プラーク染め出し後の写真（**別冊 No. 5**）を示す.

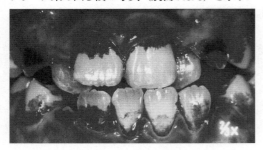

OHI–S の DI–S を用いた上顎前歯の評価で正しいのは
どれか. 1 つ選べ.

   a 0

   b 1

   c 2

   d 3

【問題 6-26】（第 18 回/2009 年）
スケーリングを行うことで数値が低下する指数はどれ
か. 1 つ選べ.

   a OHI

   b CFI

   c RID 指数

   d DMFT 指数

【問題 6-27】（第 19 回/2010 年）
OHI による DI と CI の検査結果を表に示す.

DI	右側臼歯部	前歯部	左側臼歯部	計
上　顎	1/0	0/1	0/0	1/1
下　顎	0/1	0/0	0/0	0/1

CI	右側臼歯部	前歯部	左側臼歯部	計
上　顎	0/0	0/1	0/0	0/1
下　顎	0/0	0/2	0/0	0/2

OHI 値はどれか. 1 つ選べ.

   a 1

   b 2

   c 3

   d 6

【問題 6-28】（第 20 回/2011 年）
口腔清掃状態を表す指数の診査部位の一部を図に示
す.

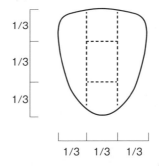

この指数の説明で正しいのはどれか. **2 つ選べ**.

   a 6 歯を評価対象とする.

   b プラークと歯石を調べる.

   c 歯垢染色剤を用いる.

   d 最高値は 6 である.

【問題 6-29】（第 22 回/2013 年）
口腔清掃状態を評価する指標はどれか. **2 つ選べ**.

   a CFI

   b OHI

   c PDI

   d PHP

【問題 6–30】（第 23 回/2014 年）

OHI を用いて口腔清掃状態を評価した．結果を表に示す．

		Debris			Calculus		
		右側臼歯部	前歯部	左側臼歯部	右側臼歯部	前歯部	左側臼歯部
上顎	頬側	2	1	2	0	0	1
	口蓋側	1	0	1	0	0	0
下顎	頬側	1	0	1	0	0	0
	舌側	2	0	2	2	1	2

OHI の値はどれか．1 つ選べ．

a 0.8

b 1.5

c 2.0

d 3.0

【問題 6–31】（第 24 回/2015 年）

歯垢と歯石の付着状態を図に示す．

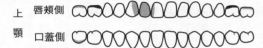

上顎　唇頬側／口蓋側

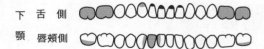

下顎　舌側／唇頬側

▨ 歯垢付着部位　　■ 歯肉縁上歯石沈着部位

OHI の値はどれか．1 つ選べ．

a 0.50

b 1.75

c 3.50

d 4.50

【問題 6–32】（第 25 回/2016 年）

OHI–S〈Greene & Vermillion〉と PlI〈Silness & Löe〉で，評価する歯種が同じなのはどれか．**2 つ選べ**．

a 16

b 26

c 36

d 46

【問題 6–33】（第 26 回/2017 年）

OHI の Debris Score〈DS〉と Calculus Score〈CS〉を表に示す．

上顎	唇頬側	DS	2	2	0	0	1	2	1	0	1	1	0	1	2	2
		CS	0	1	0	0	0	0	0	0	0	0	0	0	1	0
	口蓋側	DS	1	1	1	1	0	0	0	0	0	0	0	1	1	1
		CS	0	0	0	0	0	0	0	0	0	0	0	0	0	0
歯種			17	16	15	14	13	12	11	21	22	23	24	25	26	27
			47	46	45	44	43	42	41	31	32	33	34	35	36	37
下顎	舌側	DS	2	2	1	1	1	1	1	1	1	1	1	1	1	1
		CS	2	1	0	0	0	1	1	1	1	0	0	0	0	1
	唇頬側	DS	1	1	1	1	1	1	1	1	1	1	1	1	1	1
		CS	0	0	0	0	0	0	0	0	0	0	0	0	0	0

OHI はどれか．1 つ選べ．

a 2.0

b 2.5

c 3.0

d 3.5

【問題 6–34】（第 27 回/2018 年）

歯垢染め出し後の口腔内写真（**別冊 No. 6**）を示す．

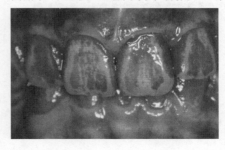

上顎右側前歯のスコアが 5 と評価されるのはどれか．1 つ選べ．

a PlI

b OHI

c PHP

d O'Leary の PCR

【問題 6–35】（第 9 回/2000 年）

歯周病の疫学的特徴で正しいのはどれか．**2 つ選べ**．

a 好発部位は上顎犬歯部である．

b 有病率は加齢とともに上昇する．

c 口腔清掃状態の良い人の有病率は低い．

d 喫煙者の有病率は低い．

【問題 6-36】（第 10 回/2001 年）

永久歯う蝕の疫学的特徴で正しいのはどれか．1 つ選べ．

a 前歯では下顎に多い．
b 萌出後数年で発生する．
c 食生活の影響は少ない．
d 未処置のまま放置する者が多い．

【問題 6-37】（第 15 回/2006 年・改）

図は学校保健統計調査による 12 歳児の D 歯数，M 歯数，F 歯数及び DMF 歯数の推移を示す．

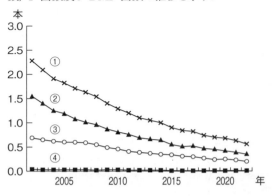

D 歯数はどれか．1 つ選べ．

a ①
b ②
c ③
d ④

【問題 6-38】（第 16 回/2007 年）

う蝕の疫学で正しいのはどれか．**2 つ選べ．**

a 我が国では乳歯う蝕は増加傾向にある．
b う蝕有病率は女性より男性が高い．
c う蝕有病率が最も高いのは大臼歯である．
d う蝕有病率は飲料水中のフッ化物濃度に影響される．

【問題 6-39】（第 20 回/2011 年・改）

歯周病による抜歯が最も多い年齢階級はどれか．1 つ選べ．

a 25〜29 歳
b 40〜44 歳
c 50〜54 歳
d 65〜69 歳

【問題 6-40】（第 4 回/1995 年）

全数調査で正しいのはどれか．**2 つ選べ．**

a 短期間で調査できる．
b 誤差が大きい．
c 費用が多くかかる．
d 多くの労力を要する．

【問題 6-41】（第 8 回/1999 年）

標本調査の特徴で正しいのはどれか．1 つ選べ．

a 多くの労力がかかる．
b 長時間を要する．
c 費用を節約できる．
d 誤差が極めて大きい．

【問題 6-42】（第 27 回/2018 年）

1 万人の母集団から標本 100 人を抽出する方法を図に示す．

母集団 年齢構成	20 歳代 1,000 人	30 歳代 2,000 人	40 歳代 3,000 人	50 歳代 4,000 人
抽出標本	10 人	20 人	30 人	40 人

この標本抽出法はどれか．1 つ選べ．

a 有意抽出法
b 系統抽出法
c 層化抽出法
d 多段抽出法

【問題 6-43】（第 2 回/1993 年）

ある集団の代表値として使われるのはどれか．**2 つ選べ．**

a DMF 者数
b dt 歯数
c def 歯率
d DMFT 指数

【問題 6-44】（第 15 回/2006 年）

データのばらつきを表すのはどれか．1 つ選べ．

a 平均値
b 中央値
c 最頻値
d 標準偏差

【問題 6-45】（第 16 回/2007 年）

表は 12 歳児 9 名の DMF 歯数を示す.

DMF 歯数	3	1	0	1	4	9	1	6	2	計 27

中央値はどれか. 1 つ選べ.

  a 1
  b 2
  c 3
  d 4

【問題 6-46】（第 19 回/2010 年）

小学校の歯科健康診断結果の一部を図に示す.

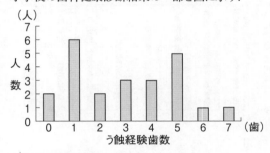

う蝕経験歯数の最頻値はどれか. 1 つ選べ.

  a 7
  b 6
  c 3
  d 1

【問題 6-47】（第 21 回/2012 年）

歯科検診の結果を表に示す.

被検者	A	B	C	D	E	F	G	H	I	J	K
DMF 歯数	1	0	2	1	4	6	1	4	3	0	0

この集団の DMF 歯数の中央値はどれか. 1 つ選べ.

  a 0
  b 1
  c 2
  d 4

【問題 6-48】（第 24 回/2015 年）

ある集団の調査結果の一部を表に示す.

被験者 ID	性　別	口腔の健康度 （自覚）	DMF 歯数
F-2	女	やや悪い	4
F-3	女	やや良い	2
M-5	男	ふつう	2
F-7	女	やや良い	0
M-10	男	ふつう	1

正しい組合せはどれか. 1 つ選べ.

  a 被験者 ID ——— 比率尺度
  b 性　別 ——— 名義尺度
  c 口腔の健康度 ——— 間隔尺度
  d DMF 歯数 ——— 順序尺度

【問題 6-49】（第 4 回/1995 年）

変数 x と y の相関関係を図に示す.

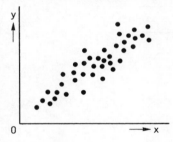

上の図の相関係数として正しいのはどれか. 1 つ選べ.

  a −1〜0 の間の値をとる.
  b 0〜1 の間の値をとる.
  c −2〜−1 の間の値をとる.
  d 1〜2 の間の値をとる.

【問題 6-50】（第 18 回/2009 年）

散布図を示す.

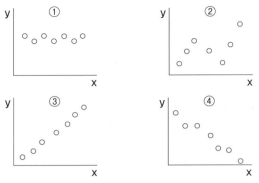

相関係数が +1 に近いのはどれか. 1 つ選べ.

a ①

b ②

c ③

d ④

【問題 6-51】（第 26 回/2017 年）

ある集団を対象に質問紙調査を行った結果を表に示す.

	喫煙あり	喫煙なし
男	40 人	60 人
女	15 人	85 人

男女の喫煙率の有意差を調べる方法はどれか. 1 つ選べ.

a t 検定

b 相関分析

c 分散分析

d カイ二乗検定

【問題 6-52】（第 18 回/2009 年）

口腔診査を行うのはどれか. **2 つ選べ.**

a 歯科疾患実態調査

b 国民健康・栄養調査

c 学校保健統計調査

d 患者調査

【問題 6-53】（第 19 回/2010 年）

現在歯を 20 歯以上有する者の割合が示されているのはどれか. 1 つ選べ.

a 患者調査

b 受療行動調査

c 歯科疾患実態調査

d 国民生活基礎調査

【問題 6-54】（第 23 回/2014 年・改）

歯科疾患実態調査結果から, ある項目の年齢階級別の年次推移を図に示す.

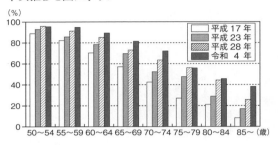

この項目はどれか. 1 つ選べ.

a 補綴完了者率

b う蝕処置完了者率

c 未処置歯保有者率

d 20 歯以上保有者率

【問題 6-55】（第 24 回/2015 年）

歯科疾患実態調査結果で近年増加しているのはどれか. **2 つ選べ.**

a 1 日 1 回歯をみがく者の割合〈1 歳以上〉

b フッ化物塗布経験者率〈1〜14 歳〉

c 未処置歯保有者率〈10〜14 歳〉

d 20 歯以上を有する者の割合〈65 歳以上〉

【問題 6-56】（第 27 回/2018 年・改）

学校保健統計の中学生の被患率（男女合計）の推移を図に示す.

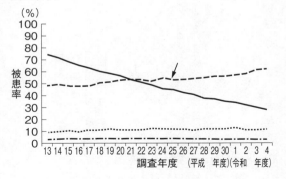

矢印で示すのはどれか. 1 つ選べ.

a う 歯

b 心電図異常

c 鼻・副鼻腔疾患

d 裸眼視力 1.0 未満

7. 地域歯科保健活動

【問題 7-1】（第 6 回/1997 年・改）

地域歯科保健活動を進める手順で正しいのはどれか. 1 つ選べ.

a 現状把握→問題分析→活動計画立案→実 施→評 価

b 問題分析→現状把握→評 価→活動計画立案→実 施

c 活動計画立案→問題分析→現状把握→実 施→評 価

d 評 価→活動計画立案→現状把握→問題分析→実 施

【問題 7-2】（第 19 回/2010 年）

ヘルスプロモーションの概念に基づく活動はどれか. 1 つ選べ.

a 初期医療の充実

b 代替療法の普及

c 高度先進医療の推進

d 健康を支える環境づくり

【問題 7-3】（第 23 回/2014 年）

ある集団へ PCR の改善を目的に歯磨き指導を実施した. PCR の度数分布を指導前は点線で, 指導後は実線で示す.

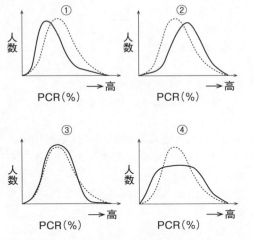

ポピュレーションアプローチの効果があったのはどれか. 1 つ選べ.

a ①

b ②

c ③

d ④

【問題 7-4】（第 27 回/2018 年）

ハイリスクアプローチはどれか. **2 つ選べ**.

a 地域住民へのフレイル予防の講演

b 高血圧患者への塩分摂取量の指導

c 学童への「噛ミング 30」学習の普及

d 喫煙者へのニコチン代替療法による禁煙支援

【問題 7-5】（第 6 回/1997 年）

□□□ に入る語句の組合せで正しいのはどれか. 1 つ選べ.

母子歯科保健活動は ① に基づいて行われる. 1歳 6 か月児健康診査は ② が実施主体となって行われ, 3 歳児健康診査は ③ の規定によって実施されている.

	①	②	③
a	母子保健法	市町村	児童福祉法
b	児童福祉法	市町村	母子保健法
c	地域保健法	都道府県	児童福祉法
d	母子保健法	市町村	母子保健法

【問題 7-6】（第 15 回/2006 年・改）

文部科学省が中心となって担当するのはどれか. 1 つ選べ.

 a 母子歯科保健

 b 学校歯科保健

 c 成人歯科保健

 d 高齢者歯科保健

【問題 7-7】（第 5 回/1996 年）

1 歳 6 か月児歯科健康診査のう蝕罹患型で正しいのはどれか. 1 つ選べ.

 a う蝕はないが口腔環境が悪いものは O_1 型である.

 b 上下顎乳臼歯部のみにう蝕のあるものは A 型である.

 c 上下顎前歯部のみにう蝕のあるものは B 型である.

 d 上顎前歯部と上下顎臼歯部とにう蝕のあるものは C 型である.

【問題 7-8】（第 10 回/2001 年）

1 歳 6 か月児歯科健康診査で正しいのはどれか. **2 つ**選べ.

 a 市町村を単位として実施する.

 b 約半数にう蝕がみられる.

 c 生歯数は 12〜16 本である.

 d O_1 型は近い将来う蝕になりやすい.

【問題 7-9】（第 14 回/2005 年）

図は 1 歳 6 か月児歯科健康診査の結果の一部を示す.

E	D	C	B	A	A	B	C	D	E
/	/	/	/	C	C	/	/	/	/
E	D	C	B	A	A	B	C	D	E
/	/	/	/	/	/	/	/	C	/

う蝕罹患型はどれか. 1 つ選べ.

 a O_2 型

 b A 型

 c B 型

 d C 型

【問題 7-10】（第 17 回/2008 年）

1 歳 6 か月児のう蝕罹患型の割合を図に示す.

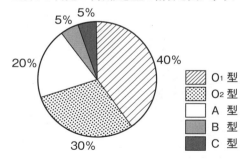

正しいのはどれか. 1 つ選べ.

 a う蝕のない幼児の割合は 70% である.

 b う蝕感受性の低い幼児の割合は 5% である.

 c 下顎前歯にう蝕のある幼児の割合は 20% である.

 d 上顎前歯部のみにう蝕のある幼児の割合は 30% である.

【問題 7-11】（第 18 回/2009 年）

1 歳 6 か月児歯科健康診査の結果を表に示す.

う蝕罹患型	O_1	O_2	A	B	C	合 計
人 数	60	30	6	4	0	100

う蝕有病者率はどれか. 1 つ選べ.

 a 4%

 b 6%

 c 10%

 d 40%

【問題 7-12】（第 19 回/2010 年）

1 歳 6 か月児歯科健康診査の問診結果でう蝕リスクが高いのはどれか. 1 つ選べ.

 a 間食時刻：決めていない

 b 哺乳ビン：使用していない

 c おもな養育者：父　母

 d よく飲むもの：牛　乳

【問題 7-13】（第 22 回/2013 年）

1歳6か月児歯科健康診査におけるう蝕罹患型 O_2 型で正しいのはどれか. 1つ選べ.

- a　う蝕がない.
- b　口腔環境がよい.
- c　上顎前歯部にう蝕がある.
- d　下顎前歯部のみう蝕がある.

【問題 7-14】（第 24 回/2015 年）

ある地域の1歳6か月児歯科健康診査の結果を表に示す.

う蝕罹患型	O_1	O_2	A	B	C
人　数	25	35	16	3	1

う蝕有病者率はどれか. 1つ選べ.

- a　20%
- b　25%
- c　35%
- d　75%

【問題 7-15】（第 12 回/2003 年・改）

図は3歳児歯科健康診査でう蝕が検出された歯を示す.

$$\frac{D \quad A | A \quad E}{E\,D \quad | \quad C\,D\,E}$$

う蝕罹患型はどれか. 1つ選べ.

- a　A 型
- b　B 型
- c　C_1 型
- d　C_2 型

【問題 7-16】（第 20 回/2011 年）

1歳6か月児歯科健康診査と3歳児歯科健康診査とで共通するう蝕罹患型はどれか. **2つ選べ.**

- a　A 型
- b　B 型
- c　C 型
- d　O 型

【問題 7-17】（第 13 回/2004 年）

図は3歳児歯科健康診査の結果の一部を示す.

未処置歯　　$\underline{\text{B A} | \text{A}}$

処置歯　　　$\overline{\text{E} | \text{E}}$

健全歯　　　$\dfrac{\text{E D C} \quad | \quad \text{B C D E}}{\text{D C B A} | \text{A B C D}}$

正しいのはどれか. 1つ選べ.

- a　生歯は 15 歯である.
- b　d 歯は 2 歯である.
- c　f 歯は 3 歯である.
- d　df 歯率は 25% である.

【問題 7-18】（第 21 回/2012 年・改）

3歳児歯科健康診査の結果の一部を図に示す.

E	D	C	B	A	A	B	C	D	E
C	/	/	/	C	C	/	/	/	C
E	D	C	B	A	A	B	C	D	E
C	C	/	/	/	/	/	/	C	C

う蝕罹患型はどれか. 1つ選べ.

- a　A 型
- b　B 型
- c　C_1 型
- d　C_2 型

【問題 7-19】（第 23 回/2014 年・改）

3歳児歯科健康診査において, 下顎前歯部のみにう蝕がみられた.

う蝕罹患型はどれか. 1つ選べ.

- a　A 型
- b　B 型
- c　C_1 型
- d　C_2 型

【問題 7-20】（第 25 回/2016 年）

3 歳児歯科健康診査の受診者 10 名の結果を表に示す.

受診者番号	う蝕がみられた部位（✓）			
	上顎臼歯部	上顎前歯部	下顎臼歯部	下顎前歯部
1	✓		✓	
2		✓		
3	✓		✓	
4				
5				
6			✓	
7				
8			✓	✓
9	✓			
10				

う蝕罹患型 A 型の割合はどれか. 1 つ選べ.

    a 10%

    b 20%

    c 30%

    d 40%

【問題 7-21】（第 10 回/2001 年）

学校歯科健康診断の CO について正しいのはどれか. 1 つ選べ.

    a 摩耗歯

    b 要観察歯

    c 環状う蝕歯

    d シーラント処置歯

【問題 7-22】（第 14 回/2005 年）

10 歳の男児. 学校歯科健康診断の結果の一部を図に示す.

7	6	5	4	3	2	1	1	2	3	4	5	6	7	
	/		/		/	CO	CO		/			○		上 右
	E	D	C	B	A	A	B	C	D	E				
	E	D	C	B	A	A	B	C	D	E				左 下
	○											/	○	
7	6	5	4	3	2	1	1	2	3	4	5	6	7	

適切な事後措置はどれか. **2 つ選べ**.

    a 継続的な観察と保健指導

    b フッ化物歯面塗布の推奨

    c 歯石除去の勧告

    d う蝕治療の勧告

【問題 7-23】（第 15 回/2006 年）

図は学校歯科健康診断の結果の一部を示す.

7	6	5	4	3	2	1	1	2	3	4	5	6	7	
	/		/		/	CO	CO		/			○		上 右
	E	D	C	B	A	A	B	C	D	E				
	C		×											
	E	D	C	B	A	A	B	C	D	E				左 下
											D C	×		
7	6	5	4	3	2	1	1	2	3	4	5	6	7	
	○		/		/			/				C		

正しい組合せはどれか. 1 つ選べ.

    a 要注意乳歯数 ——— 4

    b 要観察歯数 ——— 3

    c 喪失歯数 ——— 2

    d 処置歯数 ——— 2

【問題 7-24】（第 20 回/2011 年）

学校歯科健康診断の CO で正しいのはどれか. 1 つ選べ.

    a 学校で保健指導を行う.

    b 精密検査を勧める.

    c 歯石除去を勧める.

    d 治療勧告を行う.

【問題 7-25】（第 21 回/2012 年）

学校歯科健康診断で GO と評価された.

事後措置の内容はどれか. 1 つ選べ.

    a 歯石除去

    b う蝕治療

    c 口腔清掃指導

    d フッ化物歯面塗布

【問題 7-26】（第 22 回/2013 年）

学校歯科健康診断で「歯肉に軽度の炎症症候があるが, 歯石沈着は認められず, 注意深いブラッシングにより炎症症候が消退するような歯肉の状態である.」と学校歯科医が評価した.

健康診断票の所見欄に記入するのはどれか. 1 つ選べ.

    a CO

    b G

    c GO

    d ZS

【問題 7-27】（第 23 回/2014 年）
学校歯科健康診断の結果の一部を図に示す.

8	7	6̸	5	4	3	2	1	1	2	3	4	5	6̸	7	8
		Ẹ̸ C	Ø̸ C	Ç	B	A	A	B	Ç	Ø̸ ×	Ẹ̸ ○				
		Ẹ̸ ○	D	C	B	A	A	B	Ç	D	Ẹ̸ ○				
8	7	6̸ CO	5	4	3	2	1	1	2	3	4	5	6̸	7	8

正しいのはどれか. **2 つ選べ.**

- a dt は 3 である.
- b ft は 3 である.
- c MT は 0 である.
- d DT は 1 である.

【問題 7-28】（第 25 回/2016 年）
学校歯科健康診断の結果, GO と判定された者への対応はどれか. **2 つ選べ.**

- a 口腔衛生指導
- b 歯石除去の勧奨
- c う蝕処置の指示
- d 生活習慣の指導

【問題 7-29】（第 7 回/1998 年）
口腔症状と原因物質との組合せで正しいのはどれか. **2 つ選べ.**

- a 歯の摩耗 ――――― 鉛
- b 骨疽 ――――――― ヒ 素
- c 歯の酸蝕 ――――― 亜硫酸ガス
- d 歯頸部黄色環 ―― 水 銀

【問題 7-30】（第 13 回/2004 年）
歯の酸蝕症で正しいのはどれか. **2 つ選べ.**

- a 菓子製造業者にみられる.
- b 亜硫酸ガスが原因になる.
- c 下顎前歯に多くみられる.
- d 歯肉に色素沈着を生じる.

【問題 7-31】（第 17 回/2008 年）
酸を吸う職場で発生する歯の酸蝕症の好発部位はどれか. **1 つ選べ.**

- a 上顎前歯
- b 下顎前歯
- c 上顎大臼歯
- d 下顎大臼歯

【問題 7-32】（第 25 回/2016 年）
職業性歯科疾患で, 原因物質と疾病・症状を表に示す.

	原因物質	疾病・症状
①	酸 類	歯周疾患
②	鉱物性粉塵	歯の磨耗症
③	ヨウ素	う 蝕
④	カドミウム	歯頸部の着色

正しいのはどれか. **2 つ選べ.**

- a ①
- b ②
- c ③
- d ④

【問題 7-33】（第 18 回/2009 年）
介護保険制度で介護予防プログラムに含まれるのはどれか. **2 つ選べ.**

- a 栄養改善
- b 訪問歯科診療
- c 歯周疾患検診
- d 口腔機能の向上

【問題 7-34】（第 26 回/2017 年）
市町村が行う歯周疾患検診の根拠となる法律はどれか. **1 つ選べ.**

- a 地域保健法
- b 健康増進法
- c 歯科口腔保健の推進に関する法律
- d 高齢者の医療の確保に関する法律

I
問題

7
口腔衛生学

【問題 7-35】（第 27 回/2018 年）

国際保健協力の仕組みを図に示す.

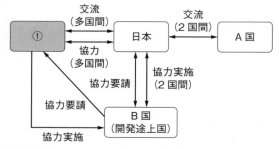

①に該当するのはどれか. **2 つ選べ.**

a WHO

b JICA

c JAICOH

d UNICEF

8 衛生学・公衆衛生学

8 衛生学・公衆衛生学

〔環境・社会と健康/保健・医療・福祉の制度〕

1. 概要（環境・社会と健康）

【問題 1-1】（第 18 回/2009 年）

疾病の自然史における予防の段階で予防接種はどれか. 1つ選べ.

- a 健康増進
- b 特異的予防
- c 進展防止
- d 機能回復

【問題 1-2】（第 20 回/2011 年）

第一次予防はどれか. 1つ選べ.

- a 集団検診
- b 特異的予防
- c 機能喪失防止
- d リハビリテーション

【問題 1-3】（第 22 回/2013 年）

対象者と予防手段との組合せで, 第二次予防に該当するのはどれか. **2つ選べ.**

- a 労働者 ──────── 一般健康診断
- b 糖尿病患者 ─── 食事指導
- c 脳梗塞患者 ─── 理学療法
- d 医療従事者 ─── ワクチン接種

【問題 1-4】（第 11 回/2002 年）

 に入る語句の組合せで正しいのはどれか. 1つ選べ.

ヘルスプロモーションとは, 人々が自らの ① をコントロールし ② することができるようにする ③ である.

	①	②	③
a	健 康	予 防	行動様式
b	健 康	改 善	プロセス
c	疾 病	改 善	行動様式
d	疾 病	予 防	プロセス

【問題 1-5】（第 13 回/2004 年）

ヘルスプロモーションが謳われているのはどれか. 1つ選べ.

- a アルマ・アタ宣言
- b オタワ憲章
- c ジュネーブ宣言
- d ヘルシンキ宣言

【問題 1-6】（第 18 回/2009 年）

ノーマライゼーションで正しいのはどれか. **2つ選べ.**

- a 障害者に自助努力を促す.
- b 障害者の社会的自立を促す.
- c 障害者に施設中心の生活を促す.
- d 地域社会のバリアフリー化を促す.

【問題 1-7】（第 24 回/2015 年）

ヘルスプロモーションの取組みで正しいのはどれか. **2つ選べ.**

- a 先進医療の導入
- b 健康診査の精度向上
- c 健康づくりグループの育成
- d ウォーキングコースの整備

【問題 1-8】（第 25 回/2016 年・改）

健康日本 21（第三次）の基本的な方向で正しいのはどれか. **2つ選べ.**

- a 健康寿命の延伸
- b 健康格差の縮小
- c 壮年期死亡の減少
- d 高度先進医療の推進

【問題 1-9】（第 27 回/2018 年・改）

　に入るのはどれか．1 つ選べ．

健康日本 21（第三次）において，健康寿命とは「健康上の問題で　が制限されることなく生活できる期間」としている．

 a 職業生活

 b 医療受診

 c 社会参加

 d 日常生活

2. 人口

【問題 2-1】（第 20 回/2011 年）

人口に関する指標で，近年我が国において低下しているのはどれか．1 つ選べ．

 a 年少人口指数

 b 従属人口指数

 c 老年人口指数

 d 老年化指数

【問題 2-2】（第 21 回/2012 年）

国勢調査で正しいのはどれか．**2 つ選べ**．

 a 標本調査である．

 b 死亡原因がわかる．

 c 老年人口がわかる．

 d 5 年ごとに実施される．

【問題 2-3】（第 21 回/2012 年）

人口ピラミッドの類型を示す．

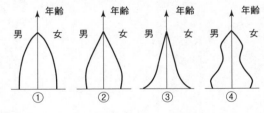

開発途上国に多く見られるのはどれか．1 つ選べ．

 a ①

 b ②

 c ③

 d ④

【問題 2-4】（第 23 回/2014 年）

国勢調査で正しいのはどれか．**2 つ選べ**．

 a 基幹統計調査である．

 b 人口動態統計である．

 c 2 年ごとに実施される．

 d 国内常住者の全数を調査する．

【問題 2-5】（第 24 回/2015 年・改）

人口ピラミッドの模式図を示す．

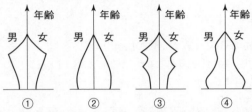

令和 2 年 10 月 1 日現在の我が国の人口構成の特徴を示すのはどれか．1 つ選べ．

 a ①

 b ②

 c ③

 d ④

【問題 2-6】（第 27 回/2018 年）

人口静態統計の調査項目はどれか．1 つ選べ．

 a 出　生

 b 就　業

 c 婚　姻

 d 死　亡

【問題 2-7】（第 3 回/1994 年・改）

人口動態調査について正しいのはどれか．**2 つ選べ**．

 a 出生や死亡について調査している．

 b 国勢調査が代表的な調査である．

 c 5 年に 1 回全住民を調査している．

 d 一定期間における変動を調査している．

【問題 2-8】（第 17 回/2008 年）

人口動態統計はどれか．**2 つ選べ**．

 a 転　入

 b 婚　姻

 c 総人口

 d 乳児死亡

I
問題

8
衛生学・公衆衛生学

【問題 2-9】（第 19 回/2010 年）

◻◻◻ に入る数字の組合せで正しいのはどれか. 1 つ選べ.

「周産期死亡」とは妊娠満 ① 週以後の死産と, 生後 ② 週未満の新生児死亡の和をいう.

	①	②
a	12	1
b	12	4
c	22	1
d	22	4

【問題 2-10】（第 22 回/2013 年・改）

我が国の主要死因別にみた死亡率（人口 10 万対）の推移を図に示す.

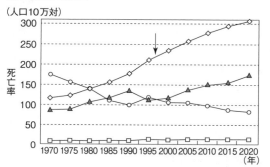

出典：人口動態統計

矢印が示すのはどれか. 1 つ選べ.

a 心疾患
b 糖尿病
c 悪性新生物
d 脳血管疾患

【問題 2-11】（第 25 回/2016 年）

我が国における最近 10 年間の死因別粗死亡率で減少傾向を示しているのはどれか. 1 つ選べ.

a 肺 炎
b 心疾患
c 脳血管疾患
d 悪性新生物

【問題 2-12】（第 26 回/2017 年・改）

人口動態統計における主要死因別にみた死亡率の推移を図に示す.

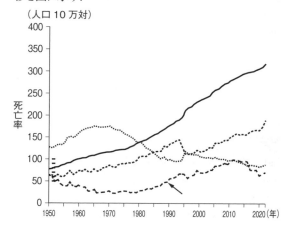

矢印で示すのはどれか. 1 つ選べ.

a 肺 炎
b 心疾患
c 悪性新生物
d 脳血管疾患

【問題 2-13】（第 27 回/2018 年）

人口動態統計において, 一人の女子が 15〜49 歳の間に産む子供の数を示す指標はどれか. 1 つ選べ.

a 出生率
b 総再生産率
c 純再生産率
d 合計特殊出生率

【問題 2-14】（第 27 回/2018 年・改）
人口動態統計における死因別にみた死亡率の推移を図に示す.

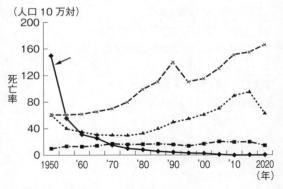

（人口 10 万対）

矢印で示すのはどれか. 1 つ選べ.

a 結 核
b 肺 炎
c 心疾患
d 肝疾患

3. 環境と健康

【問題 3-1】（第 6 回/1997 年）
温熱の総合指標について正しいのはどれか. **2 つ選べ.**

a 不快指数は気温と気湿から算出する.
b 不快指数 70 は 70%の人が不快と感じる.
c 感覚温度は気温と気流から算出する.
d 感覚温度は輻射熱の影響を考慮していない.

【問題 3-2】（第 6 回/1997 年）
正しいのはどれか. **2 つ選べ.**

a 二酸化炭素の大気中濃度は 0.03%である.
b 二酸化炭素の中毒発現濃度は 0.1%である.
c 一酸化炭素のヘモグロビンとの結合力は酸素の 30 倍である.
d 一酸化炭素は大気の正常成分には含まれていない.

【問題 3-3】（第 9 回/2000 年）
生物化学的酸素要求量（BOD）について正しいのはどれか. 1 つ選べ.

a 水中の溶存酸素量を表す.
b BOD の低い水は有機物が多い.
c 生活排水汚染の指標となる.
d 水素イオン濃度の指標となる.

【問題 3-4】（第 9 回/2000 年）
大気中の二酸化炭素について正しいのはどれか. **2 つ選べ.**

a 地球温暖化の原因
b 室内空気汚染の指標
c じん肺症の原因
d 高山病の原因

【問題 3-5】（第 11 回/2002 年）
浄水過程で正しいのはどれか. 1 つ選べ.

a 消 毒→濾 過→沈 殿
b 消 毒→沈 殿→濾 過
c 濾 過→消 毒→沈 殿
d 沈 殿→濾 過→消 毒

【問題 3-6】（第 13 回/2004 年）
水道水の消毒に用いられるのはどれか. 1 つ選べ.

a カルシウム
b ナトリウム
c 塩 素
d カリウム

【問題 3-7】（第 16 回/2007 年）
呼吸に伴う空気成分の変化を表に示す.

	酸 素	二酸化炭素
吸 気	21%	0.03%
呼 気	17%	①

①に該当するのはどれか. 1 つ選べ.

a 0.01%
b 0.03%
c 2%
d 4%

【問題 3-8】（第 18 回/2009 年）
歯科診療室における診療中の環境測定結果（夏季）を
表に示す．

項目	測定値
① 気　　　湿	60%
② 感 覚 温 度	22℃
③ 二酸化炭素	0.03%
④ 一酸化炭素	0.01%

改善すべき項目はどれか．1つ選べ．

a　①
b　②
c　③
d　④

【問題 3-9】（第 20 回/2011 年）
環境測定機器を図に示す．

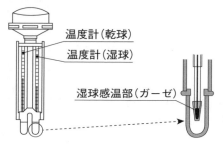

温度計（乾球）
温度計（湿球）
湿球感温部（ガーゼ）

これを用いて測定するのはどれか．1つ選べ．

a　微気流
b　輻射熱
c　不快指数
d　カタ冷却力

【問題 3-10】（第 22 回/2013 年）
酸性雨の原因物質はどれか．**2つ選べ**．

a　フロン
b　一酸化炭素
c　二酸化窒素
d　二酸化硫黄

【問題 3-11】（第 23 回/2014 年）
一酸化炭素の特徴はどれか．**2つ選べ**．

a　刺激臭がある．
b　酸性雨の原因となる．
c　ヘモグロビンとの親和性が高い．
d　木炭の不完全燃焼により発生する．

【問題 3-12】（第 24 回/2015 年）
非電離放射線はどれか．**2つ選べ**．

a　赤外線
b　ベータ線
c　ガンマ線
d　マイクロ波

【問題 3-13】（第 25 回/2016 年）
水道法の水質基準において**検出されない**ことと規定さ
れているのはどれか．1つ選べ．

a　水　　銀
b　大腸菌
c　フッ素
d　ホルムアルデヒド

【問題 3-14】（第 25 回/2016 年）
[　　　] に入る語句はどれか．1つ選べ．
大気汚染物質である PM2.5 は粒子の [　　　] によって
規定される．

a　重　　量
b　体　　積
c　外　　径
d　濃　　度

【問題 3-15】（第 26 回/2017 年）
光化学オキシダントの原因物質となるのはどれか．1つ
選べ．

a　二酸化窒素
b　二酸化炭素
c　二酸化硫黄
d　二酸化ケイ素

【問題 3-16】（第 27 回/2018 年）
感覚温度を求めるのに必要な指標の組合せはどれか.
1 つ選べ.

a 気 湿 ―― 気 流 ―― 輻射熱
b 気 流 ―― 輻射熱 ―― 気 温
c 気 湿 ―― 気 温 ―― 輻射熱
d 気 温 ―― 気 湿 ―― 気 流

【問題 3-17】（第 8 回/1999 年）
正しい組合せはどれか. **2 つ選べ**.

a 有機水銀 ―― 水俣病
b 農 薬 ―― カネミ油症
c 亜 鉛 ―― 産廃油脂中毒
d カドミウム ―― イタイイタイ病

【問題 3-18】（第 14 回/2005 年）
正しいのはどれか. **2 つ選べ**.

a 産業廃棄物は事業者が責任をもって処理する.
b 一般廃棄物は都道府県が責任をもって処理する.
c 感染性の医療廃棄物は業者に委託して処理する.
d 非感染性の医療廃棄物は一般廃棄物として処
理する.

【問題 3-19】（第 15 回/2006 年・改）
診療所で排出される廃棄物のうちエックス線写真現像
液はどれか. 1 つ選べ.

a 感染性産業廃棄物
b 感染性一般廃棄物
c 事業系一般廃棄物
d その他の産業廃棄物

【問題 3-20】（第 17 回/2008 年）
歯科治療に使用したゴム手袋の廃棄区分はどれか. 1
つ選べ.

a 非感染性廃棄物
b 事業系一般廃棄物
c 特別管理一般廃棄物
d 特別管理産業廃棄物

【問題 3-21】（第 19 回/2010 年）
廃棄物の処理で正しいのはどれか. **2 つ選べ**.

a 感染性廃棄物処理は市町村が行う.
b 歯科診療所の現像廃液は一般廃棄物である.
c 血液付着の脱脂綿は特別管理廃棄物である.
d 使用後の注射針はマニフェストシステムで処理
する.

【問題 3-22】（第 21 回/2012 年）
廃棄物処理法に基づく一般廃棄物の処理責任がある
のはどれか. 1 つ選べ.

a 市町村
b 都道府県
c 排出事業者
d 産業廃棄物処理業者

【問題 3-23】（第 23 回/2014 年）
このマークが示すのはどれか. 1 つ選べ.

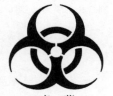

a 麻 薬
b 感染性廃棄物
c 放射線管理区域
d 高度管理医療機器

【問題 3-24】（第 26 回/2017 年）
　　　に入るのはどれか. 1 つ選べ.
感染性廃棄物とは, 医療機関等から生じ, 人が感染し,
もしくは感染するおそれのある　　　が含まれる可能
性のある廃棄物をいう.

a 病原体
b 危険物質
c 汚染物質
d 有害物質

I
問題

8
衛生学・公衆衛生学

4. 疫学

【問題 4-1】（第 23 回/2014 年）

疾病発生の環境要因のうち物理的要因はどれか. 2 つ選べ.

- a 騒音
- b 細菌
- c フグ毒
- d 紫外線

【問題 4-2】（第 21 回/2012 年）

一定期間内における患者の新規発生率を示すのはどれか. 1 つ選べ.

- a 受療率
- b 罹患率
- c 有病率
- d 有所見率

【問題 4-3】（第 24 回/2015 年）

1 年間における食中毒患者の発生割合を示すのはどれか. 1 つ選べ.

- a 受診率
- b 有病率
- c 罹患率
- d 受療率

【問題 4-4】（第 14 回/2005 年）

図は研究計画を示す.

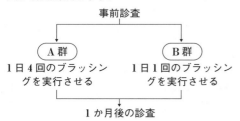

この研究はどれか. 1 つ選べ.

- a 患者対照研究
- b 介入研究
- c 横断研究
- d 後ろ向き研究

【問題 4-5】（第 15 回/2006 年）

図は観察研究の分類を示す.

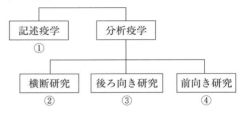

ある疾病に罹患している者といない者との過去の要因を調べるのはどれか. 1 つ選べ.

- a ①
- b ②
- c ③
- d ④

【問題 4-6】（第 19 回/2010 年）

ある地域の住民 10,000 人の喫煙状況と肺癌発生状況との関連を 10 年間追跡調査した.

この研究法はどれか. 1 つ選べ.

- a 記述疫学
- b 介入疫学
- c コホート研究
- d 患者対照研究

【問題 4-7】（第 22 回/2013 年）

歯科健康診査後に対象者をう歯のある者とない者に分け, 過去のフッ化物応用の有無との関連性を調べた.

この研究方法はどれか. 1 つ選べ.

- a 横断研究
- b 介入研究
- c 患者対照研究
- d コホート研究

【問題 4-8】（第 23 回/2014 年）

原因因子に曝露されている集団と曝露されていない集団とに分け, それぞれの集団で, ある期間に疾病・異常がどのように発生するかを検討するのはどれか. 1 つ選べ.

- a 横断研究
- b 記述的研究
- c コホート研究
- d 患者対照研究

5. 感染症

【問題 5-1】（第 12 回/2003 年）
通常は病原菌とならない常在菌によって生じる感染はどれか．1 つ選べ．

a 不顕性感染
b 日和見感染
c 潜伏期感染
d 無症状感染

【問題 5-2】（第 14 回/2005 年）
正しい組合せはどれか．**2 つ選べ**．

a MRSA ―― 院内感染
b 誤　嚥 ―― 垂直感染
c 常在菌 ―― 日和見感染
d 母　乳 ―― 人工活動免疫

【問題 5-3】（第 16 回/2007 年）
感染症の感染経路対策はどれか．1 つ選べ．

a 害虫の駆除
b 患者の届出
c 栄養の摂取
d 病原体の滅菌

【問題 5-4】（第 20 回/2011 年）
空気感染するのはどれか．1 つ選べ．

a 結　核
b コレラ
c B 型肝炎
d HIV 感染症

【問題 5-5】（第 21 回/2012 年）
感染症予防で宿主の感受性対策はどれか．1 つ選べ．

a 健康診断
b 予防接種
c 就業制限
d マスク着用

【問題 5-6】（第 23 回/2014 年）
節足動物の媒介により感染するのはどれか．1 つ選べ．

a 風　疹
b 結　核
c 日本脳炎
d インフルエンザ

【問題 5-7】（第 24 回/2015 年）
定期の予防接種の対象疾病はどれか．**2 つ選べ**．

a ポリオ
b 破傷風
c B 型肝炎
d 流行性耳下腺炎

【問題 5-8】（第 25 回/2016 年）
予防接種において生ワクチンを用いるのはどれか．1 つ選べ．

a 麻　疹
b 破傷風
c 百日咳
d インフルエンザ

【問題 5-9】（第 24 回/2015 年）
デング熱を媒介するのはどれか．1 つ選べ．

a 蚊
b 蛾
c ダ　ニ
d ゴキブリ

【問題 5-10】（第 25 回/2016 年）
新興感染症はどれか．**2 つ選べ**．

a 結　核
b マラリア
c エボラ出血熱
d 重症急性呼吸器症候群〈SARS〉

【問題 5-11】（第 27 回/2018 年）
新興感染症はどれか．1 つ選べ．

a ポリオ
b 天然痘
c マラリア
d 鳥インフルエンザ

【問題 5-12】（第 27 回/2018 年）
スタンダードプレコーションにおいて，直接接触感染の防止に有効なのはどれか．1 つ選べ．

a マスク
b ガウン
c グローブ
d フェイスガード

6. 生活習慣と生活習慣病

【問題 6-1】（第 14 回/2005 年）
生活習慣病と関連が深いのはどれか. **2 つ選べ.**

a 結 核
b B 型肝炎
c 糖尿病
d 肺 癌

【問題 6-2】（第 17 回/2008 年・改）
生活習慣病はどれか. **2 つ選べ.**

a 結 核
b インフルエンザ
c 脂質異常症
d 2 型糖尿病

7. 食品と健康

【問題 7-1】（第 18 回/2009 年）
国民健康・栄養調査で正しいのはどれか. **2 つ選べ.**

a 標本調査である.
b 基幹統計である.
c 2 年ごとに実施している.
d 喫煙の調査を行っている.

【問題 7-2】（第 10 回/2001 年）
正しい組合せはどれか. **1 つ選べ.**

a 農 薬 ——— 植物性食中毒
b フグ毒 ——— 動物性食中毒
c サルモネラ ——— 化学性食中毒
d 毒キノコ ——— 細菌性食中毒

【問題 7-3】（第 12 回/2003 年・改）
細菌性食中毒で正しい組合せはどれか. **2 つ選べ.**

a 腸炎ビブリオ ——— 魚介類
b サルモネラ ——— 鶏 卵
c 腸管出血性大腸菌 ——— 手指の化膿傷
d 黄色ブドウ球菌 ——— 飲料水

【問題 7-4】（第 13 回/2004 年・改）
細菌性食中毒で正しい組合せはどれか. **2 つ選べ.**

a 腸管出血性大腸菌 ——— 食 肉
b 腸炎ビブリオ ——— 魚介類
c 黄色ブドウ球菌 ——— キノコ類
d ボツリヌス菌 ——— 飲料水

【問題 7-5】（第 16 回/2007 年）
毒素型細菌性食中毒の特徴はどれか. **1 つ選べ.**

a 感染型より潜伏期が短い.
b 菌体内毒素が原因である.
c 菌を死滅させれば予防できる.
d 腸管内で菌が増殖して発症する.

【問題 7-6】（第 20 回/2011 年・改）
我が国の食中毒事件件数の病因物質で最も多いのはどれか. **1 つ選べ.**

a 細 菌
b 寄生虫
c 自然毒
d ウイルス

【問題 7-7】（第 21 回/2012 年）
最近の我が国で, 患者数が最も多い食中毒の原因微生物はどれか. **1 つ選べ.**

a ブドウ球菌
b ノロウイルス
c サルモネラ属菌
d 腸管出血性大腸菌

8. 地域保健

【問題 8-1】（第 15 回/2006 年）
地域保健で重視するのはどれか. **2 つ選べ.**

a 都道府県による対人サービス
b 地域特性を考慮した施策
c 第三次予防中心の活動
d 住民の意向の反映

【問題 8-2】（第 16 回/2007 年）
地域保健活動の進め方を図に示す.

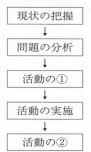

①，②に入る語句で正しいのはどれか．1つ選べ．

	①	②
a	計　画	分　類
b	計　画	評　価
c	調　査	評　価
d	調　査	分　類

【問題 8-3】（第 26 回/2017 年）
高齢者が住み慣れた地域で自立した生活が営めるよう，医療，介護，予防，住まいおよび生活支援サービスを切れ目なく提供することを目的とした仕組みはどれか．1つ選べ．

a　地域支援事業
b　地域密着型サービス
c　地域医療連携システム
d　地域包括ケアシステム

【問題 8-4】（第 5 回/1996 年・改）
地域保健に関する文で ① および ② に入る適切な組合せはどれか．1つ選べ．
地域における公衆衛生活動を担う広域的・専門的・技術的拠点の行政機関として ① がある．これに対して，地域住民への対人保健サービスを行う場として設置されているのが ② である．

	①	②
a	保健所 ——————— 地方衛生試験所
b	保健所 ——————— 市町村保健センター
c	市町村保健センター —— 保健所
d	口腔保健センター ——— 保健所

【問題 8-5】（第 19 回/2010 年・改）
保健所の業務はどれか．1つ選べ．

a　労働災害の認定
b　要介護者の認定
c　医療機関への立入検査
d　特定健康診査の実施

【問題 8-6】（第 24 回/2015 年）
保健所の業務はどれか．**2つ選べ**．

a　保険医の指導
b　HIV 検査の実施
c　業務上疾病の認定
d　精神障害者の相談

【問題 8-7】（第 14 回/2005 年）
市町村保健センターで正しいのはどれか．**2つ選べ**．

a　母子保健法に設置規定がある．
b　対人保健サービスの拠点である．
c　結核予防に関する事項を業務とする．
d　全国で 2,000 か所以上設置されている．

【問題 8-8】（第 18 回/2009 年・改）
市町村保健センターの業務はどれか．1つ選べ．

a　感染症の対策
b　医療機関への立入検査
c　生活保護費の支給
d　妊産婦の健康支援

【問題 8-9】（第 20 回/2011 年）
二次医療圏を単位として整備されるのはどれか．**2つ選べ**．

a　保健所
b　特定機能病院
c　地域医療支援病院
d　地域包括支援センター

【問題 8-10】（第 23 回/2014 年）
二次医療圏を単位として整備されるのはどれか．1つ選べ．

a　保健所
b　特定機能病院
c　市町村保健センター
d　地域包括支援センター

Ⅰ　問題

8 衛生学・公衆衛生学

9. 母子保健

【問題 9-1】（第 6 回/1997 年）

母子保健法の用語で正しいのはどれか. **2 つ選べ.**

a 妊産婦とは妊娠中または出産後 6 か月以内の女子

b 新生児とは出生後 28 日を経過しない者

c 乳児とは 1 歳に満たない者

d 幼児とは満 1 歳から満 5 歳に達した者

【問題 9-2】（第 8 回/1999 年）

3 歳児健康診査で正しいのはどれか. **2 つ選べ.**

a 満 3 歳～3 歳 6 か月未満の幼児が対象である.

b 児童福祉法に基づいて実施されている.

c 心身発達の大切な時期の総合的健診である.

d 口腔健康習慣の形成に対する具体的指導を行う.

【問題 9-3】（第 20 回/2011 年）

母子健康手帳で正しいのはどれか. **1 つ選べ.**

a 妊娠の届出により交付される.

b 都道府県単位で作成している.

c 記載事項は健康増進法に規定されている.

d 妊娠期から小学校卒業までの健康記録帳である.

【問題 9-4】（第 22 回/2013 年）

母子健康手帳で正しいのはどれか. **2 つ選べ.**

a 出生届の提出時に交付される.

b 妊娠中と産後の歯の状態の記入欄がある.

c 出生から満 18 歳までの治療経過を記録する.

d 母子の健康と育児に関する情報を提供する.

【問題 9-5】（第 26 回/2017 年）

母子健康手帳で正しいのはどれか. **2 つ選べ.**

a 市町村が交付する.

b 予防接種歴を記載する.

c 児童福祉法に基づいている.

d 出産の届け出時に交付される.

10. 学校保健

【問題 10-1】（第 15 回/2006 年）

学校で毎学年, 6 月 30 日までに実施するのはどれか. 1 つ選べ.

a 定期健康診断

b 特殊健康診断

c 臨時健康診断

d 就学時健康診断

【問題 10-2】（第 21 回/2012 年）

学校保健安全法に基づく保健管理はどれか. **2 つ選べ.**

a 給食管理

b 保健教育

c 健康診断

d 感染症の予防

【問題 10-3】（第 24 回/2015 年）

学校保健で正しいのはどれか. **2 つ選べ.**

a 定期健康診断は毎年 6 月末までに行う.

b 感染症の予防のための措置が含まれる.

c 教科で行う保健学習は保健管理に含まれる.

d 大学は学校歯科医を配置しなければならない.

【問題 10-4】（第 26 回/2017 年）

学校保健における対人管理はどれか. **2 つ選べ.**

a PTA 活動

b 学級活動

c 健康診断

d 感染症予防

【問題 10-5】（第 27 回/2018 年）

定期学校健康診断に先だって行うのはどれか. 1 つ選べ.

a 保健相談

b 保健学習

c 予防処置

d 保健調査

【問題 10–6】（第 27 回/2018 年）
就学時の健康診断を実施する主体はどれか. 1 つ選べ.

  a 学校長

  b 学校設置者

  c 学校保健委員会

  d 市町村教育委員会

【問題 10–7】（第 22 回/2013 年）
学校保健で正しいのはどれか. **2 つ選べ.**

  a 教職員の健康診断を実施する.

  b 学校医を置かなければならない.

  c 養護教諭は学校保健活動の統括責任者である.

  d 就学時の健康診断は入学の 1 か月前に実施する.

【問題 10–8】（第 24 回/2015 年）
学校保健活動の企画立案や調整で中心的な役割を担うのはどれか. 1 つ選べ.

  a 学級担任

  b 教務主任

  c 保健主事

  d 学校歯科医

【問題 10–9】（第 25 回/2016 年）
学校保健において感染症により出席を停止させることができるのはどれか. 1 つ選べ.

  a 校　長

  b 学校医

  c 市町村長

  d 保健所長

11. 成人・高齢者保健

【問題 11–1】（第 22 回/2013 年）
メタボリックシンドロームの判定で用いられるのはどれか. **2 つ選べ.**

  a 腹　囲

  b 血　圧

  c 尿　酸

  d ALT〈GPT〉

【問題 11–2】（第 26 回/2017 年）
特定健康診査における基本的な健診項目はどれか. 1 つ選べ.

  a 心電図

  b 眼底検査

  c 貧血検査

  d 血糖検査

【問題 11–3】（第 25 回/2016 年・改）
88 歳の女性. 要介護 4 で, 60 人が入所できる高齢者施設に半年前に住民票を移して生活している.
この施設はどれか. 1 つ選べ.

  a 介護老人保健施設

  b グループホーム

  c デイケアセンター

  d 介護老人福祉施設

【問題 11–4】（第 26 回/2017 年・改）
令和 4 年国民生活基礎調査における介護が必要となった原因とその割合を図に示す.

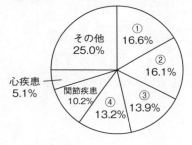

①はどれか. 1 つ選べ.

  a 認知症

  b 骨折・転倒

  c 脳血管疾患

  d 高齢による衰弱

【問題 11–5】（第 26 回/2017 年）
軽度認知症の高齢者が, 少人数の共同生活を営む施設はどれか. 1 つ選べ.

  a ケアハウス

  b グループホーム

  c 介護老人保健施設

  d 特別養護老人ホーム

12. 産業保健

【問題 12-1】（第 12 回/2003 年）

産業衛生で正しいのはどれか. **2 つ選べ**.

a 労働安全衛生法で定められている.

b 従業員 50 人以上の職場では産業医を選任しなければならない.

c 歯科医師を産業医として選任することができる.

d 産業看護職の必要人数は法令で定められている.

【問題 12-2】（第 13 回/2004 年）

正しい組合せはどれか. 1 つ選べ.

a 騒　音 ――――― 白ろう病

b 水　銀 ――――― じん肺

c 有機溶剤 ―― 熱中症

d 急速減圧 ―― 潜函病

【問題 12-3】（第 17 回/2008 年）

産業保健対策の領域構造を図に示す.

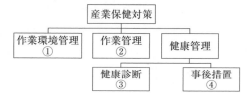

作業姿勢の管理が行われるのはどれか. 1 つ選べ.

a ①

b ②

c ③

d ④

【問題 12-4】（第 20 回/2011 年）

職業性疾患と原因との組合せで正しいのはどれか. 1 つ選べ.

a 歯の摩耗 ―――――― 粉　塵

b 歯の酸蝕症 ――――― 黄リン

c 歯肉炎 ――――――― フッ化水素

d 歯肉色素沈着 ―― カドミウム

【問題 12-5】（第 26 回/2017 年）

職業性疾病のうち作業管理要因によるのはどれか. 1 つ選べ.

a B 型肝炎

b 水銀中毒

c 頸肩腕障害

d 電離放射線障害

【問題 12-6】（第 15 回/2006 年）

図は産業保健における健康保持増進対策を示す.

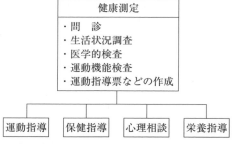

健康測定を担当するのはどれか. 1 つ選べ.

a 労働衛生コンサルタント

b 総括安全衛生管理者

c 衛生管理者

d 産業医

【問題 12-7】（第 19 回/2010 年）

トータル・ヘルスプロモーション・プラン（THP）で正しいのはどれか. **2 つ選べ**.

a 健康増進法で実施される.

b メンタルヘルスを含んでいる.

c 市町村保健センターが実施する.

d 労働人口の高齢化への対応が目的の 1 つである.

【問題 12-8】（第 22 回/2013 年）

塩酸を取扱う労働者について，歯科医師による健康診断を義務付けているのはどれか. 1 つ選べ.

a 健康増進法

b 労働安全衛生法

c 労働者災害補償保険法

d 歯科口腔保健の推進に関する法律

【問題 12-9】（第 23 回/2014 年）
トータル・ヘルスプロモーション・プラン〈THP〉で行われるのはどれか. **2 つ選べ**.

- a 保健指導
- b 歯科検診
- c 心理相談
- d 予防接種

【問題 12-10】（第 25 回/2016 年）
トータル・ヘルスプロモーション・プランが位置づけられているのはどれか. 1 つ選べ.

- a 老人保健
- b 地域保健
- c 母子保健
- d 産業保健

【問題 12-11】（第 27 回/2018 年）
トータルヘルスプロモーションプランの第一段階として取り組むのはどれか. 1 つ選べ.

- a 健康測定
- b 保健指導
- c 栄養指導
- d メンタルヘルスケア

13. 精神保健

【問題 13-1】（第 26 回/2017 年）
大規模災害や突発事故などから生じた精神疾患はどれか. 1 つ選べ.

- a PTSD
- b 自閉症
- c 精神遅滞
- d アルツハイマー型認知症

14. 国際保健

【問題 14-1】（第 4 回/1995 年）
WHO について**誤っている**のはどれか. 1 つ選べ.

- a 国際連合の専門機関の 1 つである.
- b 本部はジュネーブに置かれている.
- c 毎年の世界保健デーの主唱者である.
- d 労働問題や人権問題も取り扱っている.

15. 概要（保健・医療・福祉の制度）

【問題 15-1】（第 26 回/2017 年）
　　　　に入るのはどれか. 1 つ選べ.
日本国憲法第 25 条では「国はすべての生活部面について, 社会福祉, 社会保障及び　　　　の向上及び増進に努めなければならない」と定めている.

- a 教育水準
- b 国民所得
- c 公衆衛生
- d 勤労意欲

16. 法規

【問題 16-1】（第 25 回/2016 年）
法令を優先順位の高い順に左から示す.
正しいのはどれか. 1 つ選べ.

- a 憲 法　条 例　法 律　命 令〈政令・省令〉
- b 法 律　憲 法　条 例　命 令〈政令・省令〉
- c 憲 法　法 律　命 令〈政令・省令〉　条 例
- d 法 律　憲 法　命 令〈政令・省令〉　条 例

【問題 16-2】（第 3 回/1994 年・改）
歯科衛生士の業務従事者届について正しいのはどれか. **2 つ選べ**.

- a 毎年 12 月 31 日までの届け出
- b 住所
- c 業務に従事する場所の所在地および名称
- d 住所地の都道府県知事への届け出

【問題 16-3】（第 4 回/1995 年・改）
歯科衛生士の業務ならびに義務について正しいのはどれか. **2 つ選べ**.

- a 歯科保健指導で主治の医師の指示を受ける.
- b 保健所長の指示を受けることはない.
- c 臨時応急の手当てをしてはならない.
- d 患者等の秘密を漏らしてはならない.

【問題 16-4】（第 7 回/1998 年）
歯科衛生士名簿への登録事項はどれか. **2 つ選べ**.

- a 歯科衛生士試験合格の年月
- b 居住地の都道府県名
- c 卒業歯科衛生士学校の名称
- d 登録番号

【問題 16-5】（第 12 回/2003 年）
正しいのはどれか. **2 つ選べ.**
 a 歯科衛生士の業務は歯科医師が行うことができる.
 b 歯科保健指導は養護教諭が行うことができる.
 c 歯科診療補助は歯科技工士が行うことができる.
 d 歯科疾患の予防処置は保健師が行うことができる.

【問題 16-6】（第 16 回/2007 年）
歯科衛生士法で正しいのはどれか. 1 つ選べ.
 a 就業届は 3 年ごとに届け出なければならない.
 b 歯科診療補助は名称独占である.
 c 業務記録は 2 年間保存しなければならない.
 d 保健所長の指示を受けたときは歯科保健指導をしなければならない.

【問題 16-7】（第 16 回/2007 年）
歯科衛生士法における相対的欠格事由はどれか. **2 つ選べ.**
 a 素行の著しく不良な者
 b 感染症に罹患している者
 c 罰金以上の刑に処せられた者
 d 麻薬, あへん又は大麻の中毒者

【問題 16-8】（第 16 回/2007 年）
歯科衛生士が業務上知り得た事項の守秘義務を規定しているのはどれか. 1 つ選べ.
 a 刑 法
 b 医療法
 c 歯科衛生士法
 d 個人情報の保護に関する法律

【問題 16-9】（第 17 回/2008 年）
歯科衛生士の業務で正しいのはどれか. 1 つ選べ.
 a 業務従事者届は毎年度末に届け出る.
 b 予防的歯石除去は歯科衛生士の業務独占である.
 c 業務上知り得た秘密は刑法によって守秘義務が生じる.
 d 歯科衛生士業務は歯科衛生士試験合格日から行える.

【問題 16-10】（第 18 回/2009 年）
歯科衛生士業務従事者届の届け出先はどれか. 1 つ選べ.
 a 市町村長
 b 保健所長
 c 都道府県知事
 d 厚生労働大臣

【問題 16-11】（第 18 回/2009 年）
歯科衛生士の業務独占にあたるのはどれか. 1 つ選べ.
 a 歯科保健指導
 b バキューム操作
 c フッ化物歯面塗布
 d セメント練和操作

【問題 16-12】（第 19 回/2010 年）
歯科衛生士業務で名称独占なのはどれか. 1 つ選べ.
 a 歯科保健指導
 b 歯科診療の補助
 c 予防的歯石除去
 d 予防的薬物塗布

【問題 16-13】（第 20 回/2011 年）
歯科衛生士の業務独占はどれか. 1 つ選べ.
 a 歯科保健指導
 b 印象材の練和
 c フッ化物歯面塗布
 d 歯科用エックス線撮影

【問題 16-14】（第 21 回/2012 年）
診療関係記録とその保存年限との組合せで正しいのはどれか. **2 つ選べ.**
 a 診療録 ————— 5 年
 b 処方せん ————— 5 年
 c 歯科技工指示書 ———— 3 年
 d 歯科衛生士業務記録 ——— 3 年

【問題 16-15】（第 25 回/2016 年）
歯科衛生士の義務として正しいのはどれか. **2 つ選べ.**
 a 秘密保持
 b パターナリズムの実践
 c 2 年間の業務記録の保管
 d 2 年ごとの業務従事者届の提出

【問題 16-16】（第 27 回/2018 年）
歯科衛生士の業務として正しいのはどれか. 1つ選べ.
　a　義歯調整
　b　小窩裂溝填塞
　c　ブラケットの装着
　d　フッ化物洗口剤の処方

【問題 16-17】（第 27 回/2018 年）
我が国における歯科衛生士に関わる事項で正しいのは
どれか. 2つ選べ.
　a　昭和 23 年に歯科衛生士法が制定された.
　b　昭和 30 年に歯科保健指導が法制化された.
　c　平成元年に資格試験が国家試験となった.
　d　平成 22 年に全養成機関での修業年限が 3 年以
　　　上となった.

【問題 16-18】（第 27 回/2018 年）
歯科衛生士の業務で正しいのはどれか. 1つ選べ.
　a　仮封材を除去する.
　b　インレーを装着する.
　c　エックス線を照射する.
　d　主訴を聞き取り診療録に記入する.

【問題 16-19】（第 26 回/2017 年）
5 年間の保管が規定されているのはどれか. 2つ選べ.
　a　診療録
　b　歯科技工指示書
　c　産業廃棄物管理票
　d　歯科衛生士業務記録

【問題 16-20】（第 27 回/2018 年）
歯科診療所で患者に交付されるのはどれか. 2つ選べ.
　a　診断書
　b　処方せん
　c　業務記録
　d　技工指示書

【問題 16-21】（第 23 回/2014 年）
歯科技工士の業務はどれか. 2つ選べ.
　a　咬合採得
　b　義歯の修理
　c　矯正装置の作成
　d　義歯取扱いの指導

【問題 16-22】（第 2 回/1993 年）
歯科医業で広告できる診療科名はどれか. 2つ選べ.
　a　予防歯科
　b　矯正歯科
　c　小児歯科
　d　歯科麻酔科

【問題 16-23】（第 5 回/1996 年）
医療法における医療提供の理念に関する次の文の
　①　および　②　に入る適切な組合せはどれか. 1
つ選べ.
医療は　①　と個人の尊厳の保持を旨とし, 医師, 歯
科医師, 薬剤師, 看護師その他の医療の担い手と医療
を受ける者との　②　に基づいて行われなければなら
ない.
　　　　　　　①　　　　　　②
　a　生命の尊重 ―― 機能分担
　b　国民の健康 ―― 相互関係
　c　生命の尊重 ―― 信頼関係
　d　施設の管理 ―― 契約関係

【問題 16-24】（第 6 回/1997 年・改）
診療科名を規定している法律はどれか. 1つ選べ.
　a　医師法
　b　歯科医師法
　c　医薬品, 医療機器等の品質, 有効性及び安全性
　　　の確保等に関する法律
　d　医療法

【問題 16-25】（第 8 回/1999 年）
歯科診療所について正しいのはどれか. 2つ選べ.
　a　診療科名として矯正歯科を標榜できる.
　b　歯科衛生士は管理者になることができる.
　c　歯科衛生士を一人以上置かなければならない.
　d　入院患者を収容することができる.

【問題 16-26】（第 23 回/2014 年）
医療法を根拠とするのはどれか. 2つ選べ.
　a　院内感染対策の実施
　b　医薬品の副作用報告
　c　歯科診療所の広告制限
　d　保険医療機関の指定申請

【問題 16-27】（第 25 回/2016 年）
医療法における医療提供の理念で □ に入る語句
はどれか. 1 つ選べ.
医療の担い手は医療を提供するにあたり適切な説明を
行い, 医療を受ける者の □ を得るように努めなけ
ればならない.
    a　協　力
    b　理　解
    c　安　心
    d　情　報

【問題 16-28】（第 22 回/2013 年）
麻薬管理者の免許を受けることができるのはどれか. 2
つ選べ.
    a　薬剤師
    b　看護師
    c　歯科医師
    d　歯科衛生士

【問題 16-29】（第 4 回/1995 年）
正しい組合せはどれか. 1 つ選べ.
    a　母子保健法 ——— 母子健康手帳
    b　労働基準法 ——— 産業医
    c　下水道法 ———— 産業廃棄物
    d　食品衛生法 ——— 国民健康・栄養調査

【問題 16-30】（第 7 回/1998 年）
地域保健法に規定されているのはどれか. 1 つ選べ.
    a　3 歳児健康診査
    b　訪問指導
    c　市町村保健センター
    d　介護老人保健施設

【問題 16-31】（第 12 回/2003 年）
正しい組合せはどれか. 1 つ選べ.
    a　1 歳 6 か月児健康診査 ——— 児童福祉法
    b　3 歳児健康診査 ———————— 母子保健法
    c　学校歯科健康診断 ———— 学校教育法
    d　特殊健康診断 ——————— 労働基準法

【問題 16-32】（第 14 回/2005 年）
正しい組合せはどれか. 2 つ選べ.
    a　児童手当の支給 ——————— 母子保健法
    b　就学時健康診断の実施 ——— 学校保健安全法
    c　受動喫煙の防止 ——————— 健康増進法
    d　労働災害の補償 ——————— 労働安全衛生法

【問題 16-33】（第 16 回/2007 年）
施設とそれを規定する法律との組合せで正しいのはど
れか. 1 つ選べ.
    a　口腔保健センター ——— 健康増進法
    b　市町村保健センター ——— 地域保健法
    c　特別養護老人ホーム ——— 高齢者の医療の確
                          保に関する法律
    d　介護老人保健施設 ——— 健康保険法

【問題 16-34】（第 16 回/2007 年・改）
健康増進法で規定されているのはどれか. 2 つ選べ.
    a　特定健康診査
    b　受動喫煙の防止
    c　精神障害者医療
    d　国民健康・栄養調査

【問題 16-35】（第 17 回/2008 年）
地域保健法に規定されているのはどれか. 2 つ選べ.
    a　保健所
    b　介護老人保健施設
    c　市町村保健センター
    d　地域包括支援センター

【問題 16-36】（第 17 回/2008 年）
健康増進法に規定されているのはどれか. 1 つ選べ.
    a　介護予防サービスの提供
    b　3 歳児歯科健康診査の実施
    c　国民健康・栄養調査の実施
    d　食事バランスガイドの策定

【問題 16-37】（第 18 回/2009 年）
地域保健法で「治療法が確立していない疾病により，長期に療養を必要とする者の保健に関する事項」を業務とするのはどれか．1 つ選べ．

a　保健所
b　特定機能病院
c　地域医療支援病院
d　市町村保健センター

【問題 16-38】（第 19 回/2010 年）
地域保健法によって設置されるのはどれか．1 つ選べ．

a　保健所
b　特定機能病院
c　地域医療支援病院
d　地域包括支援センター

【問題 16-39】（第 20 回/2011 年）
健康増進法で規定されているのはどれか．**2 つ選べ．**

a　受動喫煙の防止
b　市町村保健センターの設置
c　国民健康・栄養調査の実施
d　特定健診・特定保健指導の実施

【問題 16-40】（第 22 回/2013 年・改）
受動喫煙防止を規定しているのはどれか．**2 つ選べ．**

a　地域保健法
b　健康増進法
c　たばこ事業法
d　労働安全衛生法

【問題 16-41】（第 22 回/2013 年）
健康増進法に基づいて実施するのはどれか．1 つ選べ．

a　歯周疾患検診
b　風疹の予防接種
c　結核の定期健康診断
d　先天性代謝異常検査

【問題 16-42】（第 25 回/2016 年）
健康増進法に基づく市町村の健康増進事業はどれか．**2 つ選べ．**

a　特定健康診査
b　歯周疾患検診
c　特殊健康診断
d　骨粗鬆症検診

【問題 16-43】（第 25 回/2016 年）
国民健康・栄養調査を規定しているのはどれか．1 つ選べ．

a　食品衛生法
b　健康増進法
c　食育基本法
d　地域保健法

【問題 16-44】（第 25 回/2016 年）
国民が生涯にわたって日常生活において歯科疾患の予防に向けた取り組みを行うことを主な目的とする法律はどれか．1 つ選べ．

a　地域保健法
b　歯科医師法
c　健康増進法
d　歯科口腔保健の推進に関する法律

【問題 16-45】（第 26 回/2017 年）
就学時健康診断を定めている法律はどれか．1 つ選べ．

a　学校教育法
b　教育基本法
c　児童福祉法
d　学校保健安全法

【問題 16-46】（第 27 回/2018 年）
「高齢者の医療の確保に関する法律」に基づき実施されるのはどれか．1 つ選べ．

a　特定健康診査
b　定期健康診断
c　臨時健康診断
d　特殊健康診断

17. 医療の動向

【問題 17-1】（第 22 回/2013 年・改）

病院，有床一般〈医科〉診療所，無床一般〈医科〉診療所および歯科診療所の数の推移を図に示す．

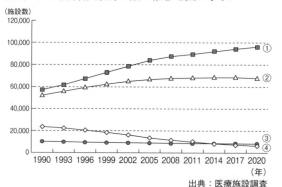

出典：医療施設調査

歯科診療所はどれか．1つ選べ．

a ①

b ②

c ③

d ④

【問題 17-2】（第 3 回/1994 年）

歯科衛生士の就業者が最も多いのはどれか．1つ選べ．

a 病　院

b 保健所

c 学　校

d 診療所

【問題 17-3】（第 13 回/2004 年）

届出医療関係者数で最も多いのはどれか．1つ選べ．

a 医　師

b 看護師

c 歯科医師

d 歯科衛生士

【問題 17-4】（第 22 回/2013 年・改）

令和 2 年の衛生行政報告例による歯科衛生士数で正しいのはどれか．**2つ選べ．**

a 就業者数は約 14 万人である．

b 就業者数は歯科医師の約 2 倍である．

c 就業者数は 10 年前に比べ約 1.4 倍に増加した．

d 歯科診療所就業者の割合は全体の約 70% である．

【問題 17-5】（第 27 回/2018 年・改）

歯科医師数，就業歯科衛生士数，就業歯科技工士数および歯科診療所数の推移を図に示す．

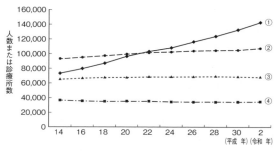

就業歯科衛生士数はどれか．1つ選べ．

a ①

b ②

c ③

d ④

【問題 17-6】（第 15 回/2006 年）

国民医療費に含まれるのはどれか．**2つ選べ．**

a 予防接種の費用

b 薬剤調剤の費用

c 人間ドックの費用

d 異常分娩の費用

【問題 17-7】（第 21 回/2012 年・改）

令和 3 年度国民医療費における医科（一般）診療医療費と歯科診療医療費の年齢階級(0〜14 歳, 15〜44 歳, 45〜64 歳, 65 歳以上）別構成割合を図に示す．

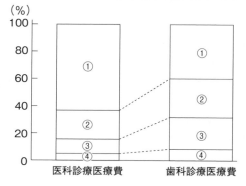

65 歳以上はどれか．1つ選べ．

a ①

b ②

c ③

d ④

【問題 17-8】（第 23 回/2014 年・改）
診療種類別国民医療費の推移を図に示す.

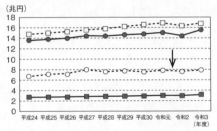

（兆円）

平成24 平成25 平成26 平成27 平成28 平成29 平成30 令和元 令和2 令和3
（年度）

矢印が示すのはどれか. 1つ選べ.

a　入院医療費
b　入院外医療費
c　歯科診療医療費
d　薬局調剤医療費

18. 社会保障

【問題 18-1】（第 26 回/2017 年・改）
令和 3 年度の部門別社会保障給付費を構成割合の高い順に示す.
正しいのはどれか. 1つ選べ.

a　年金＞福祉＞医療
b　医療＞年金＞福祉
c　年金＞医療＞福祉
d　医療＞福祉＞年金

【問題 18-2】（第 16 回/2007 年・改）
現物給付を主としているのはどれか. **2つ選べ.**

a　年金保険
b　医療保険
c　介護保険
d　雇用保険

【問題 18-3】（第 20 回/2011 年）
所得の保障を主な目的としているのはどれか. **2つ選べ.**

a　医療保険
b　介護保険
c　年金保険
d　雇用保険

【問題 18-4】（第 4 回/1995 年）
医療保険における療養の給付について正しいのはどれか. **2つ選べ.**

a　疾　病
b　正常分娩
c　業務上の負傷
d　異常分娩

【問題 18-5】（第 5 回/1996 年・改）
職域を主体とする医療保険はどれか. **2つ選べ.**

a　国民健康保険
b　労働者災害補償保険
c　組合管掌健康保険
d　全国健康保険協会管掌健康保険

【問題 18-6】（第 8 回/1999 年）
医療保障で正しい組合せはどれか. **2つ選べ.**

a　会社員の疾病治療 ────── 共済組合保険
b　自営業者の疾病治療 ────── 国民健康保険
c　生活保護家庭の疾病治療 ─── 医療扶助
d　会社員の業務上の傷病治療 ── 雇用保険

【問題 18-7】（第 9 回/2000 年）
我が国の医療保険について正しいのはどれか. 1つ選べ.

a　自営業者は組合管掌健康保険の対象である.
b　大企業の従業者は国民健康保険の対象である.
c　種類によらず個人負担率は同じである.
d　健康診断は保険給付の対象外である.

【問題 18-8】（第 12 回/2003 年）
我が国の医療保険制度で正しいのはどれか. **2つ選べ.**

a　任意加入
b　所得に応じた保険料
c　医療の現物給付
d　日本国籍を有する者に限定

【問題 18-9】（第 17 回/2008 年）

公的医療保険制度で正しいのはどれか. **2 つ選べ.**

  a 任意加入である.

  b 現金給付を原則としている.

  c 診療行為を点数化している.

  d 保険料は所得によって異なる.

【問題 18-10】（第 19 回/2010 年）

我が国の医療保険の仕組みを図に示す.

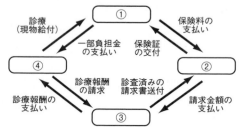

①に該当するのはどれか. 1 つ選べ.

  a 保険者

  b 被保険者

  c 保険医療機関

  d 審査支払機関

【問題 18-11】（第 20 回/2011 年）

我が国の医療保険制度で正しいのはどれか. 1 つ選べ.

  a 任意加入である.

  b 保険料は全国一律である.

  c 医療給付は現物給付が原則である.

  d 保険者は都道府県ごとに設置されている.

【問題 18-12】（第 22 回/2013 年）

健康保険法で正しいのはどれか. 1 つ選べ.

  a 地域保険である.

  b 保険者は都道府県である.

  c 事業主は保険料を負担する.

  d 業務上の疾病治療に適用される.

【問題 18-13】（第 23 回/2014 年）

40 歳の会社員に健康保険で診療を行った.

医療機関が徴収する一部負担金の割合はどれか. 1 つ選べ.

  a 1 割

  b 2 割

  c 3 割

  d 4 割

【問題 18-14】（第 25 回/2016 年）

国民健康保険法で定める保険者はどれか. **2 つ選べ.**

  a 事業者

  b 市町村

  c 共済組合

  d 国民健康保険組合

【問題 18-15】（第 27 回/2018 年）

すべての年代が給付対象となるのはどれか. 1 つ選べ.

  a 介護保険

  b 医療保険

  c 雇用保険

  d 労働者災害補償保険

【問題 18-16】（第 14 回/2005 年）

介護保険制度で正しい組合せはどれか. **2 つ選べ.**

  a 保険者 ——————— 都道府県

  b 被保険者 ——————— 20 歳以上の者

  c 要介護の判定 ————— 介護認定審査会

  d 介護サービスの計画 —— 介護支援専門員

【問題 18-17】（第 15 回/2006 年）

介護支援専門員の職務はどれか. 1 つ選べ.

  a 介護サービス計画作成

  b 居宅療養管理指導

  c 訪問入浴介護

  d 直接生活介助

【問題 18-18】（第 17 回/2008 年）

介護保険で正しいのはどれか 1 つ選べ

  a 予防給付制度がある.

  b 保険者は都道府県である.

  c 被保険者は 20 歳以上の国民である.

  d 保険受給者の自己負担はない.

【問題 18-19】（第 18 回/2009 年）

介護認定までの順序を図に示す.

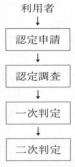

二次判定に必要な情報はどれか. **2つ選べ**.

a 利用者の収入

b 主治医の意見書

c 同居家族の状況

d 認定調査時の特記事項

【問題 18-20】（第 18 回/2009 年・改）

介護保険制度で, 介護福祉士などが要介護者の居宅を訪問して食事と洗濯の世話をするサービスはどれか.
1つ選べ

a 訪問介護

b 訪問看護

c 居宅介護支援

d 居宅療養管理指導

【問題 18-21】（第 19 回/2010 年）

介護保険制度で正しい組合せはどれか. **2つ選べ**.

a 保険者 ――――――――― 市町村

b 第1号被保険者 ――――― 40 歳以上 65 歳未満

c 介護認定審査会 ―――― 要支援認定

d 地域包括支援センター ―― 訪問看護

【問題 18-22】（第 21 回/2012 年）

介護保険で介護予防マネジメントを実施するのはどれか. 1つ選べ.

a 福祉事務所

b 市町村保健センター

c 居宅介護支援事業所

d 地域包括支援センター

【問題 18-23】（第 23 回/2014 年）

介護保険制度における第2号被保険者はどれか. 1つ選べ.

a 30 歳以上 60 歳未満

b 35 歳以上 65 歳未満

c 40 歳以上 65 歳未満

d 45 歳以上 70 歳未満

【問題 18-24】（第 27 回/2018 年）

歯科衛生士が行う居宅療養管理指導で正しいのはどれか. **2つ選べ**.

a 医療保険で実施する.

b 居宅サービス計画に基づいて実施する.

c 通院可能な患者も利用することができる.

d 摂食嚥下機能に関する実地指導を行うことができる.

【問題 18-25】（第 7 回/1998 年）

生活保護法について**誤っている**のはどれか. 1つ選べ

a 国が最低限度の生活を保障する.

b 保護は世帯を単位として行う.

c 保護に関する事務は保健所が行う.

d 生活困窮者の自立を助長する.

【問題 18-26】（第 18 回/2009 年）

生活保護で正しいのはどれか. **2つ選べ**.

a 都道府県知事が認定する.

b 世帯の収入によって認定する.

c 必要な費用は国が全額負担する.

d 自立の助長が目的の1つである.

【問題 18-27】（第 21 回/2012 年）

生活保護における現物給付はどれか. 1つ選べ.

a 生活扶助

b 住宅扶助

c 医療扶助

d 教育扶助

【問題 18-28】（第 9 回/2000 年）

児童福祉で**誤っている**のはどれか．1 つ選べ．

- a 児童福祉法による児童とは 15 歳未満をいう．
- b 国は児童の人権と健康を守る責任を負う．
- c 保護者は児童の人権と健康を守る責任を負う．
- d 母子家庭の児童に対して児童扶養手当が支給される．

【問題 18-29】（第 19 回/2010 年）

虐待が疑われる幼児が来院した場合，通告先として適切なのはどれか．**2 つ選べ**．

- a 福祉事務所
- b 家庭裁判所
- c 児童相談所
- d 労働基準監督署

【問題 18-30】（第 23 回/2014 年）

児童虐待の防止等に関する法律で，虐待を受けたと思われる児童を発見した場合の通告先はどれか．1 つ選べ．

- a 警察署
- b 保健所
- c 児童館
- d 児童相談所

【問題 18-31】（第 25 回/2016 年）

障害者総合支援法で定められている自立支援医療で**誤っている**のはどれか．1 つ選べ．

- a 育成医療
- b 更生医療
- c 養育医療
- d 精神通院医療

第Ⅱ部
解答・解説

1 解剖学・組織発生学

第Ⅱ部　解答・解説

1 解剖学・組織発生学
〔人体の構造/歯・口腔の構造〕

1. 細胞・組織・器官

【問題1-1】b

消化管の内面を被う上皮は，口腔・咽頭・食道では重層扁平上皮で，胃・小腸（十二指腸・空腸・回腸）・大腸（盲腸・結腸・直腸）では単層円柱上皮である.

a　×　単層円柱上皮である.

b　○　重層扁平上皮である.

c　×　単層円柱上皮である.

d　×　単層円柱上皮である.

▷「歯科衛生学シリーズ　解剖学・組織発生学・生理学」P. 22-23

【問題1-2】d

支持組織の1種である軟骨組織は，基質の性質により，硝子軟骨，弾性軟骨，線維軟骨の3つに分類される. 硝子軟骨は基質に微細なコラーゲン線維を含み，ガラスのように均質にみえる. 弾性軟骨は，基質中に弾性線維を含み，弾力性に富んでおり，耳介軟骨，外耳道軟骨，喉頭蓋軟骨などにみられる. 線維軟骨は基質中に多量のコラーゲン線維を含み，柔軟性に富み，椎間円板，恥骨結合，下顎頭軟骨，関節円板などにみられる.

a　×　硝子軟骨である.

b　×　硝子軟骨である.

c　×　硝子軟骨である.

d　○　弾性軟骨である.

▷「歯科衛生学シリーズ　解剖学・組織発生学・生理学」P. 28-29

【問題1-3】b

コンドロイチン硫酸は，動物の体に含まれるグリコサミノグリカン（ムコ多糖）の一種で，軟骨に多く含まれる.

a　×　筋は主にアクチンタンパク質とミオシンタンパク質からなる.

b　○

c　×　上皮は細胞が密に接着して体の表面や体腔の内面，器官の空洞面などを覆う膜状の組織である.

d　×　神経はニューロンがつながって興奮を伝達する組織である.

▷「歯科衛生学シリーズ　解剖学・組織発生学・生理学」P. 26-28

2. 循環器系

【問題2-1】a

図は心臓の模式図で，①は左心房，②は左心室，③は右心室，④は右心房である. 心臓は血液を送るポンプの役割を果たしている. 心臓は，血液が流入する2つの心房と，血液が送り出される2つの心室に分けられる.

a　○　①の左心房には肺からの肺静脈が流入する.

b　×　②の左心室からは全身への大動脈が出る.

c　×　③の右心室からは肺への肺動脈が出る.

d　×　④の右心房には全身からの静脈血が流れ込む.

▷「歯科衛生学シリーズ　解剖学・組織発生学・生理学」P. 122-123

【問題2-2】c

門脈とは消化管から肝臓に注ぐ血管である. 小腸で吸収した栄養素が集められ門脈を通って肝臓へと運ばれる.

a　×

b　×

c　○

d　×

▷「歯科衛生学シリーズ　解剖学・組織発生学・生理学」P. 94-95, 146

3. 呼吸器系

【問題3-1】c

肺は左右一対あり，右肺は上葉，中葉，下葉に，左肺は上葉と下葉に区分される. 気管は咽頭から始まり左右の肺に向けて分岐するまでの1本の管で，左右に分かれてからは気管支とよぶ. 気管が気管支へ分かれる部分では，右気管支は気管から約25°，左気管支は気管から約35〜45°の角度で分岐する.

a　×　①は肺葉の数が誤っている（右肺が3つ，左肺が2つに分かれるのが正しい）.

b × ②は肺葉の数が誤っている（右肺が３つ，左肺が２つに分かれるのが正しい）．

c ○

d × ④は気管と気管支の角度が誤っている．

▷「歯科衛生学シリーズ　解剖学・組織発生学・生理学」P. 221-222

4. 運動器系

【問題 4-1】a

　長管骨の骨幹の最外層は緻密質からなる．緻密質は骨層板から構成されており，骨層板は外側から外基礎層板，骨単位（オステオン，ハバース層板）と介在層板，内基礎層板の３層に分けられる．写真の矢印は，同心円状のハバース層板を示している．

a ○ ハバース層板は，ハバース管を中心とした同心円状の構造を示す．

b × 介在層板は，ハバース層板の間を埋める．

c × 内基礎層板は，内側の骨内膜に接する．

d × 外基礎層板は，外側の骨膜に接する．

▷「歯科衛生学シリーズ　解剖学・組織発生学・生理学」P. 48

【問題 4-2】a

　人体を構成する骨は互いに連結して骨格を形成する．骨格は体幹の骨格と体肢の骨格に大別される．さらに，体幹の骨格は頭蓋，脊柱（脊椎），胸郭の骨格に，体肢の骨格は上肢，下肢の骨格に分けられる．

　体幹の骨のうち，脊柱は身体の支柱となる骨格で，上下に連結された椎骨からなる．椎骨は頸椎（7 個），胸椎（12 個），腰椎（5 個），仙椎（5 個），尾椎（3～5 個）に区分される．

a ○ 7 個の椎骨から構成される．

b × 12 個の椎骨から構成される．

c × 5 個の椎骨から構成される．

d × 5 個の椎骨から構成される．

▷「歯科衛生学シリーズ　解剖学・組織発生学・生理学」P. 56

【問題 4-3】c

　骨組織は常に壊され新しくつくり替えられている．これを骨改造（リモデリング）とよび，成長期だけではなく成人でも古い骨が壊されて新しい骨が形成される．骨組織には多量のカルシウム塩が含まれており，骨組織からカルシウム塩を溶出させる，すなわち脱灰を行って骨基質を吸収する細胞を破骨細胞とよぶ．

a × 骨細胞は骨基質の中に埋め込まれている細胞である．

b × 骨芽細胞は骨表面に存在して骨基質を産生し，自らがつくりだした骨基質に取り込まれて骨細胞となる．

c ○

d × マクロファージは異物の処理を行う細胞で，破骨細胞と同様に骨髄の細胞から分化する．

▷「歯科衛生学シリーズ　解剖学・組織発生学・生理学」P. 49-51

【問題 4-4】a

　筋原線維はミオシン分子からなる太いフィラメントとアクチン，トロポニン，トロポミオシンからなる細いフィラメントの 2 種類からなる．

　筋膜に興奮（活動電位）が生じると，この興奮が横行小管系を伝導して筋小胞体に伝えられ，Ca^{2+} が細胞内に放出される．Ca^{2+} がトロポニンと結合して起こるトロポミオシンの変化が収縮の引き金となる．

a ○

b ×

c ×

d ×

▷「歯科衛生学シリーズ　解剖学・組織発生学・生理学」P. 64-66

5. 神経系

【問題 5-1】a

　写真は，ヒトの脳を前頭断したものである．外側の大部分が左右の大脳半球，中央の第 3 脳室を取り巻く部分が間脳，その下が中脳と橋である．脳は，神経細胞を含む部分を灰白質，神経線維のみからなる部分を白質とよぶ．また，大脳半球は，表層の大脳皮質，内側の大脳髄質に分けられる．

a ○ 矢印は，大脳半球の外側の灰白質の部分，すなわち大脳皮質を示している．大脳皮質はさまざまな運動中枢と感覚中枢がある．

b × 大脳髄質は大脳半球を連絡する神経線維の集まりで白質からなるが，そのなかには灰白質からなる大脳核と左右の側脳室を含んでいる．

c × 視床下部は間脳の前下方部で自律神経の最高中枢のある部分である．

d ×

▷「歯科衛生学シリーズ　解剖学・組織発生学・生理学」P. 189-190

【問題 5-2】d

a ×　①は視床と視床下部を含む間脳である．視床は大脳皮質への入力の中継核であり，視床下部には摂食調節中枢，体温調節中枢，飲水中枢が存在する．

b ×　②は小脳である．小脳は大脳皮質と協調して体の平衡および運動・姿勢の制御を行う．

c ×　③は脊髄である．

d ○　④は延髄である．延髄には嚥下中枢，循環中枢，呼吸中枢などの生命維持に必要な中枢が存在する．

▷「歯科衛生学シリーズ　解剖学・組織発生学・生理学」P. 187-189

【問題 5-3】b

図は中枢神経（脳と脊髄）の正中矢状断面を表している．図の右が前方で左が後方である．

a ×　①で示す部位は大脳半球の内側面の大脳皮質で，前頭連合野の一部である．

b ○　呼吸中枢は延髄（②）に存在する．延髄には他にも，生命維持に必要な循環中枢，嚥下中枢が存在する．

c ×　脊髄（③）は脊髄反射の中枢であるとともに，感覚を脳に伝えたり，脳からの運動指令を伝えたりする．

d ×　小脳（④）は大脳皮質と協調して体の平衡および運動・姿勢の制御を行う．

▷「歯科衛生学シリーズ　解剖学・組織発生学・生理学」P. 187-188

6. 感覚器系

【問題 6-1】d

図は内耳の骨迷路を模式的に表したものである．骨迷路の内部には膜迷路がある．

a ×　①は前骨半規管である．半規管は 3 本ある．

b ×　②は半規管の膨大部である．膨大部稜の有毛細胞は平衡覚の受容器である．

c ×　③は前庭である．前庭内の膜迷路にある平衡斑（球形嚢斑，卵形嚢斑）の有毛細胞は平衡覚の受容器である．

d ○　④は蝸牛である．聴覚の受容器である有毛細胞は蝸牛の中に存在し，蝸牛管に伝えられた振動により興奮する．

▷「歯科衛生学シリーズ　解剖学・組織発生学・生理学」P. 173-174

7. 消化器系

【問題 7-1】b

ヒトが摂取した食物は，消化器の働きにより消化・吸収される．消化器は口腔から肛門まで続く長い管である消化管と消化腺からなる．食物は口腔，咽頭，食道，胃，小腸，大腸へと，順次，消化管を通り，最終的には肛門から糞便として排出される．

胃の内容物は小腸に送られてほぼ完全に消化が行われ，吸収される．大腸は盲腸，結腸（上行結腸，横行結腸，下行結腸，S 状結腸），直腸からなり，水と電解質の吸収が行われる．

a ×　大腸である．

b ○　小腸は十二指腸，空腸，回腸からなる．

c ×　大腸である．

d ×　大腸である．

▷「歯科衛生学シリーズ　解剖学・組織発生学・生理学」P. 85, 91

【問題 7-2】c

消化管は長い管状器官で，口腔から咽頭，食道，胃，小腸，大腸を経て肛門に至る．小腸は十二指腸，空腸，回腸に，大腸は盲腸，結腸，直腸に分けられる．

a ×

b ×

c ○　胆汁は肝臓を構成する肝細胞から分泌され，胆嚢で濃縮された後に総胆管を通り，小腸の一部である十二指腸へ流入する．胆汁に含まれる胆汁酸は界面活性，親水性が高いため，脂肪を乳化して膵リパーゼとの接触面積を広げることにより，脂肪の分解を促進する作用をもつ．

d ×

▷「歯科衛生学シリーズ　解剖学・組織発生学・生理学」P. 91

【問題 7-3】b

口腔に始まり，食道，胃，小腸（十二指腸，空腸，回腸），大腸（盲腸，結腸，直腸）を経て肛門に至る長い管を消化管とよぶ．

a ×　肝門は肝臓における神経や血管などの出入り口である．

b ○　食道と胃の境界部（胃の入り口）は噴門である．

c ×　胃と十二指腸との境界部（胃の出口）は幽門である．

d ×　食物は消化管を通り，最終的には糞便となって肛門から排出される．

▷「歯科衛生学シリーズ　解剖学・組織発生学・生理学」P. 90　　　96

8. 泌尿器系

【問題 8-1】a

ネフロンとは，1個の腎小体（糸球体とボウマン嚢）と1本の尿細管を合わせたもので，尿を生成するうえでの機能単位である．腎小体では血球や分子量の大きな物質を除いた多くの物質が濾過され，ボウマン嚢の上皮細胞から吸収された原尿は，尿細管を通過する間に生体に必要な物質が再吸収されるという過程を経て，尿となる．

a ○ 　①はボウマン嚢を示す．

b × 　②は近位尿細管からヘンレループを示す．

c × 　③はヘンレループから遠位尿細管を示す．

d × 　④は集合管を示す．

▷「歯科衛生学シリーズ　解剖学・組織発生学・生理学」P. 235-237

9. 内分泌系

【問題 9-1】b, c

甲状腺の小胞の上皮細胞から甲状腺ホルモン（サイロキシンまたはチロキシン）が分泌されるほか，傍小胞（濾胞）細胞からカルシトニンが分泌される．

a × 　成長ホルモンは下垂体前葉から分泌される．

b ○

c ○

d × 　グルココルチコイド（糖質コルチコイド）は副腎皮質から分泌される．

▷「歯科衛生学シリーズ　解剖学・組織発生学・生理学」P. 249-250

【問題 9-2】b

分泌とは，細胞が特定の物質を合成し細胞外へ放出することをいい，分泌を主な機能とする腺細胞の集団を腺とよぶ．外分泌腺では，腺房で産生された分泌物は導管を介して運ばれる．それに対し，内分泌腺では，分泌物は周囲の毛細血管に放出され，血流によって運ばれる．

a × 　副腎は，ホルモンを分泌する内分泌腺である．

b ○ 　膵臓は，消化酵素を含む膵液を分泌する外分泌腺と，インスリンやグルカゴンなどのホルモンを分泌する内分泌腺の両方の構造をもつ器官である．

c × 　甲状腺はホルモンを分泌する内分泌腺である．

d × 　下垂体はホルモンを分泌する内分泌腺である．

▷「歯科衛生学シリーズ　解剖学・組織発生学・生理学」P. 23-26,

10. 全身

【問題 10-1】c

人体の方向を表現する場合，直立した状態で両足が正面を向き，両腕を体側に下げて手掌を前に向けた状態を解剖学的正位という．この状態を基本にして「矢状」「前頭」「水平」などの方向用語が定められている．

a × 　横断面は，一般的に細長い構造をその長軸方向に対して垂直に切断する面である．

b × 　直立して地面に平行な面を水平面という．

c ○ 　解剖学的正位を基本として，身体を前後に貫く方向で左右に分ける面を矢状面という．

d × 　人体を前側（腹側）と後側（背側）に分ける面を前頭面という．

▷「歯科衛生学シリーズ　解剖学・組織発生学・生理学」P. 6-7

11. 口腔・顎顔面・頭頸部

【問題 11-1】d

口腔のうち，上下の歯列と歯槽部の外側を取り巻く狭い空間を口腔前庭といい，その内側の部分を固有口腔という．口腔前庭を水平断面でみるとU字形である．

a × 　固有口腔にある．舌下小丘は舌小帯基部の両側にある小突起で，大舌下腺と顎下腺からの唾液の開口部である．

b × 　固有口腔にある．舌下ヒダは，舌下小丘から後外方に向かう高まりで，小舌下腺からの唾液の開口部である．

c × 　固有口腔にある．采状ヒダは，舌の下面の両側にある鋸の歯のような粘膜のヒダである．

d ○ 　口腔前庭にある．耳下腺乳頭は，上顎第二大臼歯に面する頬粘膜にある小突起で，耳下腺管の開口部である．

▷「歯科衛生学シリーズ　口腔解剖学・口腔組織発生学・口腔生理学」P. 2-6

【問題 11-2】b

写真は舌の表面（舌背）である．舌背には舌乳頭とよばれる多数の小突起が存在し，その形から糸状乳頭，茸状乳頭，葉状乳頭，有郭乳頭に分けられる．

a × 　糸状乳頭は舌背全面に存在する小さな舌乳頭である．

b ○ 　矢印が示す茸状乳頭は糸状乳頭の間に散在

し，先端が茸状（きのこ）に膨らんだ形をしている.

c × 葉状乳頭は舌の後部の側面に存在し，ヒトでは発達が悪くヒダ状である.

d × 有郭乳頭は分界溝の直前に並ぶ大きな乳頭である.

▷「歯科衛生学シリーズ 口腔解剖学・口腔組織発生学・口腔生理学」P. 7-8

【問題11-3】b

口腔は固有口腔と口腔前庭とに分けられる. 固有口腔は，上下の歯列弓の内方の空間である. 口腔前庭は，口唇，頬と歯列弓の間にできる空間である.

a × 喉頭蓋は喉頭に存在し，嚥下時には喉頭口に蓋をすることで，気管への食物の進入を防いでいる.

b ○ 舌小帯は舌下面の正中部の粘膜ヒダで，固有口腔に存在する.

c × 粘膜ヒダである上唇小帯は口腔前庭に存在する.

d × 耳下腺の導管の開口部である耳下腺乳頭は，口腔前庭に存在する.

▷「歯科衛生学シリーズ 口腔解剖学・口腔組織発生学・口腔生理学」P. 3-9

【問題11-4】a

a ○ 耳下腺は外胚葉由来の口腔粘膜上皮の陥入によって形成される.

b × 耳下腺の分泌は舌咽神経支配である.

c × 導管である耳下腺管は咬筋の表面を通り頬筋を貫いて，上顎第二大臼歯に面する頬粘膜にある耳下腺乳頭に開口する. 舌下小丘は顎下腺管と舌下腺の導管の開口部である.

d × 耳下腺は純漿液腺である. 顎下腺は漿液優位の混合腺，舌下腺は粘液優位の混合腺である.

▷「歯科衛生学シリーズ 口腔解剖学・口腔組織発生学・口腔生理学」P. 62

【問題11-5】c

唾液は唾液腺でつくられ，導管を通って口腔内へ分泌される. 唾液腺は，耳下腺，舌下腺，顎下腺の3つの大唾液腺と小唾液腺に分けられる. 写真の矢印が示す部位の皮下に顎下腺が存在する.

a × 耳下腺は耳介の前下方の皮下に広がって存在する.

b × 舌下腺は舌の側面と歯との間の口腔底部の舌下粘膜直下に位置する.

c ○ 顎下腺は顎下三角（顎二腹筋前腹・後腹と下顎骨に囲まれた部位）の皮下に位置する.

d × 甲状腺は喉頭の前面，甲状軟骨の下方に存在する内分泌器官である.

▷「歯科衛生学シリーズ 口腔解剖学・口腔組織発生学・口腔生理学」P. 62

【問題11-6】b

写真の矢印は耳下腺の開口部である上顎臼歯部の頬粘膜をさしている. 唾液腺は大唾液腺と小唾液腺に大別され，大唾液腺には耳下腺，顎下腺，舌下腺がある. 耳下腺は漿液腺に分類され，その導管は上顎臼歯部の頬粘膜（耳下腺乳頭）に開口する. 顎下腺と舌下腺は混合腺で，顎下腺の導管は舌下部の舌下小丘に，舌下腺の導管は舌下小丘と舌下ヒダに開口する.

a ×

b ○ 耳下腺管は頬筋を貫いて口腔内に開口する.

c ×

d ×

▷「歯科衛生学シリーズ 口腔解剖学・口腔組織発生学・口腔生理学」P. 62-63

【問題11-7】c

写真の矢印は舌下部の舌下ヒダをさしている. 舌下腺が開口する.

選択肢の4つの唾液腺のうち，耳下腺・舌下腺・顎下腺は大唾液腺で，前舌腺は小唾液腺である.

a × 耳下腺は漿液腺に分類され，その導管は上顎臼歯部の頬粘膜（耳下腺乳頭）に開口する.

b × 前舌腺は混合腺で，導管は舌下面に開口する.

c ○ 舌下腺は混合腺で，導管は舌下小丘と舌下ヒダに開口する.

d × 顎下腺は混合腺で，導管は舌下部の舌下小丘に開口する. 舌下小丘は舌下ヒダの内側の舌小帯近くにある.

▷「歯科衛生学シリーズ 口腔解剖学・口腔組織発生学・口腔生理学」P. 8-9, 62-63

【問題11-8】c

口腔は口腔前庭と固有口腔とに分けられる. 口腔前庭は口唇・頬と歯列弓の間の空間である. 固有口腔は

歯列より後方の空間で，天井は口蓋，底は口腔底，後部は口峡である．

小唾液腺は粘膜内に存在し，頬腺，口蓋腺，口唇腺，舌腺（前舌腺，エブネル腺，後舌腺）などがある．

a ×　頬腺は頬粘膜に存在する（口腔前庭）．

b ×　舌下腺は顎舌骨筋の上方に位置する（固有口腔）が，大唾液腺である．

c ○　口蓋腺は硬口蓋と軟口蓋の粘膜に存在する（固有口腔）．

d ×　口唇腺は上唇と下唇の粘膜に存在する（口腔前庭）．

▷「歯科衛生学シリーズ　口腔解剖学・口腔組織発生学・口腔生理学」P. 3-6, 62-63

【問題 11-9】a

頭蓋骨のうち，鼻腔に接する蝶形骨，前頭骨，篩骨，上顎骨の内部には空洞があり，それらの空洞は副鼻腔とよばれている．蝶形骨洞，前頭洞，篩骨洞，上顎洞がある．

a ○　矢印は上顎骨内部の副鼻腔である上顎洞を示す．上顎洞は副鼻腔の中で最大である．また，上顎第一大臼歯の歯根は上顎洞底と近接しているため，抜歯や根管治療時は注意を要する．

b ×

c ×

d ×

▷「歯科衛生学シリーズ　口腔解剖学・口腔組織発生学・口腔生理学」P. 14-15, 21

【問題 11-10】c

a ×　声帯は矢印の下の喉頭内部の一対の弦で，声門を閉じたり開いたりして，発声に関わる．

b ×　軟口蓋は矢印の上の口蓋の後方部で，口蓋腱膜とそれに付く口蓋筋および表層の粘膜から構成されている．

c ○　図の矢印は喉頭蓋を示す．喉頭蓋は嚥下の際，喉頭口を塞いで，食物が気道に入らないようにする．

d ×　甲状軟骨は喉頭の前壁と側壁をつくる大きな軟骨である．男性では思春期に男性ホルモンの働きで大きく発達し，のど仏（喉頭隆起）を突出させ，喉頭を大きくし，声変わりを引き起こす．

▷「歯科衛生学シリーズ　口腔解剖学・口腔組織発生学・口腔生理学」P. 64-66

【問題 11-11】c

咽頭は鼻腔，口腔および喉頭の後方部に存在し，食道につながる部分である．鼻腔の後方を上咽頭（咽頭鼻部），口腔の後方を中咽頭（咽頭口部），喉頭の後方を下咽頭（咽頭喉頭部）という．

食物は口腔から中咽頭に進み，下咽頭を通って食道に到達する．呼吸時の吸気は鼻腔から上咽頭，中咽頭へと進み，喉頭を通って気管に送られる．このように，嚥下と呼吸の経路は中咽頭で交叉する．このような構造のために，食物や唾液が誤って気管に侵入してしまうことがあり，これを誤嚥という．

a ×　鼻腔は空気（吸気・呼気）のみが通る．

b ×　上咽頭は空気（吸気・呼気）のみが通る．

c ○　中咽頭は空気（呼気・吸気）と食物の両方が通る．

d ×　下咽頭は食物のみが通る．

▷「歯科衛生学シリーズ　口腔解剖学・口腔組織発生学・口腔生理学」P. 63-65

【問題 11-12】c

a ×　卵円孔は蝶形骨にある．

b ×　茎状突起は側頭骨にある．

c ○　歯槽孔は上顎骨後面にある数個の小さい孔で，上顎神経の後上歯槽枝と顎動脈の枝の後上歯槽動脈が通る．

d ×　二腹筋窩は下顎骨にある．

▷「歯科衛生学シリーズ　口腔解剖学・口腔組織発生学・口腔生理学」P. 20-24

【問題 11-13】b

顎関節は，側頭骨の下顎窩と下顎骨の下顎頭の間の関節である．両者の間には関節円板があり，関節腔が上関節腔と下関節腔に二分される．

a ×　①は側頭骨の下顎窩である．

b ○　②は関節円板である．

c ×　③は上関節腔である．

d ×　④は下顎骨の下顎頭である．

▷「歯科衛生学シリーズ　口腔解剖学・口腔組織発生学・口腔生理学」P. 35

【問題 11-14】d

写真の矢印の孔は，下歯槽神経と下歯槽動脈の出るオトガイ孔である．

a　×　三叉神経第3枝である下顎神経の枝の下歯槽
　　　神経は，卵円孔から下顎孔を経て下顎管に入り，下
　　　顎歯に分布し，一部はオトガイ孔を出る．

b　×　鼻口蓋神経，鼻口蓋動脈・静脈は切歯孔を通
　　　る．

c　×　顎動脈の枝の下歯槽動脈は，下顎孔から下顎
　　　骨内の下顎管に入り，下顎歯に分布し，一部はオト
　　　ガイ孔から出る．

d　○

▷「歯科衛生学シリーズ　口腔解剖学・口腔組織発生学・口腔生理
　学」P.24-25

【問題 11-15】a

　新生児の頭蓋は，骨化が進んでおらず，骨と骨の間
に隙間が開いている．写真は，頭蓋上面にある大泉門を
示している．

a　○　上面の頭頂骨と前頭骨の間には大泉門という
　　　大きな菱形の隙間がある．

b　×　後面の頭頂骨と後頭骨の間には小泉門という
　　　三角形の隙間がある．

c　×　側面前方の前頭骨，頭頂骨，側頭骨，蝶形骨
　　　の間には前側頭泉門がある．

d　×　側面後方の頭頂骨，後頭骨，側頭骨の間には
　　　後側頭泉門がある．

▷「歯科衛生学シリーズ　口腔解剖学・口腔組織発生学・口腔生理
　学」P.15-16

【問題 11-16】d

　写真は，頭蓋骨を斜め左側前方から見たところであ
る．矢印は，上顎骨の外壁を取り去り，その内部を示し
ている．上顎洞底は写真に見るように，上顎大臼歯の歯
根の根尖と接近しており，根尖の炎症が上顎洞にまで
波及することが多い（歯性上顎洞炎）．

　なお，副鼻腔は，鼻腔と交通する頭蓋骨内の空洞で，
上顎洞のほかに前頭洞，篩骨洞，蝶形骨洞がある．

a　×　前頭洞は前頭骨中にある．

b　×　篩骨洞は篩骨中にある．

c　×　蝶形骨洞は蝶形骨中にある．

d　○　上顎洞は上顎骨中央部の上顎体の内部にある．

▷「歯科衛生学シリーズ　口腔解剖学・口腔組織発生学・口腔生理
　学」P.14-15

【問題 11-17】a

　顎関節は，頭部にある唯一の可動関節で，側頭骨と
下顎骨の間の関節である．側頭骨の下顎窩と下顎骨の
関節突起の下顎頭との連結で構成される．両者の間に
関節円板が介在し，関節腔が，下顎窩と関節円板の間
の上関節腔と，関節円板と下顎頭の間の下関節腔に二
分されるのが特徴である．

a　○

b　×

c　×

d　×

▷「歯科衛生学シリーズ　口腔解剖学・口腔組織発生学・口腔生理
　学」P.35

【問題 11-18】c

　写真は，口蓋を下から見たところである．左右に頬骨
弓がみられる．その内側には，上顎骨の歯槽突起に植
立する上顎歯がみられる．その内側の硬口蓋は，前方
部が上顎骨の口蓋突起，後方部が口蓋骨の水平板か
らなる．矢印は，上顎骨歯槽突起と口蓋骨水平板が接
する位置にある大口蓋孔を示す．

a　×　切歯孔は左右の口蓋突起が接する正中口蓋
　　　縫合の前端にある前方に開口する大きな孔で，鼻口
　　　蓋神経が通る．

b　×　正円孔は蝶形骨大翼の内側にある前方に向い
　　　た孔で，上顎神経が通る．

c　○　大口蓋孔は，翼口蓋窩から下る大口蓋管の開
　　　口部で，硬口蓋に分布する大口蓋神経と大口蓋動
　　　脈が通る．

d　×　オトガイ孔は，下顎骨の下顎体外面にある後
　　　上方に向いた孔で，オトガイ神経とオトガイ動脈が
　　　通る．

▷「歯科衛生学シリーズ　口腔解剖学・口腔組織発生学・口腔生理
　学」P.19

【問題 11-19】d

　下顎骨は下顎体と下顎枝に分かれ，下顎枝の上方に
は，前に側頭筋のつく筋突起，後ろに顎関節をつくる関
節突起が存在する．

a　×　翼状突起は蝶形骨にある突起である．

b　×　茎状突起は側頭骨にある突起である．

c　×　乳様突起は側頭骨にある突起である．

d　○

▷「歯科衛生学シリーズ　口腔解剖学・口腔組織発生学・口腔生理学」P. 24-25

【問題 11-20】d

a　×　頬筋稜とは，下顎骨大臼歯部頬側面の頬筋が起始する部分である.

b　×　下顎管は下顎孔からオトガイ孔まで下顎骨中を走る管で，下歯槽神経や下歯槽動脈が通る.

c　×　翼突筋粗面は下顎角内面にあるざらざらした部分で，内側翼突筋が停止する部位である.

d　○　写真の矢印は，下顎骨内側面において下顎孔から下顎体に向かう浅い溝を示す. この溝を顎舌骨筋神経溝といい，顎舌骨筋神経が通る. 顎舌骨筋神経は顎舌骨筋と顎二腹筋前腹を支配する.

▷「歯科衛生学シリーズ　口腔解剖学・口腔組織発生学・口腔生理学」P. 24-25

【問題 11-21】c

写真は頭蓋の左側面を側方からみたものである.

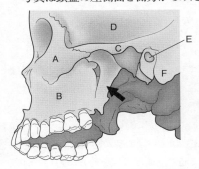

a　×　頬骨（図の A）は眼窩の下部から外側壁を構成し，後方への側頭突起は側頭骨の頬骨突起とともに頬骨弓を構成する.

b　×　上顎骨（図の B）は，上顎歯の歯根を入れる歯槽突起，上顎洞を含む上顎体などからなる.

c　○　矢印は蝶形骨翼状突起の外側板を示している.

d　×　側頭骨には，頬骨弓をつくる頬骨突起（図の C），側頭筋の起こるやや凹んだ側頭窩（図の D），外耳孔（図の E），乳様突起（図の F）などがある.

▷「歯科衛生学シリーズ　口腔解剖学・口腔組織発生学・口腔生理学」P. 16-17

【問題 11-22】d

写真の矢印は上顎骨にある眼窩下孔である. この孔からは，上顎神経（三叉神経第 2 枝）の枝の眼窩下神

経と，顎動脈の枝の眼窩下動脈が出る.

a　×　歯槽孔は上顎骨上顎体後面にある 2〜3 個の孔で，上顎神経の枝の後上歯槽枝と顎動脈の枝の後上歯槽動脈が通る.

b　×　卵円孔は頭蓋底で蝶形骨大翼後縁部にある卵形の孔で，下顎神経（三叉神経第 3 枝）が通る.

c　×　正円孔は頭蓋底で蝶形骨大翼中央前部にある前方に向かう孔で，上顎神経（三叉神経第 2 枝）が通る.

d　○

▷「歯科衛生学シリーズ　口腔解剖学・口腔組織発生学・口腔生理学」P. 12-13

【問題 11-23】d

写真の矢印は側頭骨の茎状突起を示している. 茎状突起には茎突舌骨筋や茎突舌筋，茎突下顎靱帯がつく.

a　×　側頭骨の乳様突起は茎状突起の後方にある乳様の突起で，胸鎖乳突筋がつく.

b　×　側頭突起は，頬骨の後方への突起である. 側頭骨の頬骨突起とつながって頬骨弓を構成する.

c　×　頬骨突起は側頭骨の前方への突起である. 頬骨の側頭突起とつながって頬骨弓を構成する.

d　○

▷「歯科衛生学シリーズ　口腔解剖学・口腔組織発生学・口腔生理学」P. 19, 35, 37

【問題 11-24】c

一般的に関節は関節頭と関節窩で構成される.

a　×　関節を構成しない.

b　×　関節を構成しない.

c　○　下顎骨は下顎体と下顎枝からなる. 模式図の矢印は，下顎枝の関節突起の先端にある下顎頭を示しており，側頭骨の下顎窩と顎関節を構成する.

d　×　関節を構成しない.

▷「歯科衛生学シリーズ　口腔解剖学・口腔組織発生学・口腔生理学」P. 24, 35-36

【問題 11-25】d

写真の矢印は，下顎孔からオトガイ孔まで下顎骨中を走る下顎管を示している. 下顎管の中を下歯槽神経，下歯槽動脈，下歯槽静脈が走行する.

a　×　歯槽孔は上顎骨にある小孔で，上顎神経の後上歯槽枝や後上歯槽動脈が通る.

b × 卵円孔は頭蓋底の内面に存在し，下顎神経が通る.

c × 切歯管は上顎骨の口蓋突起にある切歯孔と鼻腔とを交通する管で，その中を鼻口蓋神経，鼻口蓋動脈，鼻口蓋静脈が走行する.

d ○

▷「歯科衛生学シリーズ　口腔解剖学・口腔組織発生学・口腔生理学」P. 24-25, 52-53

【問題 11-26】b

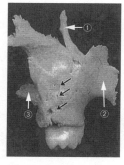

写真は上顎骨の後面である. 上顎骨は，上顎体とそこから突出する前頭突起（右写真①），頬骨突起（右写真②），歯槽突起，口蓋突起（右写真③）の4つの突起で構成されている.

a × 正円孔は，中頭蓋底内面の蝶形骨大翼に存在する孔であり，上顎神経が通る.

b ○ 出題写真の矢印は上顎体の後面の中央部にある小孔を示しており，歯槽孔である. 歯槽孔は後上歯槽動脈と上顎神経の後上歯槽枝が通る.

c × 大口蓋孔は骨口蓋の後外側隅に存在し，大口蓋神経，大口蓋動脈・静脈が通る.

d × 小口蓋孔は骨口蓋の後外側隅に存在し，小口蓋神経，小口蓋動脈・静脈が通る.

▷「歯科衛生学シリーズ　口腔解剖学・口腔組織発生学・口腔生理学」P. 21-22

【問題 11-27】b, c

咀嚼筋には，咬筋，側頭筋，内側翼突筋，外側翼突筋がある. 咬筋は頬骨弓とその付近から起こり，外側翼突筋の上頭は蝶形骨（側頭下稜と大翼の側頭下面）から，下頭は蝶形骨（翼状突起外側板）から起こる. 停止はすべて下顎骨の下顎枝の各部である.

a ×

b ○ 内側翼突筋は蝶形骨から起こる.

c ○ 側頭筋は側頭骨の側頭窩から起こる.

d ×

▷「歯科衛生学シリーズ　口腔解剖学・口腔組織発生学・口腔生理学」P. 29-30

【問題 11-28】c, d

咬筋・側頭筋・内側翼突筋は下顎骨を引き上げ，上下顎の歯を咬み合わせる. 舌骨上筋は，舌骨下筋と協力して下顎骨を引き下げ，開口運動を行う.

a × 顎二腹筋は舌骨上筋である.

b × 顎舌骨筋は舌骨上筋である.

c ○

d ○

▷「歯科衛生学シリーズ　口腔解剖学・口腔組織発生学・口腔生理学」P. 29-30

【問題 11-29】a

図の矢印は，下顎角外側面の咬筋粗面をさしている.

a ○ 咬筋は下顎角外側面の咬筋粗面に停止する.

b × 側頭筋は下顎骨の筋突起に停止する.

c × 頬筋は口角および口輪筋に停止する.

d × 外側翼突筋は下顎骨の関節突起の翼突筋窩に停止する.

▷「歯科衛生学シリーズ　口腔解剖学・口腔組織発生学・口腔生理学」P. 24, 30

【問題 11-30】a

下顎に付着している筋により，下顎の運動と位置は調節されている. これらの筋は一端が下顎に，他端は頭蓋骨あるいは舌骨についている.

a ○ 咬筋は主に閉口時に働く.

b × 内側翼突筋は主に閉口時に働く.

c × 外側翼突筋の下頭は下顎を前方に動かし前突時および開口時に働く. 下顎を主に後退させるのは側頭筋後腹である.

d × 顎二腹筋は主に開口時に働くが，後退時にも働く.

▷「歯科衛生学シリーズ　口腔解剖学・口腔組織発生学・口腔生理学」P. 29-30

【問題 11-31】d

咽頭は，口腔と鼻腔の後方で，鼻腔・口腔と食道の間にある筋肉と粘膜で構成される管状の器官である. 鼻腔の後方部を鼻部，口腔の後方部を口部，喉頭と連絡する部分を喉頭部という.

咽頭の壁をつくる筋には，縦走する茎突咽頭筋，口蓋咽頭筋，耳管咽頭筋と，横走する上・中・下咽頭収縮筋がある. このうち，縦走筋は咽頭を上方に引き上げ

る作用をし，横走筋は咽頭を収縮させて咽頭腔を狭く
する作用をもつ．

a　×　茎突咽頭筋は縦走筋である．

b　×　口蓋咽頭筋は縦走筋である．

c　×　耳管咽頭筋は縦走筋である．

d　○　上咽頭収縮筋は横走筋である．

▷「歯科衛生学シリーズ　口腔解剖学・口腔組織発生学・口腔生理
学」P.69

【問題 11-32】a

前頸筋には，舌骨の上にある舌骨上筋と，舌骨の下
にある舌骨下筋があり，協力して下顎骨を下げ，開口運
動を行う．

舌骨上筋には，顎二腹筋，茎突舌骨筋，顎舌骨筋，
オトガイ舌骨筋の4対の筋がある．

舌骨下筋には，胸骨舌骨筋，肩甲舌骨筋，胸骨甲状
筋，甲状舌骨筋の4対がある．

a　○　舌骨上筋である．

b　×　舌骨下筋である．

c　×　舌骨下筋である．

d　×　舌骨下筋である．

▷「歯科衛生学シリーズ　口腔解剖学・口腔組織発生学・口腔生理
学」P.69

【問題 11-33】a，c

咬筋は咀嚼筋の1つである．咀嚼筋は，頭蓋骨に起
始し，下顎骨に停止することで，下顎を挙上する．咬筋
の起始は頬骨弓である．頬骨弓は，前方部が頬骨の側
頭突起，後方部が側頭骨の頬骨突起からなる．

a　○

b　×　口蓋骨に起始する咀嚼筋はない．

c　○

d　×　内側翼突筋と外側翼突筋は蝶形骨に起始する．

▷「歯科衛生学シリーズ　口腔解剖学・口腔組織発生学・口腔生理
学」P.30

【問題 11-34】c

筋の付着部のうち，相対的に固定している側を起始，
移動する側を停止という．

a　×　外側翼突筋は，蝶形骨の側頭下面および翼状
突起外側板から起始し，下顎骨下顎枝の下顎頸前
面にある翼突筋窩に停止する．

b　×　内側翼突筋は，蝶形骨翼状突起の翼突窩から

起始し，下顎骨下顎角内面の翼突筋粗面に停止す
る．

c　○　茎突舌骨筋は，側頭骨の茎状突起から起始し，
舌骨に停止する．

d　×　オトガイ舌骨筋は，下顎骨内面正中部下方の
オトガイ棘から起始し，舌骨に停止する．

▷「歯科衛生学シリーズ　口腔解剖学・口腔組織発生学・口腔生理
学」P.32-33

【問題 11-35】d

写真は蝶形骨翼状突起の外側板の外側を示してい
る．ここに付着する筋は外側翼突筋である．

a　×　咬筋は頬骨と側頭骨の一部からなる頬骨弓に
付着する．

b　×　側頭筋は前頭骨，頭頂骨，蝶形骨，側頭骨に
及ぶ頭蓋側壁の側頭窩に付着する．

c　×　内側翼突筋は蝶形骨翼状突起外側板の内側，
すなわち翼突窩に付着する．

d　○

▷「歯科衛生学シリーズ　口腔解剖学・口腔組織発生学・口腔生理
学」P.17, 30

【問題 11-36】c

咬筋は三叉神経の枝の下顎神経に支配されている．
下顎神経には側頭筋，内側翼突筋，外側翼突筋も支配
されている．咬筋，側頭筋，内側翼突筋，外側翼突筋
をあわせて咀嚼筋という．

a　×　頬筋などの表情筋は，顔面神経により支配さ
れる．

b　×　口輪筋などの表情筋は，顔面神経により支配
される．

c　○　舌骨上筋の顎二腹筋前腹，顎舌骨筋も下顎神
経に支配されている．

d　×　舌骨上筋の顎二腹筋後腹は，顔面神経により
支配される．

▷「歯科衛生学シリーズ　口腔解剖学・口腔組織発生学・口腔生理
学」P.32, 52-53

【問題 11-37】b

写真は下顎骨を後下方から見たものである．矢印が
示すのは，下顎体内面を後上方から前下方に斜走する
顎舌骨筋線で，ここから顎舌骨筋が起始し，舌骨に停
止する．

a × 顎二腹筋前腹は下顎骨内面の下顎底の前方正中の両側にある二腹筋窩から起始し，顎二腹筋後腹は側頭骨乳突切痕から起始し，それぞれ舌骨に停止する．

b ○

c × 茎突舌骨筋は側頭骨茎状突起から起始し，舌骨に停止する．

d × オトガイ舌骨筋は下顎骨内面正中のオトガイ棘から起始し，舌骨に停止する．

▷「歯科衛生学シリーズ　口腔解剖学・口腔組織発生学・口腔生理学」P. 25, 32

【問題 11-38】c

顎運動には，開口運動，閉口運動，前進運動，後退運動，側方運動があり，それぞれ固有の筋の働きによる．

a × 咬筋は閉口運動に関わる．

b × 側頭筋は閉口運動に関わる．側頭筋後部筋束は後退運動と側方運動に関わる．

c ○ 開口運動に関わるのは，顎二腹筋，顎舌骨筋，外側翼突筋（下頭）である．外側翼突筋は前進運動と側方運動にも関わる．

d × 内側翼突筋は閉口運動に関わる．

▷「歯科衛生学シリーズ　口腔解剖学・口腔組織発生学・口腔生理学」P. 30, 218

【問題 11-39】c

写真は下顎骨の内面で，①は筋突起，②は下顎頭，③は下顎角内面の翼突筋粗面，④は顎舌骨筋線である．

a × 筋突起（①）には側頭筋がつく．側頭筋は咀嚼筋の1つで，側頭窩から起こり筋突起に停止する

b × 下顎頭（②）には外側翼突筋がつく．外側翼突筋は咀嚼筋の1つで二頭筋であり，上頭は蝶形骨（側頭下稜と大翼の側頭下面）から，下頭は蝶形骨（翼状突起の外側板）から起こり，翼突筋窩と関節円板につく．

c ○ 翼突筋粗面（③）には内側翼突筋がつく．内側翼突筋は咀嚼筋の1つで，蝶形骨（翼状突起の翼突窩）から起こり，翼突筋粗面に停止する．

d × 顎舌骨筋線（④）には顎舌骨筋がつく．顎舌骨筋は口腔底をつくる筋である舌骨上筋群の1つで，顎舌骨筋線から起こり舌骨につく．

▷「歯科衛生学シリーズ　口腔解剖学・口腔組織発生学・口腔生理学」P. 24-25, 30

【問題 11-40】a

写真は頭蓋骨側面で，矢印は頰骨弓を示している．選択肢の筋はいずれも咀嚼運動に関与する咀嚼筋で，下顎骨に停止する．

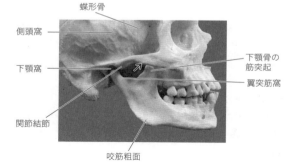

a ○ 咬筋は，頰骨弓から起こり下顎角外面（咬筋粗面）に停止する．

b × 側頭筋は，側頭窩から起こり下顎骨の筋突起に停止する．

c × 内側翼突筋は，蝶形骨（翼状突起の翼突窩）から起こり下顎角内面（翼突筋粗面）に停止する．

d × 外側翼突筋は，上頭が蝶形骨（側頭下稜と側頭下面），下頭は蝶形骨（翼状突起の外側板）から起こり，下顎頸にある翼突筋窩と関節円板につく．

▷「歯科衛生学シリーズ　口腔解剖学・口腔組織発生学・口腔生理学」P. 17, 30

【問題 11-41】b

a ×

b ○ 下行口蓋動脈は顎動脈の枝で，翼口蓋窩で下方に分岐し，大口蓋管を通って，口蓋に分布する．

c ×

d ×

▷「歯科衛生学シリーズ　口腔解剖学・口腔組織発生学・口腔生理学」P. 42-43

【問題 11-42】a, b

顎面動脈は外頸動脈の枝で，舌動脈の少し上で起こり，下顎角に沿って進み，顎下腺に枝を送る腺枝を出し，さらに前方に進んで顎下部にオトガイ下動脈を出す．咬筋の前縁で顔面に出て，口角に向かって前上方に進み，内眼角に向かって眼角動脈になる．その間に，下唇に下唇動脈，上唇に上唇動脈を出す．

a ○

b ○

c × 下顎骨を養うのは顎動脈の枝の下歯槽動脈である.

d × 舌に分布するのは舌動脈である.

▷「歯科衛生学シリーズ 口腔解剖学・口腔組織発生学・口腔生理学」P. 41

【問題 11-43】b

頭頸部を養う動脈は外頸動脈の枝で, 顎動脈は上下顎歯, 咀嚼筋, 頬筋, 鼻腔などを養っている.

a × 浅側頭動脈は耳介から側頭部に分布している.

b ○ 頬動脈は顎動脈の枝で, 頬筋を養っている.

c × 顔面動脈は顔面表層の口唇, 皮膚, 表情筋の大部分を養っている.

d × 舌動脈は舌を養っている.

▷「歯科衛生学シリーズ 口腔解剖学・口腔組織発生学・口腔生理学」P. 42-43

【問題 11-44】d

顎動脈は上下顎歯, 咀嚼筋, 頬筋, 鼻腔などに分布している.

a × 顔面動脈は顔面表層の口唇, 皮膚, 表情筋の大部分に分布している.

b × 舌動脈は舌に分布している.

c × 浅側頭動脈は耳介から側頭部に分布している.

d ○ 顎動脈の枝には, 下歯槽動脈, 咬筋動脈, 後上歯槽動脈, 眼窩下動脈, 下行口蓋動脈, 蝶口蓋動脈などがある.

▷「歯科衛生学シリーズ 口腔解剖学・口腔組織発生学・口腔生理学」P. 42-43

【問題 11-45】b

顎顔面部に血液を供給しているのは, 外頸動脈の枝である. 総頸動脈は甲状軟骨上縁の高さで内頸動脈と外頸動脈に分かれる.

外頸動脈の枝には, 上甲状腺動脈, 舌動脈, 顔面動脈, 後頭動脈, 後耳介動脈, 上行咽頭動脈, 顎動脈, 浅側頭動脈がある. このうち, 顎顔面部に血液を供給するのは主に顔面動脈と顎動脈である.

a × 内頸動脈は脳と眼球に分布する.

b ○ 外頸動脈は顔面, 口腔, 頭皮などに分布する.

c × 椎骨動脈は, 鎖骨下動脈の枝で, 頸椎の横突孔を通って上行し, 大孔から頭蓋腔に入り, 左右が合わさって脳底動脈となる.

d × 浅側頭動脈は外頸動脈の終枝の1つで, 側頭部に分布する.

▷「歯科衛生学シリーズ 口腔解剖学・口腔組織発生学・口腔生理学」P. 38

【問題 11-46】d

矢印は, 上顎骨の上顎体の側頭下面(後面)にある歯槽孔を示す. 歯槽孔を通るのは, 上顎神経の枝の後上歯槽枝と, 顎動脈の枝の後上歯槽動脈である. 選択肢にあるほかの3本の動脈もすべて顎動脈の枝である.

a × 眼窩下動脈は, 下眼窩裂から眼窩に入り, 眼窩下溝, 眼窩下管を進み, 最後に眼窩下孔から顔面に出る.

b × 深側頭動脈は, 外側翼突筋の外側で上方に向かい側頭筋に分布する.

c × 下行口蓋動脈は, 大口蓋管を下行し, 大口蓋孔から出た大口蓋動脈は硬口蓋に, 小口蓋孔から出た小口蓋動脈は軟口蓋に分布する.

d ○

▷「歯科衛生学シリーズ 口腔解剖学・口腔組織発生学・口腔生理学」P. 22, 43

【問題 11-47】b, c

下顎神経(三叉神経の第3枝)が支配する筋には, 咀嚼筋である咬筋・側頭筋・内側翼突筋・外側翼突筋のほか, 舌骨上筋の顎二腹筋前腹と顎舌骨筋, 口蓋筋の口蓋帆張筋, 耳小骨筋の鼓膜張筋がある. 発生学的には, 下顎神経支配の筋は第一鰓弓に由来する.

a × 舌筋は舌下神経支配である.

b ○

c ○

d × 頬筋を含む表情筋は顔面神経支配である.

▷「歯科衛生学シリーズ 口腔解剖学・口腔組織発生学・口腔生理学」P. 52-53

【問題 11-48】b, c

耳下腺の分泌神経は, 舌咽神経の枝の鼓室神経・小錐体神経を経て耳神経節に入り, 節後線維となって耳下腺に達する.

顎下腺・舌下腺の分泌神経は, 顔面神経の枝の鼓索神経から, 三叉神経の枝の舌神経を経て顎下神経節に入り, 節後線維となって顎下腺・舌下腺に達する.

a ×

b ○

c ○

d ×

▷「歯科衛生学シリーズ　口腔解剖学・口腔組織発生学・口腔生理学」P. 61

【問題 11-49】a

a ○　鼓索神経は，顎下腺・舌下腺の分泌を支配する副交感神経と舌の前2/3の味覚を支配する特殊知覚神経からなる．顔面神経の枝である．

b ×　涙腺，鼻腺，口蓋腺の分泌を支配する大錐体神経は，顔面神経の枝である．

c ×　耳介側頭神経は下顎神経の枝である．

d ×　耳下腺の分泌を支配する小錐体神経は舌咽神経の枝である．

▷「歯科衛生学シリーズ　口腔解剖学・口腔組織発生学・口腔生理学」P. 54

【問題 11-50】a, d

a ○　舌の後方部の味覚神経は舌咽神経を通る．

b ×　舌下神経は舌筋の運動を支配する純運動神経である．

c ×　副神経は，迷走神経に合流する内枝（延髄根）と，胸鎖乳突筋と僧帽筋を支配する外枝（脊髄根）からなり，ともに純運動神経である．

d ○　舌の前方部の味覚神経は舌神経から鼓索神経を経て顔面神経に入る．

▷「歯科衛生学シリーズ　口腔解剖学・口腔組織発生学・口腔生理学」P. 194

【問題 11-51】d

a ×　咬筋の運動は三叉神経の下顎神経が関与している．

b ×　舌前方部の味覚は顔面神経の鼓索神経が関与している．

c ×　涙の分泌は顔面神経の大錐体神経が関与している．

d ○　舌咽神経は，舌の後方部と咽頭粘膜の味覚と知覚，茎突咽頭筋などの咽頭筋の運動，耳下腺唾液の分泌などに関与している．

▷「歯科衛生学シリーズ　口腔解剖学・口腔組織発生学・口腔生理学」P. 56-57

【問題 11-52】a

三叉神経第3枝の下顎神経は，頬，側頭部，下顎歯，舌前2/3の知覚のほか，咬筋，側頭筋，内側翼突筋，外側翼突筋からなる咀嚼筋と顎舌骨筋，顎二腹筋前腹の運動を支配する．

a ○

b ×　顔面神経支配である．

c ×　顔面神経支配である．

d ×　顔面神経支配である．

▷「歯科衛生学シリーズ　口腔解剖学・口腔組織発生学・口腔生理学」P. 52-53

【問題 11-53】d

眼神経，上顎神経，下顎神経は三叉神経の3本の枝である．

a ×　眼神経は上眼窩裂を通る．下眼窩裂には上顎神経の枝の眼窩下神経などが通る．

b ×　上顎神経は正円孔を通る．

c ×　下顎神経は卵円孔を通る．

d ○　顔面神経は茎乳突孔を通る．

▷「歯科衛生学シリーズ　口腔解剖学・口腔組織発生学・口腔生理学」P. 50

【問題 11-54】c

a ×　三叉神経は咀嚼筋の運動に関与している．

b ×　舌咽神経は咽頭筋の運動に関与している．

c ○　舌下神経は舌筋の運動に関与している．

d ×　迷走神経は咽頭筋・喉頭筋・食道筋・胃腸の筋層の運動に関与している．

▷「歯科衛生学シリーズ　口腔解剖学・口腔組織発生学・口腔生理学」P. 58

【問題 11-55】b

下顎神経は三叉神経の第3枝である．

a ×　舌骨上筋のうち，オトガイ舌骨筋は舌下神経の支配を受ける．

b ○　下顎神経に支配される筋には，咀嚼筋である咬筋，側頭筋，内側翼突筋，外側翼突筋のほかに，舌骨上筋である顎舌骨筋，顎二腹筋前腹がある．

c ×　舌骨上筋のうち，顎二腹筋後腹は顔面神経の支配を受ける．

d ×　舌骨上筋のうち，茎突舌骨筋は顔面神経の支配を受ける．

る．さらに，三叉神経には歯の感覚を含めた口腔顔面の感覚を伝える神経も含んでいる．

b ×　舌咽神経は舌後方部の味覚，咽頭の感覚や運動を支配している．

c ×　舌下神経は舌の運動に関与している．

d ×　迷走神経は咽頭部の味覚や感覚，咽頭・喉頭の運動，内臓の働きや感覚に関与している．

▷「歯科衛生学シリーズ　口腔解剖学・口腔組織発生学・口腔生理学」P. 50-53

【問題 11-56】a, d

三叉神経第3枝である下顎神経は，咬筋，側頭筋，内側翼突筋，外側翼突筋といった咀嚼筋のほかに，顎舌骨筋および顎二腹筋前腹の運動を支配している．

a ○

b ×　口輪筋などの表情筋，顎二腹筋後腹，茎突舌骨筋は顔面神経によって支配される．

c ×　頰筋も表情筋であり顔面神経によって支配される．

d ○

▷「歯科衛生学シリーズ　口腔解剖学・口腔組織発生学・口腔生理学」P. 50-53

【問題 11-57】d

舌下腺と顎下腺の分泌は顔面神経の枝の鼓索神経が支配しており，耳下腺の分泌は舌咽神経の枝の鼓室神経および小錐体神経が支配している．

涙腺，鼻腺，口蓋腺の分泌神経は顔面神経の枝の大錐体神経である．

a ×　毛様体神経節は，動眼神経付属の神経節で，毛様体筋と瞳孔括約筋へ神経を送る．

b ×　翼口蓋神経節は，三叉神経第2枝の上顎神経付属の神経節で，顔面神経の枝の大錐体神経が翼突管神経を経て，この神経節から鼻腺，口蓋腺，涙腺の分泌神経を送る．

c ×　耳神経節は，卵円孔直下にある三叉神経第3枝の下顎神経付属の神経節で，舌咽神経の枝の小錐体神経から耳下腺への分泌神経を送る．

d ○　顔面神経の枝の鼓索神経は，三叉神経第3枝の下顎神経の舌神経に後方から合流し，舌神経に付属する顎下神経節から顎下腺と舌下腺に分泌神経を送る．

▷「歯科衛生学シリーズ　口腔解剖学・口腔組織発生学・口腔生理学」P. 53, 61

【問題 11-58】a

下顎運動に関与する筋（咬筋，側頭筋，内側翼突筋，外側翼突筋，顎二腹筋，顎舌骨筋）の大部分は，三叉神経中の運動神経線維によって支配されている．

a ○　脳神経のうち三叉神経は運動神経を含んでい

【問題 11-59】d

特殊感覚とその神経を問う問題である．

a ×　視覚は視神経が司っている．眼神経は三叉神経の第1枝で，前頭部の知覚を支配している．

b ×　平衡感覚は内耳神経の前庭神経が司っている．

c ×　聴覚は内耳神経の蝸牛神経が司っている．

d ○　舌前方部の味覚は顔面神経の鼓索神経，舌後方部の味覚は舌咽神経が司っている．

▷「歯科衛生学シリーズ　口腔解剖学・口腔組織発生学・口腔生理学」P. 54, 194

【問題 11-60】d

顔面神経は橋と延髄の境界から出て，内耳孔から骨（側頭骨の錐体）の中に入り，顔面神経管を通って，茎乳突孔から頭蓋底の外に出て，顔面に放散し，表情筋に分布する．

a ×　正円孔は三叉神経の上顎神経が通る孔である．

b ×　卵円孔は三叉神経の下顎神経が通る孔である．

c ×　頸静脈孔には，内頸静脈のほか，舌咽神経，迷走神経，副神経が通る．

d ○

▷「歯科衛生学シリーズ　口腔解剖学・口腔組織発生学・口腔生理学」P. 54-55

【問題 11-61】c

a ×　第Ⅹ脳神経の迷走神経は，咽頭収縮筋の下部から喉頭筋，食道から胃・腸の筋層を支配する．

b ×　第Ⅸ脳神経の舌咽神経は，咽頭収縮筋の上部，茎突咽頭筋を支配する．

c ○　咀嚼筋は，第Ⅴ脳神経の三叉神経の下顎神経に支配される．

d ×　第Ⅻ脳神経の舌下神経は，舌筋とオトガイ舌骨筋を支配する．

154

▷「歯科衛生学シリーズ　口腔解剖学・口腔組織発生学・口腔生理学」P. 50-53

【問題 11-62】b

12 対の脳神経には，運動神経のみ，感覚神経のみ，その両方を含むもの，さらに副交感神経を含むものがある．副交感神経は，動眼神経，顔面神経，舌咽神経，迷走神経に含まれ，唾液の分泌などを支配している．

a　×　第Ⅳ脳神経の滑車神経は眼筋を支配する運動神経のみからなる．

b　○　第Ⅴ脳神経の三叉神経は鰓弓神経とよばれ，感覚神経と運動神経をともに含む混合神経である．

c　×　第Ⅷ脳神経の内耳神経は聴覚および平衡覚という感覚神経のみからなる．

d　×　第Ⅻ脳神経の舌下神経は舌筋を支配する運動神経のみからなる．

▷「歯科衛生学シリーズ　口腔解剖学・口腔組織発生学・口腔生理学」P. 50

【問題 11-63】c

写真は内頭蓋底の中央部を上から見たところである．写真の上部には前頭骨とその間に挟まる篩骨，写真の中央部には蝶形骨，下部には側頭骨の錐体と大孔を囲む後頭骨がみられる．矢印は，蝶形骨大翼の内側にある卵形の大きな孔である卵円孔を示している．卵円孔は，三叉神経の下顎神経が通る孔である．

a　×　眼神経は上眼窩裂を経て顔面神経管に入り，茎乳突孔から出る．

b　×　上顎神経は正円孔を経て顔面神経管に入り，茎乳突孔から出る．

c　○

d　×　顔面神経は内耳孔を経て顔面神経管に入り，茎乳突孔から出る．

▷「歯科衛生学シリーズ　口腔解剖学・口腔組織発生学・口腔生理学」P. 19-20, 50

【問題 11-64】b

a　×　三叉神経は，主に顔面と舌前方部の知覚を司るほか，咀嚼筋などの運動を支配している．

b　○　舌咽神経は，舌後方部の味覚と知覚，咽頭の知覚と咽頭収縮筋と茎突咽頭筋の運動を支配している．

c　×　副神経は，内枝は迷走神経に合流し，外枝は

胸鎖乳突筋と僧帽筋の運動を支配している．

d　×　舌下神経は，舌筋の運動を支配している．

▷「歯科衛生学シリーズ　口腔解剖学・口腔組織発生学・口腔生理学」P. 56-57

【問題 11-65】b

顔面部の皮膚感覚は，三叉神経の 3 本の枝である眼神経，上顎神経，下顎神経によって支配されている．眼神経は前頭部の皮膚，上顎神経は上顎部や口蓋の皮膚と上顎歯，下顎神経は下顎部から側頭部の皮膚と舌や下顎歯の知覚を支配している．下顎神経には咀嚼筋などの運動を支配する運動神経も含まれる．

a　×　迷走神経は咽頭から喉頭，肺，心臓，食道，胃，小腸，大腸などに分布する，主に副交感神経からなる混合神経である．

b　○

c　×　顔面神経は，顔面の表情筋の運動，涙腺，鼻腺，口蓋腺，顎下腺，舌下腺の分泌，舌前方部の味覚などを支配する．

d　×　舌下神経は，舌筋の運動を支配する．

▷「歯科衛生学シリーズ　口腔解剖学・口腔組織発生学・口腔生理学」P. 50-53

【問題 11-66】b

a　×　舌下腺は顔面神経の枝の鼓索神経が支配している．

b　○　耳下腺は舌咽神経の枝の小錐体神経が支配している．

c　×　顎下腺は顔面神経の枝の鼓索神経が支配している．

d　×　口蓋腺は顔面神経の枝の大錐体神経が支配している．

▷「歯科衛生学シリーズ　口腔解剖学・口腔組織発生学・口腔生理学」P. 60-61

【問題 11-67】b

舌の感覚を伝える神経は，前方 2/3 と後方 1/3 で異なる．図のグレーの領域は前方 2/3 を示している．

味覚の受容器である味細胞は味蕾に存在し，味蕾は有郭乳頭，茸状乳頭，葉状乳頭に存在する．舌背全体に存在する糸状乳頭には味蕾は存在しない．

a　×　舌前方 2/3 の体性感覚（触圧覚など）は三叉神経（下顎神経）の枝の舌神経が伝える．

b ○ 舌前方2/3の味覚は顔面神経が伝える.

c × 舌後方1/3は,味覚,体性感覚（触圧覚など）ともに舌咽神経が伝える.

d × 咽頭・喉頭部の味覚,体性感覚（触圧覚など）は迷走神経が伝える.

▷「歯科衛生学シリーズ　口腔解剖学・口腔組織発生学・口腔生理学」P. 50-57, 194, 204

【問題 11-68】b

口の周囲には多数の顔面筋（表情筋）が集まっており,写真の矢印が示す部位には頬筋が存在する.

口腔付近に分布する脳神経には,顔面神経のほかに三叉神経,舌咽神経,迷走神経などがある.

a × 三叉神経は咀嚼筋,顎二腹筋前腹,顎舌骨筋を支配する.

b ○ 顔面神経は顔面筋（表情筋）,顎二腹筋後腹,茎突舌骨筋を支配する.

c × 舌咽神経は茎突咽頭筋や咽頭上部の筋を支配する.

d × 迷走神経は咽頭の筋の運動を支配する.

▷「歯科衛生学シリーズ　口腔解剖学・口腔組織発生学・口腔生理学」P. 27, 54-56

【問題 11-69】c

下顎骨に存在するオトガイ孔は下顎管の出口であり,下顎管は下顎孔からオトガイ孔まで下顎骨中を走る.下顎管の中を下歯槽神経が走行し,オトガイ孔でオトガイ神経と名前を変える.

a × 歯槽孔は上顎骨にある小孔で,上顎神経の枝である後上歯槽枝が通る.

b × 切歯孔は上顎骨の口蓋突起に存在する.鼻腔と切歯管で交通し,その中を鼻口蓋神経が走行する.

c ○

d × 眼窩下孔は上顎骨にあり,上顎神経の枝である眼窩下神経が通る眼窩下管の開口部である.

▷「歯科衛生学シリーズ　口腔解剖学・口腔組織発生学・口腔生理学」P. 24-25, 52-53

【問題 11-70】a

下顎骨は下顎体と下顎枝で構成されており,写真の矢印は下顎体のオトガイ孔を示している.下顎管を通る下歯槽神経,下歯槽動脈・静脈は,オトガイ孔から出る

とオトガイ神経,オトガイ動脈・静脈と名前を変える.

a ○ オトガイ神経は,下唇部とオトガイ部の皮膚や粘膜の感覚を担う.

b × 口輪筋の運動は,顔面神経の頬筋枝と下顎縁枝が支配する.

c × 顎下腺は,顔面神経の刺激により唾液を分泌する.

d × 下顎切歯部に分布する切歯枝は,オトガイ孔を出る前に分岐する.

▷「歯科衛生学シリーズ　口腔解剖学・口腔組織発生学・口腔生理学」P. 24, 52-53

12. 歯と歯周組織

【問題 12-1】c, d

a × セメント質は加齢とともに厚くなり,そのために歯根膜は薄くなる.

b × セメント質は強い咬合圧などの外的刺激によって吸収され,その後再びその部分が第二セメント質によって修復されることがある.

c ○ セメント細胞は長い突起を歯根膜側に伸ばし,栄養の供給を受けている.

d ○ セメント質の基質には,象牙質や骨と同様にコラーゲン線維が多数含まれている.

▷「歯科衛生学シリーズ　口腔解剖学・口腔組織発生学・口腔生理学」P. 153-157

【問題 12-2】c, d

a × セメント質・歯根膜・歯槽骨・歯肉の4つを合わせて歯周組織といい,歯を顎骨に固定する機能を果たしている.歯肉は,歯根部を取り巻く付着歯肉と,歯頸部を取り巻く遊離歯肉に分けられる.

b × 粘膜歯肉境から遊離歯肉溝までを付着歯肉という.歯肉縁は遊離歯肉を構成する外縁上皮と内縁上皮の移行部である.

c ○ 隣接する歯の間の間隙を歯間空隙といい,歯間乳頭で覆われる.

d ○ 歯肉は粘膜下組織を欠くために,その粘膜固有層は歯槽骨表面の骨膜に直接結合している.

▷「歯科衛生学シリーズ　口腔解剖学・口腔組織発生学・口腔生理学」P. 163-166

【問題 12-3】c, d

a × トームス顆粒層は,歯の研磨標本で歯根象牙

質のセメント質に近い部位にみられる黒点である.

b × エブネル層板は，象牙質の成長に伴って形成される成長線である.

c ○ 周波条はエナメル質表面にみられる成長線で，レチウス条が歯表面に出現したものである.

d ○ 横紋はエナメル小柱にみられる1日周期の成長線である.

▷「歯科衛生学シリーズ 口腔解剖学・口腔組織発生学・口腔生理学」P. 137-142

【問題 12-4】a, b

歯髄には，象牙質表面に象牙芽細胞，その他の場所に線維芽細胞，未分化間葉細胞，マクロファージなどの細胞が存在する.

a ○

b ○

c × セメント芽細胞は歯根膜のセメント質表面に存在する.

d × 骨芽細胞は歯槽骨などの骨表面に存在する.

▷「歯科衛生学シリーズ 口腔解剖学・口腔組織発生学・口腔生理学」P. 148-150

【問題 12-5】b

a × アンドレーゼン線は象牙質の成長線である.

b ○ エナメル質の成長線には，レチウス条，横紋，新産線がある.

c × シュレーゲル条は成長線ではなく，エナメル小柱の走行変化によって生じた模様である.

d × オーエン外形線は象牙質の成長線である.

▷「歯科衛生学シリーズ 口腔解剖学・口腔組織発生学・口腔生理学」P. 138

【問題 12-6】a, d

歯髄は，象牙質の内部にある軟組織で，象牙芽細胞層，細胞希薄層（ワイル層），細胞稠密層，中心部から構成されており，象牙芽細胞の間には太いコラーゲン線維からなるコルフ線維が存在している.

a ○

b × トームス顆粒層は歯根部の象牙質表層に存在する.

c × シャーピー線維はセメント質と歯槽骨の中にあって，歯根膜の主線維とつながって両者を結んでいる.

d ○

▷「歯科衛生学シリーズ 口腔解剖学・口腔組織発生学・口腔生理学」P. 148-150

【問題 12-7】b

a × シュレーゲル条はエナメル小柱の横断帯と縦断帯が交互に配列して形成される縞模様である.

b ○ 周波条はレチウス条がエナメル質表面に達してできる.

c × オーエン外形線は象牙質の成長線である.

d × 球間象牙質は象牙質の表層部に存在する石灰化不全の部位である.

▷「歯科衛生学シリーズ 口腔解剖学・口腔組織発生学・口腔生理学」P. 138-139

【問題 12-8】c, d

a × 球間象牙質は歯冠象牙質の表層部にみられる石灰化不全の部位で，球状石灰化において，石灰化球の融合が不十分であったことにより形成される. 球間象牙質は，象牙前質が象牙質中に取り残されたものと考えられる.

b × 象牙前質は，象牙芽細胞層と石灰化象牙質との間に存在し，コラーゲンなどの有機基質から構成され，この部分にリン酸カルシウムが沈着することによって象牙質が形成される.

c ○ 管周象牙質は象牙細管の周囲の部分で，周囲の象牙質（管間象牙質）よりも石灰化度が高い.

d ○ 第二象牙質は，歯根が完成した後に，象牙質の歯髄側に追加的に形成される象牙質である.

▷「歯科衛生学シリーズ 口腔解剖学・口腔組織発生学・口腔生理学」P. 145-146

【問題 12-9】d

トームス線維は象牙芽細胞の突起で，象牙線維ともいう.

a × エナメル小柱は，ヒドロキシアパタイトの結晶の配列によって形成された構造である.

b × エナメル葉は，エナメル質中に存在する有機物の多い石灰化不良の部分である.

c × エナメル叢は，エナメル質中に存在する有機物の多い石灰化不良の部分である.

d ○ エナメル-象牙境付近に認められるエナメル紡錘は，象牙芽細胞の突起すなわちトームス線維がエ

ナメル質中に入り込んだものと考えられている.
▷「歯科衛生学シリーズ　口腔解剖学・口腔組織発生学・口腔生理学」P. 143

【問題 12-10】a, d

a ○　線維芽細胞は, 結合組織に多数存在する細胞で, 歯根膜にも多数存在する.

b ×　象牙芽細胞は, 象牙質を形成する細胞で, 歯髄中に存在し, 歯根膜には存在しない.

c ×　セメント細胞は, セメント芽細胞がセメント質中に埋入しセメント質を産生しなくなったものである.

d ○　マラッセ上皮遺残は, 歯根形成後のヘルトヴィッヒ上皮鞘の残存物で, 歯根膜中に存在する.

▷「歯科衛生学シリーズ　口腔解剖学・口腔組織発生学・口腔生理学」P. 159

【問題 12-11】a, d

a ○　トームス顆粒層は, 研磨標本で歯根部象牙質のセメント質に接する部位に群集する不定形の黒点の層である.

b ×　レチウス条は, 研磨標本でエナメル質に存在する褐色の成長線である.

c ×　シュレーゲル条は, エナメル質のエナメル小柱の横断帯と縦断帯が交互に配列することによってできる縞模様である.

d ○　オーエン外形線は, 歯冠部象牙質の表層に球間象牙質が層状に並んでできた成長線である.

▷「歯科衛生学シリーズ　口腔解剖学・口腔組織発生学・口腔生理学」P. 146-148

【問題 12-12】a

写真はヒトの歯の研磨標本で, エナメル質と象牙質を示している. 象牙質には基本構造である象牙細管がみられ, エナメル質には歯の表面から象牙質との境界であるエナメル-象牙境に向かって配列するエナメル小柱が存在する.

a ○　レチウス条は, エナメル小柱を斜めに横切るエナメル質の成長線である.

b ×　エナメル小柱は束をなして走行し, その断面では小柱の横断面からなる横断帯と, 縦断面からなる縦断帯が交互に配列した縞模様を示し, これをシュレーゲル条という.

c ×　エナメル葉は, エナメル質全層を通じた裂隙

状の構造物である.

d ×　アンドレーゼン線は, 象牙質の脱灰標本ではヘマトキシリンに濃染する約 20 μm 間隔の成長線である.

▷「歯科衛生学シリーズ　口腔解剖学・口腔組織発生学・口腔生理学」P. 138

【問題 12-13】c

写真は, 歯の研磨標本のエナメル質と象牙質の境界付近の高倍率の顕微鏡像である. 写真の右下の縦線は象牙細管で, その部分が象牙質であり, 左上の部分はエナメル質である. 矢印は, 右下の象牙質中を縦に平行に走行してきた象牙細管が, エナメル象牙境で向きを変え, エナメル質中に斜めに少し膨らんで進入している部分を示している. これは, 象牙芽細胞の突起がエナメル質中に進入することで形成されたもので, 紡錘形を示すことから, エナメル紡錘とよばれる.

a ×　エナメル叢は歯の横断研磨標本でみられるエナメル質深層に存在する石灰化度の低い叢状の構造物である.

b ×　エナメル葉は歯の横断研磨標本で観察されるエナメル質全層を貫く割れ目で, エナメル質形成時にできた割れ目に有機物が進入したものである.

c ○

d ×　エナメル突起は歯頸線（セメント-エナメル境）において, エナメル質が歯根の分岐部に向かって細長く伸びている部分のことで, 上下顎大臼歯の頬側面に多くみられる.

▷「歯科衛生学シリーズ　口腔解剖学・口腔組織発生学・口腔生理学」P. 139-141

【問題 12-14】c

スティップリングは, 歯頸部付近のセメント質から出たコラーゲン線維束が, 付着歯肉の上皮に接合することで, その部位の上皮がへこむことにより形成される直径 0.1 mm ほどの小窩群である.

a ×

b ×

c ○

d ×

▷「歯科衛生学シリーズ　口腔解剖学・口腔組織発生学・口腔生理学」P. 163

【問題 12-15】d

a ×　周波条はエナメル質表面にみられる縞模様で
レチウス条が表面に現れたものである.

b ×　レチウス条は研磨標本でエナメル質にみられ
る褐色の成長線である.

c ×　シャーピー線維はセメント質および歯槽骨の束
状骨などの骨中に存在するコラーゲン線維束で, 歯
の場合は, 歯根膜中の歯根膜主線維がセメント質
および歯槽骨中に進入したものである.

d ○　アンドレーゼン線は脱灰標本にみられる象牙
質の成長線で, 歯冠象牙質中層に多く存在し, ヘマ
トキシリンなどに濃染する約 20 μm 間隔の線条と
して観察される.

▷「歯科衛生学シリーズ　口腔解剖学・口腔組織発生学・口腔生理
学」P. 146-148

【問題 12-16】c

a ×　シュレーゲル条は, エナメル質の中層から深層
にみられる縞模様で, エナメル小柱の横断帯と縦断
帯が交互に配列する構造物である.

b ×　トームス顆粒層は歯根象牙質の最表層(セメン
ト質に近接した部分)に観察される, 多数の不定形
の黒い点状構造物を含む層である.

c ○　トームス線維は象牙質を放射状に貫く象牙細
管中の象牙芽細胞の細胞突起である.

d ×　アンドレーゼン線は, 歯の脱灰標本で歯冠象
牙質中層にみられるヘマトキシリンに濃染する約 20
μm 間隔の成長線である.

▷「歯科衛生学シリーズ　口腔解剖学・口腔組織発生学・口腔生理
学」P. 137-148

【問題 12-17】c

シャーピー線維とは, 硬組織中に進入したコラーゲン
線維束である.

a ×

b ×

c ○　歯においては, 歯根膜の歯根膜主線維が, 一
方で歯槽骨の束状骨に, 他方でセメント質中に進入
している. この線維束の存在により, 歯は歯槽に固
定される.

d ×

▷「歯科衛生学シリーズ　口腔解剖学・口腔組織発生学・口腔生理
学」P. 74, 158

【問題 12-18】d

図は歯と歯周組織の断面図で, ①〜④は歯肉を覆う
上皮をさしている. 歯肉は, 歯頸部を輪状に取り囲み可
動性をもつ遊離歯肉(辺縁歯肉), 歯や歯槽骨に付着し
て可動性に乏しい付着歯肉, 隣接歯間を埋める歯間乳
頭に分けられる. 遊離歯肉の先端を歯肉縁とよび, 歯肉
縁を境に, 外側(口腔側)の上皮を外縁上皮, 内側(歯
に面する側)の上皮を内縁上皮という. 内縁上皮はさら
に歯肉溝上皮と付着上皮(接合上皮)に分けられる.

a ×　①は付着歯肉を覆う外縁上皮を示している.

b ×　②は遊離歯肉を覆う外縁上皮を示している.

c ×　③は歯肉溝上皮を示している.

d ○　④は付着上皮(接合上皮)を示している.

▷「歯科衛生学シリーズ　口腔解剖学・口腔組織発生学・口腔生理
学」P. 163-166

【問題 12-19】a, b

a ○　斜走隆線は, 近心舌側咬頭と遠心頬側咬頭の
三角隆線が中心溝を遮断して連続したものである.

b ○　カラベリー結節は, 近心舌側咬頭の舌側面近
心部に出現する結節で, 上顎の乳臼歯と大臼歯に
みられる.

c ×　プロトスタイリッドは, 下顎の乳臼歯と大臼歯
の頬側面近心部に出現する結節である.

d ×　ドリオピテクス型は, 下顎大臼歯で中心溝が Y
型で 5 咬頭をもつ歯のことである.

▷「歯科衛生学シリーズ　口腔解剖学・口腔組織発生学・口腔生理
学」P. 100

【問題 12-20】a, d

上顎第一大臼歯および上顎第二大臼歯と上顎乳臼
歯の歯根は主に 3 根である.

a ○

b ×　主に 2 根である.

c ×　主に 2 根である.

d ○

▷「歯科衛生学シリーズ　口腔解剖学・口腔組織発生学・口腔生理
学」P. 100, 118

【問題 12-21】b

a ×

b ○　上顎第一大臼歯の咬合面は, 近心舌側咬頭と
遠心頬側咬頭の三角隆線が中心溝を遮断するよう

に連続し，斜走隆線をつくる．

c　×

d　×

▷「歯科衛生学シリーズ　口腔解剖学・口腔組織発生学・口腔生理学」P. 100

【問題 12-22】c

a　×　円錐歯は上顎側切歯に認められることがある．

b　×　介在結節は上顎第一小臼歯に認められることがある．

c　○　カラベリー結節は上顎第二乳臼歯と上顎第一大臼歯の近心舌側咬頭の舌側面に認められることがある．

d　×　樋状根は下顎第二大臼歯に認められることがある．

▷「歯科衛生学シリーズ　口腔解剖学・口腔組織発生学・口腔生理学」P. 123-126

【問題 12-23】c

下顎第一大臼歯は，頬側に 3 咬頭，舌側に 2 咬頭の計 5 つの咬頭がある．したがって，3 咬頭のある図の下方が頬側となる．また，彎曲徴をみると，最も急カーブを示しているのは左下の角であるため，左側が近心となる．したがって，近心頬側咬頭は③である．

a　×　①は近心舌側咬頭である．

b　×　②は遠心舌側咬頭である．

c　○　③と④の間に遠心頬側咬頭がある．

d　×　④は遠心咬頭である．

▷「歯科衛生学シリーズ　口腔解剖学・口腔組織発生学・口腔生理学」P. 104

【問題 12-24】a

上顎第一大臼歯は，菱形ないし平行四辺形の咬合面をもち，頬側に 2 咬頭，舌側に 2 咬頭の計 4 咬頭がある．このうち最も大きい（広い）咬頭は近心舌側咬頭で，遠心舌側咬頭が最小である．また，彎曲徴は明瞭で，近心は遠心よりも急カーブを示す．

a　○　最も急カーブを示す左上の角が近心頬側隅角で，近心頬側咬頭は①である．

b　×　②は遠心頬側咬頭である．

c　×　③は近心舌側咬頭である．

d　×　④は遠心舌側咬頭である．

▷「歯科衛生学シリーズ　口腔解剖学・口腔組織発生学・口腔生理学」

学」P. 100

【問題 12-25】c

FDI 表示では，上下・左右と永久歯・乳歯の区別は十の位の数字で示され，一の位は正中から何番目の歯かを表す．

【永久歯】

18	17	16	15	14	13	12	11	21	22	23	24	25	26	27	28
48	47	46	45	44	43	42	41	31	32	33	34	35	36	37	38

【乳歯】

55	54	53	52	51	61	62	63	64	65
85	84	83	82	81	71	72	73	74	75

a　×

b　×

c　○　写真は切歯の唇側面を示す．歯冠の外形がほぼ U 字形で，近心隅角（写真の左側）はほぼ直角で，遠心隅角（写真の右側）はわずかに丸みを帯びている．歯根は太く先端は丸みを帯び，やや遠心（写真の右側）に傾斜している．以上の特徴から，この歯が上顎中切歯で，写真の左が近心，右が遠心なので上顎左側中切歯で，FDI 表示では 21 となる．

d　×

▷「歯科衛生学シリーズ　口腔解剖学・口腔組織発生学・口腔生理学」P. 77, 87

【問題 12-26】d

FDI 表示については**問題 12-25** の解説を参照．

a　×

b　×

c　×

d　○　写真は頬側（写真の上側）に 3 咬頭，舌側（写真の下側）に 2 咬頭，Y 字形の中心溝があり，Y_5（ドリオピテクス）型を示すヒトの下顎第一大臼歯の咬合面である．頬側の小さい咬頭が遠心咬頭で，遠心咬頭が写真の右側にあるので，下顎右側第一大臼歯である．

▷「歯科衛生学シリーズ　口腔解剖学・口腔組織発生学・口腔生理学」P. 77, 104

【問題 12-27】b, d

乳歯は，永久歯と比べて，いくつもの特徴をもっている．歯冠の色は青白色を示し，歯冠に比べて歯根が長く，歯帯が発達して，歯頸は強く狭窄し，代生歯胚の成

長によって前歯の歯根は唇側に屈曲し，臼歯の歯根は離開が著しく，歯髄腔は広くて，エナメル質と象牙質は薄い．

a ×　歯冠に比べて歯根が長い．

b ○

c ×　エナメル質と象牙質は薄い．

d ○

▷「歯科衛生学シリーズ　口腔解剖学・口腔組織発生学・口腔生理学」P. 110-111

【問題 12-28】b

a ×　横副溝（近心辺縁溝）は上顎第一小臼歯の咬合面にみられる近心小窩から近心に伸びる溝で，しばしば近心辺縁隆線を乗り越えて，近心面にまで及んでいる．この溝の出現により形成されるのが介在結節である．

b ○　斜切痕は，上顎側切歯の辺縁隆線と基底結節に出現する切痕である．上顎側切歯に出現する特徴的な形態には，ほかに盲孔がある．

c ×　中心結節は，小臼歯や第三大臼歯の咬合面に出現する円錐形ないし円筒状の結節や突起である．

d ×　プロトスタイリッドは，下顎大臼歯と下顎乳臼歯の頬側面近心部に出現する過剰な結節である．

▷「歯科衛生学シリーズ　口腔解剖学・口腔組織発生学・口腔生理学」P. 123-126

【問題 12-29】a

上顎側切歯は，上顎中切歯に比べて，歯冠幅は小さく，歯冠の唇側面は細長い．遠心辺縁隆線や基底結節には斜切痕が，基底結節と舌側面窩の移行部には盲孔がしばしば認められる．

a ○　上顎側切歯は，第三大臼歯に次いで退化傾向の強い歯で，矮小歯，栓状歯，円錐歯などの形態をとるほか，先天欠如も認められる．

b ×　遠心隅角は強く鈍円化している．

c ×　上顎側切歯は上顎中切歯に比べて隅角徴が明瞭である．

d ×　唇側面隆線や唇側面溝の発達は弱い．

▷「歯科衛生学シリーズ　口腔解剖学・口腔組織発生学・口腔生理学」P. 85-87

【問題 12-30】c

臼歯の辺縁隆線とは，咬合面において咬頭から伸びる辺縁部にある稜状の高まりで，その位置によって，頬側辺縁隆線，舌側辺縁隆線，近心辺縁隆線，遠心辺縁隆線などとよぶ．

a ×　臼後結節は第三大臼歯の遠心面にある結節である．

b ×　中心結節は小臼歯や大臼歯の咬合面に出現する円錐形ないし円筒形の結節である．

c ○　介在結節は上顎第一小臼歯の近心辺縁隆線上にある結節である．

d ×　カラベリー結節は上顎乳臼歯と上顎大臼歯の舌側面近心部に出現する結節である．

▷「歯科衛生学シリーズ　口腔解剖学・口腔組織発生学・口腔生理学」P. 93, 123

【問題 12-31】b

FDI方式については問題 12-25の解説を参照．

a ×　17は上顎右側第二大臼歯である．

b ○　上顎左側第二小臼歯は25となる．

c ×　35は下顎左側第二小臼歯である．

d ×　47は下顎右側第二大臼歯である．

▷「歯科衛生学シリーズ　口腔解剖学・口腔組織発生学・口腔生理学」P. 77

【問題 12-32】c

図は下顎第一乳臼歯の頬側面と咬合面であり，矢印は臼歯結節を示している．下顎第一乳臼歯の歯冠頬側面の外形は，臼歯結節の発達がよいため，歯頸線が近心半部が下方へ凸彎を示す．咬合面の外形は近遠心的に細長い卵形で，咬頭は4〜5咬頭である．

a ×　介在結節は上顎第一小臼歯にしばしばみられる結節で，咬合面の近心辺縁隆線上に出現する．

b ×　基底結節は前歯における舌面歯頸隆線が著明になった場合をいい，上顎犬歯で発達がよい．

c ○

d ×　中心結節は小臼歯や大臼歯の咬合面に生じる結節で，下顎第二小臼歯で最も高率に出現する．

▷「歯科衛生学シリーズ　口腔解剖学・口腔組織発生学・口腔生理学」P. 119-120

【問題 12-33】c

a ×　矮小歯は異常に小さな歯のことで，上顎側切歯，第三大臼歯や過剰歯に多い．

b ×　巨大歯は異常に大きな歯で，上顎中切歯，犬

歯や第一大臼歯でみられる.

c ○ 先天的に歯が欠如する欠如歯は,第三大臼歯,側切歯や第二小臼歯が好発部位である.

d × 癒合歯(融合歯)は複数の歯が発生途中に象牙質とエナメル質で結合し歯髄腔に連絡がみられるもので,下顎切歯部に好発する.

▷「歯科衛生学シリーズ 口腔解剖学・口腔組織発生学・口腔生理学」P.122-123

【問題 12-34】b

図は上顎前歯の舌側面であり,矢印は基底結節を示している.

a × 臼歯結節は乳臼歯の頬側面近心歯頸部付近にみられる結節である.

b ○ 基底結節は前歯における舌面歯頸隆線が著明になった場合をいい,上顎犬歯で発達がよい.

c × 介在結節は上顎第一小臼歯にみられることが多い結節で,近心辺縁隆線上に認められる.

d × カラベリー結節は上顎第一大臼歯や上顎第二大臼歯,上顎第二乳臼歯の舌側面近心に出現する結節である.

▷「歯科衛生学シリーズ 口腔解剖学・口腔組織発生学・口腔生理学」P.78,90

【問題 12-35】d

下顎第一大臼歯の咬頭は5咬頭で,頬側に3個,舌側に2個の咬頭をもつ.したがって図の上が頬側,下が舌側となる.また咬頭の大きさは遠心咬頭が最も小さい.図の一番右の咬頭が遠心咬頭であり,右が遠心,左が近心となる.これらのことから,矢印は下顎第一大臼歯の遠心舌側咬頭と判断する.

a ×
b ×
c ×
d ○

▷「歯科衛生学シリーズ 口腔解剖学・口腔組織発生学・口腔生理学」P.104

13. 口腔と顎顔面の発生と加齢

【問題 13-1】a

人体の頭頸部は5～6対の鰓弓(さいきゅう)という基本構造から形成される.各鰓弓は軟骨,筋,支配神経,動脈から構成される.

a ○ 第一鰓弓からは,上顎突起と下顎突起が生じ,上顎突起からキヌタ骨,頬,上顎,人中を除く上唇が形成され,下顎突起からツチ骨と下顎のほとんどの領域がつくられる.

b × 第二鰓弓からはアブミ骨,茎状突起,舌骨小角が形成される.

c × 第三鰓弓からは舌骨大角が形成される.

d × 第四鰓弓からは甲状軟骨が形成される.

▷「歯科衛生学シリーズ 口腔解剖学・口腔組織発生学・口腔生理学」P.170-176

【問題 13-2】b

図は胎生7週の胎児の顔面である.ヒトの顔面は,口窩の周囲に現れる前頭隆起,上顎突起(1対),下顎突起(1対)によって形成される.発生の進行とともに,口窩の上部の鼻板の周囲が盛り上がり,内側鼻突起と外側鼻突起とよばれる高まりがみられるようになる.内側鼻突起と上顎突起が癒合して上唇が形成される.下唇は左右の下顎突起の癒合により形成される.

a × ①は内側鼻突起である.
b ○ ②は上顎突起である.
c × ③は下顎突起である.
d × ④は外側鼻突起である.

▷「歯科衛生学シリーズ 口腔解剖学・口腔組織発生学・口腔生理学」P.173

【問題 13-3】a, b

歯胚の歯乳頭からは象牙質と歯髄が形成される.エナメル質はエナメル器に由来する.

a ○
b ○
c × 歯肉は口腔粘膜に由来する.
d × 歯根膜,セメント質,歯槽骨は歯小嚢に由来する.

▷「歯科衛生学シリーズ 口腔解剖学・口腔組織発生学・口腔生理学」P.181

【問題 13-4】c

歯の原器である歯胚は上皮性のエナメル器,間葉性の歯乳頭,それらを包む間葉性の歯小嚢から構成されている.

a × エナメル器からはエナメル質,歯小皮,内縁上皮の付着上皮(接合上皮)が形成される.

b　×　歯乳頭からは象牙質と歯髄が形成される.

c　○　歯小嚢からはセメント質のほか,歯根膜,歯槽
骨が形成される.

d　×　歯肉の大部分は口腔粘膜,すなわち口腔粘膜
上皮と口腔粘膜固有層から形成されるが,内縁上
皮の付着上皮(接合上皮)はエナメル器が退化し
た退縮エナメル上皮に由来する.

▷「歯科衛生学シリーズ　口腔解剖学・口腔組織発生学・口腔生理
学」P. 181

【問題 13-5】c

　写真は硬組織形成期の歯胚の咬頭先端付近の脱灰
切片のヘマトキシリン・エオジン染色標本の顕微鏡像
である.右端の紫色の細胞集団の存在する部分(下図
A)は歯乳頭で,その表層の細胞が象牙芽細胞である.
その外側の薄桃色の層(下図 B)は未石灰化の有機基
質からなる象牙前質,濃い桃色の厚い層(下図 C)は
石灰化した象牙質である.濃い紫色の層(下図 D)は
まだ有機基質を多く含むエナメル質で,外側の背の高
い細胞層(下図 E)がエナメル質を形成しているエナメ
ル芽細胞である.その外側の扁平な細胞層は中間層,
薄い星形の細胞からなる部分(下図 F)はエナメル髄,
外側の細胞層は外エナメル上皮(下図 G)である.黄
色の矢印は,エナメル芽細胞(下図 E)を示している.

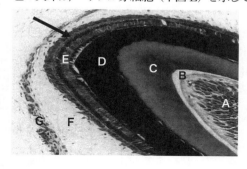

a　×　内エナメル上皮は,エナメル質形成期以前の
背の低い立方形ないし低円柱形の細胞層で,この
細胞がエナメル質形成期には背の高いエナメル芽
細胞に分化する.

b　×

c　○

d　×

▷「歯科衛生学シリーズ　口腔解剖学・口腔組織発生学・口腔生理
学」P. 183

2 生理学

❷生理学
〔人体の機能・構成成分/歯・口腔の機能・組成〕

1. 血液

【問題 1-1】a, d

a ○ 赤血球はその中に含まれるヘモグロビンとよ
ばれる色素タンパクにより，酸素および炭酸ガスを
運搬する．

b × アルブミンは血漿中に含まれるタンパク質で，
コロイド浸透圧（膠質浸透圧）の維持，栄養供給な
どに働く．

c × γ-グロブリンは血漿中に含まれるタンパク質
で，免疫抗体として作用する．

d ○ 好中球は白血球の一種であり，炎症があると
血管壁を通り抜けてその部分に遊走し，細菌や異
物を中に取り込む．これを食作用という．

▷「歯科衛生学シリーズ 解剖学・組織発生学・生理学」P. 115-116

【問題 1-2】b, c

ヘモグロビンは赤血球中に含まれる色素タンパクで
ある．アルブミン，グロブリン，フィブリノーゲンは血漿
中に含まれるタンパク質である．

a × ヘモグロビンは，酸素および炭酸ガスを運搬
する．

b ○ フィブリノーゲンは，トロンビンの作用により不
溶性のフィブリンに変わることで血液凝固作用を有
するようになる．

c ○ γ-グロブリンは免疫抗体として作用する．

d × アルブミンはコロイド浸透圧（膠質浸透圧）の
維持や栄養補給に使われる．

▷「歯科衛生学シリーズ 解剖学・組織発生学・生理学」P. 115-120

【問題 1-3】d

血液中の血球成分のうち白血球は有核の細胞であ
る．白血球は，顆粒球（好中球，好酸球，好塩基球），
リンパ球，単球などに分類される．それぞれが協力して
感染の防御や異物の排除を行う．

a × 好中球は細菌や異物に対して食作用を有する．

b × 単球は細菌や異物に対して食作用を有する．

c × 好塩基球は感染の防御や異物の排除を行う．
また，ヒスタミンを分泌する．

d ○ 赤血球は，無核の細胞で，その中に含まれるヘ
モグロビンと呼ばれる色素タンパクにより酸素を運
ぶ．また，炭酸脱水酵素を含んでおり，二酸化炭素
の運搬にも重要な役割を演じる．

▷「歯科衛生学シリーズ 解剖学・組織発生学・生理学」P. 115-116,
228-229

【問題 1-4】d

赤血球は血液中に存在する細胞で，核や細胞内小
器官をもたない．形状は直径約 7 μm の円盤状で中央
部にくぼみをもつ．この構造は体積に比して表面積が
大きくなる特徴があり，変形しやすく，細い毛細血管も
通過することができる．酸素や二酸化炭素を運搬する
役割をもつ．

a × 核はもたない．分葉核をもつのは好中球である．

b × 変形しやすいため，細い毛細血管も通過でき
る．

c × 細胞小器官をもたない．

d ○ 細胞内にヘモグロビンを含む．ヘモグロビンは
細胞内の酸素と結合することで，酸素の運搬に役
立っている．

▷「歯科衛生学シリーズ 解剖学・組織発生学・生理学」P. 115

【問題 1-5】c

血液は全身を循環し，酸素や二酸化炭素の運搬，栄
養素や老廃物の運搬などの役割を担っている．血液の
約55%は液体成分で血漿という．残り45%は細胞成分
である赤血球，白血球，血小板からなる．血漿は約92%
が水であり，残りの8%がタンパク質（アルブミン，免疫
グロブリンなど）や電解質，栄養素，老廃物などで，血
漿中に溶けている．

a ×

b ×

c ○ 健常成人の血液量は全体重の約8%（約1/13）

なので，体重 65 kg であれば，血液量は 5 L 前後である．

d　×

▷「歯科衛生学シリーズ　解剖学・組織発生学・生理学」P. 115-117

▷「歯科衛生学シリーズ　栄養と代謝」P. 9

【問題 1-6】a

　赤血球の膜には凝集原とよばれる抗原が存在する．ヒトでは A 抗原，B 抗原の 2 種類の凝集原の有無によって，ABO 式血液型が決定される．A 型のヒトの赤血球には A 抗原が，B 型には B 抗原が，AB 型にはそれら両方があり，O 型にはいずれもない．A 抗原は抗 A 抗体（A 抗体）と，B 抗原は抗 B 抗体（B 抗体）とそれぞれ反応すると凝集を起こす．ヒトの血清には，自らの赤血球と凝集を起こさない組み合わせで，これらの抗体が存在する．

a　○　O 型血液には，A 抗原・B 抗原がともにないので，血清には抗 A 抗体も抗 B 抗体も存在する．

b　×　A 型血液には，抗 B 抗体のみ存在し，抗 A 抗体は存在しない．

c　×　B 型血液には，抗 A 抗体のみ存在し，抗 B 抗体は存在しない．

d　×　AB 型血液には，抗 A 抗体・抗 B 抗体ともに存在しない．

▷「歯科衛生学シリーズ　解剖学・組織発生学・生理学」P. 120-121

【問題 1-7】d

　血液凝固は血漿タンパクのフィブリノーゲンが，トロンビンの作用により不溶性のフィブリンに変わることで起こる．この過程には第Ⅰから第ⅩⅢまでの凝固因子が作用する．Na^+，K^+，Mg^{2+}，Ca^{2+}はいずれも血漿中に含まれる電解質である．

a　×

b　×

c　×

d　○　第Ⅳ因子である Ca^{2+} は，血中にあるプロトロンビンがトロンボプラスチンの作用によってトロンビンに変化する際に必要不可欠な因子である．

▷「歯科衛生学シリーズ　解剖学・組織発生学・生理学」P. 118-119

【問題 1-8】d

　ビタミンは，生体内では合成されない必須有機物で，物質代謝の触媒として働く．血管壁が損傷し異物また

は多量の組織因子と接触すると，さまざまな経路をたどりフィブリンが形成されて，血液は凝固する．この凝固が発現する反応に必要なタンパク質とカルシウムイオンは凝固因子とよばれ，そのほとんどが肝臓で産生される．

a　×

b　×

c　×

d　○　ビタミン K はプロトロンビンなど 4 つの凝固因子の生合成に必要である．したがって，摂取不足は血液凝固に障害をきたす．

▷「歯科衛生学シリーズ　解剖学・組織発生学・生理学」P. 104, 120

▷「歯科衛生学シリーズ　薬理学」P. 115

【問題 1-9】c

　止血には，一次止血と二次止血がある．一次止血は，血小板が凝集して起こる．二次止血は，血液中の凝固因子が異物または多量の組織因子と接触し，さまざまな経路をたどりフィブリノーゲンを素材としてフィブリンが形成されることで起こる．

a　×　赤血球は，無核の細胞であり，そのなかに含まれるヘモグロビンとよばれる色素タンパクにより酸素を運ぶ．

b　×　白血球には顆粒球，リンパ球，単球などがあり，それぞれが有する食作用や抗体産生作用などにより，協力して感染の防御や異物の排除を行う．

c　○　血液中の血球成分のうち止血に関与するのは血小板である．

d　×　リンパ球は白血球の一種である．

▷「歯科衛生学シリーズ　解剖学・組織発生学・生理学」P. 117-120

【問題 1-10】a

　血漿中にはさまざまなタンパク質が含まれており，主なものとしてアルブミン，グロブリン，フィブリノーゲンがあげられる．そのうちフィブリノーゲンは血液凝固に関与する．血液は異物または多量の組織因子と接触すると，さまざまな経路をたどりフィブリノーゲンを素材としてフィブリンが形成されて凝固する．

a　○

b　×　アルブミンは組織へのアミノ酸供給および膠質浸透圧の維持に関わっている．

c　×　コラーゲンは血液中には存在せず，真皮，靱帯，腱，骨，軟骨などを構成する線維性タンパク質の 1 つである．

d × グロブリンは免疫抗体として生体防御に関わっている.

▷「歯科衛生学シリーズ 解剖学・組織発生学・生理学」P. 118-120

【問題 1-11】b

出血傾向とは,出血を起こしやすい・止血しにくい状態を示す.出血傾向の原因となるのは,①血管壁の異常(血管透過性の亢進や血管壁の脆弱により,出血しやすくなる),②血小板の異常(血小板数の減少や血小板の機能異常により一次止血に問題がある),③血液凝固因子の異常(二次止血に問題がある),である.

a × 血漿アルブミン量が低下すると血漿の膠質浸透圧が減少し,浮腫を招く.

b ○ 血小板は血液凝固に関わるため,その数が減少すると出血傾向となる.

c × 白血球数の増加は炎症を強くする.

d × 赤血球数が減少すると貧血が起こる.

▷「歯科衛生学シリーズ 解剖学・組織発生学・生理学」P. 118-120

【問題 1-12】a

血管が損傷すると,血小板血栓の形成と血管の収縮(血管攣縮)によって,まず一次止血が行われる.一次止血の後に血液が凝固することを二次止血という.二次止血では,血漿中のフィブリノーゲンがフィブリンに変化し,血球成分とともに血液が固まる.

a ○ 損傷した血管内皮細胞から放出される因子とコラーゲン線維が結合し,そこに血小板が粘着すると血小板の凝集は促進し,血小板血栓をつくる.

b ×

c ×

d ×

▷「歯科衛生学シリーズ 解剖学・組織発生学・生理学」P. 118-120

【問題 1-13】a

a ○ 線溶系とは,不溶性フィブリンを含む血栓を,プラスミンの作用で溶かすことをいう.

b × カリクレインはタンパク質分解酵素の一種で,血圧降下に関与する.

c × 凝固系に関わる物質である.第Xa因子(活性化第X因子)の働きにより,プロトロンビンはトロンビンに変化する.

d × 凝固系に関わる物質である.トロンビンの作用により,フィブリノゲン(フィブリノーゲン)が不溶性

のフィブリンに変化し,血栓ができる.

▷「歯科衛生学シリーズ 解剖学・組織発生学・生理学」P. 118-120
▷「歯科衛生学シリーズ 薬理学」P. 112-113

2. 循環

【問題 2-1】b,c

a × 興奮伝導系を構成している特殊心筋が,電気的変化に基づく心筋の収縮指令を伝えることにより,固有心筋が収縮する.

b ○ 心臓が自動的に規則正しく拍動するのは,洞結節(洞房結節)に発する歩調取り電位が興奮伝導系を介して心臓内に規則的に広まるためである.

c ○ 迷走神経が働くと洞房結節を介して心拍数を減らし,また心筋に直接作用することで収縮力を弱め,1回の拍出量を減少させる結果,全体として拍出量が低下することになる.

d × 血液は左心室から大動脈へ,右心室から肺動脈へと送り出される.

▷「歯科衛生学シリーズ 解剖学・組織発生学・生理学」P. 121-131

【問題 2-2】b,c

循環には,右心室から出て肺を通り左心房に戻る肺循環と,左心室から出て全身を流れ右心房に戻る体循環がある.

a × 血液は通常は一度だけしか毛細血管を通らないが,消化管からの静脈は合流して門脈となり,肝臓に入って再び毛細血管となるものもある.

b ○ 筋肉の収縮と静脈弁の働きによって静脈環流が促進される.

c ○

d × 血液は心室のポンプ作用で動脈に送り出され,細動脈から毛細血管を経て細静脈,静脈に入り心房に戻る(血液循環).

▷「歯科衛生学シリーズ 解剖学・組織発生学・生理学」P. 121-131

【問題 2-3】a

心臓は自発的に興奮を繰り返すが,このような自動性の源泉は右心房内面の大動脈開口部付近にある洞房結節である.

a ○ 洞房結節で発生する歩調取り電位とよばれる規則正しい電気的興奮は,刺激伝導系[洞房結節→房室結節→房室束(ヒス束)→左脚・右脚→プルキンエ線維]を伝わり,心筋のリズミカルな収縮を

起こす.

b × 大動脈体（大動脈小体）には血液中の CO_2 量をモニターする受容器が存在している.

c × 頸動脈体（頸動脈小体）には血液中の CO_2 量をモニターする受容器が存在している.

d × 頸動脈洞には血圧をモニターする受容器が存在している.

▷「歯科衛生学シリーズ　解剖学・組織発生学・生理学」P. 129-131

【問題 2-4】c

動脈圧（血圧）受容器の主要なものは，頸動脈洞（頸動脈洞自体は受容器ではない）にある頸動脈洞圧受容器と，大動脈弓にある大動脈圧受容器である．これらの受容器により血圧は常にモニターされており，中枢神経系を介して血圧の変動を修正している．

a × 大動脈体（大動脈小体）とよばれる動脈化学受容器は，大動脈弓に存在する．血液中の CO_2 濃度をモニターしており，動脈血の酸素濃度が低下した場合の心拍数と心拍出量の増加に関与している．

b × 頸動脈小体とよばれる動脈化学受容器は，頸動脈洞に存在する．血液中の CO_2 濃度をモニターしており，動脈血の酸素濃度が低下した場合の心拍数と心拍出量の増加に関与している．

c ○

d × 房室結節は，刺激伝導系の一部で，心臓の自動能に関与している．

▷「歯科衛生学シリーズ　解剖学・組織発生学・生理学」P. 136-137

【問題 2-5】c

心筋の活動電位は同じ横紋筋である骨格筋とは少し異なる．まず，膜電位が上昇し，細胞内電位がプラスに移行してオーバーシュートする．この電位はすみやかにある値まで下がる．ここまでは骨格筋と同様で Na^+ が細胞内に流入することと流出することで起こる．次いで持続の長い脱分極（プラトー電位）が起こることが心筋の特徴である．

a ×

b ×

c ○ 図の①はプラトー電位の期間を示している．この期間では Na^+ が細胞外に流出するが，Ca^{2+} が細胞内に流入するため脱分極が続く．この脱分極のために心筋の不応期が長くなり，心筋は強縮を起こすことができない．

d × 「歯科衛生学シリーズ　解剖学・組織発生学・生理学」P. 69, 132-135

【問題 2-6】a

血液は心臓がポンプの役割をして，全身を循環する．心臓から拍出された血液は大動脈から細動脈を経由して，末梢の毛細血管へと流れていく．血液には大きな役割として，物質や呼吸ガスの運搬がある．つまり，肺で取り入れた酸素，消化管から吸収した栄養素やビタミン，体内でつくられたホルモンや酵素を，末梢の細胞に供給し，細胞から排出される二酸化炭素を肺に，代謝産物を腎臓に運び排泄する．

a ○ 毛細血管で組織と物質や呼吸ガスの交換を行い，静脈を経由して心臓に戻ってくる．

b ×

c ×

d ×

▷「歯科衛生学シリーズ　解剖学・組織発生学・生理学」P. 109-112, 143

【問題 2-7】b

心臓を支配している神経を切断しても心臓は自発的に収縮を繰り返す．これを自動能という．この自動性は右心房内面の大動脈開口部付近にある洞結節（洞房結節）で起こる歩調取り電位（ペースメーカー電位）を源泉として，そこから房室結節→ヒス束（房室束）→左脚・右脚→プルキンエ線維と続く興奮伝導系を伝わる規則正しい電気的変化による．この信号が心筋への収縮命令となって心筋のリズミカルな収縮を起こす．

a ×

b ○

c ×

d ×

▷「歯科衛生学シリーズ　解剖学・組織発生学・生理学」P. 129-131

【問題 2-8】a

心電図の各波形は，左からP波（①），Q波，R波（②），S波（③），T波（④）という．心臓の収縮の際の電気現象をとらえたものであり，P波は心房が収縮するときの，Q波，R波，S波は心室が収縮するとき（すなわち心室の筋が脱分極するとき）の，T波は心室の筋が再分極するときの電気現象を記録したものである．

a ○

b ×

c ×

d ×

▷「歯科衛生学シリーズ　解剖学・組織発生学・生理学」P. 134-135

3. 呼吸

【問題3-1】a

a ○　①は予備吸気量である．通常の吸気後さらに吸い込むことができる量である．

b ×　②は肺活量である．できるだけ息を吸ってから，できるだけ息を吐き出すときの吐き出される量である．

c ×　③は1回換気量である．普通に呼吸しているときの量である．

d ×　④は機能的残気量である．普通の呼吸時に肺内にある予備呼気量と残気量を合わせた量である．

▷「歯科衛生学シリーズ　解剖学・組織発生学・生理学」P. 225-226

【問題3-2】d

図は，肺気量の区分を示したものである．普通に呼吸しているときに，肺に出入りする空気の量を一回換気量といい，成人では約400〜500 mLである．図では安静吸気位と安静呼気位の間の容量で示される．

a ×　最大吸気位から安静吸気位までの容量を予備吸気量（①）という．

b ×　安静呼気位から最大呼気位までの容量を予備呼気量（②）という．

c ×　③は予備吸気量と一回換気量を足したもので，意味はない．

d ○　できるだけ息を吸ってから，できるだけ息を吐き出したときの吐き出される量を肺活量（④）という．

▷「歯科衛生学シリーズ　解剖学・組織発生学・生理学」P. 225-226

【問題3-3】b

赤血球中のヘモグロビンは酸素分圧（酸素の割合）が高いほど，酸素と結合しやすく（酸素結合度が大きい），酸素分圧が低いほど，酸素と結合しにくい．この関係を示したのが図のヘモグロビンの酸素解離曲線である．また，図中の領域①〜④は，酸素分圧が変化する幅を示している．

a ×

b ○　図の領域②では酸素分圧が40 mmHgから20

mmHgに減少する間に酸素結合度の差が最も大きいので，解離する酸素分子は最大ということになる．

c ×

d ×

▷「歯科衛生学シリーズ　解剖学・組織発生学・生理学」P. 228

【問題3-4】c

血中のCO_2濃度は頸動脈洞や大動脈弓に存在する頸動脈小体や大動脈小体とよばれる動脈化学受容器によりモニターされている．

a ×　血中のCO_2濃度が上昇すると，呼吸を早く，深くして，CO_2を排出しようとする．

b ×　吸息運動は外肋間筋や横隔膜が収縮することで胸郭を大きくして，肺の中に空気を取り込む．呼息運動はこれらの筋の弛緩によって受動的に行われる．

c ○　過呼吸では，CO_2の排出が多くなり，血中のCO_2濃度が低下して，血液のpHは高くなる．

d ×　呼吸運動は延髄に存在する呼吸中枢で調整される．

▷「歯科衛生学シリーズ　解剖学・組織発生学・生理学」P. 229-232

4. 筋

【問題4-1】a

図は，横紋（細い点線で線維の方向に垂直に描かれている）が認められるので，横紋筋と判断できる．しかし，骨格筋には認められない筋細胞の枝分かれや，筋細胞どうしの複雑なつながりがみられる．このことから，心筋を示すことがわかる．

a ○　心筋は，収縮時の活動電位では脱分極状態が続くプラトー電位をもち，この間は興奮性が低下する不応期にあたる．そのために，強縮を起こさない．

b ×　心筋は，筋細胞間で興奮が伝わり，自動能をもつ．

c ×　細胞どうしの複雑なつながりがみられる．

d ×　体性神経に支配される筋は骨格筋であり，心筋は自律神経によって支配されている．

▷「歯科衛生学シリーズ　解剖学・組織発生学・生理学」P. 64-69

【問題4-2】b

筋組織は平滑筋，心筋，骨格筋に分類される．このうち平滑筋は胃や腸などの内臓の壁を構成し，個々の独立した紡錘形の平滑筋細胞からなり，意志によって

収縮できない不随意筋である.

a × 舌は骨格筋から構成されている. 骨格筋は体壁や四肢を構成する筋で, 多数の筋細胞が癒合して形成され, 大きな多核の円柱状の筋線維から構成されている. 横紋が発達し, 意志によって収縮できる随意筋である.

b ○ 空腸は小腸の一部であり, 平滑筋から構成されている.

c × 心臓は心筋から構成されている. 心筋は心臓の壁をつくり, 短い円柱形の細胞が枝分かれして互いに網状に連なり, 細胞の境界部には明瞭な介在板をもつ. 横紋をもつが不随意筋である.

d × 横隔膜は骨格筋から構成されている.

▷「歯科衛生学シリーズ　解剖学・組織発生学・生理学」P.65

【問題 4-3】c

筋収縮は神経筋接合部で神経終末から放出されたアセチルコリンにより, 筋膜に興奮（活動電位）が生じ, この興奮が横行小管系を伝導して筋線維内に伝えられる. 興奮が伝わると筋小胞体からCa^{2+}が放出される. Ca^{2+}の作用により, アクチン（細いフィラメント）がミオシン（太いフィラメント）の間に滑り込み, 収縮が起こる. この一連の過程を興奮-収縮連関という.

a ×

b ×

c ○ 図は筋線維を表したもので, ①は筋小胞体を示す. 筋小胞体では, 興奮が伝わったことにより, Ca^{2+}が放出される.

d ×

▷「歯科衛生学シリーズ　解剖学・組織発生学・生理学」P.65-67

【問題 4-4】c

図は神経筋標本を用いて, 神経を電気刺激して, 筋収縮の特性を実験的に調べた結果を示す. この図では刺激の頻度を高めて連続的に与えている.

a × 拘縮とは関節や皮膚などの制限または神経機能異常により持続的に収縮を起こすことをいう.

b × 単収縮とは, 単一の刺激によって起こる一過性の収縮を示す.

c ○ 各刺激に対応するような収縮は完全に融合し, 完全強縮となる.

d ×

▷「歯科衛生学シリーズ　解剖学・組織発生学・生理学」P.67-68

【問題 4-5】c

アクチンとミオシンはともに筋原線維を構成するタンパク質である. 筋の最小単位は筋線維（筋細胞）であり, そのなかに筋原線維が含まれ, 筋原線維は2種類のフィラメントで構成される. 太いフィラメントはミオシンからなり, 細いフィラメントはアクチンで主に構成される. アクチンとミオシンの作用により, 2つのフィラメントは滑り込みを行い, 筋は収縮する.

a ×

b ×

c ○ アクチンとミオシンが作用すると筋の収縮が起こる. このアクチンとミオシンの作用を開始するきっかけとなるのが, 筋小胞体に貯蔵されているカルシウムイオン（Ca^{2+}）の放出である.

d × 触媒とは化学反応を起こしやすくする物質のことで, 生体内の酵素はある特定の化学反応の触媒として働く.

▷「歯科衛生学シリーズ　解剖学・組織発生学・生理学」P.65-67

【問題 4-6】d

筋線維の細胞膜に発生した興奮（活動電位）が筋収縮を起こすまでの一連の過程を興奮-収縮連関という.

はじめに神経筋接合部で筋線維の細胞膜の興奮が起こると, この興奮が筋線維内部の筋小胞体まで伝わる. すると筋小胞体に貯蔵されていたカルシウムイオン（Ca^{2+}）が放出される. 細胞内に放出されたカルシウムイオンとアクチンフィラメント（細いフィラメント）上のトロポニンが結合すると, ATPを使ってアクチンフィラメントとミオシンフィラメント（太いフィラメント）の滑り込みによって筋が収縮すると考えられている.

a ×

b ×

c ×

d ○

▷「歯科衛生学シリーズ　解剖学・組織発生学・生理学」P.65-67

5. 神経

【問題 5-1】b

図は活動電位が起こったときの電位変化を, 横軸を時間として表したものである. 細胞膜には選択的透過性があるために, 内外で物質の濃度が異なる. その結果, 静止状態では細胞内はK^+濃度が高く, 細胞外はNa^+, Cl^-濃度が高い状態となり, 細胞内は負の電位に

なっている.

a ×

b ○　細胞内の電位が0に近づく，つまり脱分極すると電位依存性 Na チャネルが開き，Na$^+$の透過性が亢進し，濃度の高い細胞外から低い細胞内に流入する．Na$^+$の流入により細胞内電位は0を超えて正の電位となる.

c ×

d ×

▷「歯科衛生学シリーズ　解剖学・組織発生学・生理学」P. 20, 183-184

【問題 5-2】d

a ×　両方向（性）伝導は興奮が両方向に伝わることである.

b ×　不減衰伝導は興奮が伝導していくときに興奮の大きさが減衰しないことである.

c ×　絶縁伝導は神経線維で起こった興奮がほかの線維の興奮に影響せず，また影響されないことである.

d ○　跳躍伝導は有髄神経に特有な伝導で，髄鞘間を興奮が伝わっていく非常に速い伝導のことである.

▷「歯科衛生学シリーズ　解剖学・組織発生学・生理学」P. 184-185

【問題 5-3】c

　神経細胞は細胞体（図②）と軸索（図③）からなり，細胞体は樹状突起（図①）をもっている．樹状突起あるいは細胞体は，ほかの神経細胞の神経終末との間にシナプスを形成し，情報を受け取る．神経神経が興奮すると，その情報は軸索を伝導し，神経終末（図④）まで伝えられ，次の細胞の樹状突起あるいは細胞体に情報を伝える.

a ×　①は樹状突起である.

b ×　②は細胞体であり，核をもつ.

c ○　③は軸索である．図は有髄神経を示しており，軸索は髄鞘で包まれている．髄鞘が途切れている部分をランヴィエの絞輪とよぶ．有髄神経では，電気的な興奮は絞輪から絞輪へと伝わる（跳躍伝導）.

d ×　④は神経終末である.

▷「歯科衛生学シリーズ　解剖学・組織発生学・生理学」P. 180-185

【問題 5-4】b

　図は，活動電位が起こったときの電位変化を，横軸を時間，縦軸を細胞内電位として表したものである.

a ×　静止状態では細胞内は K$^+$（カリウムイオン）濃度が高く，細胞外は Na$^+$（ナトリウムイオン），Cl$^-$（塩化物イオン）濃度が高い状態で，細胞内は負の電位（分極状態）になっている．この時の電位を静止膜電位（①）という.

b ○　細胞内の電位が0に近づく，つまり脱分極すると電位依存性 Na$^+$チャネルが開き，Na$^+$の透過性が亢進し，Na$^+$が濃度の高い細胞外から低い細胞内に流入する．②で表されるように細胞内電位が上昇する相を脱分極相という.

c ×　Na$^+$の流入により細胞内電位は0を超えて正（プラス）の電位となる．正の活動電位（③）をオーバーシュートという.

d ×　④は再分極相である.

▷「歯科衛生学シリーズ　解剖学・組織発生学・生理学」P. 183-184

【問題 5-5】b

　シナプスには，前シナプス側と後シナプス側にそれぞれ細胞が存在する．前シナプス側のニューロン（神経細胞）（図の細胞 A）の軸索の終末には神経伝達物質が貯えられている．活動電位が到達すると，貯えられた神経伝達物質が細胞 A から放出されて，後シナプス側のニューロン（神経細胞）（図の細胞 B）に存在する受容体と結合する．このことにより，興奮がニューロンからニューロンへと伝達される.

a ×

b ○

c ×

d ×

▷「歯科衛生学シリーズ　解剖学・組織発生学・生理学」P. 180-182

【問題 5-6】c, d

a ×　生命維持に必要な呼吸中枢，循環中枢など自律神経の中枢が存在するのは延髄である．呼吸中枢は呼息中枢と吸息中枢とからなり，呼吸運動のリズムと深さを調節する.

b ×　摂食中枢が存在するのは，視床下部である.

c ○　視床下部は自律神経系の最高中枢になっており，体温調節中枢，摂食中枢，飲水中枢などが存在する.

d ○ 顎下腺・舌下腺を支配する上唾液核と，耳下腺を支配する下唾液核からなる唾液分泌中枢も延髄に存在する．

▷「歯科衛生学シリーズ　解剖学・組織発生学・生理学」P. 186-189

【問題 5-7】c, d

視床下部は間脳に存在し，自律神経系の最高中枢といわれており，本能行動や情動行動を調節している．

a × 呼息中枢と吸息中枢からなる呼吸中枢は延髄に存在する．

b × 嚥下を統合している嚥下中枢は延髄に存在する．

c ○ 視床下部には摂食中枢が存在し，これには空腹中枢と満腹中枢とがある．それぞれの中枢が興奮すると，空腹感と満腹感を引き起こし，摂食行動を調節する．

d ○ 視床下部前部には温熱中枢と寒冷中枢があり，合わせて体温調節中枢という．これらは自律神経系や行動を介して体温を調節する．

▷「歯科衛生学シリーズ　解剖学・組織発生学・生理学」P. 188-189

【問題 5-8】c

摂食調節中枢（摂食中枢）は視床下部に存在し，空腹中枢と満腹中枢とがある．それぞれの中枢が興奮すると，空腹感と満腹感を起こし，摂食行動を調節する．

視床下部は自律神経系の最高中枢であり，体温調節中枢や飲水中枢も存在する脳幹の上位中枢である．

a × 嚥下中枢は延髄に存在する．

b × 呼息中枢と吸息中枢からなる呼吸中枢は延髄に存在する．

c ○

d × 体温調節中枢は視床下部に存在する．

▷「歯科衛生学シリーズ　解剖学・組織発生学・生理学」P. 186-189

【問題 5-9】a, b

延髄は脳の中でも生命維持に必要な自律系に関する中枢が存在する部位である．また，延髄は中脳と橋とあわせて脳幹ともよばれる．

a ○ 延髄には，呼吸中枢（呼息中枢と吸息中枢），循環中枢などが存在する．

b ○ 延髄には嚥下中枢が存在する．

c × 角膜反射中枢は中脳に存在する．

d × 摂食調節中枢（摂食中枢）は視床下部に存在

する．

▷「歯科衛生学シリーズ　解剖学・組織発生学・生理学」P. 187

【問題 5-10】b

交感神経は身体が活動するのに適した状態にする．一方，副交感神経は体力の消耗を回復させる．心臓血管系には，交感神経は促進的に，副交感神経は抑制的に働く．逆に，消化吸収系や泌尿，生殖系の運動と分泌活動に対しては，交感神経は抑制的に働き，副交感神経は促進的に働く．

a × 副交感神経の作用である．交感神経が働くと，瞳孔は散大する．

b ○

c × 副交感神経の作用である．交感神経が働くと，皮膚血管は収縮する．

d × 副交換神経の作用である．交換神経が働くと，腸管運動は抑制される．

▷「歯科衛生学シリーズ　解剖学・組織発生学・生理学」P. 201-202

【問題 5-11】a

自律神経系は循環，呼吸，消化，内分泌，生殖などの機能を調節するために，各器官を支配する．自律神経は交感神経と副交感神経に分けられ，1つの器官に対して，これら両系統の神経による二重支配を行い，一方は促進的に，もう片方は抑制的に働く（拮抗支配）．

a ○

b × 交感神経の興奮により気管支を拡張させる．

c × 交感神経は，心臓には促進的に働き，心拍数増加や心拍出量増加の作用をもつ．

d × 交感神経は消化器官に対しては抑制的に働き，消化液の分泌や消化管の運動を抑制する．

▷「歯科衛生学シリーズ　解剖学・組織発生学・生理学」P. 201-202

【問題 5-12】d

a × 副交感神経は瞳孔を収縮させる．

b × 発汗の増加（汗腺の分泌促進）は交感神経の働きである．

c × 副交感神経は心拍数減少や心拍出量低下の作用をもつ．

d ○ 副交感神経は消化器官に対しては促進的に働き，消化液の分泌や消化管の運動を亢進させる．

▷「歯科衛生学シリーズ　解剖学・組織発生学・生理学」P. 201-203

6. 感覚

【問題6-1】a, b

感覚は特殊感覚，体性感覚，内臓感覚に分かれる．特殊感覚は視覚，聴覚，平衡感覚，嗅覚，味覚などの特殊な感覚器で生じる感覚である．体性感覚は，皮膚感覚と深部感覚に分かれる．内臓感覚には空腹感や渇き感のほか，内臓痛も含まれる．

a ○ 皮膚感覚は身体の表面に広く分布している触・圧覚，温度覚，痛覚などである．

b ○ 深部感覚は筋や関節に生じる深部痛覚や運動感覚を含む．

c × 空腹感を感じるのは内臓感覚である．

d × 渇き感を感じるのは内臓感覚である．

▷「歯科衛生学シリーズ　解剖学・組織発生学・生理学」P.156

【問題6-2】b

皮膚には触，圧，痛，冷，温などの皮膚感覚があり，それらの受容器は皮膚内に点在し，それぞれ触点，圧点，痛点，冷点，温点などの感覚点として識別される．

a ×

b ○ 感覚点の分布密度は痛点が1 cm²あたり100〜200と最も多く，ほかは数個〜数十個と少ない．この値は体の部位によって変動するが，痛点はどの部位でも一番多い．痛点が多いことは生体防御の意味において重要なことである．

c ×

d ×

▷「歯科衛生学シリーズ　解剖学・組織発生学・生理学」P.156

【問題6-3】d

外界の刺激に対する受容器はそれぞれ適刺激をもっていて，刺激の種類ごとに受容器が異なる．感覚は受容器の性質の違いにより，体性感覚，特殊感覚，内臓感覚に分類される．

a × 特殊感覚である．

b × 特殊感覚である．

c × 特殊感覚である．

d ○ 体性感覚である．体性感覚にはほかに触（圧）覚，温度感覚が含まれる．これらの感覚の受容器は広く体表に分布している．

▷「歯科衛生学シリーズ　解剖学・組織発生学・生理学」P.156, 158-159

【問題6-4】c

末梢神経は，興奮を伝える速度（伝導速度）により分類されている．伝導速度は神経に髄鞘（ずいしょう）がある（有髄線維）かない（無髄線維）かと，神経の太さにより決定される．有髄線維は跳躍伝導を行うため，無髄線維よりも伝導速度が速い．また，神経が太いほど伝導速度は速い．

a × Aαは固有感覚を伝える神経である．

b × Aβは触圧覚を伝える神経である．

c ○ Aδは痛覚を伝える神経である．A神経線維は有髄神経であるので，痛覚のなかで速い伝導速度で興奮を伝える．

d × Cは痛覚を伝える神経で，無髄神経である．

▷「歯科衛生学シリーズ　解剖学・組織発生学・生理学」P.158, 185

7. 消化吸収

【問題7-1】b

図は消化管の模式図である．①食道，②胃，③小腸，④大腸の順に食物が流れる．

消化液のなかで最もpHが低い，つまり強い酸性を示すのは胃液である．胃液には塩酸が含まれ，pHは1.0〜2.0である．胃内が強い酸性であることで，胃内に入った菌は殺菌され，また，ペプシノーゲンがペプシンとなり，タンパク質の消化を助ける．強酸の胃内容物が十二指腸に送られると，HCO_3^-（重炭酸イオン）を多く含むアルカリ性の膵液が分泌され，この酸を中和する働きがある．

a ×

b ○

c ×

d ×

▷「歯科衛生学シリーズ　解剖学・組織発生学・生理学」P.99

【問題7-2】c, d

a × 胆汁酸は脂肪の消化に重要であり，脂肪を乳化させ，膵リパーゼの作用を助ける．

b × 胆汁は肝臓から分泌される弱アルカリ性の液体であり，胆嚢に蓄えられた後，十二指腸内に分泌される．主な成分は胆汁酸と胆汁色素である．胆汁色素は肝臓で破壊された赤血球の代謝産物であり，便を黄褐色にする．

c ○ 胃液はpH 1.0〜2.0の酸性で，ペプシン，塩酸，粘液などを含む．

d ○ 膵液に含まれる主な消化酵素は，アミラーゼ，

トリプシン，キモトリプシン，カルボキシペプチダーゼ，リパーゼである．膵アミラーゼはデンプンに作用して麦芽糖まで分解する．

▷「歯科衛生学シリーズ　解剖学・組織発生学・生理学」P. 98-104

【問題 7-3】a

図の矢印で示す臓器は胆嚢であり，胆嚢から出る液体は胆汁である．

a ○ 胆汁は肝臓でつくられて胆嚢に蓄えられ，十二指腸内に放出される．胆汁には脂肪を乳化する働きがあり，脂肪の分解・吸収を促進する．

b × ムチンを含む粘液が十二指腸（ブルンネル腺）や空腸・回腸から分泌され，腸粘膜を保護している．

c × 炭水化物を分解するアミラーゼは口腔では唾液腺から，腸管では膵臓から分泌される．

d × タンパク質を分解する酵素は胃液や膵液中に含まれる．

▷「歯科衛生学シリーズ　解剖学・組織発生学・生理学」P. 85, 95, 101-102

【問題 7-4】b

腸管（小腸の粘膜上皮細胞）では栄養素が吸収される．栄養素を細胞内に取り込むには，分子量の小さな単糖類（果糖やブドウ糖など）やアミノ酸にまで分解（消化）する必要がある．単糖類やアミノ酸は細胞の基底側に存在する毛細血管に運ばれて門脈系へと送られる．

a ×

b ○ 脂質はリパーゼの作用によって脂肪酸とグリセロール（モノグリセリド）に分解され，小腸粘膜細胞に取り込まれる．そこで再び脂肪に合成されたのち，カイロミクロン（キロミクロン）となり，リンパ管に取り込まれ，その後に静脈から血液中に入る．

c ×

d ×

▷「歯科衛生学シリーズ　解剖学・組織発生学・生理学」P. 104
▷「歯科衛生学シリーズ　栄養と代謝」P. 24-25

【問題 7-5】c

ガストリン，セクレチンは消化管の働きを調節する消化管ホルモンの一種で，血流を介して各器官に作用する．

a × トリプシンは膵液に含まれタンパク質をポリペプチドに分解する消化酵素の一種である．

b × セクレチンは小腸内の消化産物や酸により分泌され，膵液の分泌を促進する．

c ○ ガストリンは胃粘膜の伸展や機械的刺激により分泌され，胃液の分泌を促進する．

d × アミラーゼは膵液・唾液に含まれ，デンプンを麦芽糖に分解する消化酵素の一種である．

▷「歯科衛生学シリーズ　解剖学・組織発生学・生理学」P. 99-101

8. 内分泌

【問題 8-1】c, d

カルシトニン，副甲状腺（上皮小体）ホルモン，ビタミン D は，血清 Ca（カルシウム）濃度を調節し恒常性を保つ重要なホルモンである．甲状腺から分泌されるカルシトニンは血清 Ca 濃度を低下させる．

a ×

b ×

c ○ 活性型に変換されたビタミン D は血清 Ca 濃度を上昇させる．

d ○ 副甲状腺ホルモンは血清 Ca 濃度を上昇させる．

▷「歯科衛生学シリーズ　解剖学・組織発生学・生理学」P. 251

【問題 8-2】a, d

チロキシン，カルシトニンは，甲状腺から分泌されるホルモンである．

a ○ チロキシンは物質代謝を促進する作用をもつ．

b × カルシトニンは血中 Ca 濃度を低下させ，副甲状腺（上皮小体）から分泌されるパラトルモンは血中 Ca 濃度を上昇させる．

c × 下垂体後葉から分泌されるバソプレッシン（バソプレシン）は抗利尿作用を有し，血圧を上昇させる．

d ○ 膵臓のランゲルハンス島の B 細胞から分泌されるインスリンは血糖値を低下させ，A 細胞から分泌されるグルカゴンは血糖値を上昇させる．

▷「歯科衛生学シリーズ　解剖学・組織発生学・生理学」P. 249-251

【問題 8-3】b, c

a × 免疫グロブリンは感染の発生時に増加するが，これにはホルモンではなくサイトカインが関与している．

b ○ 血糖値（血中グルコース濃度）は，生体内で複数のホルモンの相互作用を受け，濃度が一定に

なるよう調節されている．血糖値はアドレナリンなど
により上昇し，高すぎればインスリンにより低下がは
かられる．

c　○　血中カルシウム濃度は，パラトルモン（上昇）と
カルシトニン（低下）という相反する作用のホルモン
により，濃度が一定に保たれている．

d　×

▷「歯科衛生学シリーズ　解剖学・組織発生学・生理学」P. 251

【問題 8-4】c, d

カルシトニンやパラトルモンは骨組織へのカルシウム
の移行や腎臓でのカルシウムの排泄を調節して，血中
カルシウム濃度を調節している．

a　×　プロラクチンは下垂体前葉から分泌されるホ
ルモンの1つで，乳腺に働いて乳汁分泌を起こす．

b　×　アルドステロンは副腎皮質ホルモンである電
解質コルチコイドの1つで，Na^+のバランスを調節す
る．

c　○　パラトルモンは，副甲状腺（上皮小体）から分
泌され，血中カルシウム濃度を上昇させる．

d　○　カルシトニンは甲状腺から分泌されるホルモン
の1つで，血中カルシウム濃度を低下させる．

▷「歯科衛生学シリーズ　解剖学・組織発生学・生理学」P. 251

【問題 8-5】c

ストレスを受けると，視床下部に作用して，交感神経
を通じて副腎髄質ホルモンであるアドレナリンが放出さ
れる．さらに，視床下部-下垂体前葉系を介して，副腎
皮質刺激ホルモンの分泌が促進される．その結果，副
腎皮質から糖質コルチコイド（コルチゾール）と電解質
コルチコイドを分泌する．これらはストレスをもとに戻そ
うとする．

a　×　インスリンは膵臓から分泌され，血糖値を低下
させる．

b　×　カルシトニンは甲状腺から分泌され，血中カル
シウム濃度を低下させる．

c　○

d　×　オキシトシンは下垂体後葉から分泌され，射乳
や子宮筋収縮を促す．

▷「歯科衛生学シリーズ　解剖学・組織発生学・生理学」P. 253-254

【問題 8-6】d

血糖値の濃度調節は複数のホルモンが担い，低下に

はインスリン，上昇にはグルカゴンとアドレナリンが関与
する．インスリンは，肝臓，筋肉，脂肪組織に作用しグ
リコーゲンの合成やタンパク，脂質の合成を促進し，グ
リコーゲンの分解を抑制する作用がある．

a　×　血液中には，通常 0.1%のブドウ糖（単糖類）
が血糖として含まれる．

b　×　グルカゴンは血糖値を上げる．

c　×　インスリンは血糖値を下げる．

d　○

▷「歯科衛生学シリーズ　解剖学・組織発生学・生理学」P. 251

【問題 8-7】a

カルシトニンは，甲状腺の傍小胞細胞から分泌され
るホルモンである．破骨細胞に作用して骨吸収を抑制
し，血中カルシウム濃度を低下させる作用をもつ．

a　○

b　×　破骨細胞の働きを抑えて，骨吸収を停止させ，
骨から血中へのカルシウムの移行を抑え，血中カル
シウム濃度を低下させる．

c　×　ホルモンは化学構造からペプチドホルモン，ス
テロイドホルモンなどに分類される．カルシトニンは
ペプチドホルモンである．

d　×　血中カルシウム濃度を上昇させる働きをもつホ
ルモンは，上皮小体（副甲状腺）から分泌されるパ
ラトルモン（PTH）である．

▷「歯科衛生学シリーズ　解剖学・組織発生学・生理学」P. 249-250

▷「歯科衛生学シリーズ　栄養と代謝」P. 73-74

【問題 8-8】a

a　○　カルシトニンは甲状腺の傍小胞細胞から分泌
されるホルモンである．破骨細胞の活性を抑えて，
骨吸収を停止させる．これにより骨から血中へのカ
ルシウムの移行が抑えられ，血中カルシウム濃度を
低下させる．

b　×　バソプレッシン（バソプレシン）は脳下垂体後
葉から分泌されるホルモンである．腎臓に働き水の
再吸収を促進することで，抗利尿作用および血圧
上昇作用をもつ．

c　×　活性型ビタミンDは小腸からのカルシウムの吸
収を促進する．

d　×　副甲状腺ホルモン（上皮小体ホルモン）は副
状腺（上皮小体）から分泌されるホルモンで，パラ
トルモンや PTH ともよばれる．破骨細胞を活性化

し，骨吸収を促進して，血中カルシウム濃度を上昇させる.

▷「歯科衛生学シリーズ　解剖学・組織発生学・生理学」P.250-251

【問題8-9】a

a ○ インスリンは膵臓のランゲルハンス島のB細胞から分泌されるホルモンで，ブドウ糖の細胞内への取り込みを促し，血糖値（血中ブドウ糖濃度）を低下させる.

b × グルカゴンは膵臓のランゲルハンス島のA細胞から分泌されるホルモンで，血糖値を上昇させる.

c × アドレナリンは副腎髄質から分泌されるホルモンで，交感神経の活動と同様の働きをする.

d × サイロキシンは甲状腺から分泌されるホルモンで，全身の代謝を促進する.

▷「歯科衛生学シリーズ　解剖学・組織発生学・生理学」P.251

【問題8-10】b, c

下垂体後葉からはバソプレッシン（バソプレシン），オキシトシンが分泌される. 下垂体前葉からは成長ホルモン，甲状腺刺激ホルモン，副腎皮質刺激ホルモン，卵胞刺激ホルモン，黄体形成ホルモン，乳腺刺激ホルモン（プロラクチン）が放出される.

a × 下垂体前葉から放出される.

b ○ バソプレッシンは腎臓，末梢血管に働きかけ，抗利尿作用，血圧上昇を引き起こす.

c ○ オキシトシンは乳腺，子宮に働きかけ，乳汁射出，子宮筋収縮を引き起こす.

d × グルカゴンは膵臓から分泌される.

▷「歯科衛生学シリーズ　解剖学・組織発生学・生理学」P.247-249

9. 体温

【問題9-1】a, b

体温は体熱の産生と放散により，一定に保たれている. 体熱の放散（放熱）は皮膚からの放射，伝導，水分の蒸散によって行われる. 主な体熱産生器官は骨格筋と肝臓である. 視床下部に体温調節中枢が存在し，現在の体温と設定された基準値を比べて，誤差を修正するように体熱の産生，放熱を行う.

a ○ 水分の蒸散による放熱は，汗の蒸発によって行われる.

b ○ 水分の蒸散による放熱は，呼吸によって行われる.

c × 骨格筋の熱産生は，運動により骨格筋を収縮させることにより行われる.

d × 骨格筋の熱産生は，ふるえにより骨格筋を収縮させることにより行われる.

▷「歯科衛生学シリーズ　解剖学・組織発生学・生理学」P.271-273

【問題9-2】d

a × 体温は視床下部に存在する体温調節中枢の働きで一定に保たれる.

b × 発汗は交感神経の興奮で起こる.

c × 環境温が上がると発汗などで熱を放散し，環境温が下がるとふるえなどで熱を産生する.

d ○ 発熱は体温調節中枢の基準値が上昇して起こるので，発熱のはじめは体温が上昇しても，基準値より低いためにふるえなどが生じる. 解熱時は基準値がもとに戻っているのに，体温が高いため発汗などが起こる.

▷「歯科衛生学シリーズ　解剖学・組織発生学・生理学」P.274-276

【問題9-3】c

体温は体熱の産生と放散により一定に保たれている. 体熱の放散（放熱）は皮膚からの放射，伝導，水分の蒸散によって行われる. 環境温が下がるとふるえなどで熱を産生する. 熱産生器官としては筋が最も重要である.

a × 伝導は身体が接触している物体を通じて，熱を放散する.

b × 放射は空中へ熱を伝える.

c ○ 水分の蒸散による放熱は，発汗や呼吸による. 激しい運動を行ったときや環境温が上がると，発汗などで，水分の蒸散による熱の放散が多くなる.

d × 対流により熱放散は大きくなる.

▷「歯科衛生学シリーズ　解剖学・組織発生学・生理学」P.271-273

【問題9-4】d

体温調節中枢は視床下部前部に存在し，温熱中枢と寒冷中枢を含んでいる. 温熱中枢には，温度が上がるとそれに伴って活動が上昇する温ニューロンが存在し，寒冷中枢には温度が下がるとそれに伴って活動が上昇する冷ニューロンがある. これらのニューロン活動のバランスで体温を一定となるように調節している.

a × 延髄には呼吸中枢（呼息中枢と吸息中枢），循環中枢などが存在する. 嚥下中枢も存在する.

b ×

c × 視床は大脳皮質への入力の中継核である.

d ○ 視床下部には摂食中枢や飲水中枢も存在する.

▷「歯科衛生学シリーズ　解剖学・組織発生学・生理学」P. 274-275

【問題 9-5】c

　人体で熱を多く産生する器官としては，骨格筋と肝臓があげられる. 骨格筋では筋収縮時に多くの熱を産生し，体温の低下を防止するために「ふるえ」などで熱を産生する. 肝臓では代謝を始めとしてさまざまな化学反応が行われており，その反応の過程で多くの熱を産生する.

a × ①は心臓である. 心臓は全身に血液を送るポンプの役目をする.

b × ②は腎臓である. 腎臓では尿を生成する.

c ○ ③は肝臓である. 肝臓には胃や腸から吸収した物質が集められ，毒性のあるものを分解したり，余分な栄養を蓄えたりする機能をもつ.

d × ④は肺である. 肺では，血液に酸素を与え，血液から二酸化炭素を受け取る.

▷「歯科衛生学シリーズ　解剖学・組織発生学・生理学」P. 270-271

【問題 9-6】b

　ヒトは，体温を一定に維持する機能をもっている. しかし，さまざまな要因により正常範囲内で生理的な変動をする. 運動や精神的興奮により体温は高くなる. 季節間では一般的に冬よりも夏のほうが体温は高い.

a × 食事を摂ることによって，消化活動を行うために熱産生が行われ，食前に比べて食後のほうが体温は高くなる.

b ○ 年齢別には小児の体温は成人よりも高い.

c × 性別では，女性のほうが男性よりも高い. また，女性は性周期による体温変動もある.

d × 日内変動では，朝方低く，夕方に高い.

▷「歯科衛生学シリーズ　解剖学・組織発生学・生理学」P. 276-278

【問題 9-7】c, d

　基礎代謝とは，生命の維持に必要な最低のエネルギーでの代謝の状態のことで，そのときに消費されているエネルギー量を基礎代謝量という. 基礎代謝量は，年齢，性，体格，体温，栄養状態，内分泌状態，生活環境などの影響を受ける.

a × 低栄養状態では低下し，高タンパク質食では

高くなる.

b × 甲状腺機能亢進の場合には代謝は活発となり，上昇する.

c ○ 交感神経は全身の活動を高め，基礎代謝も高くなる.

d ○ 体温の上昇も基礎代謝を高める.

▷「歯科衛生学シリーズ　解剖学・組織発生学・生理学」P. 269-278

【問題 9-8】c, d

　基礎代謝量は，食後 12～16 時間後の空腹状態で，約 20℃前後の快適な室内で，心身ともに安静に保ち，横になった状態で測定する. 通常，朝起床後の空腹状態で仰臥位で測定することが多い. 体重 1 kg あたりの基礎代謝量を基礎代謝基準値とよび，1～2 歳が最高である. 基礎代謝量は体重および体表面積に比例し，同じ体重では身長の高い人のほうが大きい. 男性の基礎代謝量は同体重の女性より高い.

a × 筋肉労働をしている肉体労働者は高い.

b × 女性は月経 2～3 日前に最高となり，月経時に最低となる.

c ○ 妊娠後期に 15～20%増加する.

d ○ 体温上昇で増加し，睡眠時は低下する.

▷「歯科衛生学シリーズ　解剖学・組織発生学・生理学」P. 269-278

10. 口腔・顎顔面・頭頸部

【問題 10-1】a

　感覚点とは各感覚に特に鋭敏な点のことをいい，触，冷，温，痛の刺激に応答する点が口腔内にもモザイク状に分布している. 一般に，いずれの感覚点も口腔前方で密度が高く，後方部へいくにつれて低くなる. しかし，頬粘膜中央から口角に至る帯状の領域（キーゾウの無痛帯）は痛点の分布密度が低いなど，口腔内の部位によってそれぞれ特徴をもった分布密度を示す.

a ○ 分布密度は痛覚が最も高く，次いで触覚，冷覚，温覚の順である.

b ×

c ×

d ×

▷「歯科衛生学シリーズ　解剖学・組織発生学・生理学」P. 156

【問題 10-2】d

　二点弁別閾（二点識別閾）とは，皮膚や粘膜を 2 点で同時に刺激したときに，2 点であると判別できる最小

の距離のことをいう．つまり，二点弁別閾が小さいほど感覚としては鋭敏であることを示す．

　図は舌上の領域を示しており，舌の中では舌尖（④）が最も感覚が鋭敏で，二点弁別閾が最も小さく1.0 mm程度である．舌背（①，②）や舌縁（③）の二点弁別閾は数〜10 mm程度である．

a　×
b　×
c　×
d　○
▷「歯科衛生学シリーズ　解剖学・組織発生学・生理学」P. 158

【問題 10-3】d

　味覚の閾値は検知閾値と認知閾値に分けられる．検知閾値は水と違うと感じられる味物質の最小濃度のことで，認知閾値とは味の質，たとえば，甘い，苦いなどと認知できる最小濃度のことである．普通，閾値というと検知閾値をさす．認知閾値は検知閾値より1.5〜2倍高い．

a　×　塩酸キニーネの次に小さいのは酸味を呈する酢酸である．
b　×　ショ糖の閾値は塩酸キニーネ，酢酸に比べて大きい．
c　×　食塩の閾値は塩酸キニーネ，酢酸に比べて大きい．
d　○　閾値の最も小さいのは生体防御のシグナルといわれる苦みを呈する塩酸キニーネである．
▷「歯科衛生学シリーズ　口腔解剖学・口腔組織発生学・口腔生理学」P. 200-202

【問題 10-4】c

　味覚を支配する脳神経は，顔面神経，舌咽神経および迷走神経である．

a　×　滑車神経は眼球を動かす上斜筋を支配する運動神経である．
b　×　三叉神経には口腔顔面領域の体性感覚を司る感覚神経と咀嚼筋を支配する運動神経が含まれる．
c　○　顔面神経の枝である鼓索神経は舌前方2/3の味覚を，同じく顔面神経の枝である大錐体神経は軟口蓋の味覚を司る．舌後方1/3の味覚は舌咽神経，喉頭・咽頭部の味覚は迷走神経である．
d　×　舌下神経は舌筋を支配する運動神経である．
▷「歯科衛生学シリーズ　口腔解剖学・口腔組織発生学・口腔生理

学」P. 194, 204

【問題 10-5】b

　消化酵素の1つであるアミラーゼは，デンプンを麦芽糖（マルトース）やデキストリンに分解する働きがある．

a　×　ペプシンは胃液中に含まれ，タンパク質を分解しポリペプチドにする働きがある．
b　○　アミラーゼは唾液腺から分泌されるだけでなく，膵液中にも含まれる．
c　×　キモトリプシンは膵液中に含まれ，タンパク質をペプチドに分解する．
d　×　トリプシンは膵液中に含まれ，タンパク質をペプチドに分解する．
▷「歯科衛生学シリーズ　口腔解剖学・口腔組織発生学・口腔生理学」P. 266

【問題 10-6】a, d

　唾液中には分泌型IgA，ラクトフェリン，ペルオキシダーゼおよびリゾチームなどの抗菌因子が存在し，口腔内での感染防御に貢献している．

a　○　ラクトフェリンは鉄結合性タンパク質で，微生物の増殖を抑制する．
b　×　α-アミラーゼは消化酵素で，抗菌因子とは関係ない．
c　×　アルブミンは代表的な血清タンパクで，抗菌因子とは関係ない．
d　○　分泌型IgAは唾液中に分泌される抗体で，細菌凝集，毒素中和，ウイルス中和作用を示す．
▷「歯科衛生学シリーズ　口腔解剖学・口腔組織発生学・口腔生理学」P. 267

【問題 10-7】d

　アミラーゼは唾液や膵液に含まれる多糖分解酵素である．デンプンやグリコーゲンの α-1, 4グリコシド結合を切断（加水分解）する．

a　×
b　×
c　×
d　○
▷「歯科衛生学シリーズ　口腔解剖学・口腔組織発生学・口腔生理学」P. 266

【問題 10-8】b

唾液の抗菌作用に関与する物質には，リゾチーム，ペルオキシダーゼ，ラクトフェリン，分泌型 IgA などがある．

a ×

b ○ ラクトフェリンは，鉄結合性の糖タンパクで，細菌が必要とする鉄の利用を妨げ，その増殖や代謝を阻害する．

c ×

d × リゾチームは溶菌酵素ともよばれ，細菌の細胞壁を破壊する．

▷「歯科衛生学シリーズ 口腔解剖学・口腔組織発生学・口腔生理学」P.267

【問題 10-9】d

免疫グロブリン（Ig）は血清や唾液などに存在するタンパク質で，IgA，IgE，IgG，IgM，IgD に分けられている．

a × IgE はアレルギーに関連する抗体とされ，唾液中には認められない．

b × IgG は血清中で最も高濃度に存在している抗体で，歯肉溝滲出液中の抗体も IgG である．

c × IgM は抗原処理能力の高い抗体で，わずかに唾液中にも存在する．

d ○ sIgA（分泌型 IgA）は IgA が 2 組結合した 2 量体で，唾液中の抗体は sIgA がそのほとんどを占める．IgA は口腔内など粘膜系の免疫に関連する抗体で，血清型と分泌型の 2 つのタイプがある．

▷「歯科衛生学シリーズ 口腔解剖学・口腔組織発生学・口腔生理学」P.267

【問題 10-10】d

ペリクルは獲得被膜ともよばれる．厚みは 1 μm 以下と薄いが，ブラッシングでは除去できない．除去には歯面研磨が必要だが，除去したとしても数十分でまた形成される．

a × 飲食物のスクロースはプラーク形成に寄与する．

b × フィブリノーゲンは止血に寄与する血中タンパク質である．

c × 口腔細菌のリポ多糖は毒素である．

d ○ ペリクルは歯面表層に沈着する唾液糖タンパク由来の非細菌性被膜である．

▷「歯科衛生学シリーズ 口腔解剖学・口腔組織発生学・口腔生理

学」P.260, 266

【問題 10-11】d

大唾液線は顎下腺，耳下腺，舌下腺である．

a × 分泌速度が上昇すると HCO_3^- 濃度は高くなり，pH は高くなる．

b × 唾液分泌は交感神経と副交換神経によって調節されている．副交感神経刺激では漿液性唾液が，交感神経刺激では粘液性の唾液が分泌される．

c × 耳下腺唾液は漿液性である．舌下腺から分泌される唾液は粘液性糖タンパクを多く含んでおり，粘液性が高い．

d ○ 各唾液線からの全唾液に対する分泌比は顎下腺＞耳下腺＞舌下腺の順に高い．

▷「歯科衛生学シリーズ 口腔解剖学・口腔組織発生学・口腔生理学」P.260-265

【問題 10-12】d

抗菌作用を有する唾液の成分には，免疫作用を高める分泌型 IgA，細菌の発育抑制あるいは殺菌作用をもつ唾液ペルオキシダーゼ，溶菌作用をもつリゾチーム，細菌の発育を抑制するラクトフェリンがあげられる．

a × リゾチームは溶菌作用をもつ．

b × ラクトフェリンは細菌の発育を抑制する．

c × ムチンは粘液性糖タンパクで，潤滑作用・粘膜の保護作用をもつ．

d ○

▷「歯科衛生学シリーズ 口腔解剖学・口腔組織発生学・口腔生理学」P.266-267

【問題 10-13】c

唾液中にはアミラーゼという消化酵素が含まれている．アミラーゼはデンプンを二糖類である麦芽糖（マルトース）と多糖類であるデキストリンに分解する．

二糖類には 2 つのブドウ糖（グルコース）からなる麦芽糖のほかに，ブドウ糖と果糖（フルクトース）からなるショ糖（スクロース）などがある．これら二糖類は小腸上皮の表面（刷子縁）でそれぞれ単糖類に分解されて，体内に吸収される．

a ×

b × ショ糖はスクラーゼによってブドウ糖と果糖に分解される．

c ○ 麦芽糖はさらにマルターゼによってブドウ糖に

分解される.

d　×

▷「歯科衛生学シリーズ　口腔解剖学・口腔組織発生学・口腔生理学」P.266

【問題 10-14】d

　唾液の成分の多くは血漿由来のものであるが, 唾液と血漿では成分が異なる. 唾液腺の腺房部では Na^+ や Cl^- を分泌して腺腔内の浸透圧を一過性に高め, その浸透圧差によって水が分泌される. その後, 唾液は導管を流れる間に Na^+ や Cl^- が再吸収されるので, 唾液は血漿よりも浸透圧が低く, 比重も小さくなる.

a　×　Na^+ や Cl^- の再吸収により, 血漿よりも比重が小さくなる.

b　×　Na^+ や Cl^- の再吸収により, 血漿よりも浸透圧が低くなる.

c　×　安静時唾液の pH は約 6.7～6.8 で, ほぼ中性である. しかし, 分泌速度が上昇すると HCO_3^- の濃度が上昇するため, pH は大きくなる (アルカリ性に傾く).

d　○　分泌速度が上昇すると Na^+ や Cl^- は導管で再吸収されにくくなり, 唾液中の濃度が上昇するため, 浸透圧は上昇する.

▷「歯科衛生学シリーズ　口腔解剖学・口腔組織発生学・口腔生理学」P.264-265

▷「歯科衛生学シリーズ　栄養と代謝」P.81-83

【問題 10-15】c

　唾液の緩衝作用と再石灰化の両方の機能に関わるのはリン酸である. 乳酸やクエン酸は唾液に含まれない.

a　×　糖を分解してエネルギーを産生する解糖系の代謝産物として乳酸は生成される.

b　×

c　○　唾液の pH 緩衝作用は, 主に重炭酸イオンが担っているが, リン酸塩も pH の維持に働いている. また, 歯の無機質はリン酸カルシウムの一種であるヒドロキシアパタイトで構成されるので, 再石灰化のために, 唾液中に含まれるカルシウムイオンとリン酸塩が必要である.

d　×　クエン酸は酸素を用いてエネルギーを産生する TCA 回路 (クエン酸回路) の構成成分である.

▷「歯科衛生学シリーズ　保健生態学」P.98-99

【問題 10-16】b, c

　下顎安静位は義歯の咬合高径の決定などの臨床的意義がある.

a　×　上下歯は接触せずにわずかに空隙がある. この空隙を安静空隙とよび, 通常 1～1.5 mm である.

b　○　上下の口唇は軽く閉ざされている.

c　○　閉口筋はわずかな緊張によって, 下顎および周囲組織の重力に抵抗している.

d　×　下顎安静位は, 安静状態で顔を垂直に保ち, 咀嚼筋に意識的な緊張がないときの下顎位のことをいう.

▷「歯科衛生学シリーズ　口腔解剖学・口腔組織発生学・口腔生理学」P.213

【問題 10-17】c

a　×　下顎張反射は閉口筋を引き伸ばすと閉口筋が収縮して口が閉じる反射である.

b　×　歯を叩くか持続的な力を加えると咬筋(閉口筋)の活動が高まる反射を歯根膜咬筋反射 (歯根膜閉口筋反射) という.

c　○　開口反射は顔面皮膚, 口唇, 口腔粘膜, 歯肉, 歯髄などに痛み刺激を与えると開口が誘発される反射であり, 開口筋の興奮と閉口筋の抑制が誘発される.

d　×　舌根部を軟らかいもので触れたり, この部位に水を垂らしたりすると, 下顎がゆるやかに挙上する反射を閉口反射という.

▷「歯科衛生学シリーズ　口腔解剖学・口腔組織発生学・口腔生理学」P.219-222

【問題 10-18】a

　顔面皮膚, 口唇, 口腔粘膜, 歯肉, 歯髄などに痛み刺激を与えると, 開口反射が起こり, 開口筋の興奮と閉口筋の抑制によって一過性の急激な開口が誘発される. この反射弓には少なくとも 2 つ以上のシナプスが存在する.

a　○　開口反射は一種の防御反射と考えられる.

b　×　閉口反射は, 舌根部を軟らかいもので触れたり, この部位に水を垂らしたりすると, 下顎がゆるやかに挙上する反射である.

c　×　下顎張反射は, 閉口筋を引き伸ばすと閉口筋が収縮して口が閉じる反射である.

d　×　歯根膜咀嚼 (閉口) 筋反射は, 歯を叩くか持

続的な力を加えると閉口筋の活動が高まる反射である.

▷「歯科衛生学シリーズ　口腔解剖学・口腔組織発生学・口腔生理学」P. 219-222

【問題 10-19】a

顎反射の1つである下顎張反射は，急激に閉口筋を進展すると閉口筋が収縮して口を閉じる反射である. 筋紡錘（筋の伸張受容器）が筋の伸張を感知し，求心性神経が直接閉口筋運動神経にシナプスを形成する単シナプス性の反射である.

a　○

b　×

c　×　歯への圧刺激はその刺激法の違いにより，歯根膜咬筋反射（歯根膜閉口筋反射）や開口反射を誘発する.

d　×　口腔粘膜への侵害刺激では開口反射が起こる.

▷「歯科衛生学シリーズ　口腔解剖学・口腔組織発生学・口腔生理学」P. 219-220

【問題 10-20】d

a　×　開口反射は顔面皮膚，口腔粘膜，歯などに痛み刺激を与えると起こり，開口筋の興奮と閉口筋の抑制によって一過性の急激な開口が誘発される.

b　×　閉口反射は舌根部を軟らかいもので触れたりすると，下顎がゆるやかに挙上する反射である.

c　×　下顎張反射は閉口筋を引き伸ばすと閉口筋が収縮して口が閉じる反射である.

d　○　歯への触・圧刺激，つまり歯を叩くか持続的な力を加えると歯根膜閉口筋（咀嚼筋）反射が誘発されて閉口筋の活動が高まる.

▷「歯科衛生学シリーズ　口腔解剖学・口腔組織発生学・口腔生理学」P. 219-222

【問題 10-21】c

膝蓋腱反射は膝蓋腱を叩いて，大腿四頭筋を伸ばすと，この筋の伸展を筋紡錘（筋の伸張受容器）が感知し，単シナプス性に大腿四頭筋の収縮を起こす脊髄反射である. 同様のメカニズムで起こる顎反射は下顎張反射で，閉口筋を引き伸ばすと閉口筋が収縮して口が閉じる反射である.

a　×　三叉神経領域に侵害刺激を与えると一過性に開口が起こる開口反射は，防御反応という意味で屈

曲反射に似ている.

b　×　閉口反射は，口蓋や舌への刺激で口が閉じる反射である.

c　○　下顎張反射は，筋紡錘が筋の伸張を感知し，求心性神経が直接閉口筋運動神経にシナプスを形成する単シナプス性の反射である.

d　×　歯根膜咀嚼筋反射は，歯への持続的な機械的刺激により閉口筋が活動する反射である.

▷「歯科衛生学シリーズ　口腔解剖学・口腔組織発生学・口腔生理学」P. 219-222

▷「歯科衛生学シリーズ　解剖学・組織発生学・生理学」P. 206-208

【問題 10-22】d

図は，Manly らの方法による篩を用いた食品の粉砕度を判定するときのグラフ（咀嚼能率換算表）である. 咀嚼回数が多くなるほど，咀嚼値は高くなる. 咀嚼能率は図の標準線を基準にしている. 標準である人が20回噛んだときの咀嚼値は78％であり，各被験者が咀嚼値78％になるまでに必要とした咀嚼回数を調べ，その回数の20に対する割合で表す. つまり78％の咀嚼値にするのに咀嚼回数の少ない被験者ほど，咀嚼能率が高いことを示す.

a　×

b　×

c　×

d　○　咀嚼値78％のライン上で，咀嚼回数が一番少ない一番下の被験者④が，咀嚼能率の最も高い被験者であることを示す.

▷「歯科衛生学シリーズ　口腔解剖学・口腔組織発生学・口腔生理学」P. 228-229

【問題 10-23】c

図は，食物が咽頭から喉頭蓋にかけて通過しているところであり，咽頭期（嚥下第2期）の状態を示している. 食塊が咽頭に入ると，意識的に調節できない反射性の運動となり，途中で中止できない. また，舌骨の挙上と甲状舌骨筋の収縮で喉頭は前上方に引き上げられ，喉頭蓋が下方に回転して喉頭から気管への食物の流入を防いでいる. このとき声門は閉じ，呼吸は一時停止する.

a　×　食物が食道に入ると食道の蠕動運動により胃に移送される.

b　×　舌骨の挙上と甲状舌骨筋の収縮で喉頭が前

上方に引き上げられる.

c ○

d ×　食物を胃に移送後，舌骨下筋群の弛緩と喉頭
　　　蓋の前上方への反転が起こる.

▷「歯科衛生学シリーズ　口腔解剖学・口腔組織発生学・口腔生理
　学」P. 233-239

【問題 10-24】c

　図の横軸が時間経過であり，垂直方向の下顎運動の
軌跡から筋電図の活動タイミングを読み取る力が必要
である．この筋は，下顎が中心咬合位から下方に動く
（すなわち開口している）間に活動している．したがって
開口に働く筋であるので，顎二腹筋などの開口筋である
ことがわかる.

　咬筋，側頭筋，内側翼突筋などの閉口筋は閉口時に
働くために，この筋電図とは活動タイミングが異なる.

a ×　咬筋は閉口筋であり，閉口時に働く.

b ×　側頭筋は閉口筋であり，閉口時に働く.

c ○

d ×　内側翼突筋は閉口筋であり，閉口時に働く.

▷「歯科衛生学シリーズ　口腔解剖学・口腔組織発生学・口腔生理
　学」P. 218, 225-226

【問題 10-25】b

　開口反射は，顔面皮膚，口腔粘膜，歯などに痛み刺
激が加わったときに起こる反射である．両側性に開口筋
の興奮と閉口筋の抑制を引き起こし，一過性の開口が
起こる.

a ×　両側性に起こる.

b ○

c ×　受容器は三叉神経領域に存在する自由神経
　　　終末である．筋紡錘が受容器なのは下顎張反射で
　　　ある.

d ×　三叉神経節に細胞体をもつ一次感覚神経によ
　　　り，脳幹の三叉神経感覚複合核に情報が伝えられ
　　　る．その後，三叉神経運動核の運動ニューロンに情
　　　報が伝えられる．つまり，反射経路には複数のシナ
　　　プスが存在するので単シナプス反射ではない.

▷「歯科衛生学シリーズ　口腔解剖学・口腔組織発生学・口腔生理
　学」P. 221-222

【問題 10-26】c

　歯に関する感覚受容器は歯根膜と歯髄に存在する.

歯に力が加わったときには歯根膜受容器が興奮す
る．歯根膜には触・圧と痛みを受容する受容器が存在
し，咀嚼力の調節に重要な役割を演じている.

a ×

b ×

c ○　露出象牙質への刺激に対しては歯髄に存在
　　　する受容器が興奮する．種類（機械的刺激，温度
　　　刺激など）にかかわらず，すべて痛覚として感じ，
　　　激しく鋭い痛みで，痛みの局在が不明瞭である.

d ×

▷「歯科衛生学シリーズ　口腔解剖学・口腔組織発生学・口腔生理
　学」P. 195-196

【問題 10-27】b

　触覚，痛覚，温覚，冷覚は体性感覚に含まれるもの
で，いずれも口腔周囲の皮膚や口腔粘膜で感じること
ができる.

a ×

b ○　歯髄に作用させた刺激は，すべて痛覚として
　　　感じる．その痛みは激しく鋭い痛みで，痛みの局在
　　　が不明瞭である．歯髄内に存在する自由神経終末
　　　が受容器となっている．また，象牙質への刺激は，
　　　歯髄に存在する受容器の興奮により伝えられ，歯髄
　　　への刺激と同様にすべて痛みとして感じる.

c ×

d ×

▷「歯科衛生学シリーズ　口腔解剖学・口腔組織発生学・口腔生理
　学」P. 194-195

【問題 10-28】b

　歯の感覚には歯根膜感覚と歯髄感覚がある.

a ×　関連痛とは，歯の痛みが時として歯以外の顔
　　　面皮膚などの痛みとして感じることである．関連痛
　　　は正中線を越えて原因歯の反対側に起こることはな
　　　い.

b ○　歯根膜感覚は歯に力が加えられたとき（触圧
　　　覚）の強さを感知する.

c ×　歯髄感覚は象牙質に加えられた刺激を感じる
　　　が，刺激の種類にかかわらず，すべて痛覚として感
　　　じる．その痛みは激しく，鋭い痛みで，痛みの局在
　　　が不明瞭である.

d ×　位置感覚は歯根膜が感知した情報により感じ
　　　られるが，臼歯部より切歯部のほうが鋭敏である.

▷「歯科衛生学シリーズ　口腔解剖学・口腔組織発生学・口腔生理
　　学」P. 194-198

【問題 10-29】d
　上下の歯の間で物をかみしめたときに働く圧力を咬
合圧という．咬合圧など歯にかかる力を感知する受容
器は歯根膜に存在する．歯根膜はコラーゲンに富む線
維性の結合組織で，歯に加わる力に対してのクッション
としても働いている．

a　×
b　×
c　×
d　○

▷「歯科衛生学シリーズ　口腔解剖学・口腔組織発生学・口腔生理
　　学」P. 198

3 生化学

❸ 生化学
〔人体の機能・構成成分〕

1. 人体の構成成分

【問題 1-1】d

体内での水は，各種反応や成分の溶媒として，物質輸送や体温調節など内的環境に関わる恒常性維持に大きな役割を果たしている．このため，水は栄養素としてのカロリーをもたないが，生命維持のために摂取が必要な重要な物質であるといえる．

a　×　水を除いた人体の固形物構成を担っている．

b　×　核酸は遺伝子を構成する重要な物質だが，構成割合としてはわずかである．

c　×　水を除いた人体の固形物構成を担っている．

d　○　ヒトの構成上大部分を占めるのは水であり，成人では体重の約60%，新生児では約80%に達する．

▷「歯科衛生学シリーズ　栄養と代謝」P.9

【問題 1-2】b, c

活性型ビタミンD_3は，生体内で産生されるビタミンD_3の代謝産物である．摂取もしくは生体内で光分解されたビタミンD_3そのままの型では，生理活性を示さない．活性型ビタミンD_3は，腸管からのカルシウムの吸収や硬組織の石灰化に必要とされる．

a　×

b　○　肝臓では循環・貯蔵タイプが産生されている．

c　○　腎臓では肝臓よりさらに生理活性が高いタイプが産生されている．

d　×

▷「歯科衛生学シリーズ　栄養と代謝」P.74-76

【問題 1-3】c

身体中の液性成分を体液といい，水分調節，浸透圧，酸・塩基平衡，電解質組成など生命活動に必要な恒常性の維持に重要な役割を担っている．体液は，細胞内にある細胞内液と，細胞外にある細胞外液とに分けられる．

a　×　細胞内液にはカリウムイオン（K^+）が多く含まれる．

b　×　体液中のカルシウムイオン（Ca^{2+}）の濃度は，ナトリウムイオン，カリウムイオンに比べると少ない．

c　○　細胞外液は血漿，リンパ液，髄液，組織液などに分けられるが，いずれもナトリウムイオン（Na^+）を多く含み，浸透圧の維持に関与している．

d　×　体液中のマグネシウムイオン（Mg^{2+}）の濃度は，ナトリウムイオン，カリウムイオンに比べると少ない．

▷「歯科衛生学シリーズ　解剖学・組織発生学・生理学」P.20
▷「歯科衛生学シリーズ　栄養と代謝」P.166-167

【問題 1-4】a, b

活性型ビタミンDが作用する場所（標的器官）は骨と小腸であり，血清カルシウム濃度を上昇させる働きをもつ．活性型ビタミンDは脂溶性ビタミンの1つであり，食物などで摂取されたビタミンDが皮膚での紫外線吸収によりビタミンD_3となった後，肝臓と腎臓で水酸化を受けて活性型ビタミンD_3となる．したがって，皮膚と肝臓は活性型ビタミンDが合成される場所であり，標的器官ではない．

a　○　骨では，骨芽細胞内のビタミンD受容体と結合し，コラーゲンなどのタンパク質産生を促進する．また，RANKLを発現させることで破骨細胞を活性化し骨吸収を促進し，血清カルシウム濃度を上昇させる．

b　○　小腸では，カルシウム結合タンパクであるカルビンディンD合成を促進することにより，カルシウム吸収を促進させる．

c　×　活性型ビタミンDの合成に関わる場所である．

d　×　活性型ビタミンDの合成に関わる場所である．

▷「歯科衛生学シリーズ　栄養と代謝」P.74-76

【問題 1-5】b

脂肪酸やアミノ酸の一部には生体内で合成できないものがある．これらは必須脂肪酸や必須アミノ酸とよばれており，生命維持のために必ず体外から補給する必

要がある.

a ×　必須脂肪酸である.

b ○　パルミチン酸は脂肪酸の一種で，体内でも合成可能である.

c ×　アスコルビン酸とはビタミンCの化学名であるが，ビタミンは生体内で合成することができないため体外から補給しなければならない.

d ×　必須アミノ酸である.

▷「歯科衛生学シリーズ　栄養と代謝」P. 17-19

【問題 1-6】c

皮下組織の中性脂肪（トリグリセリド）は肥満の原因でもあるが，これ自体は重要な貯蔵性の脂肪として機能している. 脂肪は，脂肪酸を供給し，β-酸化を経て，ATP 生成に寄与する物質である.

a ×

b ×

c ○　脂肪は皮下組織だけでなく臓器周囲にも蓄えられており，エネルギー源として利用されるほか，臓器保護の役目もしている.

d ×

▷「歯科衛生学シリーズ　栄養と代謝」P. 17, 204

【問題 1-7】c

細胞は生命の基本単位で，内部には多くの水分を含んでいるとともに，生命現象の根源的物質である有機質で満たされている.

a ×　構成要素として存在するが，分布は細胞膜など一部である.

b ×　糖質は脂肪より少ない.

c ○　水分以外の細胞の構成要素のうち，タンパク質は 50%を占めている.

d ×　ビタミンの体内における量はきわめて少ない.

▷「歯科衛生学シリーズ　栄養と代謝」P. 13

【問題 1-8】a, c

結合組織を構成する主な成分は，線維芽細胞を主とする細胞成分，細胞外マトリックスである線維状タンパク質と線維間を埋めているマトリックス物質である.

a ○　コラーゲンはヒトでは，全タンパク質のほぼ 30%を占める.

b ×　ヘモグロビンは血液中に存在する色素タンパク質である.

c ○　プロテオグリカンは結合組織の主要タンパク質である. ほかにコラーゲン, エラスチンなどがある.

d ×　フィブリノーゲンは血漿中の凝固因子で糖タンパク質である.

▷「歯科衛生学シリーズ　栄養と代謝」P. 51-55

【問題 1-9】b

糖質は単糖類，少糖類（二糖類，オリゴ糖），多糖類に分類される. 単糖類にはブドウ糖（グルコース），果糖（フルクトース），ガラクトースがある.

a ×　果糖（フルクトース）は単糖類である.

b ○　単糖類が 2 つ結合した糖類を二糖類とよび，乳糖（ラクトース），ショ糖（スクロース），麦芽糖（マルトース）などがある. 乳糖はブドウ糖とガラクトース，ショ糖はブドウ糖と果糖，麦芽糖は 2 つのブドウ糖から構成される.

c ×　ブドウ糖（グルコース）は単糖類である.

d ×　単糖類が多数結合した糖質を多糖類とよび，ブドウ糖が多数結合したデンプン，セルロースなどがある.

▷「歯科衛生学シリーズ　栄養と代謝」P. 14-16

【問題 1-10】a

アミノ酸の基本構造は，炭素（C）にカルボキシル基（-COOH），水素（H）およびアミノ基（-H$_2$N）が結合したものである. したがって，必須元素は炭素（C），水素（H），酸素（O）および窒素（N）となる.

a ○

b ×　F（フッ素）が含まれることはない.

c ×　Na（ナトリウム）が含まれることはない.

d ×　Mg（マグネシウム）が含まれることはない.

▷「歯科衛生学シリーズ　栄養と代謝」P. 18-19

【問題 1-11】a

a ○　I 型コラーゲンは 3 本のα鎖がらせん構造をもっているのが特徴である.

b ×　タンパク質のため加熱により容易に変性し形状が変化する.

c ×　コラーゲンは生体の 1/3 を占める最も多いタンパク質である. いくつかの型に分類されるが，このうち歯肉や歯根膜，骨などの主体である I 型コラーゲンが最も一般的である.

d ×　最も多く含まれるアミノ酸はグリシンで，グリシ

ン–X–Y というアミノ酸の繰り返し配列がほぼ全域でみられるのが特徴であり，その結果グリシンがコラーゲンを構成するアミノ酸全体の 1/3 を占める．

▷「歯科衛生学シリーズ　栄養と代謝」P. 51-53

2. 細胞・組織・器官

【問題 2-1】a, d

a　○　生きている細胞は，細胞膜を通して，常に物質を出入りさせている．細胞膜は選択的透過性をもっており，物質により透過性が異なる．

b　×　核は細胞の構造と機能の遺伝情報源である．

c　×　粗面小胞体にはリボソームが付着しており，伝令 RNA の遺伝情報に従ってタンパク質を合成する場となっている．

d　○　ミトコンドリアは細胞呼吸の場であり，生体エネルギー源である ATP（アデノシン三リン酸）を生産している．

▷「歯科衛生学シリーズ　栄養と代謝」P. 6-8

【問題 2-2】c

a　×　ミトコンドリアはエネルギーを産生する．

b　×　小胞体には粗面小胞体と滑面小胞体があり，粗面小胞体はタンパク質の合成を行う．滑面小胞体は電解質，ステロイド，脂質，糖質の代謝を行う．

c　○　リソソームは異物などの消化・分解を行う．

d　×　中心体（中心小体）は細胞分裂の際に染色体を牽引する機能をもつ．

▷「歯科衛生学シリーズ　栄養と代謝」P. 6-8

【問題 2-3】a

図は細胞内小器官を模式的に表したものである．矢印はミトコンドリアを示している．

a　○　ミトコンドリアは細胞呼吸の場であり，エネルギーとなる ATP を産生する．

b　×　酵素などのタンパク質は粗面小胞体で産生される．

c　×　脂肪酸は細胞内に取り込まれ，エネルギー源として用いられる．

d　×　グリコーゲンは細胞のエネルギー源であるグルコースからなる多糖類で，グルコースを貯蔵するために一部の細胞がもっている．

▷「歯科衛生学シリーズ　解剖学・組織発生学・生理学」P. 12-14
▷「歯科衛生学シリーズ　栄養と代謝」P. 6-8

【問題 2-4】a

細胞膜はリン脂質二重層で構成されている．膜の主な構成成分は脂質であるため，脂溶性の物質はこのリン脂質二重層を容易に通過することができる．

a　○　脂質の構成成分である脂肪酸は脂溶性なので，細胞膜を容易に通過できる．

b　×　グルコースは脂溶性ではないため，通過できない．

c　×　ヘモグロビンのように大きな分子は通過できない．

d　×　電荷をもっているイオンは膜の通過ができないために，細胞膜上にはイオンチャネルとよばれる特定のイオンのみが通過できるタンパク質が存在する．

▷「歯科衛生学シリーズ　解剖学・組織発生学・生理学」P. 18-19

【問題 2-5】d

a　×　細胞膜はリン脂質 2 分子層からなり，分子の移動に関与するトランスポーターやチャネルが存在する．

b　×　核小体は核の中に 1～数個存在し，リボソーム RNA を合成する．

c　×　ゴルジ装置（ゴルジ体）は分泌物の加工や濃縮などを行う細胞内小器官である．

d　○　ミトコンドリアは，細胞の活動に必要なエネルギー（アデノシン三リン酸：ATP）を産生する重要な細胞内小器官である．ミトコンドリアは内外 2 重の膜からなり，内膜に電子伝達系が存在する．

▷「歯科衛生学シリーズ　栄養と代謝」P. 7
▷「歯科衛生学シリーズ　解剖学・組織発生学・生理学」P. 14

【問題 2-6】b

DNA とはデオキシリボ核酸のことで，DNA の塩基配列は遺伝情報として生体を構成するタンパク質の設計図となる．

a　×　ゴルジ体はタンパク質などを修飾する．

b　○　核の中の染色体は DNA から構成されている．細胞分裂の際には複製された染色体が分裂することで，遺伝情報が次世代の細胞へと伝わる仕組みになっている．

c　×　核小体はリボソームの素材となる rRNA を合成している．

d　×　小胞体には粗面小胞体と滑面小胞体があり，前者ではタンパク質の生合成と輸送小胞の形成，

後者では主に脂質の代謝が行われる.

▷「歯科衛生学シリーズ　栄養と代謝」P.6

【問題 2-7】c

粗面小胞体に付着したリボソームでタンパク質の合成が行われる. DNA の遺伝情報を写し取った伝令RNA は核から出て, リボソームに付着する. この伝令RNA の対応するコドン（遺伝暗号）の部分にアミノ酸を運んできた運搬 RNA が結合し, コドンに従ってアミノ酸はペプチド結合してタンパク質となる.

a　×　核小体では, DNA から伝令 RNA への転写やリボソームの構築が行われる.

b　×　リソソームは細胞内の異物を処理する.

c　○　タンパク質の合成は遺伝情報に基づいて行われ, 細胞のさまざまな機能を強めたり弱めたりするために行われる.

d　×　ミトコンドリアでは, 主に糖や脂肪酸と酸素から細胞活動のエネルギーとなる ATP を産生している.

▷「歯科衛生学シリーズ　栄養と代謝」P.7, 42

【問題 2-8】d

細胞内では遺伝情報に基づいてタンパク質を合成することで細胞としての機能を営んでいる. タンパク質の合成の場であるリボソームは粗面小胞体に付着している. また, 細胞が分裂する際に, DNA は複製により同じものが合成されて分裂した細胞に受け継がれていく.

a　×

b　×

c　×

d　○　DNA の塩基配列はタンパク質合成の暗号となっている. この暗号が DNA から mRNA（伝令RNA）に伝達されることを転写という. mRNA は核から出てリボソームに付着する. tRNA（運搬 RNA）の塩基は 3 つで 1 組で, 結合するアミノ酸の種類を指定するコドン（暗号信号）になっている. mRNAの対応する塩基配列の部分にアミノ酸を運んできた tRNA（運搬 RNA）の塩基が結合し, コドンにしたがってアミノ酸はペプチド結合してタンパク質となる. これを翻訳という.

▷「歯科衛生学シリーズ　栄養と代謝」P.41-42

【問題 2-9】d

細胞核内の DNA の塩基配列は, mRNA のコドン（遺伝暗号）として伝達され, リボソームではそれに従いアミノ酸が配列される.

a　×　過剰な血糖は脂肪細胞に蓄積されるが, 脂質の代謝に DNA は関与しない.

b　×　余剰脂肪は脂肪細胞に蓄積されるが, 脂質の代謝に DNA は関与しない.

c　×　糖質の分解および ATP（エネルギー源）産生は解糖系やクエン酸回路で行われるが, この過程では DNA の関与はない.

d　○　DNA（デオキシリボ核酸）は染色体を構成し遺伝情報の伝達機能を担い, タンパク質の生合成では, アミノ酸配列を決定している.

▷「歯科衛生学シリーズ　栄養と代謝」P.41-42

【問題 2-10】b

単糖類 2 種類と脂肪酸 2 種類それぞれ 1 分子当りの ATP 産生数を比較する問題である. 脂肪酸から産生される ATP 数は炭素数に依存している.

a　×　グルコースは 6 炭糖で, 1 分子からは 36 あるいは 38 分子の ATP が産生される.

b　○　炭素数 18 のステアリン酸 1 分子からは 134 分子の ATP が産生される.

c　×　フルクトースは 6 炭糖で, 1 分子からは 36 あるいは 38 分子の ATP が産生される.

d　×　炭素数 16 のパルミチン酸 1 分子からは 129 分子の ATP が産生される.

▷「歯科衛生学シリーズ　栄養と代謝」P.34, 37, 153-154

【問題 2-11】b, c

生体内での代謝過程には, ATP（アデノシン三リン酸）をつくるエネルギー産生過程と, 逆に消費する過程がある.

a　×　グリコーゲンは肝臓に蓄えられる貯蔵多糖で, その合成には ATP が消費される過程がある.

b　○　グルコース（ブドウ糖）は, 血糖として体内供給され, その分解は最も重要なエネルギー産生過程にあたる.

c　○　脂肪酸も β-酸化を受けアセチル CoA となり, その後は糖質の代謝と同様の過程を経て ATP 産生に寄与する.

d　×　尿素はアミノ酸代謝の結果生じ, 最終的に尿

II

解答・解説

3

生化学

中に排泄されるもので, アミノ酸代謝に ATP が消費される過程がある.

▷「歯科衛生学シリーズ　栄養と代謝」P. 34, 37

【問題 2-12】c

酵素は生命活動に必要な触媒作用をもったタンパク質で, 代謝に必要な代謝酵素と, 食物の分解に必要な消化酵素が体内に存在する. 各酵素は作用・分解する物質が決まっている (基質特異性) ため, 特定の酵素が特定の物質を作用・分解する.

a ×　ペプシンは胃で分泌され, 胃酸とともにタンパク質を分解する.

b ×　リパーゼは膵臓から分泌され脂肪を分解する.

c ○　アミラーゼは耳下腺から唾液中に分泌され, デンプンを麦芽糖 (マルトース) に分解する.

d ×　マルターゼはマルトースを分解する酵素である.

▷「歯科衛生学シリーズ　解剖学・組織発生学・生理学」P. 85

▷「歯科衛生学シリーズ　栄養と代謝」P. 24, 26

【問題 2-13】b

a ×　アルドラーゼは解糖系に関わる酵素である.

b ○　炭酸脱水酵素は炭酸 (H_2CO_3) を水 (H_2O) と二酸化炭素 (CO_2) に分解する, つまり脱水反応を起こす触媒である. 逆向きの反応の (水と二酸化炭素から炭酸を合成する) も促進する. 設問の反応をすばやく平衡に至らせ, 血液の pH の維持に役立っている.

c ×　コハク酸脱水素酵素はミトコンドリア内にあり, コハク酸の酸化を触媒する.

d ×　アルカリフォスファターゼはアルカリ性条件下でリン酸エステル化合物を加水分解する酵素である.

▷「歯科衛生学シリーズ　栄養と代謝」P. 44-45

3. 歯と歯周組織

【問題 3-1】a, b

歯の硬組織はエナメル質, 象牙質, セメント質という石灰化組織から構成される. これら組織は, 有機質を土台として無機質結晶 (ヒドロキシアパタイトなど) が沈着したものである.

a ○

b ○

c ×　最も硬いエナメル質では無機質が 97%を占め

ている.

d ×　歯質無機成分の大部分は Ca と P であり, エナメル質の Ca/P 比は 2.08 とされている.

▷「歯科衛生学シリーズ　栄養と代謝」P. 57-63

【問題 3-2】b, c

フッ化物の応用により, 歯質を構成するヒドロキシアパタイトはフッ素を取り込みフルオロアパタイトに変化する.

a ×

b ○　フルオロアパタイトが長期間歯質にとどまることにより, う蝕に対する抵抗性が付与される.

c ○　フルオロアパタイトの形成時にはヒドロキシフルオロアパタイト (フルオロヒドロキシアパタイト) の形成も一部に認められる.

d ×

▷「歯科衛生学シリーズ　栄養と代謝」P. 60-61

【問題 3-3】b

口腔は歯や歯槽骨など硬組織と, 粘膜など軟組織とで構成されている. 硬組織はリン酸カルシウムなど無機質を多く含む石灰化物から構成されている.

a ×　石灰化度の高いエナメル質では無機質の割合が 97%に達する.

b ○　図では無機質の割合が 70%と象牙質に相当する値が示されている.

c ×　軟組織の主体は結合組織でタンパク質や脂質など有機質と水分に富み, 無機質はわずかである.

d ×　軟組織の主体は結合組織でタンパク質や脂質など有機質と水分に富み, 無機質はわずかである.

▷「歯科衛生学シリーズ　栄養と代謝」P. 58

【問題 3-4】b

歯の脱灰とは, 不溶性無機成分であるヒドロキシアパタイトが酸やキレート剤などによって可溶化され, カルシウムイオン (Ca^{2+}), リン酸水素イオン ($HPO_4{}^{2-}$), 水酸化物イオン (OH^-) が溶出することである.

a ×

b ○

c ×

d ×

▷「歯科衛生学シリーズ　栄養と代謝」P. 76-77

【問題 3-5】c

図は縦軸に石灰化度，横軸に時間が示されており，曲線は一度石灰化度が上昇した後，一定の停滞期を経て，また石灰化度が上昇して最終的にはほぼ100%に達している．このように二段階の石灰化を示すのはエナメル質であり，第一段階の石灰化を一次石灰化（基質形成期），第二段階の石灰化を二次石灰化（成熟期）とよぶ．

a ×
b ×　象牙質の石灰化は一段階で進み，基質にコラーゲンが残存するため石灰化度は60〜70%にしか達しない．
c ○
d ×
▷「歯科衛生学シリーズ　栄養と代謝」P. 70

【問題 3-6】b

エナメル質の構成単位はヒドロキシアパタイトである．アパタイト結晶は非常に小さいため表面積が大きく，唾液中のイオンと反応しやすい．そのためアパタイト結晶は非常に不安定であり，表層や内部で組成が異なる．フッ素，塩素，鉛は表層で濃度が高く，炭酸，ナトリウム，マグネシウムは表層より内部で濃度が高い．

a ×　エナメル質表層の濃度が内部よりも低い．
b ○
c ×　エナメル質表層の濃度が内部よりも低い．
d ×　エナメル質表層の濃度が内部よりも低い．
▷「歯科衛生学シリーズ　栄養と代謝」P. 59-60

【問題 3-7】d

エナメル質，象牙質，セメント質や骨組織の構成単位であるヒドロキシアパタイトの組成は，$Ca_{10}(PO_4)_6(OH)_2$である．モルは個数を表す単位であり，Ca（カルシウム）が10モル，PO_4（リン酸）が6モルであるため，Ca（カルシウム）とP（リン）のモル比は10：6となる．モル比は係数比ともよばれ，化学反応式中に分子がいくつあるかを比率で表すものである．

a ×
b ×
c ×
d ○
▷「歯科衛生学シリーズ　栄養と代謝」P. 57-58

【問題 3-8】a

象牙質の組成は約70%が無機質で，約20%が有機質，残りの約10%が水である．エナメル質は95%を無機質が占め，残り5%が有機質と水であり，コラーゲンは存在しない．

コラーゲンは結合組織の主成分で，特に皮膚，骨，腱，軟骨，歯などの主な線維成分となる．分子構造の違いで20種以上に分類され，I型，II型，III型，V型は線維形成コラーゲンである．

a ○　I型コラーゲンは，皮膚，骨，腱，象牙質，セメント質の有機主成分である．
b ×　II型コラーゲンは軟骨の主成分である．
c ×
d ×
▷「歯科衛生学シリーズ　栄養と代謝」P. 51-52, 58

4 病理学

④ 病理学
〔病因と病態〕

1. 遺伝性疾患と先天異常

【問題 1-1】a

遺伝子異常（変異）が主因となり生じる疾患を遺伝子病といい，そのなかでも特定の1つの遺伝子異常が主因となり生じるものを単一遺伝子病という.

a　○　血友病はX染色体上にある第Ⅷ血液凝固因子をコードする遺伝子の異常で起こる単一遺伝子病である.

b　×　歯周病は歯周病原細菌による感染症である.

c　×　唇顎口蓋裂は顔面を形成する突起の癒合不全で生じる.

d　×　ダウン症候群は21番常染色体が3本ある染色体異常である.

▷「歯科衛生学シリーズ　病理学・口腔病理学」P. 9-10

2. 細胞・組織の傷害

【問題 2-1】b

退行性病変とは代謝障害により細胞・組織に機能低下や消失を起こすような変化で，変性，萎縮，壊死がある．変性は損傷の結果生じた細胞の形態や機能の可逆的な変化，萎縮は正常の大きさに達した臓器・組織の容積の減少を意味する.

a　×　肥大は組織や臓器の容積の増加である.

b　○　壊死は局所的な細胞や組織の死を意味する.

c　×　化生は正常に分化した細胞が他の分化した組織や細胞に転換する現象である.

d　×　再生は失われた組織が残った細胞や組織の増殖によって元の状態に回復することをいう.

▷「歯科衛生学シリーズ　病理学・口腔病理学」P. 23-33

【問題 2-2】d

壊死は非生理的な原因で組織が傷害されたときに起きる細胞死（細胞の他殺）で，傷害が加わった領域の細胞に集団で起こり，細胞が膨化し，最終的に細胞膜が破れて，細胞の内容物が細胞外に出るため炎症反応が起こる.

一方，アポトーシスは主に生理的な原因で起こる遺伝子に組み込まれた細胞死（細胞の自殺）で，組織内に散在性に出現する．遺伝子の断片化が起こり細胞は小さくなり，最終的にマクロファージによって貪食されるので，周囲に炎症反応は起こらない.

a　×

b　×

c　×

d　○

▷「歯科衛生学シリーズ　病理学・口腔病理学」P. 33

3. 循環障害

【問題 3-1】a, d

組織内に組織液が多量に貯留した状態を浮腫という.

a　○　毛細血管圧が上昇すると血管から組織への水分の移動が増加し，浮腫を生じる.

b　×　毛細血管壁の透過性亢進が浮腫の原因となる.

c　×

d　○　低タンパク血症による血漿膠質浸透圧の低下が浮腫の原因となる.

▷「歯科衛生学シリーズ　病理学・口腔病理学」P. 17

【問題 3-2】c

歯肉炎において，為害物質が歯肉結合組織に到達すると，損傷を受けた組織から炎症のケミカルメディエーター（ヒスタミンなど）が放出される．これらが血管に作用し，血管が拡張することによって充血が生じる.

a　×　浮腫は血管から濾出した水分の組織間隙への貯留を意味する.

b　×　壊死は局所的な細胞の死を意味する.

c　○　充血した歯肉局所は発赤し，発熱する.

d　×　萎縮は細胞・組織の容積の減少を意味する.

▷「歯科衛生学シリーズ　病理学・口腔病理学」P. 16, 44-46

【問題 3-3】c

虚血とは局所の循環血液量が異常に減少した状態

であり，局所の貧血状態である．虚血を起こした部分は蒼白となり，温度低下や機能低下が生じる．長時間虚血状態が続くと細胞は栄養不良となり，物質代謝が障害されたり（変性），細胞サイズが小さくなったりして（萎縮），最終的に細胞は死に至る（壊死）．

一方，充血部位では，局所の小動脈や毛細血管が拡張し，酸素含有量の多い，鮮紅色をした（発赤），温かい（発熱），動脈血が増加する（腫脹）．

a　×　炎症によって充血が生じた結果，局所でみられる症状である．

b　×　炎症によって充血が生じた結果，局所でみられる症状である．

c　○

d　×　炎症によって充血が生じた結果，局所でみられる症状である．

▷「歯科衛生学シリーズ　病理学・口腔病理学」P. 15-16

【問題 3-4】b

血栓とは生体の血管内で血液が固まった状態である．血栓が模式図矢印のような分枝や吻合枝をもたない終動脈を完全に閉塞すると，その支配領域（模式図の斜線部）は栄養・酸素不足になり，最終的に壊死に陥る（梗塞）．

a　×　充血は局所の動脈血が増加した状態で，酸素に富む温かい動脈血が増加するため，充血部位は鮮紅色で熱感がある．

b　○

c　×　肥大は構成細胞の大きさが増大することによって組織・臓器の容積が増すことである．それに対し，細胞数が増加することによって容積が増すことを増生（過形成）という．

d　×　うっ血は局所で静脈血が増加することである．静脈血は酸素が少ないためうっ血部位は青紫色で冷たい．

▷「歯科衛生学シリーズ　病理学・口腔病理学」P. 19

【問題 3-5】c

血液の流れを考えると理解しやすい．

下肢静脈の血栓が剝離すると，下大静脈→右心房→右心室を通り，肺動脈へと移動する．肺の大小血管を流れ，より小さな毛細血管を閉塞し，肺塞栓症を引き起こす（静脈性血栓塞栓症）．飛行機で長時間座ったままの状態から，歩き始めた時に急に呼吸不全を発症

する「エコノミークラス症候群」はこの機序で発症する．また，震災時の避難所や車内生活でも「エコノミークラス症候群」の発症率は上がる．

一方，動脈の血栓が剝離すると，脳，肺，腎などの末梢の毛細血管を閉塞する（動脈性血栓塞栓症）．

a　×　動脈の血栓が剝離した場合に塞栓症が起きる．

b　×　動脈の血栓が剝離した場合に塞栓症が起きる．

c　○

d　×　動脈の血栓が剝離した場合に塞栓症が起きる．

▷「歯科衛生学シリーズ　病理学・口腔病理学」P. 15, 19-21

【問題 3-6】c

図の①は左心房である．左心房で形成された血栓は血流を介して全身に運ばれ，細い血管を閉塞（塞栓）し，梗塞を起こす．梗塞の発生部位を検討する際には血液の流れを考えるとよい．

左心房を出た血液は，左心房→左心室→大動脈→中動脈→小・細動脈と体（大）循環を流れ，全身の臓器に到達する．そのため梗塞の発生部位は全身となる（全身性血栓塞栓症）．主な塞栓部位は下肢，脳であり，次いで少なくはなるが腸管，腎臓，脾臓と続く．

一方，静脈系にできた血栓は，剝離すると右心房，右心室を通って肺に到達し，肺の血栓塞栓症を起こす．エコノミークラス症候群がこれに相当する．

a　×　下肢や脳に比べると梗塞の発生は少ない．

b　×　下肢や脳に比べると梗塞の発生は少ない．

c　○

d　×　肺で梗塞を起こすのは，静脈系で形成され，右心房，右心室を通って肺に到達した血栓である．

▷「歯科衛生学シリーズ　病理学・口腔病理学」P. 15, 19-21

4. 増殖と修復

【問題 4-1】a, d

細胞は細胞増殖能により，再生能力の強い動的細胞（不安定細胞），再生能力の弱い静止細胞（安定細胞），再生能力のない永久細胞の3群に分けられる．

動的細胞（不安定細胞）には皮膚や粘膜の上皮細胞，骨の細胞などがある．

静止細胞（安定細胞）には肝臓，膵臓，腎臓などの実質細胞が相当する．

永久細胞には，脳神経細胞や心筋細胞がある．

a　○

b　×　永久細胞で，再生は期待できない．

c × 永久細胞で，再生は期待できない．

d ○

▷「歯科衛生学シリーズ　病理学・口腔病理学」P. 37

【問題 4-2】d

　組織に欠損が生じると，創傷部には線維芽細胞と毛細血管からなる肉芽組織とよばれる幼弱な結合組織が増生してくる．肉芽組織は時間の経過とともに，細胞成分や毛細血管が減少し，膠原線維（コラーゲン線維）が増加してくる．

a ×

b ×

c ×

d ○ 肉芽組織内には好中球，マクロファージ，リンパ球などが浸潤し，損傷した組織を除去するが，損傷が大きかったり，細菌感染を伴うと，処理すべき大量の壊死物質や炎症性滲出物のために創傷部の治癒が遅れる．

▷「歯科衛生学シリーズ　病理学・口腔病理学」P. 37-40

【問題 4-3】c

　肉芽組織は，毛細血管，炎症細胞，線維芽細胞，コラーゲン線維からなる．

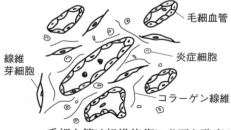

毛細血管

炎症細胞

線維芽細胞

コラーゲン線維

a × 毛細血管は組織修復に必要な酸素や材料の輸送を行う．

b × リンパ球などの炎症細胞は異物除去や生体防御反応を行う．

c ○ 矢印で示す紡錘形の細胞は線維芽細胞で，組織内に単独で存在している．コラーゲン線維の形成を行う．

d × コラーゲン線維は欠損組織の補充を行う．

▷「歯科衛生学シリーズ　病理学・口腔病理学」P. 39

【問題 4-4】a

　肉芽組織は毛細血管と線維芽細胞からなる幼弱な結合組織で，赤くて軟らかい組織である．時間経過とと

もに線維芽細胞や毛細血管は減少し，コラーゲン線維が増加して白くて硬い瘢痕組織となる．肉芽組織は，創傷治癒，異物処理，炎症の過程で重要な役割を果たしている．

a ○ 壊死組織や血栓などの異物が肉芽組織で置き換わる現象を器質化という．

b × 肥大は組織や臓器の容積が増大した状態である．

c × 壊死は局所的な組織や細胞の死を意味する．

d × 化生は慢性的な刺激により，いったん分化・成熟した組織がほかの組織に変化する現象である．

▷「歯科衛生学シリーズ　病理学・口腔病理学」P. 41

【問題 4-5】b

　異物処理の生体反応には，吸収・排除，器質化と被包がある．

　微細な少量の異物は，マクロファージや異物巨細胞によって貪食され吸収，あるいは排除され消失する．

　大きな異物は肉芽組織が増生して吸収，あるいは置換（器質化）し，最終的に瘢痕組織になる．

　一方，ガラス片のような貪食不可能な異物は，周囲を肉芽組織が取り囲み生体から隔離する．肉芽組織は線維性結合組織となって異物を被包する．

a × 石灰化はカルシウム塩の異常な沈着である．

b ○

c × 血栓形成は生体の血管内で血液が凝固することである．

d × 補体は血清中に存在するタンパク質で，活性化されると免疫を助ける機能がある．

▷「歯科衛生学シリーズ　病理学・口腔病理学」P. 41

5. 炎症

【問題 5-1】a, b

　急性炎症の典型的な臨床像として，発赤，熱感（発熱），腫脹，疼痛，機能障害があり，これらを炎症の5大徴候という．

a ○

b ○

c × 疼痛は炎症に伴って産生されるセロトニンやプロスタグランジンなどの発痛物質や，腫脹による神経の刺激によって起こる．うっ血は組織や臓器に静脈血が異常に増加した状態をいう．

d × 熱感は充血によって起こる．

▷「歯科衛生学シリーズ　病理学・口腔病理学」P. 50

【問題5-2】c

　炎症や免疫反応には，さまざまな細胞が関与している．そのうち抗体（免疫グロブリン）を産生して体液性免疫の主役を演じるのは，Bリンパ球が分化成熟した形質細胞である．

a　×　好中球は最も代表的な顆粒球で，細菌や異物を貪食消化する．

b　×　マクロファージは活発な貪食能によって異物処理に関わるとともに，抗原提示細胞として免疫反応にも重要な役割を演じる．

c　○

d　×　Tリンパ球は種々のサイトカインを産生し，免疫反応の調節や細胞性免疫に関係する．

▷「歯科衛生学シリーズ　病理学・口腔病理学」P. 45

【問題5-3】c

a　×　①は細胞質に乏しい小円形細胞で，リンパ球である．B細胞，T細胞，ナチュラルキラー細胞に分類される．

b　×　②は3分葉の核と顆粒状の細胞質を有するので，好中球である．貪食・殺菌作用を有する．

c　○　③は形質細胞である．車軸状を呈する偏在核と豊富な細胞質を有する類円形の細胞で，B細胞から分化し，抗体を産生する．

d　×　④はマクロファージで，"への字"型の核と豊富なリソソーム顆粒が特徴である．貪食・殺菌作用に加え抗原提示能を有する．

▷「歯科衛生学シリーズ　病理学・口腔病理学」P. 45

【問題5-4】a

　写真で主体を占める炎症細胞は3〜4つに分葉した核をもつ好中球である．

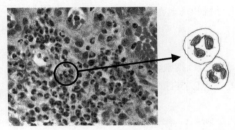

a　○　好中球は急性炎症時に浸潤し，盛んな貪食・殺菌作用を有する．

b　×　リンパ球は慢性炎症の際にみられる細胞質に乏しい小円形細胞で，T細胞，B細胞，ナチュラルキラー細胞に分類される．

c　×　形質細胞は，車軸状を呈する偏在核と豊富な細胞質をもつB細胞由来の細胞で，抗体を産生する．

d　×　マクロファージは大食細胞ともよばれ，貪食・殺菌作用に加え抗原提示作用を有する．"への字"型の核と豊富なリソソーム顆粒が特徴である．

▷「歯科衛生学シリーズ　病理学・口腔病理学」P. 45

【問題5-5】b

　滲出性炎では炎症刺激で血管透過性が亢進し，白血球が血管外へ遊出して炎症部位へ集まってくる．炎症刺激後1〜2日で好中球（①）が浸潤し，起炎物質の殺菌・貪食に関わる．好中球にやや遅れ，単球（マクロファージ）（②）が出現する．単球は貪食・殺菌作用に加え抗原提示作用を有し，引き続き起こるリンパ球（③）の反応に影響を及ぼす．リンパ球のうちB細胞は形質細胞（④）へと分化し，起炎物質に対する特異抗体を産生して液性免疫に関与する．

a　×　②である．

b　○　①である．急性炎症では好中球が目立つ．

c　×　③である．リンパ球は慢性炎症で目立つ．

d　×　④である．形質細胞は慢性炎症で目立つ．

▷「歯科衛生学シリーズ　病理学・口腔病理学」P. 44-48

【問題5-6】b

　炎症の開始から終息までの過程は，組織の変性・壊死→循環障害と白血球などの滲出→増殖性変化（肉芽組織の増生と瘢痕化）の順に進行する．

　有害物質により変性・壊死に陥った組織から放出されるケミカルメディエーターの作用で，毛細血管が拡張し，血管内の成分が血管外へ出やすくなる（血管透過性亢進）．血管内の液成分や細胞成分が血管外に出てくることを滲出という．まず血漿タンパク質（アルブミンやフィブリノーゲンなど）が滲出し，その後白血球が滲出する（白血球浸潤）．白血球により有害物質が排除されると，肉芽組織が増生し損傷部の修復が始まる．肉芽組織内ではコラーゲン線維が形成され，最終的に瘢痕組織になる．

a　×

b　○

c ×

d ×

▷「歯科衛生学シリーズ　病理学・口腔病理学」P. 44-47

6. 免疫異常と移植

【問題 6-1】a

免疫反応が生体に傷害的に働くことをアレルギーといい, I型, II型, III型, IV型の4タイプに大別される.

a ○　抗原と結合した IgE 抗体が肥満細胞に結合し, 肥満細胞から顆粒中のヒスタミンなどが放出されることにより生じる（喘息, 花粉症など）.

b ×　細胞表面にある抗原に抗体が結合し, さらに補体が結合することで細胞溶解や細胞破壊が起こる（新生児溶血性貧血など）.

c ×　主として血管壁に沈着した免疫複合体が補体を活性化することにより組織障害を引き起こす（血清病など）.

d ×　Tリンパ球の産生する活性物質によって細胞が傷害される（接触性皮膚炎など）.

▷「歯科衛生学シリーズ　病理学・口腔病理学」P. 54-56

【問題 6-2】b

アレルギーは成立機序により I型, II型, III型, IV型の4つに分類される. このうち II型と III型は補体が関与している.

a ×　I型である. IgE と肥満細胞や好塩基球が関与する（例：アレルギー性鼻炎, 花粉症, 気管支喘息など）.

b ○　II型である. 標的細胞の表面抗原に対する IgG または IgM 抗体の結合と補体の活性化が関与する（例：不適合輸血による溶血, Rh 血液型不適合による新生児溶血性貧血など）.

c ×　III型である. 抗原と IgG 抗体が結合した免疫複合体の組織沈着と補体の活性化が関与する（例：アルサス反応, 血清病, 糸球体腎炎など）.

d ×　IV型である. Tリンパ球が関与する（例：ツベルクリン反応, 金属アレルギーなど）.

▷「歯科衛生学シリーズ　病理学・口腔病理学」P. 54-56

【問題 6-3】b

IgE は免疫グロブリンの1つで, I型アレルギーの主要な原因となる. 肥満細胞や好塩基球の表面に存在する Fc 受容体に高い親和力で結合し, これらの細胞の脱顆粒を誘導する. これによりヒスタミンなどのケミカルメディエーターが放出され I型アレルギーが起きる.

a ×　結核は結核菌によって引き起こされる慢性細菌性疾患で, 気道感染が多いが, まれに消化器や皮膚への感染もみられる.

b ○　気管支喘息はアトピー型, 感染型, 両者の混合型に分類される. アトピー型喘息はハウスダスト, ダニ, 花粉などのアレルゲンが原因で起こる喘息で, アレルゲンに対する IgE 抗体が存在する.

c ×　関節リウマチは, 慢性関節炎を特徴とする疾患で, IgG に対する自己抗体（リウマチ因子とよばれる）の産生を特徴とする.

d ×　母児間で血液型が不一致の場合, 出産時, 胎児のみが保有する血液型抗原に母体が感作され, IgG 抗体を生じる. 次の妊娠の際には, この IgG 抗体が胎盤から胎児血に入り, 新生児溶血性貧血となる.

▷「歯科衛生学シリーズ　病理学・口腔病理学」P. 54-56

【問題 6-4】b

自己に対する免疫反応によって引き起こされる疾患群を自己免疫疾患という.

a ×　I型アレルギーである.

b ○　シェーグレン症候群は代表的な自己免疫疾患で, 唾液腺や涙腺の腫脹, 眼や口の乾燥症を特徴とする.

c ×　I型アレルギーである.

d ×　I型アレルギーである.

▷「歯科衛生学シリーズ　病理学・口腔病理学」P. 56-57

7. 腫瘍

【問題 7-1】c

いずれの選択肢も細胞や組織の増殖を伴う病理学的変化であるが, 進行性病変に属する肥大, 過形成, 再生では, 統制のとれた細胞増殖が起こる.

a ×

b ×

c ○　腫瘍では細胞の性状が変わり, 調和のとれた機構を逸脱して自律性に増殖する.

d ×

▷「歯科衛生学シリーズ　病理学・口腔病理学」P. 60

【問題 7-2】b, d

腫瘍は局所的な良性腫瘍と死に至る可能性の高い悪性腫瘍に分類される．悪性腫瘍は組織学的構造や細胞の特徴が正常とかけ離れ（異型性が強い），分化の程度が低い．

a　×　悪性腫瘍は組織を浸潤性に破壊しながら速やかに増殖する．

b　○　良性腫瘍は膨張性に，悪性腫瘍は浸潤性に発育する．

c　×　局所再発を繰り返す．

d　○　転移が多く生命に対する危険性が高い．

▷「歯科衛生学シリーズ　病理学・口腔病理学」P. 65

【問題 7-3】c

腫瘍の原因には体の外から作用する外因と体の中に存在する内因がある．外因には化学的，物理的，生物的な因子があり，内因には素因，遺伝，ホルモンが含まれる．

a　×　放射線は物理的因子で，白血病や皮膚癌と関係する．外因である．

b　×　ウイルスは生物的因子で，子宮頸癌と関連するパピローマウイルスやバーキットリンパ腫と関係するEBウイルスなどがある．外因である．

c　○　癌遺伝子は，癌の発生に促進的に働く遺伝子で内因である．

d　×　タバコのタールの中には複数の発癌物質（化学的因子）が含まれ，肺癌を誘導する．外因である．

▷「歯科衛生学シリーズ　病理学・口腔病理学」P. 4, 62-63

【問題 7-4】b, c

a　×　血腫は出血による凝血塊が腫瘤状を呈する．腫瘍ではない．

b　○　乳頭腫は被覆上皮が乳頭状または樹枝状に増殖する良性上皮性腫瘍である．

c　○　線維腫は線維芽細胞が種々の量のコラーゲン線維を伴って増殖する良性非上皮性腫瘍である．

d　×　ガマ腫は口腔底に生じた大きな粘液嚢胞である．腫瘍ではない．

▷「歯科衛生学シリーズ　病理学・口腔病理学」P. 17, 64, 162

【問題 7-5】d

腫瘍は発生した組織の種類に基づいて分類される．上皮性腫瘍と非上皮性腫瘍に大別され，それぞれに良性と悪性がある．悪性腫瘍全体を一般に癌というが，病理学的には悪性上皮性腫瘍（癌腫）と悪性非上皮性腫瘍（肉腫）に分類される．

a　×　良性上皮性腫瘍には乳頭腫，腺腫がある．

b　×　良性非上皮性腫瘍には脂肪腫，線維腫，骨腫などがある．

c　×　悪性上皮性腫瘍には扁平上皮癌や腺癌がある．

d　○　悪性非上皮性腫瘍には脂肪肉腫，線維肉腫，筋肉腫や骨肉腫などがある．

▷「歯科衛生学シリーズ　病理学・口腔病理学」P. 63-64

【問題 7-6】d

腫瘍は上皮性腫瘍と非上皮性腫瘍に大別され，さらに良性腫瘍と悪性腫瘍に分けられる．良性腫瘍は膨張性に限局して増殖し，悪性腫瘍は浸潤性に境界不明瞭に増殖する．「癌」は上皮性悪性腫瘍を，「肉腫」は非上皮性悪性腫瘍をさす．

口腔粘膜は重層扁平上皮で覆われ，線維芽細胞は結合組織の中に存在する．設問の図では重層扁平上皮が腫瘍化し，結合組織の中に胞巣（ほうそう）を形成しながら浸潤しているので（図の黒い部分），扁平上皮癌である．

a　×　乳頭腫は良性上皮性腫瘍で，口腔では，口腔粘膜の重層扁平上皮が乳頭状に増殖する．

b　×　線維腫は良性非上皮性腫瘍で，結合組織内の線維芽細胞が膨張性に境界明瞭に増殖し，上皮は腫瘍で圧迫される．

c　×　線維肉腫は悪性非上皮性腫瘍で，腫瘍細胞がびまん性に結合組織内で浸潤増殖する．

d　○

▷「歯科衛生学シリーズ　病理学・口腔病理学」P. 63-64, 149-150

8. 歯の発育異常

【問題 8-1】c

a　×　歯の発生過程において1つの歯胚が分裂して不完全な2つの歯を形成したものである．象牙質と歯髄腔の連絡もみられる．

b　×　近接する2つあるいはそれ以上の歯胚が融合してできた歯である．象牙質と歯髄腔の連絡もみられる．

c　○　歯根完成後に近接する歯がセメント質のみで結合したものである．

d　×　歯冠のエナメル質と象牙質の一部が歯髄腔に向かって陥入したもので，陥入歯ともよばれる．エッ

クス線像では歯の中に歯があるようにみえる.
▷「歯科衛生学シリーズ 病理学・口腔病理学」P. 71-72

【問題 8-2】d
　設問の図は,歯冠のエナメル質と象牙質の一部が歯髄腔に向かって陥入しており,歯内歯(陥入歯)の断面を示している.
a　×　歯の発生過程において,1つの歯胚が分裂して不完全な2つの歯を形成した歯である.
b　×　近接する2つあるいはそれ以上の歯胚が融合してできる歯である.融合歯ともいう.
c　×　歯根完成後に近接する歯がセメント質で結合した歯である.
d　○　上顎側切歯に好発し,エックス線写真では歯の中に歯があるようにみえる.
▷「歯科衛生学シリーズ 病理学・口腔病理学」P. 72-73

【問題 8-3】d
a　○　欠如歯は歯胚が発生しないことにより生じる歯の発育異常である.第三大臼歯,第二小臼歯,側切歯に好発する.
b　○　歯内歯は,上顎側切歯の基底結節に存在する盲孔がより歯髄腔へ陥入した形態異常歯で,エックス線撮影で歯髄腔に歯が存在しているかのような像をみる.
c　○　中心結節は下顎第二小臼歯咬合面中央部に好発する棒状の結節である.
d　×　カラベリー結節は上顎大臼歯や乳臼歯の近心舌側咬頭舌側面に出現する円錐状または棒状の過剰結節である.
▷「歯科衛生学シリーズ 病理学・口腔病理学」P. 71-73

【問題 8-4】c
　模式図は,2歯がセメント質で結合し,歯髄の連絡がみられないので癒着歯である.
a　×　双生歯は1個の歯胚が2個以上に分裂後,その分離が不十分な状態で形成,あるいは正常歯と過剰歯が発育の過程で癒合した場合に生じる.歯髄の連絡がみられる.
b　×　癒合歯は複数の歯が発生途中で象牙質とエナメル質で結合したもので,歯髄の連絡がみられる.
c　○　癒着歯は歯根完成後,複数の歯がセメント質のみで結合するもので,歯髄は連絡しない.

d　×　歯内歯は歯の形成期に,歯冠部のエナメル質と象牙質が歯髄側に陥入したものである.
▷「歯科衛生学シリーズ 病理学・口腔病理学」P. 71-72

【問題 8-5】d
a　×　ハッチンソン歯は,先天性梅毒により歯胚にスピロヘータが感染し形成異常を起こした歯のことで,歯冠が切端に向かって細くなり,切縁に半月状の欠損を示す.主に上顎中切歯にみられる.
b　×　ムーン歯は先天性梅毒によって起こる臼歯の形成異常で,歯冠が蕾状や桑実状を呈する.フルニエ歯ともよばれ,主に第一大臼歯にみられる.
c　×　矮小歯は正常歯に比べて異常に小さい歯のことで,上顎側切歯や上下顎智歯に好発する.
d　○　ターナー歯は,乳歯の根尖性歯周炎が原因で,エナメル質に形成不全をきたした後続永久歯である.小臼歯や上顎切歯に多い.
▷「歯科衛生学シリーズ 病理学・口腔病理学」P. 76

【問題 8-6】c
　歯の形成期の歯胚に局所的・全身的な因子が作用すると,因子の強さ,作用時期や作用期間によってさまざまな発育異常が起こる.
a　×　局所的因子による発育異常では,原因の加わった歯に限局してみられるが,全身的因子による場合は同時期に形成されたすべての歯に障害が生じる.
b　×　左右対称性にみられる.
c　○　全身的因子による発育異常では,因子が加わった時期に形成されたすべての歯の成長線に一致して,歯冠全周に障害が生じる.
d　×
▷「歯科衛生学シリーズ 病理学・口腔病理学」P. 75-76

【問題 8-7】d
a　×　ハッチンソンの歯は,先天性梅毒にみられる歯の形成異常で,上顎永久切歯が樽状の外形を呈し,切縁には半月状の溝が生じる.歯胚にトレポネーマ・パリダムが感染することで起こる.実質性角膜炎,内耳性難聴とあわせて,ハッチンソンの三徴候とよばれる.
b　×　ターナーの歯は乳歯の根尖性歯周炎が原因で後継永久歯歯冠に形成不全を生じたものである.

c ×　斑状歯は，フッ化物の過剰摂取のためにエナ
　　メル質形成不全を生じたものである．テトラサイクリ
　　ンは形成中の歯の硬組織に沈着し，歯に黄色の着
　　色やエナメル質形成不全を引き起こす．
d ○　無歯症は先天的に歯が欠如することで，遺伝
　　性外胚葉性異形成症に伴ってみられる．
▷「歯科衛生学シリーズ　病理学・口腔病理学」P. 75-77

9. 歯の損傷と色の異常

【問題9-1】b, c
　咬耗や摩耗をきたす慢性的な機械刺激が歯髄に伝
わると，歯髄に充血や退行性変化がみられる．また，刺
激部に対応した象牙質に，帯状の不透明象牙質（死帯）
の出現や歯髄面の第三象牙質形成などの生活反応が
生じる．
a ×　歯髄由来の肉芽組織の増殖は慢性増殖性歯
　　髄炎（歯髄ポリープ）の際に主な変化としてみられ
　　る．
b ○
c ○
d ×　リンパ球や形質細胞などの円形細胞の浸潤
　　は，慢性歯髄炎において主な変化としてみられる．
▷「歯科衛生学シリーズ　病理学・口腔病理学」P. 83

【問題9-2】b, c
　くさび状欠損は一般に誤ったブラッシングや異常な
咬合力により引き起こされるとされる最も代表的な摩耗
症で，主に小臼歯や犬歯の唇面歯頸部にくさび状や皿
状の欠損を生じる．
a ×　咬耗は対合歯や隣在歯と接触する切縁，咬合
　　面，隣接面がすり減ることである．
b ○　病変が進行して象牙質に達すると，しばしば
　　知覚過敏症を起こす．
c ○　欠損が大きくなって歯の病的破折の原因とな
　　ることもある．
d ×　永久歯に多くみられる．
▷「歯科衛生学シリーズ　病理学・口腔病理学」P. 82-83

10. う蝕

【問題10-1】b
　平滑面う蝕ではエナメル小柱はエナメル-象牙境か
ら外側に向かって広がるように配列し，先端を象牙質側
に，底面を外側に向けた円錐になる．

小窩裂溝部では裂溝壁から放射状にエナメル-象牙
境に向かって広がり，小窩裂溝う蝕円錐は先端を外側
に，底面を象牙質側に向けた円錐となる．
　象牙質う蝕円錐は，小窩裂溝う蝕でも平滑面う蝕で
も，先端を歯髄側に，底面をエナメル質側に向けている．
a ×
b ○
c ×
d ×
▷「歯科衛生学シリーズ　病理学・口腔病理学」P. 91-94

【問題10-2】b
　表層下脱灰とは，エナメル質の初期う蝕において，最
表層のエナメル質の石灰化度が健常部と変わらないの
に，その直下で脱灰が深部に向かって強く進行してい
ることである．細菌感染がないので，再石灰化によって
治癒する可能性があるが，脱灰がさらに進行すると実
質欠損が起こり，う窩が形成される．
　生活反応層とは，象牙質う蝕において最も歯髄側に
みられる層構造で，象牙細管内に不均一な石灰化が起
こっている．
a ×
b ○
c ×
d ×
▷「歯科衛生学シリーズ　病理学・口腔病理学」P. 92-93

【問題10-3】c, d
a ×　表面下脱灰（表層下脱灰）がみられるのは，
　　エナメル質う蝕の初期病変である．エナメル質う蝕
　　はエナメル小柱に沿って進行し，う蝕円錐を形成す
　　る．
b ×　病巣には表面から順に崩壊層（多菌層），寡菌
　　層，先駆菌層，混濁層，透明層，生活反応層が観察
　　される．崩壊層（多菌層）は細菌が多い．
c ○　象牙質う蝕病巣では象牙質が有機質に富む
　　ため，無機質の脱灰後にも軟化象牙質が観察され
　　る．
d ○　う蝕は象牙細管に沿って進行し，先端を歯髄
　　側に向けたう蝕円錐を形成する．
▷「歯科衛生学シリーズ　病理学・口腔病理学」P. 94-95

【問題 10-4】d

　象牙質う蝕はエナメル-象牙境で側方に広がり，象牙細管の走行に沿って深部へ進行するので，底面をエナメル質側に，先端を歯髄側に向けたう蝕円錐が形成される．表層から順に，①多菌層（崩壊層），②寡菌層，③先駆菌層，④混濁層，⑤透明層，⑥生活反応層が観察される．

a　×

b　×

c　×

d　○　矢印は象牙質う蝕の最深部である生活反応層を示している，脱灰も細菌の侵入もみられない，最も初期の変化である．

▷「歯科衛生学シリーズ　病理学・口腔病理学」P. 94-95

【問題 10-5】a, d

　う蝕は組織学的にエナメル質う蝕，象牙質う蝕，セメント質う蝕に分類される．

a　○

b　×　臨床的には，比較的進行の遅い高齢者の根面う蝕としてみられる．

c　×　エナメル質や象牙質のう蝕のような円錐状の病変にはならない．

d　○　病変はシャーピー線維やセメント層板に沿って進行する．

▷「歯科衛生学シリーズ　病理学・口腔病理学」P. 95

11. 象牙質，セメント質の増生

【問題 11-1】a

　写真矢印は象牙質う蝕病巣直下の象牙質歯髄面に形成された病的第二象牙質（第三象牙質）である．

a　○　病的第二象牙質は，歯根完成後に咬耗，摩耗，う蝕や窩洞形成刺激が原因となり，被刺激部位の象牙質歯髄面に形成された象牙質である．

b　×　象牙粒（象牙質粒）は歯髄にみられる象牙質様の類円形石灰化物で，歯髄面に付着したものと歯髄内に遊離したものがある．

c　×　線状石灰化は歯髄組織の石灰化変性で，歯髄線維，神経線維や血管壁に沿って線状にみられる．

d　×　歯髄壊死部は歯髄に局所的に生じた組織死である．

▷「歯科衛生学シリーズ　病理学・口腔病理学」P. 102-103

【問題 11-2】d

　摩耗症では，摩耗面に露出した象牙細管内のトームス線維が変性・崩壊し，死帯とよばれる不透明な象牙質（下図①）が形成される．また，摩耗の刺激は象牙芽細胞を活性化し，髄腔面に第三象牙質（下図②）が形成される．両者は摩耗の侵襲に対する防衛反応である．

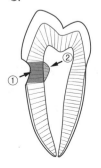

a　×　象牙質橋（デンティンブリッジ）は生活歯髄切断後に露出した歯髄面に形成される．

b　×　原生象牙質は歯根完成までに形成される歯髄腔の外形をつくる象牙質である．

c　×　歯根完成後，生理的条件下で第二象牙質がつくられる．

d　○　う蝕や摩耗などの外来刺激で第三象牙質がつくられる．

▷「歯科衛生学シリーズ　病理学・口腔病理学」P. 82-83, 102-103

【問題 11-3】d

　歯周組織は歯肉，歯根膜，歯槽骨，セメント質から構成される．

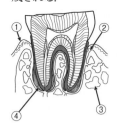

a　×　加齢に伴い歯肉は退縮し，歯根が露出する（図①）．歯肉退縮は，加齢に加え不適切なブラッシングによる機械的な刺激や歯周炎によっても生じる．

b　×　歯根膜では，歯根膜細胞やシャーピー線維が減少し，歯根膜腔が狭くなる（狭小化，図②）．

c　×　歯槽骨では加齢に伴い骨形成が低下し，骨吸収が増加するため骨量が減少し，歯槽骨はもろくな

る（多孔性変化，図③）.

d ○ セメント質は常に添加し続けるため，加齢に伴い全体的に肥厚するが，歯頸部の無細胞セメント質よりも根尖部の有細胞セメント質の肥厚が著明である（図④）.

▷「歯科衛生学シリーズ　病理学・口腔病理学」P. 176-177

12. 歯髄の病変

【問題 12-1】c

　設問の図は，う蝕によって歯質が崩壊し，歯髄の一部が露出して潰瘍を形成している（潰瘍性歯髄炎）. また，表面をフィブリンや膿で覆われた潰瘍底部には，リンパ球，形質細胞などの炎症性の細胞浸潤や血管の増生を伴う肉芽組織の増生がみられる（慢性歯髄炎）. したがって，慢性潰瘍性歯髄炎である.

a × 歯髄炎の初期状態で，象牙質う蝕などの病巣下の歯髄に循環障害（歯髄充血）が生じる.

b × 急性漿液性歯髄炎は歯髄炎の初期状態で，歯髄充血が生じ，血管の透過性が高まると，歯髄組織内に漿液性滲出が起こる.

c ○

d × 歯髄の生活力が旺盛な乳歯や若年者の永久歯では，歯質の崩壊により開放された歯髄から肉芽組織のポリープ状増生が生じる. 慢性増殖性歯髄炎あるいは歯髄ポリープとよばれる.

▷「歯科衛生学シリーズ　病理学・口腔病理学」P. 100

【問題 12-2】b

　写真の歯の歯冠は崩壊し，露出した歯髄と連続して肉芽組織のポリープ状の増生がみられる. このような歯髄炎を慢性増殖性歯髄炎（歯髄ポリープ）という. ポリープの表面は肉芽組織，深部は線維性結合組織で構成され，写真のように表面を重層扁平上皮で覆われることが多い.

a × 急性化膿性歯髄炎に腐敗菌の感染を伴い歯髄全体が破壊された状態が歯髄壊疽である.

b ○ 歯髄の生活力の旺盛な乳歯や若年者の永久歯で多くみられる.

c × 急性漿液性歯髄炎は充血，浮腫を伴う歯髄炎の初期状態で，進行すると急性化膿性歯髄炎に移行する.

d × 慢性潰瘍性歯髄炎は，露出した歯髄潰瘍面から排膿が起こり炎症が慢性化した状態で，痛みは

ない.

▷「歯科衛生学シリーズ　病理学・口腔病理学」P. 101

13. 根尖部歯周組織の病変

【問題 13-1】b, c

a × 慢性歯周炎はプラークを主因とする辺縁部歯周組織の炎症であり，う蝕には継発しない.

b ○ う蝕を放置しておくと，細菌や細菌由来の為害物質が歯髄に達し，歯髄の炎症を引き起こす.

c ○ 歯髄に生じた感染がさらに根尖孔から周囲の歯周組織に波及すると，根尖性歯周炎の1つである歯根嚢胞を惹起することがある.

d × 歯肉嚢胞は歯原性の発育嚢胞で，う蝕とは関係ない.

▷「歯科衛生学シリーズ　病理学・口腔病理学」P. 98-99, 105-106

【問題 13-2】a

a ○ 歯根嚢胞は慢性根尖性歯周炎の一型で，失活歯の根尖部に生じる.

b × 歯冠完成後に退縮エナメル上皮に嚢胞化が生じたものである. 文字どおり嚢胞内に埋伏歯の歯冠を含む.

c × 歯の発生過程において，硬組織形成前のエナメル器に嚢胞化が生じたものである.

d × 術後性上顎嚢胞は上顎洞炎の根治手術後，数年以上を経て瘢痕組織中に生じる嚢胞である.

▷「歯科衛生学シリーズ　病理学・口腔病理学」P. 108-109, 134-135

【問題 13-3】a

　図では，う蝕で歯質が崩壊し，化膿性歯髄炎が生じている. 炎症は根尖周囲組織に波及し，根尖部に膿瘍が形成されている（慢性化膿性根尖性歯周炎）. 膿は瘻管を通り，根尖部の歯肉粘膜上皮下に貯留している（歯肉膿瘍）. 表面の上皮が破れて生じた瘻孔からは持続的に排膿がある. 矢印は瘻孔を示す.

a ○ 瘻孔には口腔内に生じる内歯瘻と顔面皮膚に生じる外歯瘻がある.

b × 膿瘍の周囲を肉芽組織が被包するのが膿瘍膜である.

c × 膿は根尖部から組織の抵抗力の弱いところを通る. この通路が瘻管である.

d × 膿瘍は好中球や壊死物質（膿）を貯留した病的腔である.

▷「歯科衛生学シリーズ　病理学・口腔病理学」P. 107-108

【問題 13-4】a

急性化膿性根尖性歯周炎は根尖部歯周組織の炎症性病変の1つである．原因歯の多くに，図のような深い窩が形成されている．臨床症状が強いのが特徴で，歯の挺出感，弛緩動揺や持続性・拍動性の自発痛がある．炎症の拡大に伴い，リンパ節腫脹や発熱を生じることもある．

a ○ 歯髄組織では，う窩からの細菌感染に対し好中球が浸潤する（化膿性歯髄炎）．化膿性歯髄炎は歯髄壊死を生じながら，徐々に根尖部へと広がり，根尖孔付近の歯根膜組織に波及し，根尖病巣を形成する（図矢印）．根尖病巣内には充血，水腫（浮腫）や著しい好中球浸潤が観察される．

b × リンパ球は慢性炎症時に主体をなす細胞である．

c × 形質細胞は慢性炎症時に主体をなす細胞である．

d × 病巣内にマクロファージも存在するが，少数である．

▷「歯科衛生学シリーズ　病理学・口腔病理学」P. 107

【問題 13-5】d

矢印は根尖部の歯根膜に生じた歯根肉芽腫を示している．

a × 歯肉外縁上皮は歯肉の口腔側外表面を被覆する粘膜上皮である．

b × 付着（接合）上皮は歯と歯肉を結合する特殊な上皮である．

c × エナメル質を形成した後のエナメル上皮は萎縮して退縮エナメル上皮となる．

d ○ 歯根形成後の歯根膜組織内にはヘルトヴィッヒ上皮鞘が小島状になり，Malassez（マラッセ）の上皮遺残として存在している．根尖孔からの為害刺激は肉芽組織ばかりでなくマラッセの上皮遺残も刺激し，増殖させる．

▷「歯科衛生学シリーズ　病理学・口腔病理学」P. 108-109

14. 歯周組織の病変

【問題 14-1】d

歯周組織に外傷性変化を引き起こす過剰な咬合力を外傷性咬合という．

外傷性の咬合力が圧迫力として作用する部位では，歯根膜腔が狭窄し，歯根膜の退行性変化や歯槽骨の吸収が生じる．

一方，牽引力として作用する部位では，歯根膜腔が拡大し，歯根膜線維の緊張や断裂，セメント質の剥離などが生じる．

a × 外傷性咬合のみでは歯肉に循環障害や炎症は引き起こされない．

b × 外傷性咬合のみでは歯周ポケットの形成は起こらない．

c × 外傷性咬合のみでは接合上皮の深行増殖は起こらない．

d ○

▷「歯科衛生学シリーズ　病理学・口腔病理学」P. 116-117

【問題 14-2】c, d

a × 歯肉炎や歯周炎に伴って炎症性の歯肉の増生が生じることもあるが，自律性の増殖は起こらない．

b × 歯周炎によって歯髄の石灰化が生じることはない．

c ○ 水平線維は，歯根膜の線維束のうち，歯槽縁近くの歯槽壁からセメント質に向かって水平に走る線維群のことである．歯根膜線維の破壊に伴った接合上皮の深行増殖と根面からの剥離の結果，歯周ポケットが形成される．

d ○ 歯槽骨には吸収（水平性，垂直性，混合性）が起こる．

▷「歯科衛生学シリーズ　病理学・口腔病理学」P. 110-114

【問題 14-3】a, b

侵襲性歯周炎は思春期に発病することが多く，家族的に発生する傾向がある．病変ははじめ上下顎の第一大臼歯と中・側切歯部に限局的に発現し，歯肉の炎症所見やプラーク付着の少ない深い骨縁下ポケットを形成するが，時間の経過とともに全顎に及び炎症症状も強くなる．

a ○ 急激な歯槽骨の垂直性吸収を特徴とする．

b ○ 特殊なグラム陰性桿菌の感染や白血球機能異常などが原因と考えられている．

c ×

d ×

▷「歯科衛生学シリーズ　病理学・口腔病理学」P. 115

【問題 14-4】a, d

歯肉の炎症が深部の歯周組織に進展し，歯槽骨や歯根膜に組織破壊が生じた状態を歯周炎という．歯周炎のうち最も代表的なものが慢性歯周炎で，歯周ポケットの形成と同部からの排膿，ならびに歯槽骨の吸収と歯の動揺を特徴とし，中年期以降の成人に生じる．

a ○

b × 肉芽腫の形成は結核などの特異性炎に特徴的である．

c × 好酸球の浸潤はアレルギー性炎や寄生虫症などに特徴的である．

d ○ 結合組織内には多数のリンパ球や形質細胞の浸潤がみられる．

▷「歯科衛生学シリーズ　病理学・口腔病理学」P. 113-114

【問題 14-5】c

抗けいれん薬であるフェニトインを長期間服用しているてんかん患者に歯肉の過形成（増生）が生じることがある（薬物性歯肉増殖症）．10 歳代に多く，病変は前歯部に好発する．

a ×

b ×

c ○ 過形成の主体は線維性結合組織である．

d ×

▷「歯科衛生学シリーズ　病理学・口腔病理学」P. 34, 114-115

【問題 14-6】d

歯肉に限局した炎症を歯肉炎，深部の歯根膜や歯槽骨に波及したものを歯周炎という．炎症の程度ではなく炎症と破壊の範囲によって定義される．

a × ①では炎症はまだ起こっていない（健常歯肉）

b × ②はプラーク直下歯肉に炎症がみられる初期歯肉炎である．

c × ③では炎症範囲は広がっているが，まだ歯肉に限局している（歯肉炎）．

d ○ ④では炎症がさらに深部へ広がり，接合上皮の深行増殖に伴う歯周ポケットの形成と歯根膜や歯槽骨の炎症による破壊が起こっている（歯周炎）．

▷「歯科衛生学シリーズ　病理学・口腔病理学」P. 110-112

【問題 14-7】c

写真の歯と歯肉との間にみられる空隙（下図の＊で示す部分）が歯周ポケットである．歯周ポケット直下の結

合組織には著明な炎症細胞浸潤が観察される（慢性歯周炎）．歯に付着している層板構造を有する帯状の物質が歯石である．歯石表面にはプラークも付着している．

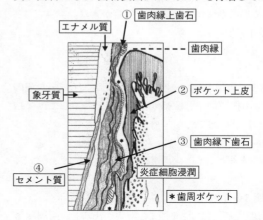

a × ①は歯肉縁上歯石である．歯肉縁より上の部分にある．

b × ②はポケット上皮である．歯周ポケット壁は病的上皮で覆われている．

c ○ ③は歯肉縁下歯石である．歯肉縁より下の歯周ポケット内にある．

d × ④はセメント質である．歯根象牙質表面にある．

▷「歯科衛生学シリーズ　病理学・口腔病理学」P. 110-112

【問題 14-8】c

矢印の方向から外力が加わると，回転中心を軸として歯が傾斜し，歯根膜に牽引側と圧迫側が生じる．

牽引側では歯根膜腔が拡大し，歯根膜線維の伸展と断裂が生じる．歯槽骨壁に骨が添加することによって歯根膜腔は元の幅に戻る．

圧迫側では歯根膜腔は狭窄し，循環障害による歯根膜の硝子化や壊死が起こる．歯槽骨表面には多数の破骨細胞が出現し，活発な骨吸収が起こることによって，歯根膜腔は元の幅に戻る．

a × 圧迫側になる．

b × 圧迫側になる．

c ○ 牽引側になる．

d × 圧迫側になる．

▷「歯科衛生学シリーズ　病理学・口腔病理学」P. 116

【問題 14-9】c

結合組織性付着とは歯根表面のセメント質基質内のコラーゲン線維と歯根膜や歯肉のコラーゲン線維が結

合し，連続的に移行している状態をいい，新付着と再付着がある．歯周病などで露出した根面に新たに結合組織の付着が生じることを新付着，外傷や外科処置によって切断された結合組織性付着が再び結合することを再付着という．

a　×

b　×

c　○　新付着は，一度歯面から離れてしまった歯肉や歯根膜の結合組織が，セメント質を介して再び結合した状態である．

d　×

▷「歯科衛生学シリーズ　歯周病学」P. 90-91

【問題 14-10】c

歯周炎病巣にはさまざまな細胞が出現し，歯周靱帯（歯根膜）の破壊や歯槽骨の吸収に関わっている．

図の歯面にはバイオフィルムが形成され，多数の細菌が付着している．ポケット上皮付近には好中球が浸潤し，侵入してきた細菌を貪食・消化する．マクロファージは大型の貪食細胞で抗原提示能を有し，リンパ球の反応を誘導する．深部の結合組織の炎症巣では，B細胞が形質細胞に分化し，抗体を産生する．

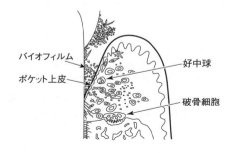

バイオフィルム
ポケット上皮
好中球
破骨細胞

a　×

b　×

c　○　破骨細胞は多核の大型細胞で，歯槽骨の吸収窩内に存在し，歯槽骨を盛んに吸収し，骨破壊を引き起こす．

d　×

▷「歯科衛生学シリーズ　病理学・口腔病理学」P. 112

【問題 14-11】b

歯肉炎も歯周炎もプラーク内細菌に対する炎症性の変化（血管拡張，充血，浮腫や炎症細胞浸潤）が起こっているという点では同じであるが，炎症と組織破壊の範囲やそれに伴う臨床症状が異なる．

歯肉炎では炎症が歯肉に限局し，歯肉が赤く腫れ，ときに排膿，出血や痛みがある．歯肉が腫脹するため歯肉溝が見かけ上深くなる（歯肉ポケット）．

歯周炎では歯肉炎の症状に加え，歯周ポケットの形成，歯の動揺や歯根露出がみられるようになる．

a　×　歯肉炎では歯槽骨の吸収はないが，歯周炎では炎症が進行し，歯槽骨の吸収が起こる．

b　○　好中球浸潤による内縁上皮の傷害がみられる．

c　×　歯肉炎では歯根膜線維の破壊はないが，歯周炎では炎症が進行し，歯根膜線維の破壊が起こる．

d　×　歯周炎では露出したセメント質の壊死が起こる．

▷「歯科衛生学シリーズ　病理学・口腔病理学」P. 113

15. 口腔創傷の治癒

【問題 15-1】b

抜歯により歯肉と歯槽骨組織に創面の露出した大きな欠損が生じるため，抜歯窩の創傷治癒は歯肉と骨組織の二次治癒の形式をとる．

a　×　抜歯直後，抜歯窩内に出血が起こり，凝血塊が形成される．

b　○　周囲組織から肉芽組織（毛細血管，線維芽細胞）の増生（器質化）が始まり，約1週間後には抜歯窩は肉芽組織で満たされる．創面が上皮で被覆されるのもこの時期である．

c　×　抜歯窩は新生骨梁で満たされる．

d　×　骨改造を経て完全に治癒する．

▷「歯科衛生学シリーズ　病理学・口腔病理学」P. 41

【問題 15-2】b

抜歯窩の創傷治癒過程は凝血（血餅）期，肉芽組織期，仮骨期，治癒期に分けられる．

なお，抜歯窩内に血餅が十分に形成されず，骨が露出し乾燥して見える状態をドライソケットという．

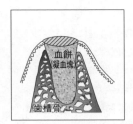

① 血餅期
（1〜7日）

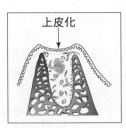

上皮化

② 肉芽組織期
（1〜3週）

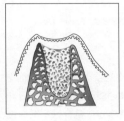

③ 仮骨期
（3〜4週）

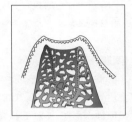

④ 治癒期
（2〜3か月）

a　×

b　○　出血により，抜歯窩内は凝血塊（血餅）で満た
される（図①：血餅期）．周囲組織から毛細血管や
線維芽細胞が侵入し，肉芽組織が形成される（器
質化）．抜歯創表面は歯肉上皮で覆われる（図②：
肉芽組織期）．肉芽組織内には新生骨梁（仮骨）が
形成され，抜歯窩を満たすようになる（図③：仮骨
期）．新生骨梁は成熟，改造し，周囲の歯槽骨と一
体化する（図④：治癒期）．

c　×

d　×

▷「歯科衛生学シリーズ　病理学・口腔病理学」P. 41

16. 口腔粘膜の病変

【問題 16-1】b

潜在的悪性疾患とは，現段階では癌ではないが，癌
に移行する可能性が高い形態学的変化を伴った病変
をいい，臨床的に白板症や紅板症が含まれる．

a　×　天疱瘡は皮膚疾患で，デスモゾームの構成分
子に対する自己抗体によって細胞間接着が破壊さ
れ，上皮内水疱が形成される．

b　○

c　×　アフタは口腔粘膜に形成された偽膜で覆われ
た有痛性の小潰瘍で，周囲に紅暈を伴う．

d　×　黒毛舌は舌背部糸状乳頭が延長し，乳頭間に
色素産生性嫌気性菌を含む舌苔が付着した状態を
いう．

▷「歯科衛生学シリーズ　病理学・口腔病理学」P. 146

【問題 16-2】c

エイズ（AIDS）患者は，ヒト免疫不全ウイルス（HIV）
の感染により，免疫能が極度に低下している．

a　×　地図状舌は舌の糸状乳頭が消失し，赤色調を
呈する領域が舌背部に斑状に出現したものである．

b　×　エプーリスは歯肉にできた炎症性，反応性の
結合組織の増生である．

c　○　エイズ患者の口腔内ではカンジダ症，重度の
歯周炎，カポジ肉腫などがみられることが多い．

d　×　メラニン沈着は過剰に形成されたメラニン色
素が組織に沈着することで，喫煙者の歯肉に多い．

▷「歯科衛生学シリーズ　病理学・口腔病理学」P. 125-126

【問題 16-3】c

写真の舌背部粘膜は広範囲にわたって白色になって
おり，厚みを増している．擦過により剝離できないこと
から，白板症などの粘膜上皮の病変が考えられる．粘膜
上皮自体が白く見えるのは，角化が亢進し，上皮が肥厚
しているためである．

a　×　線維増生の場合は白色で，弾力性のある腫瘤
をつくる．表面は正常の粘膜上皮で覆われるため平
滑である．

b　×　血管増殖からなる血管腫は暗赤色の軟らかい
腫瘤を形成する．圧迫により色は消退するが，離す
と元に戻る．

c　○

d　×　メラニン色素は上皮の中に存在するメラノサイ
トによってつくられる黒褐色の色素で，上皮基底細
胞や上皮直下に沈着する．紫外線や喫煙はメラニ
ン色素沈着を起こす．

▷「歯科衛生学シリーズ　病理学・口腔病理学」P. 146-147

17. 顎骨の病変

【問題 17-1】c

ビスホスホネート長期服用患者は歯性感染や抜歯に
より顎骨壊死を起こすことがあるので，歯科治療には注
意を要する．

a　×　フェニトインは抗てんかん薬で，薬物性歯肉増
殖症を誘導する．

b　×　シクロスポリンは免疫抑制薬で，薬物性歯肉

増殖症を誘導する.

c ○ ビスホスホネートは骨組織に沈着し,破骨細胞活性を選択的に抑制する薬剤で,骨粗鬆症や癌の骨転移の抑制薬として用いる.

d × テトラサイクリンは抗菌薬で,石灰化部に沈着し,エナメル芽細胞を障害するため,投与期間に形成された歯に黄色や褐色の色素沈着やエナメル質形成不全を起こす.

▷「歯科衛生学シリーズ　病理学・口腔病理学」P. 154

【問題 17-2】c

a × 含歯性嚢胞は歯原性嚢胞で,埋伏歯の歯冠周囲に生じる.

b × 粘液嚢胞は唾液の流出障害によって生じる唾液腺に関連した嚢胞性疾患で,下口唇に好発する.

c ○ 重層扁平上皮で裏装された肉芽組織ならびに線維性結合組織よりなる嚢胞が,無髄歯の根尖部に生じる.

d × 歯肉嚢胞は発育性の歯原性嚢胞で,成人の歯肉や乳幼児の歯槽粘膜に生じる.

▷「歯科衛生学シリーズ　病理学・口腔病理学」P. 108-109

【問題 17-3】d

模式図は,う蝕歯の根尖部に形成された病的な空洞(嚢胞腔)を囲む袋状の構造物(歯根嚢胞)を示している.嚢胞壁は3層で,内層から裏装上皮,肉芽組織,線維性結合組織となっている.

a ×

b × 膿瘍を形成した急性化膿性歯周炎が急性歯槽膿瘍である.

c × エナメル上皮腫は代表的歯原性腫瘍の1つである.

d ○ 歯根嚢胞は歯根膿瘍,歯根肉芽腫とともに慢性根尖性歯周炎に分類される.

▷「歯科衛生学シリーズ　病理学・口腔病理学」P. 108-109

【問題 17-4】d

模式図の歯には大きなう窩がみられ,根尖部の骨は破壊されて歯根と連続する病的な空洞(歯根嚢胞)が形成されている.空洞を取り囲む袋状の構造(嚢胞壁)は,内側から上皮層,肉芽組織層,線維性結合組織からなる.矢印は上皮層をさしている.

a × 歯肉上皮は歯肉表面を覆う重層扁平上皮のこ

とである.

b × 歯堤上皮は,口腔の発生過程において口腔上皮から間葉組織内に索状に伸びた上皮である.

c × 歯堤上皮の先端がエナメル器となって歯を形成した後,退化縮小して退縮エナメル上皮となる.

d ○ 歯根嚢胞は歯根肉芽腫に嚢胞化が生じたものである.歯根肉芽腫内では炎症刺激によりマラッセの上皮遺残が網の目状に増生し,上皮内に変性,融解が生じた結果,歯根嚢胞となる.

▷「歯科衛生学シリーズ　病理学・口腔病理学」P. 108-109

【問題 17-5】c

嚢胞は組織内に形成された病的な空洞で,腔内面を上皮で覆われている.口腔領域の嚢胞には歯原性と非歯原性があり,それぞれ発生機序から発育性と炎症性に分類される.

a × 口腔領域で最も頻度の高い歯原性嚢胞は歯根嚢胞である.歯根嚢胞は,う蝕に伴う根尖部炎症が原因で発生するので,嚢胞は根尖部に位置する.歯根嚢胞と歯との関係は図①のようになる.

b ×

c ○ 含歯性嚢胞は顎骨内に生じる代表的な発育性の歯原性嚢胞で,歯冠が形成した後に歯冠周囲のエナメル器に嚢胞化が生じ発生するとされる.嚢胞壁は未萌出歯の歯頸部に付着し,嚢胞腔内に歯冠を含んでいるので,図③が正解である.

d ×

▷「歯科衛生学シリーズ　病理学・口腔病理学」P. 134-135

【問題 17-6】d

嚢胞は組織内に形成された病的な空洞で,腔内面を上皮で覆われている.口腔領域の嚢胞には歯原性と非歯原性があり,それぞれ発生機序から発育性と炎症性に分類される.

歯根嚢胞は,う蝕に関連して起こる炎症性・歯原性の嚢胞である.失活歯の根尖部に付着し,嚢胞内に歯根を含んでいる.よって,④が正解である.歯根嚢胞の嚢胞壁は内側から上皮層,肉芽組織層,外層の線維性結合組織層からなり,上皮層はマラッセの上皮遺残に由来する非角化重層扁平上皮である.

a × ①は埋伏歯の歯冠を嚢胞内に含むので,含歯性嚢胞と考えられる.

b × ②は病変に歯を含まない原始性嚢胞や単純性

骨嚢胞と考えられる.

c ×　③は病変に歯を含まない原始性嚢胞や単純性
　　　骨嚢胞と考えられる.

d ○

▷「歯科衛生学シリーズ　病理学・口腔病理学」P. 108-109, 134-135

【問題 17-7】 b

　口腔は嚢胞の好発部位であり組織の由来から歯原
性嚢胞と非歯原性嚢胞に,発生機序から発育性嚢胞と
炎症性嚢胞に分類される.

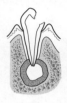

歯根嚢胞　　　含歯性嚢胞　　　萌出嚢胞

a ×　歯根嚢胞はう蝕歯の歯根と関連した歯原性・
　　　炎症性の嚢胞で,最も頻度が高い顎骨内の嚢胞で
　　　ある.

b ○　萌出嚢胞は萌出間近の乳歯や永久歯の歯冠を
　　　取り囲む含歯性嚢胞様の病変で,歯肉・歯槽の軟
　　　組織に発生し,萌出後は消失する.

c ×　含歯性嚢胞は代表的な発育性・歯原性の顎
　　　骨内嚢胞で,未萌出の歯の歯冠を嚢胞内に含む.

d ×　鼻口蓋管嚢胞は鼻口蓋管の遺残上皮に由来
　　　する非歯原性・発育性の嚢胞で,上顎骨の正中部
　　　骨内に発生する.

▷「歯科衛生学シリーズ　病理学・口腔病理学」P. 134-135

【問題 17-8】 b, c

　歯原性腫瘍は歯の形成に関わる組織に由来する腫
瘍である.エナメル上皮腫や歯牙腫などが代表的であ
る.ほとんどが良性であるが,良性の歯原性腫瘍が悪
性化したり悪性の歯原性腫瘍が生じることもまれにある.

a ×

b ○　歯原性腫瘍のほとんどが良性で,顎骨を置換
　　　しながら緩徐に増殖する.

c ○　多くが顎骨内に生じる.

d ×

▷「歯科衛生学シリーズ　病理学・口腔病理学」P. 137-140

【問題 17-9】 a

　エナメル上皮腫は歯堤やエナメル器の上皮に由来す
る最も代表的な上皮性歯原性腫瘍である.組織学的に
は,胞巣周辺部の内エナメル上皮様細胞と内部のエナ
メル髄様細胞からなるエナメル器に類似の構造を示す.

a ○　腫瘍は骨を吸収しながらゆっくりと大きくなり,
　　　エックス線写真に単房性〜多房性の骨透過像を示
　　　す.埋伏歯を伴うこともある.病変に含まれる歯は特
　　　徴的なナイフカット状の歯根吸収を示す.

b ×　20〜30歳代に好発し,性差はほとんどない.

c ×　臨床的に無症状で,エックス線写真で偶然に
　　　発見されたり,腫瘍が増大し骨膨隆をきたして受診
　　　することが多い.

d ×　下顎大臼歯部や下顎角部に好発する.

▷「歯科衛生学シリーズ　病理学・口腔病理学」P. 138-139

【問題 17-10】 c

　歯牙腫は過誤腫(良性腫瘍と組織奇形の中間的な病
変)とされている.集合型と複雑型の2タイプがある.
集合型は正常な歯に類似した多数の歯牙様硬組織か
らなり,複雑型は歯の硬組織が不規則な形態で形成さ
れる.

a ×　若い年齢層に多い良性歯原性腫瘍である.

b ×　組織学的に,歯の硬組織(エナメル質,象牙
　　　質,セメント質)と,歯髄様の疎な結合組織や歯原
　　　上皮から構成される.

c ○　未萌出歯の歯冠上に生じた場合には,歯の萌
　　　出を妨げる原因となる.

d ×　歯牙腫はまれに大きくなって顎骨を膨隆させる
　　　ことがあるが,良性腫瘍なので顎骨を破壊して浸潤
　　　増殖することはない.

▷「歯科衛生学シリーズ　病理学・口腔病理学」P. 139-140

18. 唾液腺の病変

【問題 18-1】 a

a ○　粘液嚢胞は唾液腺排泄管の損傷や閉鎖によ
　　　る唾液の流出障害によって生じ,下口唇に好発す
　　　る.口底部の大きな粘液嚢胞は,その外観からガマ
　　　腫とよばれる.

b ×　原始性嚢胞は歯原性嚢胞で,歯牙硬組織形
　　　成前のエナメル器に嚢胞化をきたした発育性嚢胞
　　　である.

c ×　歯根嚢胞は歯原性嚢胞で,失活歯の根尖に生

じる炎症性嚢胞である.

d　×　術後性上顎嚢胞は上顎洞炎根治術の後，数年以上の経過を経て瘢痕組織中に生じる.

▷「歯科衛生学シリーズ　病理学・口腔病理学」P. 162-163

【問題 18-2】b

写真は下口唇の半球状の腫瘤で，表面を口腔粘膜上皮で覆われている．波動を触れたことから，結合組織内に生じ，液体を貯留する粘液瘤（粘液嚢胞）と考えられる．粘液嚢胞は唾液の流出障害で生じる偽嚢胞で，口腔軟組織では最も頻度の高い嚢胞である．若年者の下口唇に好発する.

a　×　骨形成がある場合は，骨様硬の腫瘤を形成する.

b　○

c　×　アテロームのように角化物が貯留している場合には波動はなく，弾性軟の腫瘤となる.

d　×　メラニン色素が沈着している場合は表面が黒褐色を呈する.

▷「歯科衛生学シリーズ　病理学・口腔病理学」P. 133-134, 162-163

【問題 18-3】d

唾液腺腫瘍は全腫瘍の約1％でまれな腫瘍である．唾液腺腫瘍の70～80％は耳下腺に生じ，小唾液腺では口蓋腺に多い．良性腫瘍は耳下腺に最も多く，悪性腫瘍は舌下腺や小唾液腺に多く発生する.

a　×
b　×
c　×

d　○　多形腺腫は最も発生頻度の高い唾液腺腫瘍である．良性腫瘍で，30～40歳代の女性に多い．約8割が耳下腺に発生する．ゆっくりと大きくなる境界明瞭な腫瘤で，外科的摘出によって治癒するが，長期間放置しておくと悪性化する可能性があるので注意を要する.

▷「歯科衛生学シリーズ　病理学・口腔病理学」P. 164

【問題 18-4】c

シェーグレン症候群は口腔乾燥症（ドライマウス）とドライアイを主徴候とする自己免疫疾患で，しばしば関節リウマチや全身性エリテマトーデスなどのほかの自己免疫疾患を伴う．一般に40歳代以降の女性に高率に発症する．唾液分泌量減少，涙の流出量の減少，血清

抗体価（SS-A，SS-B 抗体）陽性所見や口唇腺の病理組織学的検査における異常所見のうち2項目以上がみられるとシェーグレン症候群と診断される.

a　×
b　×

c　○　唾液分泌量の減少に伴い口腔粘膜の萎縮，多発性う蝕や高度の歯周炎がみられる.

d　×

▷「歯科衛生学シリーズ　病理学・口腔病理学」P. 161-162

5 微生物学

⑤微生物学
〔感染と免疫〕

1. 一般性状

【問題 1-1】a

　細菌の毒素は内毒素と外毒素とに大別される.

　内毒素はグラム陰性菌の細胞壁外膜を構成するリポ多糖で,菌体の死滅破壊に伴って遊離する.耐熱性で,毒性は産生菌による違いはなく,抗体誘導能は低い.

　外毒素はタンパク質毒素で,菌体外に放出される.産生菌はグラム陽性菌/陰性菌を問わず,さまざまな種類の毒素がある.熱に弱い(易熱性).抗体誘導能が高いため,ホルマリン処理で無毒化されたものがワクチン抗原として利用される(トキソイド).

a　○

b　×　菌体の死滅破壊に伴って遊離する.

c　×　耐熱性である.

d　×　タンパク質毒素は外毒素である.

▷「歯科衛生学シリーズ　微生物学」P. 26-27
▷「歯科衛生学シリーズ　微生物学　第2版」P. 20-21

【問題 1-2】b

　原核生物は,真核生物が保有しているミトコンドリア,核膜,小胞体,ゴルジ装置など,膜系細胞内小器官を欠いているが,タンパク質合成に必要なリボソームはもっている.

a　×

b　○

c　×

d　×

▷「歯科衛生学シリーズ　微生物学」P. 13-14, 20-21
▷「歯科衛生学シリーズ　微生物学　第2版」P. 13-15

【問題 1-3】c

　グラム染色とは,細菌の分類や同定の一助ともなる重要な染色法である.赤色に染まる菌をグラム陰性菌,青紫色に染まる菌をグラム陽性菌とよぶ.

a　×　莢膜は抗食菌作用をもつが,グラム染色性には関与しない.

b　×　線毛は生体への付着などに関与するが,グラム染色性には関与しない.

c　○　グラム陰性菌とグラム陽性菌の細胞壁の組成が大きく異なっており,染色性の違いはこれらの性質の違いによるものである.

d　×　細胞膜は細胞内外の物質の輸送に関わるが,グラム染色性には関与しない.

▷「歯科衛生学シリーズ　微生物学」P. 18-19
▷「歯科衛生学シリーズ　微生物学　第2版」P. 13-14, 38

【問題 1-4】b

　生物は細胞内に核膜をもつかもたないかによって,真核生物と原核生物に分けられる.

a　×　原虫は真核生物であり,核膜に包まれた核をもち,染色体は核内に収納されている.

b　○　細菌(マイコプラズマ,リケッチア,クラミジアを含む)は原核生物であり,核膜に包まれた核をもたず,染色体は細胞質内に存在している.

c　×　真菌は真核生物であり,核膜に包まれた核をもち,染色体は核内に収納されている.

d　×　ウイルスは遺伝情報としての核酸(DNA またはRNA)を,タンパク質の殻(カプシド)が取り囲んでいる粒子である.自身の代謝系や増殖系をもたないので生物ではない.

▷「歯科衛生学シリーズ　微生物学」P. 13-15
▷「歯科衛生学シリーズ　微生物学　第2版」P. 2-3

【問題 1-5】b

　細菌は二分裂増殖を行う.1個の細菌が2個に分裂するまでの時間を倍加時間または世代時間といい,倍加時間が一定の状態では,1個の細菌はn回の分裂によって2^n個に増える.

　細菌の増殖曲線は,図の①〜④の4つの相に分けられる.

a　×　①は誘導期で,細菌が環境に適応するための準備期間であり,増殖は行わない.

b ○ ②は対数増殖期で，環境中に十分な栄養があり，一定の倍加時間で安定して増殖している期間である.

c × ③は定常期で，栄養状況の悪化に伴い倍加時間が長くなり，また，一部の菌が死滅するため，生菌数は一定となる.

d × ④は死滅期で，栄養の枯渇により死滅する菌が多くなり，生菌数は減少する.
▷「歯科衛生学シリーズ　微生物学」P. 24-25
▷「歯科衛生学シリーズ　微生物学　第2版」P. 19-20

【問題1-6】c
　一部の細菌は，細胞膜から細胞外へ伸びている鞭毛によって運動を行う.

a × 芽胞は，栄養状態が悪化した場合に休眠状態を保つために形成される硬い殻で，乾燥・熱・消毒薬・抗菌薬などに抵抗性をもつ.

b × 莢膜は，菌体の最外層に形成される粘液性の多糖体物質で，生体内の貪食細胞による捕食や殺菌成分から菌自らを守っている.

c ○ 鞭毛は，タンパク質で構成され，根元にあるモーターで鞭毛を回転させることで運動性を発揮する. 鞭毛タンパク質には抗原性があり，細菌の分類に利用される.

d × 細胞壁は，細菌の形態を維持するための構造で，グラム陽性菌は厚いペプチドグリカン層で，グラム陰性菌は薄いペプチドグリカン層と外膜で構成される.
▷「歯科衛生学シリーズ　微生物学」P. 20
▷「歯科衛生学シリーズ　微生物学　第2版」P. 15-16

【問題1-7】c
　ウイルスはきわめて微小な微生物で，また非常に簡単な構造を有している. スパイクやエンベロープをもたないウイルスや若干の酵素をもつウイルスもいる.

a × ①はスパイクとよばれる突起で，宿主細胞のレセプターに結合する部位だと考えられている.

b × ②はカプシドの外側の模構造で，エンベロープとよばれる.

c ○ ③がカプシドで，主にタンパク質からできていて，核酸を包んでいる.

d × ④は核酸である.
▷「歯科衛生学シリーズ　微生物学」P. 14-15, 49-51

▷「歯科衛生学シリーズ　微生物学　第2版」P. 23-25

【問題1-8】d
　ウイルスは遺伝情報（DNA または RNA のどちらか一方）とタンパク質からなり，細胞構造をもたない.

a × 核膜をもつのは，真核細胞の真菌と原虫である.

b × 単細胞生物は細菌，真菌，原虫である.

c × 真菌には有性生殖を行うものがあるが，ウイルスにはない.

d ○ ウイルス自体では増殖できないため，生きているほかの細胞に寄生しその細胞の代謝機能を利用して増殖する.
▷「歯科衛生学シリーズ　微生物学」P. 14-15, 48-51
▷「歯科衛生学シリーズ　微生物学　第2版」P. 22-27

2. 観察方法

【問題2-1】d
　細菌の運動状態を観察するには，生きた試料を用いなければならない.

a × 実体顕微鏡では，染色していない微小な細菌などの試料を観察することは不可能である.

b × 蛍光顕微鏡では試料を蛍光色素で染色したり，紫外線を照射したりする必要があり，これらの過程で細菌は死んでしまう.

c × 電子顕微鏡では細菌は固定，染色はもちろん，観察条件である真空と高電圧に耐えることができない.

d ○ 位相差顕微鏡は，試料を通過する光の位相のズレを明暗の差として観察するので，細菌にダメージを与えず，生きたまま観察できる.
▷「歯科衛生学シリーズ　微生物学」P. 171-173
▷「歯科衛生学シリーズ　微生物学　第2版」P. 36-37

3. 感染

【問題3-1】a

a ○ 黄色ブドウ球菌は化膿性疾患を引き起こすほか，エンテロトキシン（腸管毒）を産生し，これによって食中毒を引き起こす.

b × コレラ菌はコレラ毒素を産生する. テタノスパスミンは破傷風菌が産生する神経毒である.

c × ジフテリア菌はジフテリア毒素を産生する. 発赤毒素は A 群レンサ球菌が産生する猩紅熱の特

徴的紅斑を引き起こす毒素で, ディック毒素ともよ
ばれる.

d ×　ボツリヌス菌はボツリヌス毒素という神経毒を
　　　産生する. ベロ毒素は腸管出血性大腸菌 O-157 な
　　　どが産生する毒素である.

▷「歯科衛生学シリーズ　微生物学」P. 26-29
▷「歯科衛生学シリーズ　微生物学　第 2 版」P. 21, 109

【問題 3-2】d

細菌の毒素には内毒素と外毒素の 2 種類がある.

a ×　熱によって変性しやすい.

b ×　外毒素の免疫原性は強い. そのためトキソイド
　　　の免疫原性も強く, ワクチンとしてすぐれた実用性
　　　があり, ジフテリア, 破傷風, 百日咳などの予防に用
　　　いられている.

c ×　外毒素の本体はタンパク質である.

d ○　ホルマリンによって毒性を失ったものの中には
　　　免疫原性までは失わないものがあるが, これはトキ
　　　ソイドとよばれ, ワクチンとして用いられる.

▷「歯科衛生学シリーズ　微生物学」P. 26-27
▷「歯科衛生学シリーズ　微生物学　第 2 版」P. 20-21

【問題 3-3】c

細菌の毒素には内毒素と外毒素の 2 種類がある.

内毒素は菌種間の毒性に特異性はなく, 発熱や補体
の活性化, 白血球の活性化などを引き起こす.

a ×　熱に強い.

b ×　免疫原性が弱いため, 中和抗体が産生されな
　　　い.

c ○　グラム陰性菌の細胞壁の外膜を構成するリポ
　　　多糖 (LPS) である.

d ×　ホルマリンで無毒化 (トキソイド化) できない.

▷「歯科衛生学シリーズ　微生物学」P. 26-28
▷「歯科衛生学シリーズ　微生物学　第 2 版」P. 20-21

【問題 3-4】c

その生体にとって初めての抗原刺激によって起こる
免疫応答を一次応答という. 一次応答では, 抗原刺激
後数日を経て IgM 抗体が増加し, さらに数日後に血清
抗体の主体である IgG 抗体が増加する. IgM の力価
は IgG よりも早く低下する.

一次抗原刺激後, 数週間を経て, 再び同じ抗原刺激
で起こる免疫応答を二次応答という. 二次応答の特徴

は, 抗原刺激から抗体産生までの時間が短い, IgM 抗
体産生から IgG 抗体産生への移行が早い, IgG 抗体
産生のピークが高く持続時間が長いなどである.

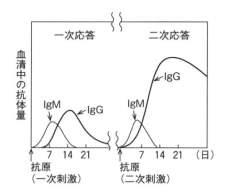

a ×　IgA は主に分泌液や粘膜に存在し, 局所免疫
　　　を担っている.

b ×　IgE は I 型アレルギーに関与する.

c ○

d ×

▷「歯科衛生学シリーズ　微生物学」P. 93-94
▷「歯科衛生学シリーズ　微生物学　第 2 版」P. 173-174

【問題 3-5】a

a ○　インターフェロンはウイルス感染細胞によって
　　　産生されるウイルス増殖抑制物質であり, 抗ウイル
　　　ス作用をもつほか, 免疫反応修飾作用や抗癌作用
　　　などももつ.

b ×　唾液中のペルオキシダーゼは過酸化水素存在
　　　下で種々の物質の酸化を触媒することにより抗菌性
　　　を発揮する. 抗菌作用を有するが, 抗ウイルス作用
　　　はない.

c ×　ラクトフェリンは環境中の鉄を消費することで
　　　細菌の発育を阻害する. 抗菌作用を有するが, 抗ウ
　　　イルス作用はない.

d ×　リゾチームは細菌の細胞壁を溶解することで
　　　細菌の発育を阻害する. 抗菌作用を有するが, 抗ウ
　　　イルス作用はない.

▷「歯科衛生学シリーズ　微生物学」P. 76-77, 150
▷「歯科衛生学シリーズ　薬理学」P. 119

【問題 3-6】c

補体は正常血清に存在する非特異的防御因子で,
抗体と協同して溶菌を起こしたり白血球の貪食作用を

亢進させたりする.

a　×　抗原認識は T 細胞が行うが，補体は関与しない.

b　×　抗原提示はマクロファージが行うが，補体は関与しない.

c　○

d　×　補体の活性化によって生じたアナフィラトキシンは炎症反応を引き起こす.

▷「歯科衛生学シリーズ　微生物学」P. 98, 100

▷「歯科衛生学シリーズ　微生物学　第 2 版」P. 166, 171-174

【問題 3-7】c

液性免疫を担う免疫グロブリン（抗体）は，分子量や性状の違いから IgG, IgM, IgA, IgE および IgD の 5 種類に分類される.

a　×　IgA は血清中では単量体として存在するが，唾液や母乳などの分泌液中では 2 量体である. 5 量体として血清中に存在するのは IgM である.

b　×　胎盤通過性をもつのは IgM である.

c　○

d　×　I 型（即時型，アナフィラキシー型）アレルギーに関与するのは IgE である.

▷「歯科衛生学シリーズ　微生物学」P. 93-94

▷「歯科衛生学シリーズ　微生物学　第 2 版」P. 171-173

【問題 3-8】a

a　○　IgG は胎盤通過性をもち，母体から移行して胎児の感染防御に関わる.

b　×　肥満細胞は細胞表面に IgE レセプターをもつため IgE が結合し，さらに IgE に抗原（アレルゲン）が結合すると I 型アレルギーを発現する.

c　×　抗原感作後に最も早く出現するのは IgM である.

d　×　母乳，涙，唾液など分泌液中に多く含まれるのは分泌型 IgA である.

▷「歯科衛生学シリーズ　微生物学」P. 93-94

▷「歯科衛生学シリーズ　微生物学　第 2 版」P. 171-173

【問題 3-9】b

IgG は，2 本の重鎖（H 鎖）と 2 本の軽鎖（L 鎖）のポリペプチドで構成され，4 本はジスルフィド結合（S-S 結合）で結ばれた Y 字型をしている.

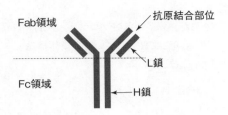

a　×　ヒンジ部は Y 字の中央部の曲がっている部分で，タンパク質分解酵素パパインはこの部分を切断し，抗体は上部の Fab 領域と下部の Fc 領域に分かれる.

b　○　矢印が示す部分は抗原結合部であり，H 鎖，L 鎖ともにアミノ酸配列が抗体ごとに異なり（可変部），結合する抗原の多様性に対応している.

c　×　補体結合部は Fc 領域（Y 字の下半分の部分）に存在する.

d　×　食細胞表面に結合するための Fc レセプター結合部は Fc 領域（Y 字の下半分の部分）に存在する.

▷「歯科衛生学シリーズ　微生物学」P. 92-93

▷「歯科衛生学シリーズ　微生物学　第 2 版」P. 172

【問題 3-10】b

免疫グロブリン（抗体）には，IgG, IgM, IgA, IgD, IgE の 5 種類のクラスが存在する.

IgA は単量体として血清中に存在するほかに，2 量体（分泌型 IgA）として分泌液中に多量に存在し，粘膜免疫の主体をなす.

IgD は B 細胞の表面に発現し，B 細胞の分化に関与する.

a　×　胎盤通過能をもち，母体から移行して新生児の感染防御に働くのは IgG である.

b　○　図は IgM である. 免疫グロブリン分子が 5 個つながった構造（5 量体）の巨大分子として存在するため，マクログロブリンともよばれる. IgM は抗原刺激後に最も早く産生される.

c　×　血清中に最も多く存在する免疫グロブリンは IgG である.

d　×　アナフィラキシー型（I 型）アレルギーを惹起するのは IgE である.

▷「歯科衛生学シリーズ　微生物学」P. 93-94

▷「歯科衛生学シリーズ　微生物学　第 2 版」P. 171-173

【問題 3-11】c

　図は Y 字型をした 2 分子の免疫グロブリンが S 字型のペプチド（J 鎖）を介して結合している 2 量体構造であり，分泌型 IgA を表している．

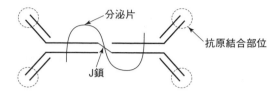

a　×　血清中に最も多く存在する免疫グロブリンは IgG である．

b　×　分泌型 IgA における抗原結合部位（Y 字の先端部分）は 4 か所である．

c　○　IgA は単量体（1 分子）で血清中に存在するほか，分泌型として気道，腸管，生殖器などの粘液や，唾液，涙，乳汁などの外分泌液に多量に含まれ，粘膜の感染防御において中心的役割を果たす．

d　×　アナフィラキシー反応（I 型アレルギー）を引き起こすのは IgE である．

▷「歯科衛生学シリーズ　微生物学」P. 93-94
▷「歯科衛生学シリーズ　微生物学　第 2 版」P. 171-173

【問題 3-12】a

　感染源からの病原体が第三者を介さずに直接伝播されて感染を起こすことを直接感染という．一方，何らかの第三者を介して伝播されて感染することを間接感染という．

a　○　直接感染には，接触感染（性感染症，膿痂疹など）や飛沫感染（呼吸器感染症など）などがある．

b　×　間接感染である．経口感染（赤痢，腸チフス，A 型肝炎など）は水，食物，食器，手指などを介する．

c　×　間接感染である．創傷感染（破傷風など）は塵埃，土壌などを介する．

d　×　間接感染である．昆虫媒介感染（日本脳炎，発疹チフス，マラリアなど）は蚊，シラミなどを介する．

▷「歯科衛生学シリーズ　微生物学」P. 10
▷「歯科衛生学シリーズ　微生物学　第 2 版」P. 7

【問題 3-13】b

　垂直感染とは，胎盤，産道，母乳などを介して母親から子に直接感染する経路のことをいう．

a　×　百日咳は百日咳菌（*Bordetella pertussis*）保菌者からの飛沫感染によって感染する．

b　○　B 型肝炎ウイルスは B 型肝炎患者や無症候性キャリアの血液や体液に存在し，傷口などを介して伝播する．妊婦が患者やキャリアである場合，産道感染や母乳感染によって新生児に B 型肝炎ウイルスが感染する．

c　×　インフルエンザはインフルエンザウイルス保菌者からの飛沫感染によって感染する．

d　×　レジオネラ肺炎は，空調冷却水や給水給湯設備に生息している *Legionella pneumophila* を含む飛沫を吸入することによって感染する．

▷「歯科衛生学シリーズ　微生物学」P. 8-9
▷「歯科衛生学シリーズ　微生物学　第 2 版」P. 10, 150-151

【問題 3-14】a, d

　病原性が弱く通常は感染症を引き起こさない微生物（弱毒微生物）が，重い疾患や老齢などによって抵抗力の低下した宿主（易感染性宿主）に感染したり，菌交代症などで常在微生物叢が乱されたときに感染症が引き起こされることがある．これを日和見感染という．

a　○

b　×　日和見感染は病状をいう言葉ではない．

c　×　日和見感染は感染経路をいう言葉ではない．

d　○

▷「歯科衛生学シリーズ　微生物学」P. 9-10
▷「歯科衛生学シリーズ　微生物学　第 2 版」P. 10-11

【問題 3-15】a, d

　常在微生物は宿主と均衡を保って生息しているが，防御能の低下など宿主の変調が誘因となって感染を引き起こすことがある．これを内因感染とよぶ．う蝕や歯周病など，口腔疾患の多くは内因感染によるものである．

　一方，外因感染とは，本来は宿主の常在微生物叢に存在しない外部の病原体が，宿主の体内に侵入して起こる感染をいう．

a　○

b　×　「内因感染」や「外因感染」は，治癒の方法とは関係がない．

c　×　「内因感染」や「外因感染」は，潜伏期間とは

関係がない.

d ○

▷「歯科衛生学シリーズ　微生物学」P. 8
▷「歯科衛生学シリーズ　微生物学　第2版」P. 10

4. 免疫

【問題 4-1】c

a ×　予防接種は抗原を投与して, 自らの体内に免疫を引き起こさせることであるから, 能動免疫である.

b ×　血清療法はほかの個体から抗体や免疫細胞を投与することであり, 自らが免疫活動をするわけではないから, 受動免疫である.

c ○　細胞性免疫はT細胞の働きによって行われ, 粒子状抗原の処理, ツベルクリン反応, 同種移植免疫などが含まれる.

d ×　液性免疫は（B細胞が産生する）抗体が主役となる免疫である.

▷「歯科衛生学シリーズ　微生物学」P. 89
▷「歯科衛生学シリーズ　微生物学　第2版」P. 171-178

【問題 4-2】c

ツベルクリン反応とは, 細胞性免疫を利用して結核の既往を検査する反応である.

a ×　I型（アナフィラキシー型）アレルギー反応で, IgE抗体による液性免疫反応である. 鼻アレルギー, 気管支喘息などがこれに属する.

b ×　ヴィダール反応はチフス症感染を検査する凝集反応である.

c ○　IV型（遅延型）アレルギー反応で, 感作T細胞が引き起こす細胞性免疫である.

d ×　ワッセルマン反応は梅毒感染を検査する補体結合反応である.

▷「歯科衛生学シリーズ　微生物学」P. 101
▷「歯科衛生学シリーズ　微生物学　第2版」P. 187-189

【問題 4-3】c

生体の防御機構には, 生まれながらに備わっている非特異的な自然免疫と, 生後に病原体の感染に伴ってつくられる特異的な獲得免疫の2つがある.

a ×　赤血球はヘモグロビンをもち, 酸素と二酸化炭素の運搬を行う.

b ×　血小板は血小板血栓を形成し, 止血に関与す

る.

c ○　自然免疫には好中球とマクロファージが大きく関与している.

d ×　形質細胞はリンパ球の1つであるB細胞が分化した細胞で, 抗体（免疫グロブリン）を産生し獲得免疫に関与している.

▷「歯科衛生学シリーズ　微生物学」P. 76-79
▷「歯科衛生学シリーズ　微生物学　第2版」P. 165-169

【問題 4-4】a

食細胞とは, 異物や微生物を細胞内に取り込んで処理する細胞である.

a ○　食細胞にはマクロファージと好中球がある. 遊走, 貪食, 殺菌などの機能をもつ.

b ×　T細胞は細胞性免疫を担う.

c ×　形質細胞（B細胞が分化したもの）は抗体産生すなわち液性免疫を担う.

d ×　肥満細胞はI型アレルギー発現に関与する.

▷「歯科衛生学シリーズ　微生物学」P. 77-78
▷「歯科衛生学シリーズ　微生物学　第2版」P. 164, 167

【問題 4-5】c

抗原提示細胞とは, 細菌や毒素などの外来性の抗原を細胞内に取り込み, 抗原タンパク質をペプチドに分解してMHC（主要組織適合性遺伝子複合体）クラスII分子とともに細胞表面に提示する細胞のことである. ヘルパーT細胞は提示されたペプチドを認識して活性化し, 種々の免疫担当細胞に働きかけて液性免疫および細胞性免疫を発揮させる.

a ×　好中球は食作用によって抗原を取り込むが, 抗原提示は行わない.

b ×　肥満細胞には食作用はなく, 抗原提示も行わない.

c ○　抗原提示細胞は, マクロファージ, 樹状細胞, B細胞である.

d ×　好塩基球には食作用はなく, 抗原提示も行わない.

▷「歯科衛生学シリーズ　微生物学」P. 83-87
▷「歯科衛生学シリーズ　微生物学　第2版」P. 164, 169

【問題 4-6】b

a ×　好中球は急性炎症でみられ, 化膿性滲出物の主な成分である. 異物の貪食・殺菌能をもち, 分葉

核を有する.

b ○ 慢性炎症ではB細胞が形質細胞へと分化して抗体を産生し, 液性免疫に関与する.

c × マクロファージは好中球に続いて出現し, 貪食能や抗原提示能を有する.

d × T細胞にはヘルパーT細胞や細胞傷害性T細胞 (キラーT細胞) などがあり, 主に細胞性免疫に関わる.

▷「歯科衛生学シリーズ 微生物学」P. 83-85
▷「歯科衛生学シリーズ 微生物学 第2版」P. 171

【問題4-7】b

リンパ組織とは, 結合組織の一種の細網組織でできた網目にリンパ球が密在する組織で, 生体防御の役割を果たしている.

中枢リンパ組織 (一次リンパ組織) はリンパ球の成熟と分化に関与するリンパ組織で, 骨髄と胸腺がある.

末梢リンパ組織 (二次リンパ組織) は, 免疫担当細胞が侵入した抗原に対して免疫反応を起こす場で, 脾臓, 扁桃 (腺), リンパ節などがある.

a × 末梢リンパ組織である.

b ○ 中枢リンパ組織である.

c × 末梢リンパ組織である.

d × 末梢リンパ組織である.

▷「歯科衛生学シリーズ 微生物学」P. 82
▷「歯科衛生学シリーズ 微生物学 第2版」P. 162-163

【問題4-8】b

アレルギー (過敏症) はその成立機序によって, I～IV型に分類される. ペニシリンショックはI (アナフィラキシー) 型アレルギーである.

a × IgAはアレルギーに関与しない.

b ○ I型アレルギーはIgE抗体と抗原が結合した結果, 細胞内の生物活性物質が放出され, 筋肉や血管にさまざまな異常をきたし, 種々の症状を引き起こす.

c × IgGはII, III型アレルギーに関与する.

d × IgMはII, III型アレルギーに関与する.

▷「歯科衛生学シリーズ 微生物学」P. 104-105
▷「歯科衛生学シリーズ 微生物学 第2版」P. 182-184

【問題4-9】a

a ○ 花粉に対するアレルギーは接触後30分以内

に症状が最高となる即時型アレルギーで, アナフィラキシー型 (I型) ともいう. 肥満細胞や好塩基球表面に存在するIgEに花粉が結合し, ヒスタミンやセロトニンなどの化学伝達物質 (炎症性メディエーター) が放出されることで起こる.

b × 細胞傷害型 (II型) は, 抗原抗体反応により誘導され, IgMやIgGが関与する. IgDはB細胞の分化に関与する.

c × 免疫複合体型 (III型) は, 抗原抗体反応の結果生じた免疫複合体が小血管壁に沈着することで起こる組織傷害で, 主にIgGが関わる. IgAは粘膜面での免疫に関与する.

d × 遅延型 (IV型) は, T細胞の産生するサイトカインが関与する細胞性免疫機序による組織傷害で, 免疫グロブリンは関係しない.

▷「歯科衛生学シリーズ 微生物学」P. 93-94, 103-105
▷「歯科衛生学シリーズ 微生物学 第2版」P. 182-183

【問題4-10】a

アレルギー (過敏症) は, 過剰な免疫反応により引き起こされる生体への傷害作用で, 4つの型に分類される.

・I型 (アナフィラキシー型): 肥満細胞や好塩基球の細胞表面でIgEと抗原が結合することによって, ヒスタミンなどの炎症メディエーターが放出されて起こる. アレルギー性鼻炎, アトピー性皮膚炎, 薬物アレルギー, 気管支喘息, 全身性アナフィラキシーなどが属する.

・II型 (細胞傷害型): 細胞表面の抗原にIgGやIgMが結合することによって細胞傷害を引き起こすもので, 溶血性貧血, 橋本甲状腺炎, 不適合輸血などが属する.

・III型 (免疫複合体型): 抗原とIgGやIgMが結合した抗原抗体複合体 (免疫複合体) が組織に沈着後, 補体の活性化が起こって組織を傷害するもので, 糸球体腎炎, 全身性エリテマトーデス, 血清病, 関節リウマチなどが属する.

I, II, III型は, 発現までの時間が数分～数時間と短い.

a ○ IV型 (遅延型) は, 抗体は関与せず, 感作T細胞による細胞性免疫が惹起されて皮膚の発赤・腫脹・水疱形成や組織傷害を生ずるもので, ツベルクリン反応, 接触性皮膚炎 (金属, 薬品, 漆な

どのアレルギー），移植臓器に対する拒絶反応など
が属する．Ⅳ型発現までの時間が24〜48時間と
長いので遅延型とよばれる．

b × Ⅰ型であり，即時型である．

c × Ⅰ型であり，即時型である．

d × 薬物アレルギーの一種なのでⅠ型であり，即時
型である．

▷「歯科衛生学シリーズ 微生物学」P. 103-104
▷「歯科衛生学シリーズ 微生物学 第2版」P. 182, 187-189

【問題 4-11】b

アレルギーは反応機序により4つに分類されるが，そ
のうち3つ（Ⅰ〜Ⅲ型）には抗体が関与する．遅延型ア
レルギーである細胞性免疫型（Ⅳ型）アレルギーには，
抗体の関与はない．

a × IgA はアレルギーに関与しない．

b ○ アナフィラキシー型（Ⅰ型）アレルギーには IgE
が関与する．

c × IgG は細胞傷害型（Ⅱ型）アレルギーと免疫複
合体型（Ⅲ型）アレルギーに関与する．

d × IgM は細胞傷害型（Ⅱ型）アレルギーと免疫
複合体型（Ⅲ型）アレルギーに関与する．

▷「歯科衛生学シリーズ 微生物学」P. 93-94, 103-105
▷「歯科衛生学シリーズ 微生物学 第2版」P. 182-184

5. 化学療法

【問題 5-1】d

感受性ディスク法では，薬剤に対する感受性をテス
トする細菌を寒天平板に一様に塗り広げ，一定量の薬
剤を含むディスクをその上に乗せる．培養後，ディスク
に含まれる薬剤は寒天内に拡散し，薬剤濃度はディス
クから遠くなるほど低下する．被験菌が薬剤に感受性
があり増殖できないと，発育阻止円が形成され，写真の
ように透明に抜けて見える．

a ×

b ×

c ×

d ○ 発育阻止円が大きいほど低い濃度で増殖を抑
制することがわかるので，④が最も効果がある．

▷「歯科衛生学シリーズ 微生物学」P. 151-152
▷「歯科衛生学シリーズ 微生物学 第2版」P. 44-45

6. 病原微生物とプリオン

【問題 6-1】a, d

細菌性食中毒は，原因菌が腸管内で増殖して腸管粘
膜に感染を起こす感染型食中毒と，食品中で増殖した
菌の産生した毒素を摂取することで起こる毒素型食中
毒とに大別できる．

a ○ 毒素型食中毒である．

b × 感染型食中毒である．

c × 感染型食中毒である．

d ○ 毒素型食中毒である．

▷「歯科衛生学シリーズ 保健生態学」P. 82
▷「歯科衛生学シリーズ 微生物学」P. 29, 32-33
▷「歯科衛生学シリーズ 微生物学 第2版」P. 21

【問題 6-2】d

MRSA とは，メチシリン耐性黄色ブドウ球菌の略称
である．抵抗力が低下した患者にとっては危険であり，
発症すると多剤耐性であるため治療が困難となるので，
院内感染菌として問題となっている．

a ×

b ×

c ×

d ○ メチシリンをはじめとする多くの抗菌薬に対す
る耐性を獲得した黄色ブドウ球菌である．

▷「歯科衛生学シリーズ 微生物学」P. 29, 153
▷「歯科衛生学シリーズ 微生物学 第2版」P. 108-109

【問題 6-3】d

多剤耐性細菌とは，長期の抗菌薬の使用が原因で，
多くの抗菌薬に耐性を獲得した細菌のことで，院内感
染の主要原因となっている．多剤耐性菌の出現を防ぐ
ため，適切な抗菌薬の使用が求められている．

写真の細菌は，グラム染色で青紫色に染色されてい
るのでグラム陽性菌で，形態が球状なので球菌である．
グラム陽性球菌でブドウの房状の配列をしていること
から，*Staphylococcus aureus*（黄色ブドウ球菌）と考
えられる．

a × *Escherichia coli*（大腸菌）はグラム陰性桿菌
で，近年多剤耐性菌が問題になっている．

b × *Mycobacterium tuberculosis*（結核菌）はグ
ラム陽性桿菌で，近年多剤耐性菌が問題になって
いる．

c × *Pseudomonas aeruginosa*（緑膿菌）はグラ

Ⅱ
解答・解説

5
微生物学

ム陰性桿菌で，近年多剤耐性菌が問題になっている．

d　○　メチシリン耐性黄色ブドウ球菌（MRSA）は代
表的な多剤耐性細菌である．

▷「歯科衛生学シリーズ　微生物学」P. 28-29, 152-153
▷「歯科衛生学シリーズ　微生物学　第2版」P. 108-109

【問題6-4】a

　細菌は形態によって，球菌（球状または卵状），桿菌
（棒状または線状），らせん菌（S字状またはらせん状）
の3つに大別される．細菌の形態や配列は菌の同定の
重要な指標となる．

a　○　*Streptococcus mutans* は，ヒトのう蝕原性細菌
である．*Streptococcus*はレンサ球菌で，球菌が数珠
状に並んだ配列をしている．菌名の中の「coccus」
は球菌を表す．

b　×　*Fusobacterium nucleatum*は歯周病原細菌の
1つで，桿菌だが両端が尖った紡錘状をしているの
で紡錘菌とよばれる．

c　×　*Porphyromonas gingivalis* は歯周病原細菌
で桿菌だが，長軸が短いので球桿菌（短桿菌，小
桿菌）ともよばれる．

d　×　*Aggregatibacter actinomycetemcomitans* は
歯周病原細菌で桿菌だが，長軸が短いので球桿菌
（短桿菌，小桿菌）ともよばれる．

▷「歯科衛生学シリーズ　微生物学」P. 18, 30
▷「歯科衛生学シリーズ　微生物学　第2版」P. 14, 73-74

【問題6-5】b

　グラム染色は，細菌の細胞壁のペプチドグリカン層の
厚さの違いによって細菌を染め分ける方法である．青
紫色に染色されるグラム陽性菌は厚いペプチドグリカ
ン層をもち，赤色に染色されるグラム陰性菌は薄いペプ
チドグリカン層をもつ．

a　×　*Treponema denticola*は，グラム陰性のらせん
菌で歯周病原細菌である．

b　○　写真の細菌は，グラム染色で青紫色に染色さ
れているのでグラム陽性であり，形態が球状なので
球菌である．数珠状に長く連鎖しているグラム陽性
球菌なのでレンサ球菌（*Streptococcus*）属であり，
う蝕原性細菌の*Streptococcus mutans*と考えられる．

c　×　*Actinomyces naeslundii* は，グラム陽性の桿
菌で分枝状を呈し，高齢者の根面う蝕の原因菌で
ある．

d　×　*Porphyromonas gingivalis* は，グラム陰性の
短桿菌で成人性歯周炎の主要原因菌である．

▷「歯科衛生学シリーズ　微生物学」P. 30
▷「歯科衛生学シリーズ　微生物学　第2版」P. 14, 38, 73-74

【問題6-6】d

　グラム染色は，細菌細胞壁のペプチドグリカン層の
厚さによって細菌を染め分ける染色法である．青紫色
に染まるグラム陽性菌はペプチドグリカン層が厚く，赤
色に染まるグラム陰性菌はペプチドグリカン層が薄い．
写真の細菌は，青紫色なのでグラム陽性菌である．

　また細菌はその形態によって球菌や桿菌，らせん菌
に分類される．写真の細菌は，球状なので球菌である．

a　×　結核はグラム陽性桿菌である *Mycobacterium
tuberculosis*（結核菌）が原因となる．

b　×　梅毒はグラム陰性らせん菌である *Treponema
pallidum* が原因となる．

c　×　赤痢の原因微生物には細菌（赤痢菌，*Shi-
gella*）と原虫（赤痢アメーバ）があり，赤痢菌はグ
ラム陰性桿菌である．

d　○　写真の微生物はグラム陽性球菌で，ブドウの
房状の配列をしていることからブドウ球菌（*Staphy-
lococcus*）と考えられる．ブドウ球菌のうち，黄色ブ
ドウ球菌（*Staphylococcus aureus*）にはエンテロト
キシン（腸管毒）を産生するものがあり，毒素型食
中毒の原因となる．

▷「歯科衛生学シリーズ　微生物学」P. 28-29
▷「歯科衛生学シリーズ　微生物学　第2版」P. 14, 38, 108-109

【問題6-7】a

a　○　結核菌やらい菌などのマイコバクテリウム
（*Mycobacterium*）属の菌は，通常の方法では染色
が困難であるが，いったん染色されるとアルコール
や酸の処理でも脱色されることがない．それゆえ，
これらの細菌を抗酸菌とよぶ．

b　×　ディック毒素（発赤毒素）は猩紅熱患者に発
赤を生じさせる毒素で，これを産生するのは溶血性
レンサ球菌である．

c　×　コレラは食中毒ではなく，感染症である．

d　×　破傷風菌の毒素は外毒素である．

▷「歯科衛生学シリーズ　微生物学」P. 33
▷「歯科衛生学シリーズ　微生物学　第2版」P. 115

【問題 6-8】a, d

a ○ *Prevotella intermedia* は女性ホルモンによって発育を促進されるため，思春期性歯肉炎や妊娠性歯肉炎を引き起こす．また，急性壊死性潰瘍性歯肉炎の起因菌の１つと考えられている．

b ×

c ×

d ○ *Porphyromonas gingivalis* は慢性歯周炎の原因菌の１つとされている．

▷「歯科衛生学シリーズ　微生物学」P. 41-42
▷「歯科衛生学シリーズ　微生物学　第２版」P. 96-97

【問題 6-9】a

a ○ *Prevotella intermedia* は偏性嫌気性グラム陰性桿菌で，血液寒天培地上で黒色のコロニーを形成する黒色色素産生菌である．エストロゲンやエストラジオールなどの女性ホルモンによって発育が促進されることから，妊娠性歯肉炎の原因菌と考えられている．

b × 放線菌の１種である *Actinomyces naeslundii* は，通性嫌気性グラム陽性桿菌で高齢者の根面う蝕の原因菌である．

c × *Tannerella forsythensis*（*forsythia*）は，紡錘状の偏性嫌気性グラム陰性桿菌で慢性歯周炎の病巣から高頻度で分離される．*Tannerella forsythensis*（*forsythia*）と *Porphyromonas gingivalis*，*Treponema denticola* の３菌種は，重度の歯周病に関連する細菌でレッドコンプレックスとよばれる．

d × *Aggregatibacter actinomycetemcomitans* は，通性嫌気性グラム陰性桿菌であり CO$_2$ 存在下で発育がよい．侵襲性歯周炎の原因菌である．

▷「歯科衛生学シリーズ　微生物学」P. 42, 135
▷「歯科衛生学シリーズ　微生物学　第２版」P. 97

【問題 6-10】a

a ○ *Treponema denticola* は慢性歯周炎病巣に多くみられるスピロヘータである．スピロヘータは共通してらせん形という形態的特徴をもっている．

b × 胃潰瘍を発症させるとして近年注目を集めている細菌，*Helicobacter pylori* の説明である．

c × B 型肝炎ウイルス（HBV）の説明である．

d × *Chlamydia trachomatis* のことで，血清型は異なるものの同一種が鼠径リンパ肉芽腫症の病原体でもある．

▷「歯科衛生学シリーズ　微生物学」P. 44, 135
▷「歯科衛生学シリーズ　微生物学　第２版」P. 97

【問題 6-11】b

歯肉縁下プラークは，歯周ポケットが浅い初期では歯肉縁上プラークと類似した細菌で構成されるが，歯周ポケットが深くなるとグラム陰性偏性嫌気性の桿菌や運動性菌の割合が増加する．

a × ベイロネラ（ベイヨネラ）は偏性嫌気性グラム陰性小球菌で，双球菌や菌塊として観察される．

b ○ 写真の矢印で示された細菌は細長いらせん状で，スピロヘータの特徴的な形態を示している．選択肢のほかの３菌種も口腔内に存在するが，歯肉縁下プラークからの検出頻度は低い．

c × マイコプラズマは通性嫌気性の細菌で，細胞壁をもたないためグラム陰性に染色され，球状や菌糸状など多形性の形態を示す．菌のサイズが小さいため，顕微鏡で観察しにくい．

d × ヘリコバクターは２〜３回のらせんをもつ微好気性のグラム陰性菌で，顕微鏡では S 字状に観察される．

▷「歯科衛生学シリーズ　微生物学」P. 44, 135
▷「歯科衛生学シリーズ　微生物学　第２版」P. 14, 97

【問題 6-12】d

B 型肝炎ウイルスは多形性で，大型球状粒子，小型球状粒子，管状粒子の３種からなる．大型球状粒子は内部に DNA，外側にエンベロープをもつ完全なウイルスで，Dane 粒子とよばれる．小型球状粒子，管状粒子は Dane 粒子のエンベロープと同じリポ多糖（HBs 抗原）からなっていて，感染力はない．

a ×

b × HBc 抗原は中心部に存在して表面に現れないので，ワクチンとして使われない．

c ×

d ○ リポ多糖はウイルス粒子の表面に存在する抗原で，HBs 抗原とよばれ，感染予防ワクチンとして用いられる．

▷「歯科衛生学シリーズ　微生物学」P. 67-69
▷「歯科衛生学シリーズ　微生物学　第２版」P. 150-152

【問題 6-13】d

a ○ コプリック斑は麻疹発病初期に頬粘膜にみられる斑点である.

b ○ ムンプスウイルスは流行性耳下腺炎（おたふくかぜ）を引き起こす. この疾患の特徴は発熱と耳下腺腫脹である.

c ○ 風疹ウイルスは一般に小児に風疹を起こすが，妊娠3か月以内の妊婦が感染すると胎児に先天性風疹症候群を引き起こし，奇形の子を出産する可能性が高い.

d × 日本脳炎ウイルスは日本脳炎を引き起こす. 手足口病は乳幼児や小児の口腔，手，足などに発疹，水疱などが生じる疾患である. 病原体はコクサッキーウイルスA16型やエンテロウイルス71型である.

▷「歯科衛生学シリーズ 微生物学」P. 58-62
▷「歯科衛生学シリーズ 微生物学 第2版」P. 132, 138-142

【問題 6-14】c

HIVは後天性免疫不全症候群（AIDS）の原因ウイルスである.

a × 体液を介して感染するが，空気感染はしない.

b × RNAを遺伝子とし，逆転写酵素を有するレトロウイルスで，RNAウイルスに分類される.

c ○ ヘルパーT細胞を特異的に攻撃して細胞性免疫を破壊する.

d × アシクロビルはヘルペスウイルスには有効だが，ヒト免疫不全ウイルスは感受性をもっていない.

▷「歯科衛生学シリーズ 微生物学」P. 64-66
▷「歯科衛生学シリーズ 微生物学 第2版」P. 148-150

【問題 6-15】a

a ○ 手足口病はコクサッキーウイルスA16型またはエンテロウイルス71が原因の小児感染症で，口腔内，手のひら，足の裏，指の間などの水疱と発熱を主症状とする.

b × カンジダ症は常在真菌の *Candida albicans*（カンジダ・アルビカンス）が主要原因菌で，日和見感染や菌交代症により身体のさまざまな部位で発症する.

c × 単純ヘルペス（ヘルペス性歯肉口内炎や口唇ヘルペス，性器ヘルペス）は単純ヘルペスウイルスが原因となる. ヒト免疫不全ウイルス（HIV）は後天性免疫不全症候群（AIDS）の原因となる.

d × ヘルパンギーナはコクサッキーウイルスA群が原因の小児感染症で，発熱，のどの痛みとともに軟口蓋後端に水疱を生じる. 化膿レンサ球菌は局所性化膿性疾患の原因となる.

▷「歯科衛生学シリーズ 微生物学」P. 58-59
▷「歯科衛生学シリーズ 微生物学 第2版」P. 138-139

【問題 6-16】a

ウイルスは，遺伝情報としてDNAまたはRNAのどちらか一方の核酸をもつ.

DNAウイルス	ヘルペスウイルス（単純ヘルペスウイルス，水痘・帯状疱疹ウイルス，サイトメガロウイルス，Epstein Barr ウイルス），B型肝炎ウイルスなど
RNAウイルス	エンテロウイルス（ポリオウイルス，コクサッキーウイルス），レトロウイルス（ヒトT細胞白血病ウイルス，ヒト免疫不全ウイルス），ムンプスウイルス，麻疹ウイルス，風疹ウイルス，インフルエンザウイルス，A型・C型肝炎ウイルスなど

a ○ DNAウイルスである.

b × RNAウイルスである.

c × RNAウイルスである.

d × RNAウイルスである.

▷「歯科衛生学シリーズ 微生物学」P. 54-67
▷「歯科衛生学シリーズ 微生物学 第2版」P. 132, 150-151

【問題 6-17】d

ウイルスは，遺伝子としてもつ核酸の種類によってDNAウイルスとRNAウイルスに大別される. レトロウイルスはRNAウイルスの1つで，成人T細胞白血病を起こすヒトT細胞白血病ウイルス（HTLV）や，後天性免疫不全症候群（AIDS）を起こすヒト免疫不全ウイルス（HIV）が含まれる.

a × B型肝炎を起こすB型肝炎ウイルス（HBV）は，ヘパドナウイルス科のDNAウイルスである.

b × 流行性耳下腺炎（おたふくかぜ）を起こすムンプスウイルスは，パラミクソウイルス科のRNAウイルスである.

c × 季節性インフルエンザを起こすインフルエンザウイルスは，オルソミキソウイルス科のRNAウイル

スである.

d ○

▷「歯科衛生学シリーズ　微生物学」P.64-65
▷「歯科衛生学シリーズ　微生物学　第2版」P.147-150

【問題6-18】b

　図のウイルスはB型肝炎ウイルスである. DNAを取り囲むタンパク質の殻であるカプシドの外側に, HBs抗原をもつエンベロープが存在する. HBs抗原はB型肝炎ウイルス特有のタンパク質である. B型肝炎ウイルスは血液や体外分泌液を介して感染するほか, 産道感染により母子感染する.

a ×　空気感染するウイルスは, 麻疹ウイルスなどがある.

b ○　血液感染するウイルスはほかに, ヒト免疫不全ウイルス（HIV）, C型肝炎ウイルスなどがある.

c ×　経口感染するウイルスは, ポリオウイルス, コクサッキーウイルス, A型肝炎ウイルスなどがある.

d ×　飛沫感染するウイルスは, ムンプスウイルス, 風疹ウイルス, インフルエンザウイルスなどがある.

▷「歯科衛生学シリーズ　微生物学」P.67-68
▷「歯科衛生学シリーズ　微生物学　第2版」P.150-152

【問題6-19】c

a ×　リケッチア, クラミジア, ウイルスは偏性細胞寄生性であるが, マイコプラズマは細胞壁を欠くものの偏性細胞寄生性ではない.

b ×　スピロヘータはグラム陰性菌である.

c ○　生物は動物, 植物のような真核生物と, 細菌, リケッチア, クラミジアなどの原核生物とに分けることができるが, 真菌は真核生物に属する. 核膜に包まれた核をもつのは, 真核生物のみである.

d ×　リケッチアはシラミ, ダニ, ノミなどの節足動物によって媒介されるものが多いが, クラミジアはそのようなことはない.

▷「歯科衛生学シリーズ　微生物学」P.70-71
▷「歯科衛生学シリーズ　微生物学　第2版」P.27

【問題6-20】b

　微生物は一般に単細胞であり, 図のように分芽胞子, 厚膜胞子, 仮性菌糸などに分化した多細胞型のものは真菌のみである.

a ×　桿菌で, 糸状に発育・分枝して多細胞性を示

すことがあるが, 真菌のような細胞分化はみられない.

b ○　真菌である.

c ×　桿菌で, 糸状に発育・分枝して多細胞性を示すことがあるが, 真菌のような細胞分化はみられない.

d ×　らせん菌である.

▷「歯科衛生学シリーズ　微生物学」P.70-72
▷「歯科衛生学シリーズ　微生物学　第2版」P.27-29, 154-155

【問題6-21】d

　プリオンはDNA, RNAのいずれももたずに増殖する感染性のタンパク質因子である. ヒトや動物の脳には, 感染性をもたない正常型プリオンタンパク質が存在しているが, 何らかの原因でタンパク質の構造が変化して異常型（感染型）となったり, 異常型のタンパク質が体内に侵入したりすると, 異常型が正常型を次々と異常型に変換していく. 異常型プリオンタンパク質が脳に蓄積することによって, ヒトのクロイツフェルト・ヤコブ病やウシの海綿状脳症（BSE：狂牛病）などの神経変性疾患が引き起こされる.

a ×

b ×

c ×

d ○

▷「歯科衛生学シリーズ　微生物学」P.15
▷「歯科衛生学シリーズ　微生物学　第2版」P.159

7. 口腔環境と常在微生物

【問題7-1】c

　一般に, 生体内に生息する微生物はその生体が形成する正常な環境条件を至適条件とする.

a ×

b ×

c ○　ヒトの口腔内であれば, 37℃付近の温度と中性付近のpHで最も増殖しやすい.

d ×

▷「歯科衛生学シリーズ　微生物学」P.24
▷「歯科衛生学シリーズ　微生物学　第2版」P.69

【問題7-2】b

　唾液の成分は水分が99.5%を占め, 残りが無機塩類と有機質である.

a　×　通常, 脱灰が起こる臨界 pH (5.5) 以下になることはない.

b　○　無機塩類の中の重炭酸-炭酸系には pH 緩衝作用があるため, 唾液の pH はほぼ一定 (5.6〜7.0) に保たれている.

c　×　補体は血清中に存在するタンパク質性の防御因子であるが, 唾液中には存在しないためその活性化は起こらない.

d　×　唾液にはタンパク質分解作用はなく, 摂取したタンパク質の分解は胃と十二指腸で行われる.

▷「歯科衛生学シリーズ　微生物学」P. 111
▷「歯科衛生学シリーズ　微生物学　第2版」P. 64-65

【問題 7-3】d

唾液中の抗菌物質には, 分泌型 IgA, ムチン, ヒスタチン, リゾチーム, ディフェンシン, ラクトフェリンなどがある. 分泌型 IgA は細菌やウイルスの組織への付着・吸着を阻害し, ムチンは細菌の口腔粘膜への付着を阻害する.

a　×　ヒスタチンは主に抗真菌作用を有する.

b　×　リゾチームは細胞壁分解酵素であり, 細菌を溶解する.

c　×　ディフェンシンは細菌, 真菌, ウイルスに広く抑制作用を示す.

d　○　ラクトフェリンは鉄結合能を有し, 細菌や真菌の増殖に必要な鉄を環境中から奪うことにより抗菌作用を示す.

▷「歯科衛生学シリーズ　微生物学」P. 111
▷「歯科衛生学シリーズ　微生物学　第2版」P. 64-65

【問題 7-4】a

舌, 唾液, プラーク, 歯肉溝のいずれの細菌叢においても, 口腔内で最も優位を占めるのはレンサ球菌である. 唾液中に検出される細菌は舌背や頬粘膜などで増殖した菌が遊離したものである.

a　○

b　×　放線菌, 乳酸桿菌はブドウ球菌よりさらに少ない.

c　×　ブドウ球菌はレンサ球菌より少ない.

d　×　放線菌, 乳酸桿菌はブドウ球菌よりさらに少ない.

▷「歯科衛生学シリーズ　微生物学」P. 114
▷「歯科衛生学シリーズ　微生物学　第2版」P. 70-71

【問題 7-5】c

口腔常在菌が呼吸器系や循環器系に入り込み, 遠隔の臓器や全身に疾患を引き起こすことがある.

a　×　胃潰瘍は胃酸と粘液のバランスが崩れて胃粘膜が傷害され胃壁に穴が開く疾患で, ストレスや胃粘膜に定着した *Hericobacter pylori* (ピロリ菌) が原因で起こる.

b　×　ジフテリアは *Corynebacterium diphtheriae* (ジフテリア菌) が上気道に感染し, 咽頭粘膜に偽膜 (細菌が増殖して膜状になったもの) を形成して呼吸困難を引き起こす.

c　○　誤嚥性肺炎は, 誤嚥の際に唾液や飲食物とともに気管支や肺胞に入り込んだ口腔常在菌が原因で起こる肺炎で, 高齢者や脳疾患患者に多い.

d　×　偽膜性大腸炎は腸内常在菌である *Clostridium difficile* が, 化学療法に伴う菌交代症によって増殖することで起こる腸炎である.

▷「歯科衛生学シリーズ　微生物学」P. 142-143
▷「歯科衛生学シリーズ　微生物学　第2版」P. 102-103

【問題 7-6】a, d

a　○　*Lactobacillus casei* は乳酸桿菌で, 糖を発酵して乳酸を産生しう蝕の進行に関与する.

b　×　*Streptococcus sobrinus* は *Streptococcus mutans* とともにヒトのう蝕原性細菌である. これらはスクロースを分解して乳酸を産生するとともに, グルコシルトランスフェラーゼの作用によりスクロースから水溶性および非水溶性のグルカンを産生するが, 毒素の産生はない.

c　×　*Fusobacterium nucleatum* は歯周病原細菌で, 慢性歯周炎や急性壊死性潰瘍性歯肉炎に関与するが, グルカン合成は行わない.

d　○　*Porphyromonas gingivalis* は慢性歯周炎の主要原因菌で, ジンジパインをはじめ種々のタンパク質分解酵素 (プロテアーゼ) を産生して歯周組織を破壊する.

▷「歯科衛生学シリーズ　微生物学」P. 125-127, 133
▷「歯科衛生学シリーズ　微生物学　第2版」P. 83-85, 96

8. バイオフィルムとしてのプラーク〈歯垢〉

【問題 8-1】c

図は, スクロース (ショ糖) を基質として, グルコース (ブドウ糖) の重合体であるグルカンとフルクトース (果

糖）を生成する反応を示している．この反応はグルコシルトランスフェラーゼによって触媒される．

a ×　グルコシダーゼはグルコシドを加水分解する酵素である．

b ×　デキストラナーゼはデキストランを分解する酵素である．

c ○　グルカンのうち不溶性のものはプラークの重要な構成要素であり，ミュータンスレンサ球菌のもつグルコシルトランスフェラーゼにより生成される．

d ×　フルクトシルトランスフェラーゼはフルクトースからフルクタンを生成する酵素である．

▷「歯科衛生学シリーズ　微生物学」P. 117-118
▷「歯科衛生学シリーズ　微生物学　第2版」P. 75, 85-88

【問題 8-2】d

プラークは複数の細菌種で構成されるバイオフィルムである．時間の経過（プラークの成熟）に伴って球菌から桿菌へ，好気性菌および通性嫌気性菌から偏性嫌気性菌へ，非運動性菌から運動性菌へと，定着する細菌が変化する．

a ×　偏性嫌気性の運動性菌である．

b ×　糸状菌である．

c ×　偏性嫌気性の運動性菌である．

d ○　歯面に最も早く定着するのは Streptococcus などの球菌で，歯の表面のペリクル（唾液中の糖タンパク質が沈着した薄い膜）を介して付着し，増殖する．

▷「歯科衛生学シリーズ　微生物学」P. 116
▷「歯科衛生学シリーズ　微生物学　第2版」P. 75-76

【問題 8-3】a

ペリクルは歯の表面を覆っている厚さ1 μm 以下の薄い膜で，獲得被膜ともよばれる．

a ○　ペリクルは酸の透過性を低下させるため，酸性の飲食物や細菌が産生した酸によってエナメル質が脱灰されるのを防ぎ，歯面を保護する役割を果たしている．

b ×　ペリクル自体は細菌を含まないが，ペリクルの成分には Streptococcus などに対するレセプター（受容体）となるものがある．そのため，ペリクルを介して細菌が付着・増殖し，プラーク形成が始まる．

c ×　唾液中の糖タンパク質がエナメル質表面に沈着したものである．

d ×　ペリクルはブラッシングでは除去できず，研磨剤を用いた機械的清掃により除去される．

▷「歯科衛生学シリーズ　微生物学」P. 116
▷「歯科衛生学シリーズ　微生物学　第2版」P. 65-67

【問題 8-4】c

a ×　プラークはマテリアアルバや食物残渣と異なり，洗口では除去できずブラッシングや機械的歯面清掃により除去する．

b ×　プラークの大部分は細菌菌体で，その他に細菌が産生した菌体外多糖，唾液由来のタンパク質，無機質などが含まれる．

c ○　プラークは複数の細菌種が共凝集して歯面に付着した典型的なバイオフィルムである．

d ×　エナメル質表面に唾液中の糖タンパクが付着して形成される被膜はペリクル（獲得被膜）である．ペリクルにレンサ球菌が初期付着し，その後，種々の細菌が結合してプラークを成熟させていく．

▷「歯科衛生学シリーズ　微生物学」P. 116-120
▷「歯科衛生学シリーズ　微生物学　第2版」P. 75-78

【問題 8-5】d

Streptococcus mutans がもつ菌体外多糖体合成酵素には，グルコシルトランスフェラーゼ（GTF）とフルクトシルトランスフェラーゼ（FTF）の2種類がある．両酵素ともスクロースをグルコースとフルクトースに切断し，GTF はグルコースをつなぎ合わせてグルカンを，FTF はフルクトースをつなぎ合わせてフルクタンを合成する．

a ×　アミラーゼは，デンプンを分解してマルトースを生成する酵素で，唾液などに含まれる．

b ×　トリプシンは，タンパク質分解酵素であり膵液に含まれる．

c ×　ペルオキシダーゼは，過酸化水素を分解する酵素で，白血球や体液中に含まれ抗菌物質として作用する．

d ○

▷「歯科衛生学シリーズ　微生物学」P. 116-118
▷「歯科衛生学シリーズ　微生物学　第2版」P. 75, 85-88

【問題 8-6】c

プラークは複数の種類の細菌が共凝集したバイオフィルムで，歯冠部に形成される歯肉縁上プラークと歯

周ポケット内に形成される歯肉縁下プラークとに区別される.

図は歯肉縁上プラークの細菌の構成比の経日変化で, プラーク成熟に伴って厚みを増しプラーク内部の嫌気度が高くなるのに従い, 嫌気性菌の割合が高くなる.

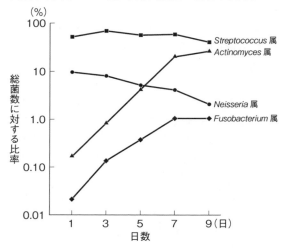

a × 好気性の *Neisseria* 属は, 初期には割合が高いものの次第に減少する.

b × 嫌気性の *Actinomyces*（放線菌）属は, 初期には割合が低いがプラークの成熟に伴い増加する.

c ○ 矢印が示す菌種は, 全期間を通じて最も優勢で割合もほぼ一定であることから, *Streptococcus*（レンサ球菌）属である.

d × 嫌気性の *Fusobacterium* 属は, 初期には割合が低いがプラークの成熟に伴い増加する.

▷「歯科衛生学シリーズ　微生物学」P. 119
▷「歯科衛生学シリーズ　微生物学　第2版」P. 76-77

【問題8-7】d

プラークは多種多様な細菌とその産生物で構成され, 形成される部位によって歯肉縁上プラークと歯肉縁下プラークに分けられる.

a × 歯周炎は歯肉縁下プラーク中の特定の細菌（*Porphyromonas gingivalis*, *Tannerella forsythia*, *Treponema denticola*, *Aggregatibacter actinomycetemcomitans*, *Prevotella intermedia* など）が原因で起こる. 歯肉縁上プラークの蓄積が原因となるのは歯肉炎やう蝕である.

b × 歯肉縁上プラークは通性嫌気性のグラム陽性球菌および桿菌が主体である. 一方, 歯肉縁下プラークは偏性嫌気性のグラム陰性桿菌と運動性菌が主体である.

c × 運動性菌が優勢なのは歯肉縁下プラークである.

d ○ 歯肉縁上プラークは唾液中の炭水化物をエネルギー源としている. 一方, 歯肉縁下プラークは歯肉溝滲出液中のタンパク質をエネルギー源としている.

▷「歯科衛生学シリーズ　微生物学」P. 120
▷「歯科衛生学シリーズ　微生物学　第2版」P. 77-78

9. 消毒・滅菌

【問題9-1】b

滅菌とは, すべての微生物を殺滅または除去することである.

a ×

b ○ 全微生物で物理・化学的刺激に対して最も抵抗性をもつものは, 細菌（*Bacillus*（バシラス）属と *Clostridium*（クロストリジウム）属）の芽胞である. 芽胞を殺滅できる条件がすべての微生物を殺滅する条件となり, 芽胞形成菌の死滅は滅菌の指標となる.

c ×

d × 病原細菌の死滅は消毒の指標である.

▷「歯科衛生学シリーズ　微生物学」P. 157-158
▷「歯科衛生学シリーズ　微生物学　第2版」P. 16, 51, 56-58

【問題9-2】d

低温プラズマ滅菌とは, ガス化した過酸化水素水に高周波エネルギーを与えてプラズマ状態とすることで殺菌効果の高いフリーラジカルを発生させ, その作用で滅菌する方法である. 過酸化水素を吸着する綿製品や液体の滅菌には適さない.

a × 滅菌後の過酸化水素は, 水と酸素に分解するので環境を汚染しない. 環境汚染があるのはエチレンオキサイドガス（EOG）を使用するガス滅菌である.

b × 毒性はない. 毒性があるのはエチレンオキサイドガス（EOG）を使用するガス滅菌である.

c × 滅菌温度は約45℃で, 湿度も約10%と低いので, 熱や湿度に弱い製品に使用される.

d ○ エアレーションの必要がないので, 滅菌後すぐに使用することができる. エアレーションとは, 滅菌

後に残留した有毒ガスを除去する工程のことで, ガ
ス滅菌の場合に必要となる.

▷「歯科衛生学シリーズ　微生物学」P. 162
▷「歯科衛生学シリーズ　微生物学　第 2 版」P. 55, 59

10.　う蝕

【問題 10-1】a, d

Streptococcus mutans はスクロースを原料として自
らが合成した不溶性グルカンによって歯面に付着する.

a　○

b　×　エンテロトキシンは大腸菌, コレラ菌, ブドウ球
　　　菌などが産生する腸管毒で, 付着性もない.

c　×　ペリクル (獲得被膜) は細菌の歯面への付着
　　　には重要な要素だが, 問題文から「細菌由来の付着
　　　因子」を問われているので除外される.

d　○

▷「歯科衛生学シリーズ　微生物学」P. 25, 118
▷「歯科衛生学シリーズ　微生物学　第 2 版」P. 21-22, 87-88

【問題 10-2】b

ミュータンスレンサ球菌はグルコシルトランスフェ
ラーゼという酵素を用いて, スクロース (ショ糖) をグル
コース (ブドウ糖) とフルクトース (果糖) に分解し, さ
らにグルコースを重合させて不溶性の菌体外多糖を合
成する.

a　×

b　○　グルコースを与えるよりもスクロースを与えた
　　　ほうが多量の不溶性多糖が合成される.

c　×

d　×

▷「歯科衛生学シリーズ　微生物学」P. 126-127
▷「歯科衛生学シリーズ　微生物学　第 2 版」P. 87-88

【問題 10-3】a, d

ミュータンスレンサ球菌は不溶性グルカンの生成と同
時に乳酸などの酸を生成するが, これは不溶性グルカ
ンによって拡散を阻害されるため, 次第に濃縮されて
pH の持続的低下をもたらし, エナメル質の脱灰を引き
起こす. これがエナメル質う蝕発生のメカニズムである.

a　○　酸産生性のミュータンスレンサ球菌は耐酸性
　　　である.

b　×　通性嫌気性である.

c　×　プラークから多数検出されるが, 舌表面にはき

わめて少ない.

d　○　グルコース (ブドウ糖) を基質として, 不溶性
　　　グルカンを菌体外につくる. プラーク形成の重要な
　　　要素となる.

▷「歯科衛生学シリーズ　微生物学」P. 125-128
▷「歯科衛生学シリーズ　微生物学　第 2 版」P. 84-89

11.　歯周病

【問題 11-1】c

a　×　*Streptococcus mutans* はエナメル質う蝕の原
　　　因菌である.

b　×　*Actinomyces viscosus* は歯肉炎や根面う蝕を
　　　引き起こすと考えられている.

c　○　*Porphyromonas gingivalis* は慢性歯周炎の
　　　主要原因菌と考えられている.

d　×　*Neisseria gonorrhoeae* は淋病の起因菌であ
　　　る.

▷「歯科衛生学シリーズ　微生物学」P. 133-135
▷「歯科衛生学シリーズ　微生物学　第 2 版」P. 95-96

【問題 11-2】d

歯周病原細菌はそれぞれ病原因子をもっている.

a　×

b　×　黒色色素産生性嫌気性桿菌はコラゲナーゼな
　　　どのタンパク質分解酵素が病原因子である.

c　×　*Aggregatibacter actinomycetemcomitans* は
　　　外毒素であるロイコトキシンが病原因子である.

d　○　歯周病原細菌はグラム陰性菌で, 共通して内
　　　毒素を保有している. 歯槽骨の吸収を引き起こす主
　　　な病原因子であると考えられている.

▷「歯科衛生学シリーズ　微生物学」P. 41-42, 133-135
▷「歯科衛生学シリーズ　微生物学　第 2 版」P. 95-99

【問題 11-3】d

a　×　口腔内のグラム陽性球菌群にはう蝕の原因菌
　　　であるミュータンスレンサ球菌などが属しているが,
　　　一部を除いて歯周炎には関与していない.

b　×　グラム陰性球菌群には *Neisseria* と *Veillon-*
　　　ella が属しているが, 歯周炎には関与しない.

c　×　グラム陽性桿菌群には *Actinomyces* などが属
　　　しており, これらは歯周炎と関連があると考えられて
　　　いる.

d　○　辺縁性歯周炎に関与する細菌は *Porphy-*

romonas, Prevotella など多種であるが，そのほとんどはグラム陰性桿菌群に属する.

▷「歯科衛生学シリーズ　微生物学」P. 41-42, 133-135
▷「歯科衛生学シリーズ　微生物学　第2版」P. 95-99

【問題 11-4】d

歯肉縁上と歯周ポケット内とでは，それぞれのプラーク微生物叢は大きく異なる.

a　×　歯肉縁上プラークで優位を占める.
b　×　歯肉縁上プラークで優位を占める.
c　×
d　○　歯肉縁上プラークではほとんど認められないスピロヘータや運動性桿菌の増加が歯周ポケット細菌叢の特徴である.

▷「歯科衛生学シリーズ　微生物学」P. 120
▷「歯科衛生学シリーズ　微生物学　第2版」P. 78, 95-98

【問題 11-5】c

写真の細菌はグラム陰性の桿菌であり，両端が尖った紡錘形をしていることから *Fusobacterium nucleatum* である.

a　×　*Prevotella intermedia* は，偏性嫌気性グラム陰性の小型の桿菌で顕微鏡下では球桿菌に見える. 血液寒天培地上で黒色コロニーを形成し，壊死性潰瘍性歯肉炎のほか妊娠性歯肉炎の原因菌である.
b　×　*Actinomyces naeslundii* は，通性嫌気性のグラム陽性桿菌で糸状や分枝状に観察される. 放線菌の1つで根面う蝕の原因菌である.
c　○　*Fusobacterium nucleatum* は偏性嫌気性で，壊死性潰瘍性歯肉炎のほか慢性歯周炎の原因菌でもある.
d　×　*Streptococcus salivarius* は，通性嫌気性のグラム陽性球菌で双球菌あるいは数個が連鎖した数珠状の球菌として観察される. 唾液中の主要レンサ球菌である.

▷「歯科衛生学シリーズ　微生物学」P. 42-43
▷「歯科衛生学シリーズ　微生物学　第2版」P. 98

【問題 11-6】d

写真は，血液寒天培地上に黒色の集落（コロニー）を形成する細菌，いわゆる黒色色素産生菌である. この性質をもつのは歯周病原菌の *Porphyromonas gingi-*

valis と *Prevotella intermedia* で，どちらもグラム陰性偏性嫌気性桿菌である.

a　×　*Streptococcus mutans*（ミュータンスレンサ球菌）はグラム陽性通性嫌気性球菌で，う蝕の原因菌である.
b　×　*Staphylococcus aureus*（黄色ブドウ球菌）はグラム陽性通性嫌気性球菌で，食中毒や院内感染の原因となる.
c　×　*Fusobacterium nucleatum* はグラム陰性偏性嫌気性桿菌（紡錘菌）で，歯周病に関連する.
d　○

▷「歯科衛生学シリーズ　微生物学」P. 41-42
▷「歯科衛生学シリーズ　微生物学　第2版」P. 96-97

【問題 11-7】b

選択肢の4菌はいずれも偏性嫌気性のグラム陰性菌で，歯周病原細菌である. 細菌の運動器官は鞭毛であり，鞭毛の有無は細菌の属や種によって決まっている.

P. gingivalis，*T. forsythia* および *T. denticola* の3菌種は重度歯周炎に関連するため，Red Complex（レッドコンプレックス）とよばれる.

a　×　*Tannerella forsythia* は非運動性の紡錘菌で，慢性歯周炎に関与する.
b　○　*Treponema denticola* は，スピロヘータ科のらせん菌で鞭毛をもち活発に運動する. 慢性歯周炎や急性壊死性潰瘍性歯肉炎に関与する.
c　×　*Fusobacterium nucleatum* も非運動性の紡錘菌で，慢性歯周炎のほか急性潰瘍性歯肉炎の病巣からの検出率が高い.
d　×　慢性歯周炎の主要原因菌である *Porphyromonas gingivalis* は非運動性の短桿菌で，血液寒天培地上で黒色集落を形成する黒色色素産生菌である.

▷「歯科衛生学シリーズ　微生物学」P. 44-45, 133-135
▷「歯科衛生学シリーズ　微生物学　第2版」P. 97

6 薬理学

6 薬理学
〔生体と薬物〕

1. 医薬品等の分類

【問題 1-1】c

a ×　薬用歯みがきは医薬部外品である．医薬品医療機器等法では，医薬品と医薬部外品，化粧品，医療機器および再生医療等製品を定義している．

b ×　処方せんには，患者の氏名（および性別），年齢，薬名，分量，用法・用量などの記載事項が規定されているが，患者の職業は不要である．

c ○　薬物の用量が最大有効量を超えると中毒量となり，さらに量が多くなると最大耐量（死亡しない最大量）を超えて致死量となる．

d ×　日本薬局方は，重要な医薬品について記載した公定書であり，法的強制力がある．

▷「歯科衛生学シリーズ　薬理学」P. 6-7, 52-53, 58

【問題 1-2】d

医薬品医療器機等法では医薬品を毒薬，劇薬と普通薬に区分し，毒薬と劇薬の表示や保管方法などを規制している．

a ×

b ×

c ×

d ○　毒薬の保管は，劇薬および普通薬とは区別して収納し，必ず鍵をかける．

▷「歯科衛生学シリーズ　薬理学」P. 60

【問題 1-3】b

「医薬品，医療機器等の品質，有効性及び安全性の確保等に関する法律」（医薬品医療機器等法）では，医薬品をその毒性の強さによって，毒薬，劇薬，普通薬に分類し，そのラベルの表示方法や保管場所を規定している．

ヨードチンキなどの劇薬は，白地に赤枠，赤字で品名と「劇」の文字を記載する．

スキサメトニウム塩化物水和物などの毒薬は，黒地に白枠，白字で品名と「毒」の字を記載しなければならない．

普通薬の表示には特に定めはない．

毒薬は劇薬や普通薬とは区別して，鍵をかけて保管する．劇薬は普通薬とは区別して保管しなければならない．

a ×

b ○

c ×

d ×

▷「歯科衛生学シリーズ　薬理学」P. 60-61

【問題 1-4】a

a ○　日本薬局方は医薬品の性質などを記載した公定書であり，医薬品医療機器等法の規定により，厚生労働大臣が定め公示する．5年に一度改正される．

b ×　日本保険薬局協会は保険薬局が加盟する団体である．

c ×　食品薬品安全センターは食品や医薬品などの安全性試験を受託する法人である．

d ×　医薬品医療機器総合機構は医薬品などの健康被害救済，承認審査，安全対策を担う法人である．

▷「歯科衛生学シリーズ　薬理学」P. 59

【問題 1-5】a

「医薬品，医療機器等の品質，有効性及び安全性の確保等に関する法律」（医薬品医療機器法）では，生体に有害な影響を与える性質が強い医薬品を毒薬や劇薬などに分類し，表示や保管について制限している．

a ○　毒薬は，その直接の容器や被包に，黒地に白枠，白字でその品名と「毒」の文字を記載する．また，毒薬や劇薬はほかのものと区別して保管し，毒薬は鍵をかけて保管しなければならない．

b ×

c ×

d ×　劇薬は，白地に赤枠，赤字でその品名と「劇」

の文字を記載する.
▷「歯科衛生学シリーズ　薬理学」P. 59-60

2. 医療と薬物

【問題 2-1】a, b

薬理作用の基本形式には，興奮作用，抑制作用，刺激作用などがある.

a ○　興奮作用は薬物の適用によって特定の細胞・器官の機能が亢進する場合をいい，逆にこれらの機能が減弱または停止する場合を抑制作用という.

b ○　薬物が，すべての細胞に非特異的に作用して一般的な機能に変化を与える場合を刺激作用という.

c ×　協力作用とは，薬物を併用した場合に効果が増大する作用をいう.

d ×　拮抗作用とは，薬物を併用した場合にそれぞれの薬物がもつ作用が打ち消されることをいう.
▷「歯科衛生学シリーズ　薬理学」P. 4

【問題 2-2】d

補充療法とは，生体に必須の成分が不足または欠乏した際にその成分を補う薬物療法である.

a ×　抗菌薬は細菌感染に対して投与し抗病原微生物作用を期待する原因療法である.

b ×　抗炎症薬は炎症に伴う発熱・疼痛などを抑制する対症療法である.

c ×　ワクチンは感染症予防の目的で抗原を投与する予防療法である.

d ○　補充療法では，内分泌腺の機能障害によるホルモン分泌不全に対するホルモン投与，ビタミン欠乏症に対するビタミン剤の投与，ミネラルの投与などを行うことで，生体の正常機能を維持する.
▷「歯科衛生学シリーズ　薬理学」P. 3

【問題 2-3】b

薬物療法の種類は目的により分けられる.

a ×　原因療法は病気の原因を除く療法であり，抗菌薬や抗悪性腫瘍薬，中毒に対する解毒薬などがある.

b ○　対症療法は炎症，疼痛，発熱などの症状を抑えて生体の負担を軽減し，治癒力を高める療法である. 非ステロイド性抗炎症薬であるジクロフェナクナトリウムは抗炎症，解熱，鎮痛などの作用があ

り，症状を軽減する対症療法に該当する.

c ×　補充療法はビタミン，ホルモン，ミネラルなどの不足を補う療法である.

d ×　予防療法はワクチンなどにより発症を予防する療法である.
▷「歯科衛生学シリーズ　薬理学」P. 3

3. 身体と薬物

【問題 3-1】b, c

多くの薬物は，細胞の表面にある特定の部位に結合することにより，薬物の情報を細胞に伝えて細胞機能を変化させる. この特定の部位のことを受容体（レセプター）とよび，その結合は薬物により特異的である.

a ×　フェノールはタンパク質を変性させる作用があり，細胞全体に作用する.

b ○　受容体を介して作用する.

c ○　受容体を介して作用する.

d ×　アスピリンはシクロオキシゲナーゼを抑制して抗炎症・鎮痛作用を起こす.
▷「歯科衛生学シリーズ　薬理学」P. 8-10

【問題 3-2】a

経口投与された薬物は，胃や小腸上部の粘膜から吸収されて門脈に入り，全身の血液循環に入る前に肝臓を通過する. その際，肝臓に存在する薬物代謝酵素の作用を受けて薬理作用が変化することが多い. このような影響を肝臓での初回通過効果という.

a ○

b ×　皮膚貼付薬は皮膚表面から吸収されると血管に入る. 肝臓の初回通過効果を受けない.

c ×　吸入では肺胞から吸収されて血管に入る. 肝臓の初回通過効果を受けない.

d ×　皮下および筋肉内注射では注射部位から血管に吸収され，静脈内注射では直接血管内に入る. 肝臓の初回通過効果を受けない.
▷「歯科衛生学シリーズ　薬理学」P. 22-26

【問題 3-3】c

薬物は投与部位から吸収された後に血行に移行する. 図は薬物の適用方法と投与後の血中濃度の時間経過の関係を示している.

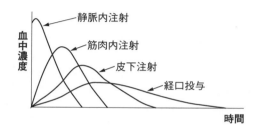

a × 経口投与では, 薬物は胃や小腸の粘膜から吸収された後に血行に入り肝臓の初回通過効果を受ける. 経口投与では注射に比べて血中濃度も低く, 移行速度も遅い.

b × 皮下注射は静脈内注射, 筋肉内注射よりも血行への吸収が遅い.

c ○ 静脈内注射は吸収の過程がないため, 注射と同時に高い血中濃度が得られる.

d × 皮下よりも筋肉は血管が多いため, 筋肉内注射は皮下注射に比べて血行への吸収が早く, 血中濃度も高い.

▷ 「歯科衛生学シリーズ 薬理学」P. 24-26

【問題 3-4】d

薬物の投与経路には, 経口, 注射（皮下, 筋肉内, 静脈内）, 直腸内（坐剤）, 口腔内適用などがある.

a × 胃腸の内容物などによって影響を受けるため吸収速度は不安定である.

b × 経口投与した薬物は胃や小腸上部から吸収された後, 門脈に入り, 全身へ移行する前に肝臓の初回通過効果を受けるため, 代謝されて作用を失う（失活される）薬物もある.

c × 消化管粘膜を通過するため, 注射と比較すると血中濃度の上昇速度が遅い.

d ○

▷ 「歯科衛生学シリーズ 薬理学」P. 22-24

【問題 3-5】d

薬物の投与方法と有害作用の発現率に関する問題である. 薬物の吸収速度および最高血中濃度は, 静脈内投与＞筋肉内投与＞皮下投与＞経口投与の順となる.

a × 舌下投与は舌下部の粘膜から吸収されて血中に入る. 直接全身循環に入るため肝臓の初回通過効果を受けない利点がある. 静脈内投与に比べると吸収速度は遅く最高血中濃度も低い.

b × 経口投与は内服のことで, 薬物は胃腸粘膜か

ら吸収されて門脈に入り初回通過効果を受ける. 注射に比べて吸収速度は遅く最高血中濃度も低いが, その分安全性は高い.

c × 筋肉内投与は筋肉組織内への注射による投与で, 筋肉は太い血管がないため, 吸収速度は静脈内注射より遅く, 最高血中濃度も低い.

d ○ 静脈内投与は薬液を静脈内に注入する. 投与直後に最高血中濃度となるため, 作用の発現が速く確実であるが, 有害作用の危険性は高くなる.

▷ 「歯科衛生学シリーズ 薬理学」P. 22-27

【問題 3-6】a, d

生体内で薬物が受ける化学変化を薬物代謝といい, その過程には, 酸化, 還元酵素による還元, エステラーゼによる加水分解, 抱合などの化学変化がある. 薬物代謝を行う主要な部位は肝臓である.

a ○ 代謝の過程に, 薬物代謝酵素であるシトクロム P-450 の関与する酸化がある.

b × ろ過は腎臓における尿の生成や薬物の排泄の機構などにおいて使われる用語であり, 代謝の過程とは特に関係ない.

c × 分泌は代謝の過程とは特に関係ない.

d ○ 代謝の過程にグルクロン酸や硫酸が結合する抱合（ほうごう）などの化学変化がある.

▷ 「歯科衛生学シリーズ 薬理学」P. 16

【問題 3-7】b

ある時点での薬物の血中濃度が半分になるまでの時間を生物学的半減期といい, 薬物の代謝や排泄の過程により決定される. 図のように, 縦軸に薬物の血中濃度の対数をとり横軸に時間をとると, 直線的に血中濃度が減少していく場合が多い. この図では, 各直線の血中濃度が 4 から 2 に半減するのに要する時間から生物学的半減期を読みとることができる.

a × ①は 1 時間である.

b ○ ②は 2 時間である.

c × ③は 2.5 時間である.

d × ④は 3 時間である.

▷ 「歯科衛生学シリーズ 薬理学」P. 20

【問題 3-8】d

経口投与された薬物は, 胃や小腸の粘膜から吸収された後, 門脈に入り, 全身循環に入る前に肝臓で代謝

を受ける（初回通過効果）．口腔粘膜（舌下錠など）あるいは直腸粘膜（坐剤）から吸収される薬物は，門脈に入らず直接全身循環に入るため，初回通過効果を受けない．

a × 初回通過効果により，一般的に半減期は短くなる．

b × 作用時間は短縮する．

c × 尿中排泄量は薬物によって異なり，すべてが増加することはない．

d ○ 代謝の過程で多くの薬物は作用が低下するので，生体の利用率（生物学的利用能：バイオアベイラビリティ）も低下する．

▷「歯科衛生学シリーズ　薬理学」P. 22, 26

【問題 3-9】b

血中薬物濃度の時間経過を示すグラフの曲線と横軸（時間軸）との間の面積は，薬物の吸収率の目安となる．静脈内投与では，薬物は100％吸収されるが，経口投与では吸収過程や初回通過効果により，投与された全量のうちある割合しか血中には移行しない．

a × 薬物動態理論において，分布容積は分布過程の薬物の組織への分布の程度を示す指標である．

b ○ 経口投与した薬物が循環血液中に入る割合を生物学的利用能といい，静脈内投与による斜線部面積と経口投与による点状部面積の比から求められる．

c × 生物学的半減期とは薬物の血中濃度が半分になるのに要する時間のことであり，薬物の消失過程のパラメータである．

d × 全身クリアランスは薬物の消失過程のパラメータである．

▷「歯科衛生学シリーズ　薬理学」P. 26

【問題 3-10】c

血液中の活性型の薬物の濃度は，時間経過により指数関数的に減少する．薬物の血中濃度を対数で表示すると，設問の図のように時間経過に対して直線的に減少するグラフとなる．ある時点での薬物の血中濃度が，半分の濃度になるまでの時間を生物学的半減期という．

a ×

b ×

c ○ 設問のグラフでは，血中薬物濃度が1.0から0.5に半減するまでの時間は$y-x$となるので，生物学的半減期は$y-x$である．

d ×

▷「歯科衛生学シリーズ　薬理学」P. 20

【問題 3-11】c

薬理作用に影響を与える基本的な因子である薬用量に関する図で，右へ行くほど薬用量の増加を示している．

a × ①は，用量が少なすぎて効果が現れない無効量の範囲である．

b × ②は，中毒を起こすことなく期待される効果が現れる有効量（薬用量）の範囲である．

c ○ ③は最大有効量を超えた中毒量である．

d × 中毒を起こすが死亡しない量である最大耐量と最小致死量とは表裏の関係にあり，この量を超えると④の致死量となる．

▷「歯科衛生学シリーズ　薬理学」P. 6-7

【問題 3-12】b

用量致死率曲線から求められる50％致死量（LD_{50}）と，用量有効率曲線から求められる50％有効量（ED_{50}）の比（LD_{50}/ED_{50}）を安全域（治療係数）という．この数値が大きいほど安全性が高いことを示す．

a ×

b ○ 薬物 A は LD_{50} が 10.0（mg/kg），ED_{50} が 1.0（mg/kg）なので，安全域は 10.0/1.0＝10 である．薬物 B は LD_{50} が 20.0（mg/kg），ED_{50} が 1.0（mg/kg）なので，安全域は 20.0/1.0＝20 である．すなわち A の安全域は，B の安全域の 1/2 であり，B のほうが安全性の高い薬物である．

c ×

d ×

▷「歯科衛生学シリーズ　薬理学」P. 7

【問題 3-13】d

a × ハロタンと亜酸化窒素（笑気）は協力作用を示す吸入麻酔薬である．

b × 血管収縮薬であるアドレナリンを添加すると，リドカインの局所麻酔時間は延長する．

c × アトロピンとスコポラミンはどちらも副交感神経遮断薬である．

d ○ アセチルコリンをパパベリンと併用すると，拮抗により作用が低下する．パパベリンはアセチルコ

Ⅱ

解答・解説

6

薬理学

リンとは異なる部位に作用するため，アセチルコリンの濃度を増加させてもその作用は完全には回復しない．このような拮抗を非競合的拮抗とよぶ．
▷「歯科衛生学シリーズ　薬理学」P. 31-32

【問題 3-14】c, d

a　×　薬理作用が不特定の器官に広く及ぶ場合を一般作用（非選択的作用）という．単独使用でも起こる．

b　×　薬理作用がある特定の器官で主に発現する場合を選択的作用という．単独使用でも起こる．

c　○　協力作用とは，薬物の併用により作用が増強されることをいう．協力作用には，併用薬の作用が足し算となる相加作用と，足し算以上となる相乗作用がある．

d　○　拮抗作用とは，併用により作用が減弱・消失することをいう．
▷「歯科衛生学シリーズ　薬理学」P. 5, 31-32

【問題 3-15】c

2種類以上の薬物などを併用すると相互作用によって薬物動態が変化し，薬物の作用が影響を受けることがある．

設問の図から，この薬物を経口投与する際に牛乳で服用すると，水の場合と比較して薬物の血中濃度が低下することがわかる．これは，牛乳に含まれるカルシウム（Ca^{2+}）と薬物との相互作用によるものである．

a　×　ペニシリン系抗菌薬では，カルシウムとの結合による吸収低下は知られていない．

b　×　マクロライド系抗菌薬では，カルシウムとの結合による吸収低下は知られていない．

c　○　テトラサイクリン系抗菌薬は，牛乳に含まれるカルシウムや制酸薬のマグネシウムと結合すると，不溶性となって腸管からの吸収が抑制され，血中濃度が低下する．

d　×　アミノグリコシド系抗菌薬では，カルシウムとの結合による吸収低下は知られていない．
▷「歯科衛生学シリーズ　薬理学」P. 27, 33, 49, 167

【問題 3-16】a, b

薬物を反復投与することを連用という．連用により蓄積や耐性，依存形成などの有害作用を生じることがある．依存には精神的依存と，投与を中止することにより身体的異常すなわち禁断症状（禁断現象）を呈する身体的依存がある．

a　○

b　○

c　×　プロカインはエステル型の局所麻酔薬で，依存は生じない．

d　×　インドメタシンは非ステロイド系抗炎症薬で，依存は生じない．
▷「歯科衛生学シリーズ　薬理学」P. 30-31

【問題 3-17】a

薬物を反復投与することを連用という．

a　○　生物学的半減期の長い薬物を連用すると体内に蓄積が起こり，一度に大量に適用したのと同じ強い作用が起こることがある．

b　×　耐性とは薬物の連用により次第に作用が低下する現象であり，最初と同じ効果を得るには増量が必要となる．

c　×　連用により治療目的とは関係なく薬物に対する欲求が増大することを依存という．精神的依存と投与中止により禁断症状が起こる身体的依存がある．

d　×　タキフィラキシーとは短時間での薬物の反復投与により起こる作用の低下であり，時間が経過すると回復する．
▷「歯科衛生学シリーズ　薬理学」P. 30-31

【問題 3-18】c

小児は成人と比較して，薬物代謝を行う肝臓や薬物の排泄を行う腎臓の機能が未発達なため，薬物投与量は成人より少なくする．小児の薬用量は体表面積から求める方法が最適とされる．臨床においては，体表面積からの算出に近い値が得られる方法として，小児の年齢をもとに投与量を決定する Augsberger の式が使用される．

また，成人に対する投与量を1とした場合の小児の薬用量を計算し，簡便な表にしたのが von Harnack の換算表である．

a　×

b　×

c　○

d　×
▷「歯科衛生学シリーズ　薬理学」P. 46

【問題 3-19】b

a ○ ペニシリン系やセフェム系など抗菌薬の副作用には，過敏症（アレルギー反応）などがある．

b × リドカインなど局所麻酔薬の副作用として過敏症（アレルギー）がある．禁断症状を生じる薬物にはモルヒネなどの麻薬性鎮痛薬がある．

c ○ ステロイド薬（ステロイド性抗炎症薬）には免疫機能の低下による感染症の増悪，消化性潰瘍，満月様顔貌などの副作用がある．

d ○ テトラサイクリン系抗菌薬に特徴的な副作用として，歯の着色やエナメル質形成障害がある．

▷「歯科衛生学シリーズ　薬理学」P. 39-42

【問題 3-20】b

歯肉増殖は歯肉が過度に増殖して肥厚した状態である．歯肉増殖の有害作用（副作用）があるのは，ニフェジピン，てんかん治療薬のフェニトイン，免疫抑制薬のシクロスポリン A などである．

a × アドレナリンは交感神経作動薬で，副腎髄質ホルモンでもある．

b ○ ニフェジピンはカルシウム拮抗薬で，高血圧治療薬として使用される．

c × ミノサイクリンはテトラサイクリン系の抗菌薬で，歯科用軟膏剤などとして使用される．

d × テトラサイクリン系の抗菌薬には歯の着色，エナメル質形成不全などの有害作用がある．

▷「歯科衛生学シリーズ　薬理学」P. 42

【問題 3-21】a

薬物の有害作用により，唾液分泌量が減少して口腔乾燥症になることがある．

a ○ 自律神経系の副交感神経刺激により唾液分泌量は増加する．副交感神経遮断薬であるアトロピンは唾液分泌を減少させて口腔乾燥を起こす．

b × 副交感神経の神経伝達物質であるアセチルコリンは唾液分泌を促進する．

c × シクロスポリンは免疫抑制薬であり，歯肉増殖に関与する．

d × テトラサイクリンは抗菌薬であり，歯の着色などを起こす．

▷「歯科衛生学シリーズ　薬理学」P. 42

【問題 3-22】d

薬物の有害作用・副作用には，過量による中毒，薬物過敏症（アレルギー），依存，蓄積，発癌性，催奇形性などがあり，薬物によって特徴的な有害作用がある．

a × ジアゼパムなどの抗不安薬には，依存や眠気の有害作用がある．

b × アレルギーの治療に用いる抗ヒスタミン薬には，眠気の有害作用がある．

c × 高血圧治療薬として使用されるニフェジピンやベラパミルなどのカルシウム拮抗薬には，歯肉増殖の有害作用がある．

d ○ テトラサイクリンやミノサイクリンなどのテトラサイクリン系抗菌薬には，歯の着色，エナメル質形成不全などの有害作用がある．

▷「歯科衛生学シリーズ　薬理学」P. 39-42, 164

4. 薬物の取り扱い

【問題 4-1】a, d

医師，歯科医師が患者に投与する薬剤の種類や調剤方法，投与方法を指示して薬剤師に伝達するための文書を処方せんという．

歯科医師法施行規則の規定による処方せんの記載事項は，①患者の氏名（および性別），②年齢，③薬名，④分量，⑤用法と用量，⑥発行年月日，⑦病院，診療所の名称と所在地，⑧処方せんを発行した歯科医師の住所，記名押印または署名となっている．

a ○

b × 職業については規定はない．

c × 病名については規定はない．

d ○

▷「歯科衛生学シリーズ　薬理学」P. 52-53

【問題 4-2】b

日本薬局方および医薬品医療機器等法では，医薬品の保存方法として保存温度，保存場所，保存容器と有効期限などを規定している．医薬品は温度によって変化を受けやすいので保存温度は重要である．

a × 常温を 15〜25℃としている．

b ○ 室温を 1〜30℃としている．

c × 冷所は別に規定しない限り 1〜15℃の場所としている．

d × 標準温度を 20℃としている．

▷「歯科衛生学シリーズ　薬理学」P. 54

【問題 4-3】c

日本薬局方において，医薬品の保存容器として，密閉容器，気密容器，密封容器，遮光容器が規定されている．

アンプル，バイアル瓶などは密封容器に分類される．密封容器は，通常の取り扱い，運搬または保存状態において，気体や微生物の侵入を防ぐことができる最も厳重な容器である．

a　×　再使用はできない．

b　×　密閉容器は容器内の医薬品を保護する紙袋・紙箱などである．通常の取り扱い，運搬または保存状態において，固形の異物が混入することを防ぐ．

c　○

d　×　粉末状の薬物を入れることができ，液体専用ではない．

▷「歯科衛生学シリーズ　薬理学」P. 54-55

【問題 4-4】c

日本薬局方では医薬品の保存容器を規定している．細菌などの微生物の混入を防ぐのは密封容器のみである．

a　×　①は光の透過や異物の侵入，蒸発を防ぐ遮光した気密容器である．

b　×　②は固形の異物混入を防ぎ内容物の損失を防ぐ密閉容器である．

c　○　③は気体や微生物の侵入を防ぐ密封容器である．

d　×　④は②と同様な密閉容器である．

▷「歯科衛生学シリーズ　薬理学」P. 54-55

【問題 4-5】c

a　×　丸剤は球状で，通常は経口投与による全身作用を目的とする．

b　×　舌下部に挿入する舌下錠は，口腔粘膜から吸収されて血行に入ることから全身作用を目的とする剤形であり，肝臓の初回通過効果を受けない．

c　○　チンキ剤は生薬をエタノールで抽出した剤形であり，通常はヨードチンキを含める．ヨードチンキは歯肉や口腔粘膜など局所の消毒に使用される．

d　×　カプセル剤は液状，粉末状，顆粒状の薬物をカプセルに入れた剤形で，通常は経口投与による全身作用を目的とする．

▷「歯科衛生学シリーズ　薬理学」P. 51-52

【問題 4-6】a

直腸内投与は，経口投与が不可能な場合や，消化管に炎症や潰瘍がある場合の投与に適し，解熱・鎮痛目的の投与に使用されることも多い．

a　○　坐剤は固形の外用剤であり肛門坐剤と腟坐剤がある．肛門坐剤は直腸内投与に用いられ，肝臓の初回通過効果を受けない，胃粘膜を傷害しないなどの利点がある．

b　×　顆粒剤は医薬品を粒状にした剤形で経口投与に適する．

c　×　パップ剤は医薬品の粉末と精油成分を混和した湿布用の外用剤である．

d　×　トローチ剤は口中で徐々に溶解させ口腔や咽頭に作用させる剤形であり，局所作用を目的とする．

▷「歯科衛生学シリーズ　薬理学」P. 51-52

【問題 4-7】c

a　×　バッカル錠は歯肉頬移行部に挿入して使用する錠剤のことである．唾液で溶解した薬物は口腔粘膜から吸収されて血管に入る．全身作用を目的とする剤形であり，口腔粘膜から直接血管に入るため肝臓の初回通過効果を受けない．

b　×　粉剤という用語は殺虫剤などで使用されているが，医薬品では一般に使用されない．粉末状の医薬品は散剤とよばれ，外用と内用がある．

c　○　坐薬には，肛門から適用して直腸から吸収させる肛門坐剤と，腟坐剤がある．

d　×　エアゾールは吸入や外用塗布で使用する．舌下部に挿入する薬剤は舌下錠であり，狭心症治療薬のニトログリセリン錠がある．舌下錠では唾液で溶解した薬物が口腔粘膜から吸収されて血管に入る．舌下錠は全身作用を目的とする剤形であり，口腔粘膜から直接血管に入るため肝臓の初回通過効果を受けない．

▷「歯科衛生学シリーズ　薬理学」P. 22-24, 51-52, 106, 202

5. 中枢神経系作用薬物

【問題 5-1】c, d

a　×　カフェインは中枢神経系の興奮薬である．中枢神経系の抑制薬には全身麻酔薬，催眠薬，エチルアルコールなどがある．

b　×　メタンフェタミンは中枢神経系の興奮薬である．

c　○　フェノバルビタールなどのバルビツール酸系薬

物は催眠薬や抗てんかん薬として使用されるが，現在では催眠薬の第一選択薬はニトラゼパムなどのベンゾジアゼピン系薬物である．

d ○ 歯髄鎮静薬としてはフェノール製剤，チモール合剤，揮発油類であるユージノールなどがある．

▷「歯科衛生学シリーズ　薬理学」P. 87-88, 184

6. 末梢神経系作用薬物

【問題 6-1】a, d

アドレナリンは交感神経作動薬で，皮膚・粘膜血管を収縮させ，血圧が上昇し散瞳が起こる．副交感神経作動薬であるアセチルコリンは逆の作用を現す．

a ○

b × 消化管運動は抑制される．

c × 心機能が亢進して心拍数は増加する．

d ○

▷「歯科衛生学シリーズ　薬理学」P. 73-75

【問題 6-2】a, d

アセチルコリンは①自律神経（交感神経と副交感神経）の神経節，②副交感神経の節後線維と効果器の接合部，③運動神経と骨格筋の接合部，における神経伝達物質である．

アセチルコリンは，副交感神経支配器官のムスカリン性受容体に結合して副交感神経刺激様の作用を現す．ムスカリン様作用は，交感神経作動薬であるアドレナリンの作用と反対である．

a ○ 心臓の機能は抑制され，心拍数は減少する．

b × 消化管の運動は亢進する．

c × 末梢血管は拡張し，血圧は低下する．

d ○ 唾液分泌は亢進する．

▷「歯科衛生学シリーズ　薬理学」P. 73-76

【問題 6-3】a

アセチルコリンの受容体には副交感神経の効果器に存在するムスカリン（性）受容体と，自律神経節や運動神経と筋肉の接合部などに存在するニコチン（性）受容体がある．

a ○ ムスカリン作用として，胃腸運動や消化液分泌の亢進，唾液分泌増加，血管拡張，血圧下降などが現れる．

b × オピオイド受容体には麻薬性鎮痛薬であるモルヒネが結合する．

c × ヒスタミン受容体には炎症のケミカルメディエーターの1つであるヒスタミンが結合する．

d × アドレナリン受容体にはアドレナリン，ノルアドレナリン，イソプレナリンなどが結合する．

▷「歯科衛生学シリーズ　薬理学」P. 75-76

【問題 6-4】b

交感神経系，副交感神経系ともに，中枢である脊髄から節前線維として出た後に神経節を形成し，節後線維が効果器に到達して作用する．

模式図の①は交感神経節，②は交感神経と効果器の接合部，③は副交感神経と効果器の接合部，④は副交感神経節である．神経伝達物質は②のみノルアドレナリンで，①③④はいずれもアセチルコリンである．

a × ①にはニコチン性受容体が存在しアセチルコリンが作用する．

b ○ ②にはアドレナリン受容体が存在しノルアドレナリンが作用する．

c × ③にはムスカリン性受容体が存在しアセチルコリンが作用する．

d × ④にはニコチン性受容体が存在しアセチルコリンが作用する．

▷「歯科衛生学シリーズ　薬理学」P. 73-74

【問題 6-5】a, b

a ○ アトロピンはムスカリン性受容体においてアセチルコリンと競合的に拮抗する副交感神経遮断薬であり，唾液分泌は抑制される．

b ○ ベンゾジアゼピン系薬物であるジアゼパムは抗不安，催眠，筋弛緩，抗けいれん作用を示し麻酔前投薬としても使われる．

c × ヘパリンは抗トロンビン，抗トロンボプラスチン作用により血液凝固を抑制する．

d × アドレナリンは末梢血管の収縮作用をもつので，局所麻酔薬の作用時間延長を目的に添加される．

▷「歯科衛生学シリーズ　薬理学」P. 78, 86-87

【問題 6-6】a, d

自律神経は，交感神経と副交感神経に分類される．交感神経系に作用する交感神経作動薬は，神経伝達物質でもある．

a ○ 交感神経作動薬である．

b × 副交感神経系の神経伝達物質であり，副交感

神経作動薬である.

c × アセチルコリンの競合的拮抗薬で, 副交感神経遮断薬である.

d ○ 交感神経作動薬である.

▷「歯科衛生学シリーズ 薬理学」P. 76-77

【問題6-7】b

ショックによる呼吸困難や血中酸素濃度の低下によるチアノーゼに対しては, すみやかな呼吸や循環機能の改善を行う.

a × アスピリンは非ステロイド性抗炎症薬である.

b ○ 交感神経作動薬であるアドレナリンは a_1 作用の末梢血管収縮により血圧を上げ, β_1 作用により心機能を亢進し, β_2 作用により気管支を拡張する. これらの作用により呼吸・循環不全状態を改善することから, アナフィラキシーショックの第一選択薬となる.

c × ニフェジピンはカルシウム拮抗薬であり, 高血圧治療薬である.

d × アセチルコリンは副交感神経作動薬である.

▷「歯科衛生学シリーズ 薬理学」P. 75-76

【問題6-8】a, d

a ○ 神経筋接合部において運動神経終末から放出されたアセチルコリンが骨格筋のニコチン性受容体に結合して筋肉は収縮する. 神経筋接合部遮断薬は筋弛緩薬として全身麻酔による外科手術の補助に用いられる. 競合性筋弛緩薬のクラーレ (d-ツボクラリン), 脱分極性筋弛緩薬のスキサメトニウムがある.

b × 抗プラスミン薬であるトラネキサム酸は止血薬として用いられる.

c × 抗ヒスタミン薬であるジフェンヒドラミン塩酸塩は抗炎症・抗アレルギー薬として用いられる.

d ○ 副腎皮質ホルモンであるコルチゾンは抗炎症薬として用いられる.

▷「歯科衛生学シリーズ 薬理学」P. 78-79, 138-140

---

7. 局所麻酔薬

【問題7-1】b, c

局所麻酔薬は中間鎖の構造をもとにエステル型とアミド型に分類される.

a × エステル型である.

b ○ アミド型である.

c ○ アミド型である.

d × エステル型である.

▷「歯科衛生学シリーズ 薬理学」P. 152-154

【問題7-2】c

細胞膜には Na^+, K^+, Cl^-, Ca^{2+} などのイオンを選択的に通過させるイオンチャネルが存在し, 細胞内外のイオンの濃度勾配を維持して細胞の機能を調節している. 痛覚の伝導時には, Na^+ チャネルが開いて Na^+ が細胞内に流入する.

リドカインは, アミド型の局所麻酔薬であり, 神経細胞内に入って Na^+ チャネルに結合し, Na^+ の流入を阻害することによって痛覚の伝導を遮断し, 局所麻酔作用を示す.

a ×

b ×

c ○

d ×

▷「歯科衛生学シリーズ 薬理学」P. 150-151, 153

【問題7-3】b

2種類以上の薬物を併用した際に, 単独で使用したときより効果が増大する場合を協力作用という.

a × 相加作用とは, 協力作用のうち, 併用した効果がそれぞれの薬物の効果の総和となることをいう.

b ○ 相乗作用とは, 協力作用のうち, 総和以上の効果が現れることをいう. 血管収縮薬を添加すると, 局所麻酔薬の投与局所からの吸収が遅延し, 相乗作用による作用の増強と作用時間の延長がみられる.

c × 拮抗作用とは, 併用した薬物のどちらかあるいは両方の効果が減弱することをいう.

d × 解毒とは中毒を起こす毒物の毒性が除かれることである.

▷「歯科衛生学シリーズ 薬理学」P. 31, 152

【問題7-4】c

局所麻酔薬の多くは血管拡張作用を有するため, 投与すると局所の血管の血流量が増加して, 局所麻酔薬の吸収が促進されてしまう. そのため, 麻酔持続時間の延長と作用の増強のために血管収縮薬を配合した製剤が多く使用される.

a × アトロピンは副交感神経遮断薬であり血管収

縮薬ではない.

b × アスピリンは非ステロイド性抗炎症薬であり血管収縮薬ではない.

c ○ 交感神経作動薬であるアドレナリンやノルアドレナリンを血管収縮薬として配合した製剤が多い. ただし, これらは高血圧や糖尿病の患者ではその症状を悪化させる危険性があり, 交感神経刺激作用のないフェリプレシンが血管収縮薬として使用されることもある.

d × アンピシリンはペニシリン系抗菌薬であり血管収縮薬ではない.
▷「歯科衛生学シリーズ 薬理学」P. 152

【問題 7-5】b

局所麻酔薬は血管拡張作用を有するため, 投与局所の血流量が増加する. そのため麻酔薬の吸収が促進され, 麻酔効果の持続時間の減少や作用強度の低下が起こり, 全身的な中毒の危険性が増加する. その欠点を補うために, 局所からの麻酔薬の吸収遅延を目的として, アドレナリン, ノルアドレナリン, フェリプレシンなどの血管収縮薬を添加した製剤が多い. その結果, 麻酔効果の持続, 作用強度の増大, 全身に対する毒性の軽減が期待できる.

a ×
b ○
c ×
d ×
▷「歯科衛生学シリーズ 薬理学」P. 152

8. 抗炎症薬

【問題 8-1】a, b

抗炎症薬はステロイド性および非ステロイド性抗炎症薬に大別される.

ステロイド性抗炎症薬には, プレドニゾロン, トリアムシノロン, デキサメタゾン, コルチゾン, ヒドロコルチゾンなどがある. 作用は強いが, 副作用も強く, 消化性潰瘍, 骨粗鬆症なども問題となる.

a ○
b ○
c × 気管支喘息に対しては治療を目的としてステロイド性抗炎症薬が投与されている.
d × 光線過敏症は多くの薬物により発症するが, ステロイド性抗炎症薬では少ない.

▷「歯科衛生学シリーズ 薬理学」P. 138-140

【問題 8-2】b, c

抗炎症薬はステロイド性, 非ステロイド性に大別される.

a × 非ステロイド性抗炎症薬である. 非ステロイド性には, ほかにアスピリン, ジクロフェナクナトリウムなどがある.

b ○ ステロイド性抗炎症薬である. 鉱質コルチコイド作用を弱めた合成副腎皮質ホルモンである.

c ○ ステロイド性抗炎症薬である. 鉱質コルチコイド作用を弱めた合成副腎皮質ホルモンである.

d × ジフェンヒドラミンはヒスタミンと拮抗する抗ヒスタミン薬である.
▷「歯科衛生学シリーズ 薬理学」P. 138-142

【問題 8-3】b

炎症反応は種々の外来性刺激に対する生体の防御機構であり, 発熱, 疼痛, 発赤, 腫脹, 機能障害の5大徴候を呈する. これらの反応は, 外来性刺激によって産生された内因性物質が生体に対して作用した結果として起こる. この内因性物質を炎症のケミカルメディエーターという.

a × プロカインはエステル型の局所麻酔薬である.

b ○ プロスタグランジンは炎症のケミカルメディエーターの代表的なものである. 血管透過性亢進, 知覚過敏, 中枢性発熱などの作用を有する. その他のケミカルメディエーターとして, ヒスタミン, ブラジキニン, ロイコトリエンなどがある.

c × プロゲステロンは女性ホルモンである.

d × プレドニゾロンはステロイド性抗炎症薬である.
▷「歯科衛生学シリーズ 薬理学」P. 135-138

【問題 8-4】b

炎症性の刺激によって細胞膜からアラキドン酸が遊離した後, 炎症のケミカルメディエーターであるプロスタグランジン類, トロンボキサン類やロイコトリエン類が生成される過程を, アラキドン酸カスケードとよぶ.

a × 解熱性鎮痛薬の作用機序は確定されていないが, アラキドン酸カスケードの抑制作用は弱い.

b ○ ステロイド性抗炎症薬は, 図中の①の反応を行うホスホリパーゼ A_2 を抑制することにより抗炎症作用を示す.

Ⅱ 解答・解説

6 薬理学

c × 酸性非ステロイド性抗炎症薬は，アラキドン酸からプロスタグランジン G_2 を生成するシクロオキシゲナーゼを阻害することによって，抗炎症作用を示す.

d × 塩基性非ステロイド性抗炎症薬の作用機序は確定されていないが，アラキドン酸カスケードの抑制作用は弱い.

▷「歯科衛生学シリーズ　薬理学」P.136-139

【問題 8-5】d

抗炎症薬はステロイド性および非ステロイド性抗炎症薬に大別される.

a × 中枢神経系に作用する鎮痛薬である.

b × ステロイド性抗炎症薬である.

c × ステロイド性抗炎症薬である.

d ○ 非ステロイド性抗炎症薬である. 非ステロイド性抗炎症薬にはほかに，アスピリン，メフェナム酸などがある.

▷「歯科衛生学シリーズ　薬理学」P.142

【問題 8-6】b

アスピリンは酸性非ステロイド性抗炎症薬（酸性NSAIDs）の代表的な薬物であり，抗炎症，解熱，鎮痛，抗リウマチ，血小板凝集抑制作用などを示す. 薬理作用はプロスタグランジン類やトロンボキサン類の合成抑制によって引き起こされ，副作用である胃腸障害の原因ともなる.

酸性非ステロイド性抗炎症薬には，ほかにジクロフェナクナトリウム，インドメタシン，ロキソプロフェンナトリウム，メフェナム酸などがある.

a × 有効量の投与では催眠作用は示さない.

b ○

c × 有効量の投与では抗菌作用は示さない.

d × 血小板凝集抑制作用により出血傾向を示す. 血栓症の予防のため低用量で使用される.

▷「歯科衛生学シリーズ　薬理学」P.142

【問題 8-7】b

ロキソプロフェンナトリウムは使用頻度の高い酸性非ステロイド性抗炎症薬（酸性 NSAIDs）であり，抗炎症，解熱，鎮痛作用などを示す.

a × コリンエステラーゼはアセチルコリンの分解を行う酵素である.

b ○ シクロオキシゲナーゼは炎症のケミカルメディエーターであるプロスタグランジンを合成する酵素である. ロキソプロフェンナトリウムはシクロオキシゲナーゼを阻害することで抗炎症作用を示す. その他の酸性非ステロイド性抗炎症薬（ジクロフェナクナトリウム，インドメタシン，アスピリン，メフェナム酸など）も同様の作用を示す.

c × トランスペプチダーゼはペプチド結合の分解を行う酵素である.

d × ホスホジエステラーゼはリン酸ジエステル結合の分解を行う酵素である.

▷「歯科衛生学シリーズ　薬理学」P.141-142

【問題 8-8】d

アスピリンは酸性非ステロイド性抗炎症薬であり，抗炎症，解熱，鎮痛，血栓抑制，抗リウマチ作用などを示す.

a × 歯痛，頭痛などにおいて，鎮痛を目的として使用する場合は1回 0.5〜1.5 g を服用する.

b × アスピリンの副作用に耳鳴りがある.

c × 皮膚軟化薬としてサリチル酸製剤が使用されるが，アスピリンは使用されていない.

d ○ 狭心症，心筋梗塞などにおける血栓形成の予防には，抗血小板作用を目的に1日1回 100〜300 mg という低用量を服用する.

▷「歯科衛生学シリーズ　薬理学」P.142

【問題 8-9】c

ヒスタミンの受容体には性質の異なる H_1 と H_2 の2種類が存在する. H_2 遮断薬は消化性潰瘍治療薬として使われる.

a × ベンゾジアゼピン系薬物であるジアゼパムは抗不安薬として使われる.

b × フェニトインはてんかん治療薬として使われる.

c ○ 抗ヒスタミン薬は，一般的に H_1 受容体においてヒスタミンと競合的に拮抗する遮断薬をさし，抗アレルギー薬として使われるジフェンヒドラミンが代表薬である.

d × ジクロフェナクナトリウムは酸性非ステロイド性抗炎症薬の一種である.

▷「歯科衛生学シリーズ　薬理学」P.121

9. 血液と薬物

【問題 9-1】b

止血薬は，局所に直接適用する局所性止血薬と，内服や注射により投与する全身性止血薬に大きく分けられる．

a ×　ビタミンKは全身性止血薬である．

b ○　酸化セルロースは吸収性止血薬であり，局所性止血薬である．

c ×　アスコルビン酸（ビタミンC）は毛細血管壁強化薬であり，全身性止血薬である．

d ×　フィブリノーゲンは血液凝固因子製剤であり，全身性止血薬である．

▷「歯科衛生学シリーズ　薬理学」P. 114-115

【問題 9-2】c

止血薬には局所性止血薬と全身性止血薬がある．アドレノクロム製剤やアスコルビン酸（ビタミンC）などの毛細血管壁強化薬は全身性止血薬である．

a ×　ワルファリンは血液凝固を抑制する抗凝固薬である．

b ×　アドレナリンは血管収縮薬である．

c ○　アスコルビン酸（ビタミンC）は毛細血管壁強化薬である．

d ×　トロンボプラスチンは血液凝固に関わる物質である．

▷「歯科衛生学シリーズ　薬理学」P. 115

【問題 9-3】a

a ○　ε-アミノカプロン酸やトラネキサム酸などの抗プラスミン薬は，線維素溶解酵素であるプラスミンの作用を抑えることにより，止血作用を示す．

b ×　収斂作用とは，タンパク質を凝固して適用面に薄い被膜をつくり，外来刺激から保護する作用のことである．タンニン酸や酸化亜鉛は収斂作用を示す．

c ×　腐食作用とは，細胞を破壊して組織を壊死させる作用のことである．強い酸やアルカリ，重金属塩類，亜ヒ酸などは腐食薬である．

d ×　抗菌作用を示す薬物にはペニシリン，セフェム，マクロライド，キノロン系抗菌薬などがあり，感染に対して使用する．

▷「歯科衛生学シリーズ　薬理学」P. 115

【問題 9-4】c

止血薬は使用法により全身性止血薬と局所性止血薬に分類される．全身性止血薬には，毛細血管壁を強化するアスコルビン酸（ビタミンC）やカルバゾクロム，血液凝固促進薬であるビタミンK，抗プラスミン薬であるε-アミノカプロン酸やトラネキサム酸などがある．

a ×　ヘパリンは抗凝固薬である．

b ×　血液凝固因子であるトロンビンは局所性止血薬である．ほかに，抜歯時などに用いる外用止血薬（酸化セルロースや吸収性ゼラチンスポンジなど）も局所性止血薬である．

c ○　アスコルビン酸（ビタミンC）は血管壁におけるコラーゲンの合成に必要な物質で，脆弱になった毛細血管壁を強化する働きをもつ．

d ×　ワルファリンカリウムは抗凝固薬である．

▷「歯科衛生学シリーズ　薬理学」P. 115

10. 感染と薬物

【問題 10-1】a，b

a ○　ベンザルコニウム塩化物やベンゼトニウム塩化物は界面活性剤である．

b ○　イソプロパノール，エタノールはアルコール類である．

c ×　グルタルアルデヒド，パラホルムアルデヒドなどはアルデヒド類である．酸化剤はオキシドールなどである．

d ×　フェノール，クレゾールなどはフェノール類である．ハロゲン化合物には次亜塩素酸ナトリウム，クロルヘキシジン，ヨウ素化合物などがある．

▷「歯科衛生学シリーズ　薬理学」P. 174-179

【問題 10-2】a，b

a ○　グルタラールは強い還元作用を示すアルデヒドである．

b ○　B型肝炎ウイルスの消毒には，ハロゲン化合物である次亜塩素酸ナトリウムも有効である．

c ×　ベンザルコニウム塩化物は陽イオン性界面活性剤に属する消毒薬である．手指や器具の消毒に有効である．

d ×　クロルヘキシジングルコン酸塩はハロゲン化合物であり，作用の主体は塩素である．手指や皮膚，手術野，器具の消毒に有効である．

▷「歯科衛生学シリーズ　薬理学」P. 172

【問題 10-3】c

オキシドールは約3%（2.5～3.5%）の過酸化水素を含む水溶液である．酸化剤に分類される消毒薬であり，創傷面や口腔粘膜の洗浄や殺菌に用いる．また，根管清掃薬として次亜塩素酸ナトリウムと併用されることもある．過酸化水素は生体のカタラーゼによって分解されると発生期の酸素を生じ，その酸化作用により殺菌・漂白・脱臭作用を示す．

a ×
b ×
c ○
d ×
▷「歯科衛生学シリーズ　薬理学」P. 174

【問題 10-4】d

a ×　ベンジルペニシリンなどのペニシリン系およびセファレキシンなどのセフェム系抗菌薬は，細菌の細胞膜ではなく，細胞壁の合成を阻害することにより抗菌作用を示す．
b ×　テトラサイクリン系，マクロライド系，アミノグリコシド系，クロラムフェニコール系の抗菌薬は細菌のタンパク質合成を阻害する．
c ×　キノロン剤（オールドキノロン，ニューキノロン）は核酸合成を阻害する．
d ○　スルホンアミド類は細菌の分裂増殖に必要な葉酸合成を阻害する，代謝拮抗薬である．
▷「歯科衛生学シリーズ　薬理学」P. 162-167

【問題 10-5】a

抗菌薬には，細菌を殺滅するもの（殺菌性）と増殖を抑えるもの（静菌性）がある．

a ○　ペニシリン系，セフェム系などのβ-ラクタム系抗菌薬は細菌の細胞壁合成を阻害し，溶菌現象を起こして細菌を死滅させるため殺菌性である．
b ×　静菌性である．
c ×　静菌性である．
d ×　静菌性である．
▷「歯科衛生学シリーズ　薬理学」P. 160, 164-167

【問題 10-6】b

抗菌薬の一般的な副作用には，薬物アレルギー反応，胃腸障害，造血器障害，肝障害，腎障害，菌交代症やビタミン欠乏症がある．

a ×　マクロライド系は重篤な副作用が少ない．
b ○　クロラムフェニコール系の副作用は再生不良性貧血がある．
c ×　テトラサイクリン系の副作用は歯の着色やエナメル質形成不全がある．
d ×　アミノグリコシド系の副作用は第8脳神経障害（難聴）がある．光線過敏症はテトラサイクリン系やキノロン系抗菌薬で知られている．
▷「歯科衛生学シリーズ　薬理学」P. 163-164

【問題 10-7】d

抗菌薬の副作用には薬物アレルギー，造血器障害，肝障害，腎障害，菌交代症などがある．

a ×　セフェム系はβ-ラクタム系に属し，細菌の細胞壁の合成を阻害する殺菌性抗菌薬である．
b ×　ペニシリン系はβ-ラクタム系に属し，細菌の細胞壁の合成を阻害する殺菌性抗菌薬である．
c ×　マクロライド系はタンパク質合成を阻害する静菌性抗菌薬である．
d ○　テトラサイクリン系はタンパク質合成を阻害する静菌性抗菌薬である．特徴的な副作用に歯の着色やエナメル質形成不全，骨の発育不全などの硬組織形成不全があり，歯や骨などの硬組織に沈着した結果として起こる．
▷「歯科衛生学シリーズ　薬理学」P. 163-164

【問題 10-8】c

a ×　酸化セルロースは出血局所に直接適用する局所性止血薬である．
b ×　吸収性ゼラチンスポンジは出血局所に直接適用する局所性止血薬である．
c ○　オキシテトラサイクリン塩酸塩はテトラサイクリン系の抗菌薬であり，細菌のタンパク質の合成を阻害することにより静菌的に作用する．
d ×　アズレンスルホン酸ナトリウム水和物は抗炎症作用を有し，含嗽剤（がんそうざい）として黒毛舌や口内炎などの治療に使用されるが，抗菌薬ではない．
▷「歯科衛生学シリーズ　薬理学」P. 166-167

【問題 10-9】c

抗菌薬の特徴的な副作用には，下記に記載のもののほか，クロラムフェニコールの再生不良性貧血，アミノグリコシド系の難聴などがある．

a ×　アモキシシリンはペニシリン系の抗菌薬で, 細菌の細胞壁合成を阻害する. ペニシリン系の副作用にはアレルギーなどがある.

b ×　セファレキシンはセフェム系の抗菌薬で, 細菌の細胞壁合成を阻害する. セフェム系の副作用にはアレルギーなどがある.

c ○　テトラサイクリン系抗菌薬は細菌のタンパク質合成を阻害する. テトラサイクリン系の副作用には, 歯の着色, 硬組織の形成不全のほか, 菌交代症などがある.

d ×　クラリスロマイシンはマクロライド系抗菌薬で, 細菌のタンパク質合成を阻害する. マクロライド系は重篤な副作用が少ないとされる.

▷「歯科衛生学シリーズ　薬理学」P. 164-167

【問題 10-10】 c

　感染症に対して使用される抗感染症薬のうち, 真菌感染に対して用いるものを抗真菌薬, ウイルス感染に対して用いるものを抗ウイルス薬とよぶ.

a ×　セフェム系は β-ラクタム系抗菌薬の一種で, 細菌の細胞壁合成を阻害する.

b ×　ペニシリン系は β-ラクタム系抗菌薬の一種で, 細菌の細胞壁合成を阻害する.

c ○　口腔カンジダ症は真菌であるカンジダ菌 (*Candida albicans*) による感染症であり, イミダゾール系の抗真菌薬であるミコナゾールなどが, ゲルや軟膏, 含嗽剤として局所投与される.

d ×　テトラサイクリン系は細菌のタンパク質合成を阻害する.

▷「歯科衛生学シリーズ　薬理学」P. 168

Ⅱ
解答・解説

6
薬理学

7 口腔衛生学

7 口腔衛生学

〔総論/口腔清掃/う蝕の予防/歯周病の予防/その他の歯科疾患の予防/
歯科疾患の疫学と歯科保健統計/地域歯科保健活動〕

1. 総論

【問題 1-1】a, d

　Leavell と Clark は疾病の予防レベルを第一次予防（健康増進，特異的予防），第二次予防（早期発見・即時処置，機能喪失阻止），第三次予防（リハビリテーション）の 3 段階 5 つの予防手段に集約している．

a　○

b　×　フッ化ジアンミン銀塗布は，う蝕の進行阻止を目的とする第二次予防である．

c　×　ルートプレーニングは，歯周疾患の治療を目的とした処置であり，第二次予防である．

d　○

▷「歯科衛生学シリーズ　保健生態学」P. 5-7, 152, 194

【問題 1-2】c, d

a　×　抜歯は第二次予防の機能喪失阻止にあたる．

b　×　栄養指導は第一次予防の健康増進にあたる．

c　○　歯の喪失による口腔機能低下に対して咀嚼機能回復を行うリハビリテーションにあたる．

d　○　歯の喪失による口腔機能低下に対して摂食嚥下指導を行うリハビリテーションにあたる．

▷「歯科衛生学シリーズ　保健生態学」P. 5-7, 152-153

【問題 1-3】c

　第三大臼歯を除くすべての永久歯は生後 2〜3 年以内に石灰化が開始される．石灰化開始時期は，第一大臼歯が出生時で最も早い（下表参照）．

　乳歯の石灰化は胎生期（胎生 4〜6 か月）に開始される．

歯種	石灰化開始時期
第一大臼歯	出生時
中切歯	生後 3〜4 か月
側切歯	下顎 3〜4 か月 上顎 10〜12 か月
犬歯	4〜5 か月
第一小臼歯	1.5〜2 年
第二小臼歯	2〜2.5 年
第二大臼歯	2.5〜3 年
第三大臼歯	7〜10 年

a　×

b　×

c　○　第一大臼歯の石灰化開始時期は出生時で，永久歯で最も早い．

d　×

▷「歯科衛生学シリーズ　保健生態学」P. 100-101

【問題 1-4】c

　永久歯では，6 歳頃に下顎中切歯および下顎第一大臼歯が最初に萌出する．第二大臼歯は 11〜14 歳前後に萌出し，第三大臼歯を除くすべての永久歯が生えそろう．

a　×

b　×

c　○

d　×

▷「歯科衛生学シリーズ　保健生態学」P. 100-101

【問題 1-5】c

　第一大臼歯は，歯冠が完成するのが 3 歳過ぎぐらい

である. 萌出は6歳頃から始まるため,「6歳臼歯」とよばれることがある. 歯根が完成するまでには, 萌出後さらに2～4年の時間を要する.

a ×

b ×

c ○ 歯胚形成がすでに胎生3.5～4か月で始まり, 出生時頃に石灰化が開始される (**問題1-3**の解説を参照).

d ×

▷ 「歯科衛生学シリーズ 保健生態学」P. 100-101

【問題1-6】c

エナメル質形成不全は, 歯の石灰化期にエナメル芽細胞が傷害されることにより生じる. その原因としては, フッ素の過剰摂取など全身的要因によるものと, 乳歯の根尖性歯周炎など局所的な要因によるものがある.

a × まだ石灰化は開始していない.

b × まだ石灰化は開始していない.

c ○ 第一大臼歯の石灰化期は出生時頃から開始し, 2～3歳までには終了し歯冠が完成する.

d × すでに歯冠は完成している.

▷ 「歯科衛生学シリーズ 保健生態学」P. 100-101, 104

【問題1-7】c

歯胚は歯を形成する原基で歯質の芽細胞を含んでいる. 乳歯は胎生7週頃から, 永久歯は胎生3か月半頃から歯胚形成を開始し, 歯の形成は歯胚形成→石灰化→歯冠形成→萌出→歯根形成の順に進む. 乳歯はすべて胎生期に歯胚形成が開始される. 永久歯は萌出順に第一大臼歯から歯胚形成が始まり, 各前歯も胎生期に歯胚形成が始まる.

a × 胎生期に歯胚形成が始まる.

b × 胎生期に歯胚形成が始まる.

c ○ 出生時頃に歯胚形成が始まるのは第一小臼歯である.

d × 胎生期に歯胚形成が始まる.

▷ 「歯科衛生学シリーズ 保健生態学」P. 100-101

【問題1-8】a, d

咀嚼は, 口腔内に摂取した食物を咬み切り (咬断), 砕き (粉砕), すりつぶし (臼磨), 唾液と混ぜて食塊にし, 嚥下に引き継ぐまでの過程をさす. 咀嚼運動は, 歯, 歯周組織, 舌, 口唇, 口蓋, 顎関節や咀嚼筋など多くの器官や組織の協調により行われる.

a ○ 咀嚼の生理的目的は, 食物の消化吸収を高めることであるが, それによって顎・顔面領域の発育も促される.

b × 咀嚼圧は食物を咀嚼する力であり, 咬合圧は上下顎の歯をかみしめたときの力である. 日常の咀嚼圧は最大咬合圧の1/2～1/4程度といわれている.

c × 咀嚼は口腔内の自浄作用に関わるが, 歯石沈着の防止に直接はつながらない.

d ○ 咀嚼により口腔内の自浄作用を高めたり, 唾液分泌を促進する.

▷ 「歯科衛生学シリーズ 保健生態学」P. 106-107

【問題1-9】a, d

口腔由来の細菌は誤嚥性肺炎の主要な感染源となる. 要介護高齢者の多くは, 咀嚼機能低下や嚥下障害, 全身機能の低下により, 唾液や食物が気管に迷入しやすく, 誤嚥性肺炎を生じるリスクが高い. そのため, 口腔環境を改善するとともに, 口腔機能を維持・向上させ, 誤嚥性肺炎を予防することが重視されている.

a ○

b × 唾液や食物が気管に迷入することが原因となる.

c × 誤嚥性肺炎による炎症症状の1つに全身的な体温上昇があり, 呼吸機能障害により肺活量も減少し, 重篤な場合には呼吸不全を生じる.

d ○

▷ 「歯科衛生学シリーズ 保健生態学」P. 108

【問題1-10】b

摂食嚥下の過程は食物の流れに沿って下表の5期に区分される. 咀嚼や嚥下運動はリズミカルな一連の流れとして行われるが, 高齢者ではこの連携動作が機能障害によりうまく行われず, 特に咽頭期の喉頭挙上や喉頭蓋閉鎖に問題が起きると誤嚥が生じ, 誤嚥性肺炎のリスクが高まる.

II 解答・解説

7 口腔衛生学

先行期	食物を認識し口に入れるまでの段階
準備期	食物を咀嚼し飲み込みやすい食塊を形成する段階
口腔期 （嚥下の第1期）	食塊を口腔から咽頭まで移送する段階
咽頭期 （嚥下の第2期）	嚥下反射により食塊を咽頭から食道へ移送する段階
食道期 （嚥下の第3期）	食道の蠕動運動により食塊を食道から胃へ移送する段階

a ×
b ○
c ×
d ×

▷「歯科衛生学シリーズ　保健生態学」P. 106

【問題 1-11】a

摂食嚥下の過程は**問題 1-10**の解説を参照.

a ○
b ×
c ×
d ×

▷「歯科衛生学シリーズ　保健生態学」P. 106

【問題 1-12】a

語音は母音と子音に分けられ，母音は呼気の通過を妨げずに発音可能なのに対し，子音は口唇・舌・歯などで構音点（調音点）をつくり，呼気の通過を妨げることで異なる発音を可能としている．子音は構音点の部位から両唇音，歯音，歯茎音，硬口蓋音，軟口蓋音，声門音に分けられる．

a ○　マ行は上下の口唇部の動き方の違いにより発音する両唇音である．
b ×
c ×
d ×

▷「歯科衛生学シリーズ　保健生態学」P. 107-108

【問題 1-13】a, c

発音や発声は，呼気が声帯の振動を受け，咽頭腔，口腔，鼻腔などに共鳴して生じる．発音は母音と子音に分けられ，子音は，呼気が口唇，歯，口蓋などにより妨げられたときに発せられる音である．不正咬合や歯の欠損，義歯，口唇・口蓋裂などがあると，その部位と程度に応じて発音や発声に障害を生じる．

a ○　パは破裂音に分類され，調音部位は両唇である．
b ×　タは破裂音に分類され，調音部位は歯茎である．
c ○　カは破裂音に分類され，調音部位は軟口蓋である．
d ×　ラは弾音で，調音部位は歯茎である．

▷「歯科衛生学シリーズ　保健生態学」P. 107-108

【問題 1-14】b, c

両唇音とは上下の唇を接触，または接近させて発する音のことで，「パ」行，「バ」行，「マ」行，「フ」がこれにあたる．

a ×　「タ」は歯茎音で，舌尖部が口蓋前方部に触れることで発せられる無声の破裂音となる．
b ○
c ○
d ×　「ラ」は歯茎音で，舌尖部が口蓋中央部に接触し，粘膜を弾いて発する有声の弾音とされる．

▷「歯科衛生学シリーズ　保健生態学」P. 107-108

【問題 1-15】c, d

エナメル質の表面が部分的に脱灰されている場合でも，唾液中のカルシウムイオンやリン酸イオンが歯に沈着することで修復されることがあり，これを再石灰化という．

a ×　重炭酸塩は唾液の緩衝作用に関与している．
b ×　免疫グロブリン（IgA）は唾液の抗菌作用に関与している．
c ○
d ○

▷「歯科衛生学シリーズ　保健生態学」P. 99, 141

【問題 1-16】a, b

エナメル質の成熟が進むと，う蝕に対する抵抗性が増す．

a ○　歯冠の石灰化は萌出時にはほぼ終了しているが，萌出後にエナメル質が唾液に接するようになると，エナメル質のヒドロキシアパタイトに結晶性の向

上が一定期間認められる．この現象をエナメル質の萌出後の成熟とよぶ．

b ○ 萌出後のエナメル質表層にはF（フッ素）やSr（ストロンチウム）のようにう蝕に対して抵抗性を付与するような微量元素の蓄積がみられる．

c × エナメル質内層は萌出の時点で基質の石灰化がほぼ完了している．

d × 加齢とともに，エナメル質の結晶はイオンを取り込んでその体積を増すため，その結晶間の小孔内に存在する水分含有量は逆に減少する．

▷「歯科衛生学シリーズ　保健生態学」P. 95, 102

【問題 1-17】c, d

唾液には，消化作用（アミラーゼ），抗菌作用（リゾチーム，ペルオキシダーゼなど），緩衝作用（重炭酸塩系，リン酸塩系），自浄作用などの多くの働きがある．

a × 唾液のpHは，6.2〜7.6であり，変動がみられる．

b × 唾液は自浄作用をもつため，唾液分泌量が減少すると口腔衛生状態が悪化し，う蝕や歯周病のリスクが増加する．

c ○ カルシウムイオンやリン酸イオンの再沈着による歯の再石灰化作用がある．

d ○ 萌出後にエナメル質が唾液に接することで，エナメル質のヒドロキシアパタイトの結晶性が向上する．

▷「歯科衛生学シリーズ　保健生態学」P. 98-99, 102

【問題 1-18】b, c

う蝕病巣ができても，比較的初期のものでエナメル質表層に範囲が限局している場合，再石灰化が生じる場合がある．口腔衛生の改善やフッ化物の応用により局所の条件が整った状況で，唾液やプラークに含まれるカルシウムイオン，リン酸イオンやフッ素イオン（フッ化物イオン）の働きにより，病巣部に無機質の沈殿が生じる．この状況を再石灰化という．

a ×
b ○
c ○
d ×

▷「歯科衛生学シリーズ　保健生態学」P. 99, 153, 184

【問題 1-19】b, c

唾液にはpHの変化に抵抗して中性に戻ろうとする緩衝作用（緩衝能）がある．

a × ピロリン酸は唾液に微量に含まれるが，それらの塩類の作用については解明されていない．

b ○ 唾液の緩衝能は重炭酸塩系に加えてわずかにリン酸塩系も関与している．

c ○ 唾液の緩衝能の80％以上は重炭酸塩系が担っている．

d × 硝酸は唾液に微量に含まれるが，それらの塩類の作用については解明されていない．

▷「歯科衛生学シリーズ　保健生態学」P. 99

【問題 1-20】b

唾液には緩衝能があり，酸やアルカリを加えられても，口腔内やプラーク中のpHが変動しにくい．このことにより，口腔内の環境を守る働きがある．

a × 唾液中のタンパク質などにも緩衝能はあるが，非常に弱く，主成分は重炭酸塩である．

b ○ 重炭酸塩系は唾液の緩衝能において最も大きな役割を果たしており，リン酸塩系が残り一部を担っている．

c × 唾液中のカルシウム量は血漿よりも少なく，pHの影響を受けやすく緩衝能はない．

d × リゾチームは唾液中の酵素で，抗菌作用に寄与する．

▷「歯科衛生学シリーズ　保健生態学」P. 99

【問題 1-21】a, d

口腔内環境を一定に保つための基本的機能として自浄作用がある．自浄作用に影響を与える要因として，唾液，咀嚼による上下の歯の接触，歯面と頬粘膜や舌との摩擦などがある．

a ○ 咀嚼時に食品や頬粘膜と歯が擦れることなどにより，口腔内の自浄作用が働く．

b × 発声するだけでは口腔の自浄作用はあまり働かない．

c × 洗口は口腔清掃に寄与するが，意識的に行うものであり，自浄作用には含まれない．

d ○ 唾液分泌によって，歯面の洗い流しや不潔物の希釈といった自浄作用が期待できる．

▷「歯科衛生学シリーズ　保健生態学」P. 98-99, 126-127

Ⅱ 解答・解説

7 口腔衛生学

【問題 1-22】b, d

a × 食品と水分を混和し，味覚の発現を助け嚥下しやすくする溶解作用はう蝕予防には関係しない.

b ○ 重炭酸塩による口腔内やプラーク中のpHを保つ緩衝作用は，細菌が産生した酸を中和することによりう蝕の予防に働く.

c × 唾液中に含まれる消化酵素であるアミラーゼによる消化作用は，う蝕予防には関係しない.

d ○ 唾液によって溶解された飲食物を希釈し，食物残渣を洗い流すことにより，う蝕の予防に働く.

▷「歯科衛生学シリーズ　保健生態学」P. 98-99

【問題 1-23】b

a × 唾液には食物残渣を洗い流す働きがあるが，ペルオキシダーゼは関与しない.

b ○ ペルオキシダーゼは唾液中の抗菌成分の1つで，強力な酸化作用により細菌の酵素を失活させ増殖を抑制する.

c ×

d × 唾液中の消化酵素であるアミラーゼによって，デンプンやグリコーゲンを分解する.

▷「歯科衛生学シリーズ　保健生態学」P. 99

【問題 1-24】b

歯はエナメル質のアパタイト結晶が不安定（未成熟）な状態で萌出し，唾液に含まれるCa^{2+}（カルシウムイオン）やF^-（フッ化物イオン）を取り込み成熟する. このため萌出直後の歯は耐酸性が低くう蝕に罹患しやすい.

a × 唾液中のNa^+（ナトリウムイオン）は唾液の浸透圧を担うとされる. アパタイト結晶に取り込まれるが，萌出後のエナメル質の成熟との関連は薄い.

b ○

c × Mg^{2+}（マグネシウムイオン）は歯石の形成に関与する. アパタイト結晶に取り込まれるが，萌出後のエナメル質の成熟との関連は薄い.

d × 唾液中のCl^-（塩化物イオン）は唾液の浸透圧を担うとされる. アパタイト結晶に取り込まれるが，萌出後のエナメル質の成熟との関連は薄い.

▷「歯科衛生学シリーズ　保健生態学」P. 102, 145

【問題 1-25】b, c

唾液の緩衝能は，唾液が急速に酸性またはアルカリ性になることを防ぐ作用である. 唾液中の重炭酸塩，リン酸塩およびタンパク質の働きによるものである. 唾液の緩衝能によって，食後にpHが低下し酸性になったプラークのpHが回復し，う蝕発症を阻止する.

a ×

b ○ 重炭酸塩，タンパク質とともに唾液の緩衝能を担っている.

c ○ 唾液の緩衝能を担う主成分である. 通常，刺激唾液は安静時唾液よりも重炭酸イオン（HCO_3^-）の濃度が高いため，緩衝能も高い.

d ×

▷「歯科衛生学シリーズ　保健生態学」P. 98-99

【問題 1-26】a, d

ステファン曲線（Stephanカーブ）は，10%ブドウ糖溶液で1分間うがいした場合のプラーク中のpHの変動を示したものである. 糖質がプラークに作用すると，プラーク中のpHは臨界pH（エナメル質の脱灰を生じるpH）である5.5よりも低い値まで低下するが，その後，唾液の緩衝作用やフッ化物の働きによりpHの値は上昇する.

a ○ フッ化物イオン（F^-）は細菌の酸産生を抑制し，pHを上昇させる.

b × 塩素イオン（Cl^-）は唾液の無機成分の1つであり，pH値の低下・上昇には関与しない.

c × NO_3^-は硝酸イオンである. 硝酸は職業性歯科疾患としての歯の酸蝕症の原因の1つである. 食後のpH値の低下・上昇には関与しない.

d ○ 唾液中の重炭酸イオン（HCO_3^-）には緩衝作用があり，pHを上昇させる.

▷「歯科衛生額シリーズ　保健生態学」P. 147

【問題 1-27】a, b

ペリクル（獲得被膜）は，歯面に形成された無色透明で厚さ$1\,\mu m$未満の有機性の薄膜で，細菌は含まない. 除去しても，唾液と接触するとすぐに形成される.

a ○ 唾液由来のタンパク質や糖タンパク質により形成される.

b ○

c × 口腔内細菌の歯面への選択的付着に関与している.

d × 歯面に強固に付着しているため，通常の口腔清掃では除去できない.

▷「歯科衛生学シリーズ　保健生態学」P. 110

【問題 1-28】c, d

プラークは歯面に形成された膜状の細菌塊（バイオフィルム）で，う蝕や歯周病の直接的な原因となる．プラークの構成要素は約 70% が細菌で，残りは細菌が産生した菌体外多糖や唾液由来の糖タンパクである．

a ×　ペリクル（獲得被膜）の説明である．

b ×　洗口で除去できる沈着物はマテリアアルバ（白質）で，不潔な歯面に認められる．プラークは洗口では除去できない．

c ○　プラークは湿重量 1 g あたり 1.0〜2.5×10¹¹個，1 mg あたりに換算すると 1.0〜2.5×10⁸（=1〜2.5億）個もの細菌が存在しているといわれる．

d ○　義歯に付着したプラークをデンチャープラークといい，口腔粘膜炎の原因ともなる．

▷「歯科衛生学シリーズ　保健生態学」P. 111

【問題 1-29】a, b

歯石は，沈着部位によって歯肉縁上歯石と歯肉縁下歯石に分類される．

a ○　歯石は，プラークが石灰化したもので，表面が粗糙なために，その上にプラークが付着する．

b ○　プラークリテンションファクターの 1 つとして歯周病の発生に関与する．

c ×　歯石は，無機質（ミネラル）が約 80% で，リン酸カルシウムを主成分としている．

d ×　歯肉縁下歯石は唾液腺開口部付近にも存在するが，歯肉縁上歯石ほど部分的な分布に差がない．歯肉縁上歯石は唾液腺開口部付近に好発する．

▷「歯科衛生学シリーズ　保健生態学」P. 115-116

【問題 1-30】a, b

a ○　ペリクルは唾液由来の有機性被膜で細菌は含まないが，歯の物理的保護，歯の脱灰抑制と再石灰化促進の機能をもつ．

b ○　プラークは細菌を主体（約 70%）とする沈着物で，深層部や成熟プラークでは，嫌気性菌が優勢となる．

c ×　マテリアアルバ（白質）は，プラーク最外層に付着し，細菌塊や細胞，食物屑からなる．金属沈着物は，金属片の吸入や薬物による外来性の沈着物である．

d ×　唾液腺開口部付近に好発するのは歯肉縁上歯石である．

▷「歯科衛生学シリーズ　保健生態学」P. 110-116

【問題 1-31】b, c

歯・口腔の表面にはさまざまな付着物・沈着物が存在する．細菌を含むものは，プラーク，マテリアアルバ，舌苔である．細菌を含まないものにはペリクル，歯石，外来性色素沈着物などがある．

a ×　ペリクルは，唾液に由来するタンパク質性の薄い被膜で，細菌を含まない．歯質を保護する反面，細菌のコロニー形成を促進しプラークの土台ともなり，保護・為害の両作用をもっている．

b ○　プラークの約 70% は細菌を主とする細胞成分で，残りの基質成分はタンパク質，糖質に富む．

c ○　タバコのヤニは代表的な外来性色素性沈着物の 1 つで，喫煙者の口蓋側歯面などに黒褐色の沈着として認められる．

d ×　唾液腺開口部付近を好発部位とするのは，歯肉縁上歯石である．

▷「歯科衛生学シリーズ　保健生態学」P. 110-117

【問題 1-32】b, c

プラークの基質（細胞間基質）は，プラーク中の細胞（細菌）成分を除いた物質をさし，間質・マトリックスともよばれる．その成分には，タンパク質，糖が多く，脂質も存在する．

a ×　細菌以外の部分のことをいう．

b ○　プラーク中のタンパク質は全唾液の成分と密接な関係があり，糖タンパク質の形態で存在する場合が多い．

c ○　プラーク中の糖質には単糖類と多糖類があり，菌体外多糖類はプラークの形成やう蝕の発生に寄与する．

d ×　食物残渣とは，歯間部など食物が停滞しやすい場所に残った食物片や堆積物で，大きな粒子のものは除去しやすい．

▷「歯科衛生学シリーズ　保健生態学」P. 111

【問題 1-33】a

歯石はプラークが石灰化したもので，表面が粗糙なため，プラークが付着しやすく，口腔衛生上の問題となる．付着部位によって，歯肉縁上歯石と歯肉縁下歯石に大別される．

a ○　歯肉縁上歯石は白色・淡黄色の場合が多く，

歯肉縁下歯石は黒色から褐色を呈する場合が多い.

b　×　歯肉縁下歯石は, 歯肉縁上歯石に比べて硬度が高い.

c　×　歯肉縁上歯石は唾液腺開口部に好発し, 歯肉縁下歯石には部位的な分布に差はない.

d　×　歯肉縁下歯石は, 歯肉縁上歯石に比べて歯面に強く付着している.

▷「歯科衛生学シリーズ　保健生態学」P. 116

【問題 1-34】d

プラークは, 歯の表面に付着する細菌を主とする構造物であり, 湿重量 1 g あたり 1.0〜2.5×10^{11} の細菌を含んでいる.

a　×　通常, プラークの pH は 7 前後の中性を示すが, 糖質摂取によりプラーク細菌の糖代謝が開始されると, 急速に酸性に傾く.

b　×　プラークの構成成分の約 70% を細菌が占める.

c　×　構成成分の細菌の多くはレンサ球菌である.

d　○　成熟とともにプラークの厚みが増し深層に嫌気的環境が広がると, 偏性嫌気性菌や放線菌の割合が増加し, 好気性菌は減少してくる.

▷「歯科衛生学シリーズ　保健生態学」P. 111-115

【問題 1-35】b

歯の表面にはさまざまなものが付着するが, ペリクル, プラーク, 舌苔, 色素性沈着物は強い洗口でも除去することができないため機械的な除去が必要である. マテリアアルバは洗口により洗い流すことができる.

a　×　プラークは不溶性グルカンにより歯面に付着しており, ブラッシングによる除去が必要である.

b　○

c　×　舌乳頭間に入りこむように細菌が付着しているため, 機械的な清掃による除去が必要である.

d　×　喫煙などによる色素性沈着物の多くが歯面に強く沈着しており, 洗口のみでは除去できない.

▷「歯科衛生学シリーズ　保健生態学」P. 110-117

【問題 1-36】a

ミュータンスレンサ球菌群は菌体表層に, スクロースを原料として粘着性の高い不溶性グルカン（非水溶性グルカン）を合成し, 細菌の固着やプラークの形成・成熟に大きな役割を果たす.

a　○　*S. mutans* のグルコシルトランスフェラーゼ

（GTF）は, ショ糖を基質とする多糖体合成酵素で, α-1, 3 結合を有する不溶性グルカンを合成する.

b　×　アルカリホスファターゼは, 石灰化や組織障害などに関係する加水分解酵素である.

c　×　ペプチダーゼはペプチドを分解する消化酵素で, 小腸での消化に寄与している.

d　×　アミラーゼは唾液, 膵液に含まれ, デンプンなどを加水分解する消化酵素である.

▷「歯科衛生学シリーズ　保健生態学」P. 112, 146

【問題 1-37】b

歯石は付着部位により歯肉縁上歯石と歯肉縁下歯石に分類される. 歯肉縁上歯石は唾液腺開口部付近に好発し, 淡黄色を呈し, 歯面に対する付着力は弱く, 比較的脆いため除去しやすい.

a　×　歯肉縁下歯石は, 灰色, 暗褐色, 暗緑色を呈している.

b　○　歯肉縁下歯石は, 硬く, 歯面と強く結合しているため除去は困難である.

c　×　歯肉縁下歯石の付着には, 特定の好発部位はない.

d　×　歯石の主成分は, リン酸カルシウムである.

▷「歯科衛生学シリーズ　保健生態学」P. 115-116

【問題 1-38】b, d

a　×　プラーク容量の約 70% を細菌が占めている.

b　○　細菌などの細胞成分以外の基質としては, 菌体外多糖をはじめ, タンパク質, 脂質を含む.

c　×　ペリクルは, 歯質表層に形成される非細菌性の被膜で, プラークの初期形成に寄与する.

d　○　歯肉縁上のプラークでは, 一般に成熟とともに厚みを増し緻密な構造になるため, プラーク深層部では嫌気性菌が増殖しやすい環境となる.

▷「歯科衛生学シリーズ　保健生態学」P. 111-112

【問題 1-39】a

プラークは歯の表面や歯肉溝内に形成される細菌性の付着物である.

a　○　プラーク容量の約 70% は, レンサ球菌などの細菌で占められている.

b　×　歯肉縁下歯石は黒褐色を呈するが, プラークは部位を問わず白〜黄色である.

c　×　プラークの通常の pH は 7 前後であるが, 糖の

供給時には，細菌の糖代謝により生じた有機酸のためpHが低下する．

d ×　プラークの基質成分は*S. mutans*が産生する不溶性グルカンを含み，歯面に強固に付着するため，洗口のみでプラークを除去することはできない．

▷「歯科衛生学シリーズ　保健生態学」P. 111-112

【問題 1-40】 c

ペリクル（獲得被膜）は，歯質表層に形成される唾液由来の糖タンパク性被膜である．歯質表層を覆う被膜として，歯の保護に寄与する反面，細菌の初期付着を促す為害性も併せもつ．

a ×　厚みは約1 μm未満ときわめて薄い．

b ×　剝離した粘膜細胞などの成分は含まない．剝離した粘膜細胞はプラークや舌苔，マテリアアルバには比較的多く含まれる．

c ○

d ×　糖タンパク質は唾液由来である．

▷「歯科衛生学シリーズ　保健生態学」P. 110

【問題 1-41】 a, c

可溶性（水溶性）グルカンであるデキストランは，不溶性・粘着性のムタンと同様に多糖合成酵素グルコシルトランスフェラーゼによりスクロースから合成される．*S. mutans*の歯面付着に関与し，う蝕の病原因子となる．歯磨剤に薬効成分として配合されるデキストラナーゼは，デキストランを分解する酵素である．

a ○　デキストランはムタンと異なり，細菌の非常時のエネルギー源として再利用される．

b ×　菌体外多糖であり，細菌が菌体の外に産生する．

c ○　デキストランは*S. mutans*が産生する菌体外多糖のうち，α-1, 6グリコシド結合に富む水溶性グルカン（グルコース×nのホモ多糖）の呼称である．

d ×　グルコシルトランスフェラーゼによって合成される．

▷「歯科衛生学シリーズ　保健生態学」P. 112, 146

【問題 1-42】 b, c

a ×　プラークと異なり，歯石自体が内毒素を産生することはない．

b ○　歯石の表層は複雑な形態となるため局所の清掃性を阻害し，プラーク付着の母体となる．

c ○　歯頸部や歯肉縁下で歯石が成熟する過程で，長期にわたり歯肉に機械的刺激を与え，歯周組織に悪影響を与える．

d ×　歯石はプラークが石灰化しているため，歯周病原細菌の栄養源にはならない．

▷「歯科衛生学シリーズ　保健生態学」P. 115-116

【問題 1-43】 d

プラークの固形成分の約70%は細菌で構成され，残りは細胞間基質（糖タンパク質，菌体外多糖など）が占めている．

a ×　アミラーゼは，唾液中の消化酵素である．

b ×　インベルターゼは，細菌がショ糖の分解に用いる酵素である．

c ×　デキストラナーゼは可溶性グルカンであるデキストランの分解酵素で，歯磨剤の薬用成分としても配合される．

d ○　グルコシルトランスフェラーゼは，ミュータンスレンサ球菌がもつ酵素で，不溶性グルカンを菌体外に形成する．不溶性グルカンは付着性が強いため，う蝕発生要因の1つとなっている．

▷「歯科衛生学シリーズ　保健生態学」P. 112, 146

【問題 1-44】 c, d

プラーク（歯垢）は時間の経過とともに細菌の構成比が変化する．初期定着細菌はグラム陽性球菌で，プラークの成熟に伴い，嫌気性のグラム陰性桿菌やスピロヘータなどの運動性菌が増加し，強く歯面に付着するようになる．

a ×　グラム陽性球菌の*Streptococcus*は，プラークの成熟度に関係なく数の上では最も優勢である．

b ×　好気性菌は，プラーク成熟に伴い，割合が減少する傾向がみられる．

c ○

d ○

▷「歯科衛生学シリーズ　保健生態学」P. 111-115

【問題 1-45】 b, d

ペリクルとステインはどちらも歯ブラシでの除去は困難であり，研磨剤を用いた長時間の研磨によって除去が可能である．

a ×　ステインはペリクルに沈着した飲食物・嗜好品の色素であり，歯ブラシでは除去できず，研磨剤

を用いた長時間の研磨により除去する.

b ○ プラークはペリクルに付着して凝集・増殖した細菌とその代謝産物から構成され, 歯ブラシでの除去が可能する.

c × ペリクル（獲得被膜）は唾液のタンパク質や糖タンパク質に由来する有機性の薄膜であり, 歯ブラシでは除去できず, 研磨剤を用いた長時間の研磨により除去する.

d ○ マテリアアルバは剥離した上皮, 白血球, 細菌などを含む黄白色～白色の塊で, 歯ブラシでの除去が可能である.

▷「歯科衛生学シリーズ　保健生態学」P. 110-117

【問題 1-46】c, d

a × ペリクル（獲得被膜）は, 唾液成分中のタンパク質・糖タンパク質が歯面に直接付着することにより形成される厚さ1μm 未満の無色透明の有機性の薄膜である.

b × 通常のブラッシングでは除去できない. 除去しても数時間で形成される.

c ○ ペリクルの主な機能は, ①歯の物理的保護（酸や機械的刺激からの保護）, ②歯の脱灰の抑制と再石灰化の促進, ③口腔細菌の歯面への選択的付着などがある.

d ○ 微生物は含まないが, 歯面に強固に付着し, 微生物の歯面への付着を促進する.

▷「歯科衛生学シリーズ　保健生態学」P. 110-111

【問題 1-47】a, d

a ○ 歯周ポケット内の細菌の停滞場所となるだけでなく物理的な刺激を与えるため, 歯肉に対する為害性が大きい.

b × 歯石はプラークが石灰化したものであり, 無機成分が約80％を占める.

c × プラークの pH が高いと石灰化が起こりやすいので, 歯石が形成されやすい.

d ○ 歯肉溝や歯周ポケット内の炎症により, 血漿成分中のカルシウムが歯根面に沈着し, 暗褐色から暗緑色の歯肉縁下歯石が強固に沈着する.

▷「歯科衛生学シリーズ　保健生態学」P. 115-116

【問題 1-48】c

a × ペリクル（獲得被膜）は, 唾液成分中のタンパ

ク質・糖タンパク質が歯面に直接付着して形成される.

b × 厚さ1μm 未満の無色透明の有機性の薄膜である.

c ○ ペリクル自体は微生物を含まないが, 歯面に強固に付着し, 細菌や有機物を吸着しやすい性質をもつ.

d × ペリクルには, 歯を物理的に保護し, 脱灰を抑制し, 再石灰化を促進する機能がある.

▷「歯科衛生学シリーズ　保健生態学」P. 110-111

【問題 1-49】a, b

口腔内には, さまざまな付着物・沈着物が存在し, これらは歯と口腔の健康維持に大きな影響を与える.

a ○ 歯石はプラークが石灰化したもので, 無機質が8割, 残りの2割が有機質である. 無機質の主成分はリン酸カルシウムで, そのほかリン酸マグネシウムや炭酸カルシウムなどを含む. 有機成分の主体は細菌由来である.

b ○ 色素沈着には, タバコのタールやコーヒー, 紅茶などの飲食物などが原因の外来性色素沈着と, 歯髄病変, テトラサイクリン系抗菌薬, 歯の形成不全などが原因で歯質内に着色するものがある.

c × 歯垢（プラーク）は, 歯の表面に付着する主に細菌からなる構造物である. 細菌間の隙間を埋めている細胞間基質（間質, マトリックス）は, 食物残渣そのものではなく, 細菌の代謝産物, 唾液や歯肉溝滲出液, 飲食物などに由来するさまざまな物質が含まれている.

d × ペリクル（獲得被膜）は, 歯面に唾液成分中のタンパク質・糖タンパク質が直接付着することにより形成される有機性の薄膜である.

▷「歯科衛生学シリーズ　保健生態学」P. 110-117

【問題 1-50】b, d

舌苔は, 舌背の中央部から舌根にかけて付着する黄白色の堆積物で, 微生物とその代謝産物, 剥落角化上皮, 唾液成分, 食物残渣などから構成される. 舌苔中の微生物が含硫タンパク質（硫黄を含むタンパク質で, 角化上皮中に多く含まれる）を分解すると, 口臭の原因となる揮発性硫黄化合物を生じる.

a × 味蕾は, 味覚の感覚受容器であり, 大部分は舌に存在する.

b ○

c × 獲得被膜（ペリクル）は，歯面に形成される厚さ1μm未満の有機性の薄膜である．

d ○

▷「歯科衛生学シリーズ　保健生態学」P. 117

【問題 1-51】a

舌苔は舌背から舌根にかけて付着する黄白色の堆積物で，細菌，剝落角化上皮，唾液成分などで構成され，舌表面の糸状乳頭に付着する．その付着量や色調は個人差が大きく，口腔や全身の健康状態によっても左右される．

a ○ 特に舌運動や自浄作用が働きにくい舌根部に付着しやすい．

b ×

c ×

d ×

▷「歯科衛生学シリーズ　保健生態学」P. 117

2. 口腔清掃

【問題 2-1】c

口腔清掃法は，自浄作用とよばれる自然的清掃法と，機械的清掃法，手術的清掃法，化学的清掃法に分類することができる．機械的清掃法にはブラッシングやフロッシングが含まれる．

a × 自然的清掃法である．

b × 自然的清掃法である．

c ○ 機械的清掃法である．

d × 化学的清掃法である．

▷「歯科衛生学シリーズ　保健生態学」P. 127

【問題 2-2】b

自浄作用は自然的清掃法ともよばれ，咀嚼時に生じる歯と食物，口腔粘膜間の接触や擦過による機械的清掃効果や，唾液の洗浄作用などによる．

a × プラークが蓄積しやすく，う蝕の好発部位である．

b ○ 豊隆部は接触や擦過を遮るものがなく，自浄作用は大きい．

c × プラークが蓄積しやすく，う蝕の好発部位である．

d × プラークが蓄積しやすく，う蝕の好発部位である．

▷「歯科衛生学シリーズ　保健生態学」P. 126-127

【問題 2-3】a, b

a ○ 自然的清掃法とは，唾液，咀嚼・発音などによる上下の歯の接触，歯面と頰粘膜や舌との摩擦など，口腔がその機能を行うことにより得られる自浄作用である．自浄作用に影響を与える要因としては，局所の解剖学的形態，唾液の流出量，食物の種類と量（摂食形式，食物の性状），咀嚼機能などがあげられる．

b ○ 人工的清掃法は機械的清掃法ともよばれ，歯ブラシや補助清掃用具によるプラーク除去や洗口など，セルフケアによる口腔清掃をいう．

c × 化学的清掃法は歯磨剤や洗口剤などに含まれる薬用成分を用いた口腔清掃である．

d × 手術的清掃法とは専門家が行う歯石除去や機械的歯面清掃により，セルフケアで除去できない歯石や付着物を取り除くことである．

▷「歯科衛生学シリーズ　保健生態学」P. 126-128

【問題 2-4】d

Hirschfeld の歯表面清掃部位分類では，唾液による洗浄効果や咀嚼・発音時の歯の接触などの自浄作用によって清掃される「自浄部位」（前歯切縁，犬歯尖頭，臼歯咬頭，頰舌面豊隆部），ブラッシングや歯間清掃によって清掃できる「清掃可能部位」（隣接面，咬合面，歯頸部），機械的手段では清掃できない「清掃不可能部位」（小窩裂溝）の3つに分けられる．

a × 自浄部位である．

b × 清掃可能部位である．

c × 清掃可能部位である．

d ○ 清掃不可能部位であり，う蝕が発生しやすい．

▷「歯科衛生学シリーズ　保健生態学」P. 127

【問題 2-5】b

歯ブラシの各部を示す名称は，ブラッシング指導時などに用いられる．

a × 刷掃面の先端で，つま先（トウ）という．

b ○ 刷掃面の後端はヒール（かかと）という．

c × 植毛部である．

d × 頸部および把柄部である．

▷「歯科衛生学シリーズ　保健生態学」P. 128

254

【問題 2-6】c, d

歯ブラシの品質は「家庭用品品質表示法」において，商品の製造・輸入・販売会社などが表示すべき事項と表示方法が規定されている．具体的には，①柄の材質，②毛の材質，③毛の硬さ，④耐熱温度，⑤表示者名などについて表示が義務づけられている．また表示方法として，ラベルの貼りつけ，包装への印刷などにより，消費者の見やすい箇所に分かりやすく記載するよう定められている．なお，電動式のものや使い捨ての歯ブラシは上記の規定の対象とならない．

a ×
b ×
c ○
d ○

▷「歯科衛生学シリーズ　保健生態学」P. 128

【問題 2-7】a, d

a ○ ラバーチップは歯間乳頭部歯肉のマッサージ効果を目的として利用される．
b × 口腔洗浄器は，歯間部の食物残渣の除去やマッサージを目的としているが，プラーク除去効果はほとんど期待できない．
c × デンタルフロスは歯間隣接面の清掃に使用するが，マッサージ効果はあまり期待できない．
d ○ 歯間ブラシは隣接歯間空隙の広い症例やブリッジのポンティック底部の清掃に使用する．

▷「歯科衛生学シリーズ　保健生態学」P. 128-134

【問題 2-8】a, c

図は臼歯部の側方面観であるが，隣接面部に歯肉退縮による大きな空隙が認められる．

a ○ 隣接面部のプラークを除去する清掃用具である．
b × ラバーチップは歯間部歯肉の刺激効果により血行や角化の促進を図るものであり，プラーク除去効果は低い．
c ○ テープタイプのデンタルフロスのことで，隣接面部のプラークを除去する清掃用具である．
d × 水流式口腔洗浄器はポンプにより水を噴射し，食物残渣など比較的大きな粒子や付着物を除去する器材であり，プラーク除去効果はほとんど期待できない．

▷「歯科衛生学シリーズ　保健生態学」P. 130-131

【問題 2-9】b

歯磨剤は医薬品医療機器等法の規定により，薬効成分（薬用成分）を含む医薬部外品と，それ以外の化粧品に分類されている．

a × 薬効成分を含まない，基本成分のみの歯磨剤が化粧品に分類される．
b ○ フッ化物はう蝕予防を目的として配合される薬効成分であるため，これを含むものは医薬部外品にあたる．このほかに歯周病対策としてトラネキサム酸など，象牙質知覚過敏対策として乳酸アルミニウムなどの薬効成分を含む歯磨剤も医薬部外品歯磨剤にあたる．
c × 一般用医薬品は，薬局・薬店，ドラッグストアなどで販売されている医薬品をさす．
d × 医療用医薬品は，医師・歯科医師の処方せんもしくは指示により使用される医薬品である．

▷「歯科衛生学シリーズ　保健生態学」P. 137-138

【問題 2-10】c

歯磨剤は，医薬品医療機器等法により，医薬部外品と化粧品に分類される．医薬部外品には，う蝕予防や歯周病予防，象牙質知覚過敏予防，口臭予防などの目的別に薬効成分が配合されている．

a ×
b ×
c ○ 設問の表の歯磨剤は，薬効成分として塩化ナトリウムが配合されており，その収斂作用を期待した歯周病予防を目的とする歯磨剤である．
d ×

▷「歯科衛生学シリーズ　保健生態学」P. 137-138

【問題 2-11】c

歯磨剤の形状は基本成分の割合により，粉歯磨き，練歯磨き，液状歯磨き，液体歯磨きなどに分類される．歯磨剤の基本成分は，清掃剤（研磨剤），湿潤剤，発泡剤，粘結剤，香味剤，保存料である．

a × ①は液体歯磨きであり，研磨剤を含まず，湿潤剤とそのほかの基本成分，水を多く含む．
b × ②は液状歯磨きであり，研磨剤より湿潤剤の含有割合が高い．
c ○ ③は練歯磨きである．
d × ④は粉歯磨きである．90%以上が研磨剤で，湿潤剤を含まない．

▷「歯科衛生学シリーズ　保健生態学」P. 137

【問題 2-12】c, d

歯磨剤には下表のような基本成分が含まれている.

	作用	主な成分名
清掃剤 (研磨剤)	歯の表面を傷つけずにプラークやステインなどの付着物を除去する.	リン酸水素カルシウム,炭酸カルシウム,ピロリン酸カルシウム,無水ケイ酸など
湿潤剤	歯磨剤に適度な湿り気と可塑性を与える.	グリセリン,ソルビトール,プロピレングリコールなど
発泡剤	口腔内に歯磨剤を拡散させる.	ラウリル硫酸ナトリウム,ラウロイルサルコシンナトリウムなど
粘結剤 (結合剤)	粉と液体成分を結合させ,保型性や適度な粘性を与える.	カルボキシメチルセルロースナトリウム,カラギーナン,アルギン酸ナトリウムなど
香味剤	爽快感と香りを付けることで,歯磨剤を使いやすくする.	ハッカ油,メントール,キシリトール,サッカリンナトリウムなど
保存剤	歯磨剤の変質を防ぐ.	安息香酸ナトリウム,パラベン,パラオキシ安息香酸メチルなど

a　×　ラウリル硫酸ナトリウムは発泡剤として用いられる.

b　×　安息香酸ナトリウムは保存剤として用いられる.

c　○

d　○

▷「歯科衛生学シリーズ　保健生態学」P. 137-138

【問題 2-13】c, d

歯磨剤に配合される発泡剤としては,ラウリル硫酸ナトリウムなどの界面活性剤が用いられる.

a　×　外来性色素沈着物やプラークを除去するのは,研磨剤である.

b　×　固体成分,液体成分の分離防止のために配合されているのは,粘結剤である.

c　○

d　○

▷「歯科衛生学シリーズ　保健生態学」P. 138

【問題 2-14】a

歯磨剤の基本成分については**問題 2-12**の解説を参照.

a　○　基本成分の湿潤剤である.

b　×　塩化リゾチームは歯肉の炎症抑制による歯周病予防のための薬用成分である.

c　×　乳酸アンモニウムは知覚過敏抑制のための薬用成分である.

d　×　グリチルリチン酸は歯肉の炎症抑制による歯周病予防のための薬用成分である.

▷「歯科衛生学シリーズ　保健生態学」P. 138

【問題 2-15】b

歯磨剤の基本成分については**問題 2-12**の解説を参照.

a　×　塩化ナトリウムは,収斂による歯周病予防(歯肉の引き締め)を目的に配合される薬用成分である.

b　○　アルギン酸ナトリウムは,歯磨剤の形状を保つための粘結剤(結合剤)として配合されている.

c　×　ポリリン酸ナトリウムは,歯石の沈着防止を目的に配合される薬用成分である.

d　×　アズレンスルホン酸ナトリウムは,歯肉の炎症抑制による歯周病予防を目的に配合される薬用成分である.

▷「歯科衛生学シリーズ　保健生態学」P. 138

【問題 2-16】a, b

歯磨剤に配合されている薬効成分(薬用成分)には下表のような種類がある. 薬効成分を含む歯磨剤は,医薬品医療機器等法が定める医薬部外品に該当する.

効能	成分
う蝕予防 (歯質強化や再石灰化促進作用)	フッ化ナトリウム,モノフルオロリン酸ナトリウム,フッ化第一スズ
う蝕・歯周病予防 (プラークの分解や殺菌作用)	デキストラナーゼ,クロルヘキシジングルコン酸塩,塩化セチルピリジニウム,塩化ベンゼトニウム,トリクロサン
歯周病予防 (炎症抑制,収斂,出血抑制,血液循環促進)	塩化リゾチーム,ヒノキチオール,塩化ナトリウム,トラネキサム酸,ビタミンE
歯石沈着防止	ポリリン酸ナトリウム,ゼオライト,ピロリン酸ナトリウム
知覚過敏抑制	乳酸アルミニウム,硝酸カリウム,塩化ストロンチウム

a　○　フッ化物の1つであるモノフルオロリン酸ナトリ

ウム（MFP）は歯質の強化を図り，う蝕を予防する効果を期待する．

b ○ グリチルリチン酸は，消炎による歯周病予防効果を目的としている．

c × デキストラナーゼは，プラーク分解酵素としてプラークを分解することでう蝕と歯周病予防を目的としている．

d × 乳酸アルミニウムは，象牙質知覚過敏対策を目的としたものである．

▷「歯科衛生学シリーズ　保健生態学」P. 138

【問題 2-17】c, d

歯磨剤に含まれるう蝕の発生および進行予防成分には，フッ化物の効果を期待するモノフルオロリン酸ナトリウム（MFP），フッ化ナトリウム，殺菌効果を有するクロルヘキシジン，トリクロサン，プラークを分解するデキストラナーゼなどがある．

a × ポリリン酸は歯石沈着防止を目的としている．

b × 塩化ナトリウムは収斂（歯肉の引き締め）作用をもち，歯周病予防を目的としている．

c ○ クロルヘキシジンは，殺菌作用を有する．

d ○ モノフルオロリン酸ナトリウムはフッ化物で，う蝕予防を目的としている．

▷「歯科衛生学シリーズ　保健生態学」P. 138

【問題 2-18】b, c

歯磨剤の薬用成分については**問題 2-16** の解説を参照．

a × ラウリル硫酸ナトリウムは，発泡剤として多くの歯磨剤に含まれるもので，薬用成分ではない．

b ○

c ○

d × 乳酸アルミニウムは象牙質知覚過敏症の抑制として配合されている．

▷「歯科衛生学シリーズ　保健生態学」P. 138

【問題 2-19】a, d

フッ化物配合歯磨剤に配合されるフッ化物には，MFP（モノフルオロリン酸ナトリウム），フッ化ナトリウム，フッ化第一スズがある．

a ○

b × フルオロアパタイトは，ヒドロキシアパタイトの水酸基がフッ素に置きかわったもので，結晶が安定

する．

c × ケイフッ化ナトリウムは，水道水フッ化物添加に用いられる．

d ○

▷「歯科衛生学シリーズ　保健生態学」P. 138

【問題 2-20】a

歯磨剤の薬用成分には，う蝕予防，歯周病予防のほかに，象牙質知覚過敏や歯石沈着を予防する目的で配合されている物質もある（**問題 2-16** の解説を参照）．

a ○ フッ化ナトリウムは，フッ素の効果による歯質の耐酸性の向上と再石灰化を促進する．

b × デキストラナーゼは，プラーク中の多糖類デキストランを分解する酵素である．

c × クロルヘキシジンは殺菌作用を発揮する．

d × 乳酸アルミニウムは，象牙細管の封鎖と神経線維の興奮を抑制するため，象牙質知覚過敏対策として配合される．

▷「歯科衛生学シリーズ　保健生態学」P. 138

【問題 2-21】a

歯磨剤に配合されている薬用成分のうち，象牙質知覚過敏対策のために用いられているのは，乳酸アルミニウムと硝酸カリウムである．

a ○

b × トラネキサム酸や塩化ナトリウムなどは歯周病の予防を目的に配合されている．

c × 殺菌成分であるクロルヘキシジンは歯周病およびう蝕予防を目的として配合されている．

d × デキストラナーゼはプラークに含まれる多糖体（デキストラン）を分解する酵素であり，う蝕・歯周病予防を目的として配合されている．

▷「歯科衛生学シリーズ　保健生態学」P. 138

【問題 2-22】b

歯磨剤の薬用成分については**問題 2-16** の解説を参照．

a × 硝酸カリウムは，象牙質知覚過敏の抑制に寄与する．

b ○ トラネキサム酸は，抗プラスミン効果により抗炎症作用や止血作用を示し，歯周病予防に寄与する．

c × 乳酸アルミニウムは，象牙質知覚過敏の抑制

に寄与する.

d × フッ化ナトリウムは,歯質を強化しう蝕予防に寄与する.

▷「歯科衛生学シリーズ 保健生態学」P. 138

【問題 2-23】a, c

歯磨剤は,医薬品医療機器等法により医薬部外品と化粧品に分類され,医薬部外品にはう蝕予防や歯周病予防などを目的とした薬効成分が配合されている(**問題2-16** の解説を参照).

a ○ う蝕予防目的で配合される.

b × ラウリル硫酸ナトリウムは発泡剤の成分である.

c ○ 歯周病予防目的で配合される.

d × 無水ケイ酸は研磨剤の成分である.

▷「歯科衛生学シリーズ 保健生態学」P. 138

【問題 2-24】a, b

医薬品医療機器等法で医薬部外品に分類される歯磨剤には,目的に応じた薬効成分が配合されている(**問題 2-16** の解説を参照).

a ○ モノフルオロリン酸ナトリウムは,う蝕予防を目的に配合されるフッ化物の1つである.

b ○ クロルヘキシジンは殺菌剤の1つで,う蝕や歯周病の原因となる口腔細菌の殺菌を期待して配合される.

c × 歯石沈着の防止にはポリリン酸ナトリウムやピロリン酸ナトリウムが使用される.

d × 象牙質知覚過敏対策には乳酸アルミニウム,硝酸カリウムなどが配合される.

▷「歯科衛生学シリーズ 保健生態学」P. 138

【問題 2-25】a, d

a ○ デキストラナーゼは,プラークの細菌が合成した可溶性グルカン(デキストラン)を分解する酵素であり,う蝕や歯周病の予防に働く.

b × 口臭予防を目的として銅クロロフィンナトリウムや塩化亜鉛が配合されている.

c × 象牙質知覚過敏予防には,硝酸カリウムや乳酸アルミニウムなどが配合されている.

d ○ 塩化ナトリウムは強力な収斂作用を有し,歯周病の炎症症状の改善に働く.

▷「歯科衛生学シリーズ 保健生態学」P. 138

【問題 2-26】b, c

a × 硝酸カリウムの効能は知覚過敏抑制である.う蝕予防にはモノフルオロリン酸ナトリウムやフッ化ナトリウムなどフッ化物が配合される.

b ○ 歯周病予防には出血抑制作用をもつトラネキサム酸や抗炎症作用をもつグリチルリチン酸などが配合される.

c ○ 歯石沈着防止にはポリリン酸ナトリウムなどが配合される.

d × 塩化セチルピリジニウムの効能は殺菌によるう蝕・歯周病予防である.知覚過敏抑制を目的として配合される薬用成分には乳酸アルミニウムや硝酸カリウムがある.

▷「歯科衛生学シリーズ 保健生態学」P. 138

【問題 2-27】b, d

a × 基本成分の湿潤剤である.

b ○ 殺菌作用によりう蝕・歯周病予防の効果をもつ薬用成分である.

c × 基本成分の発泡剤である.

d ○ 殺菌作用によりう蝕・歯周病予防の効果をもつ薬用成分である.

▷「歯科衛生学シリーズ 保健生態学」P. 138

【問題 2-28】a, b

知覚過敏抑制を目的として配合される薬用成分には,乳酸アルミニウム,硝酸カリウム,塩化ストロンチウムがある.

a ○

b ○

c × 殺菌作用があり,う蝕・歯周病予防として配合される薬用成分である.

d × 歯肉の炎症抑制作用があり,歯周病予防として配合される薬用成分である.

▷「歯科衛生学シリーズ 保健生態学」P. 138

【問題 2-29】b

歯磨き時に歯肉から出血があるという主訴と口腔内写真から歯周炎とわかる.歯周病予防に関する薬効成分は下表のように分類される.

殺菌作用	クロルヘキシジングルコン酸塩，塩化セチルピリジニウム，塩化ベンゼトニウム，トリクロサンなど
抗炎症作用	塩化リゾチーム，ヒノキチオール，グリチルリチン酸など
収斂作用	塩化ナトリウム，ヒノキチオール
出血抑制作用	トラネキサム酸など
血液循環促進作用	ビタミンE，酢酸トコフェロール

a ×　硝酸カリウムは知覚過敏抑制作用をもつ薬用成分である．

b ○　炎症の亢進が認められるため，抗炎症作用のある歯磨剤を選択する．

c ×　フッ化第一スズはう蝕予防作用をもつ薬用成分である．

d ×　ピロリン酸ナトリウムは歯石沈着防止作用をもつ薬用成分である．

▷「歯科衛生学シリーズ　保健生態学」P. 138

【問題 2-30】c

a ×　乳酸アルミニウムは知覚過敏抑制を目的として配合される薬用成分である．

b ×　ピロリン酸ナトリウムは歯石沈着防止を目的として配合される薬用成分である．

c ○　ベンゼトニウム塩化物（塩化ベンゼトニウム）は殺菌剤で，う蝕と歯周病の原因菌の殺菌効果があり，う蝕予防と歯周病予防の両方の効果を期待して配合される薬用成分である．

d ×　グリチルリチン酸二カリウム（グリチルリチン酸）は歯肉の炎症抑制による歯周病予防を目的として配合される薬用成分である．

▷「歯科衛生学シリーズ　保健生態学」P. 138

【問題 2-31】c, d

　洗口液は，マウスウォッシュなどともよばれ，口腔清掃，化学的プラークコントロールや口臭予防などを目的とする．フッ化物が配合されたフッ化物洗口剤は医薬品に分類される．

a ×　剤形が液体のため，練り歯磨剤に含まれる研磨剤は含まれていない．

b ×　剤形が液体のため，固体成分と液外成分を結合させる結合剤は含まれていない．

c ○　口腔乾燥への効果を期待して，グリセリンなどの湿潤剤が含まれている．

d ○　口臭のマスキングを目的として香味剤が含まれている．

▷「歯科衛生学シリーズ　保健生態学」P. 137-139

【問題 2-32】d

　洗口剤には研磨剤，粘結剤は配合されず，基本成分は水，潤滑剤（グリセリン，ソルビトールなど），界面活性剤，溶剤（エタノール），保存料（安息香酸ナトリウム，パラベンなど），香味剤（キシリトール，サッカリンナトリウム）などである．薬用成分は，殺菌剤（クロルヘキシジン塩類，塩化セチルピリジニウム，塩化ベンゼトニウム，トリクロサンなど），消炎剤（グリチルリチン酸など），抗プラスミン剤（トラネキサム酸）が含まれる．

a ×　保存料である．

b ×　抗プラスミン剤で，出血抑制作用をもつ．

c ×　香味剤である．

d ○

▷「歯科衛生学シリーズ　保健生態学」P. 138-139

【問題 2-33】a, d

　ブラッシング方法は，毛先を使う方法と毛の脇腹を使う方法に大別される．

分類	ブラッシング法
主に毛先を使用（主にプラーク除去を期待）	横みがき（水平法）
	縦みがき（垂直法）
	スクラッビング法（スクラビング法）
	フォーンズ法（描円法）
	バス法
主にブラシの脇腹を使用（主に歯肉マッサージを期待）	ローリング法（ロール法）
	スティルマン法
	スティルマン改良法
	チャーターズ法（チャータース法）

a ○　歯面に直角に当てる．

b ×　脇腹を使う方法である．

c ×　脇腹を使う方法である．

d ○　歯面に直角に当てる．

▷「歯科衛生学シリーズ　保健生態学」P. 131

▷「歯科衛生学シリーズ　歯科予防処置論・歯科保健指導論」P. 274-277

【問題 2-34】b

a ×　スクラッビング法は，毛先を歯面に直角に当て，小刻みに動かすブラッシング方法である．操作が容

易で, 歯頸部, 歯間部, 咬合面のプラーク除去効果が高いといわれている.

b ○ バス法は歯ブラシの毛先を根尖方向に向けて45°に保持しながら, 近・遠心方向に微細な加圧振動を行うブラッシング法である. 歯頸部付近の清掃や歯肉の改善に効果があるといわれている.

c × フォーンズ法は, 描円法ともよばれ, 軽く切端咬合させて, 毛先を直角に当て, 上下の歯頸部にかけて円を描くようにしてブラッシングする方法である. 短時間でプラークを除去することができるが, 歯間部のプラーク除去は十分に行えない.

d × チャーターズ法は, 脇腹を使ってブラッシングする方法である. 毛先を歯冠方向に向けて圧迫振動を加える. 当て方が難しいが, 歯冠乳頭の歯肉のマッサージに効果的であるといわれている.

▷「歯科衛生学シリーズ 保健生態学」P.131
▷「歯科衛生学シリーズ 歯科予防処置論・歯科保健指導論」P.274-277

【問題 2-35】c, d

a × フォーンズ法は描円法ともいい, 毛先を使って大きな円を描きながら磨いていく方法である.

b × バス法は, 毛先を根尖方向に向け, 歯軸に対して45度の角度で歯肉に当てて, 圧迫振動を加えて磨く方法である.

c ○ チャーターズ法は, 毛先を根尖方向に向け, 毛束の脇腹を歯面に沿わせて圧を加えながら回転させて磨く方法である.

d ○ スティルマン改良法は, 歯ブラシの脇腹を歯面に当てて, 回転を加えながら磨く方法である.

▷「歯科衛生学シリーズ 保健生態学」P.131
▷「歯科衛生学シリーズ 歯科予防処置論・歯科保健指導論」P.274-277

【問題 2-36】a

脇腹を使用する方法は, チャーターズ法, ローリング法, スティルマン改良法などがあり, 主に歯肉に対するマッサージ効果を期待する操作が含まれている.

a ○ チャーターズ法は, 毛先を歯冠方向に向けて, 脇腹を歯頸部付近に当て, 圧迫振動を加え, 毛先が歯間部に入るようにして操作する方法である.

b × スクラッビング法は毛先を使用する方法である.

c × バス法は毛先を使用する方法である.

d × フォーンズ法は毛先を使用する方法である.

▷「歯科衛生学シリーズ 保健生態学」P.131
▷「歯科衛生学シリーズ 歯科予防処置論・歯科保健指導論」P.274-277

【問題 2-37】a, b

ブラッシング法のうち, 毛先を小刻みに振動させる方法は, 歯肉溝内や歯間隣接面など狭小な部位の清掃を目的としているものであり, 付随してマッサージ効果も得られる. 操作は難しいが, 狭小な部位を丁寧に清掃できる利点がある.

a ○ バス法は, 主に毛先を使用する方法に分類され, 毛先を歯肉溝内に挿入し, 清掃することを目的とする方法である.

b ○ チャーターズ法は, 主に刷毛の脇腹を用いる方法ではあるが, 毛先の歯間・歯頸部挿入や加圧振動による清掃効果も高い.

c × ローリング法は, 歯ブラシの柄を回転させ, ブラシの脇腹を歯肉に当てて加圧する操作が含まれる.

d × フォーンズ法は, 毛先を主に用いるが, 大きく円を描くようにしてプラークを除去するため, 振動操作は含まれない.

▷「歯科衛生学シリーズ 保健生態学」P.131
▷「歯科衛生学シリーズ 歯科予防処置論・歯科保健指導論」P.274-277

【問題 2-38】a

歯ブラシの把持法にはペングリップとパームグリップがある. パームグリップでブラッシング圧が強いような場合やストロークが大きい場合には, ペングリップを勧めてみる.

a ○ パームグリップは, 把持部を軸として回転操作を必要とする毛の脇腹を用いる方法で行われる. この場合, 刷掃部位により刷毛面を内側に向ける方法, 外側に向ける方法がある.

b × ブラッシング圧の微妙なコントロールがしやすいのは, ペングリップである.

c × 毛先の位置が確認しやすいのは, ペングリップである.

d × バス法やスクラッビング法などの毛先を用いるブラッシング法は, ペングリップで行う.

▷「歯科衛生学シリーズ 歯科予防処置論・歯科保健指導論」P.273

【問題 2-39】c, d

　4歳では仕上げ磨きも必要な時期だが，幼児自身の歯磨きの技術も指導により上達できるため，磨こうとする意欲を育てることも必要である.

a　×　バス法は歯肉溝の清掃を目的とする方法で，歯周病患者に適するが操作が難しい. 幼児への指導には適さない.

b　×　ローリング法は毛束の脇腹を使い歯肉マッサージを行うブラッシング法で，操作が難しく幼児への指導には適さない.

c　○　歯ブラシの操作が容易で，乳歯列に適用しやすいが，歯間部のプラーク除去は十分に行えない.

d　○　歯ブラシの操作が容易で，乳歯列に適用しやすいが，歯間部のプラーク除去は十分に行えない.

▷「歯科衛生学シリーズ　保健生態学」P. 131

【問題 2-40】d

a　×　バス法は毛先を用いてブラッシングする方法である.

b　×　ローリング法は脇腹を使うブラッシング方法で，歯肉マッサージ効果は高いが，操作が難しいため小児や高齢者には適していない.

c　×　スクラッビング法は毛先を歯頸部に当て，小刻みに振動させる方法で，比較的簡単で清掃効果も高く，広く成人に指導する方法である. 唇頬面で円を描く運動でブラッシングするのは，フォーンズ法である.

d　○　スティルマン改良法は，歯ブラシの脇腹を使って，回転を加えて磨く方法で，歯肉腫脹や出血のある場合に，歯肉のマッサージと歯頸部のプラーク除去効果を期待して行う方法である.

▷「歯科衛生学シリーズ　歯科予防処置論・歯科保健指導論」P. 274-277

【問題 2-41】b, c

　歯垢染色剤に使用される色素は，かまぼこや菓子類などの色付けに用いる食用合成色素が多い. 主な色素には，紅色のフロキシン（食用赤色 104 号），紫紅色のローズベンガル（食用赤色 105 号），青色のブリリアントブルー（食用青色 1 号）などがある.

a　×　細菌のグラム染色に用いられる染色剤であり，口腔内には用いない.

b　○

c　○

d　×　細菌のグラム染色に用いられる染色剤であり，口腔内には用いない.

▷「歯科衛生学シリーズ　保健生態学」P. 134-135

3. う蝕の予防

【問題 3-1】d

　グルコース（ブドウ糖）を含む水溶液をプラークにしみ込ませると，プラーク中の細菌がグルコースを代謝して有機酸を産生し，プラークの pH は急速に低下する. 酸性になったプラークは，唾液の緩衝作用により徐々に中和されて数十分で中性に戻る. このようなプラークの pH の経時的な変化を示す曲線はステファンカーブとよばれている.

a　×

b　×

c　×

d　○　図の縦軸はプラークの pH，横軸は経過時間を分単位で表している.

▷「歯科衛生学シリーズ　保健生態学」P. 147-148

【問題 3-2】c

　スクロースは，砂糖の主成分であり最もう蝕誘発能が高い. グルカンやフルクタンなどの菌体外多糖の合成に利用される.

a　×　デキストラナーゼは，デキストランを分解する酵素である.

b　×　フルクトシルトランスフェラーゼはフルクタン合成酵素である.

c　○　デキストランは，グルコースを構成糖とするグルカンであり，グルコシルトランスフェラーゼという酵素により合成される.

d　×　ヒアルロニダーゼは，プロテオグリカンの一種のヒアルロン酸を分解する酵素である.

▷「歯科衛生学シリーズ　保健生態学」P. 146

【問題 3-3】d

　グラフは，グルコース洗口後のプラーク pH の変化について記録したステファンカーブである. 縦軸は pH，横軸は時間（分）で，プラーク細菌の酸産生による pH の急激な低下と，プラーク・唾液の緩衝能によるゆるやかな回復の過程が描かれている.

　ヒドロキシアパタイトが脱灰する臨界 pH は 5.5 で，

pHが5.5より低下している時間が長いほどう蝕罹患傾向は高くなる.

a ×

b ×

c ×

d ○ pHの回復が最も遅く，臨界pHを下回っている時間が最も長いため，う蝕罹患傾向が最も高い.

▷「歯科衛生学シリーズ 保健生態学」P. 147

【問題3-4】a, d

ミュータンスレンサ球菌を中心とするう蝕病原細菌がスクロースから不溶性グルカンを生成して，その他の口腔細菌を取り込みながら歯面に強固に付着し，う蝕原性バイオフィルムを形成する.

また，ミュータンスレンサ球菌などの口腔細菌は各種酵素の作用によって，スクロースやその他の糖を代謝して有機酸を産生し，硬組織である歯を脱灰させる.

a ○ スクロースは酸産生能，グルカン合成能ともに高いため，そのう蝕誘発能は糖質のなかで最も大きい.

b × 不溶性グルカンはミュータンスレンサ球菌がスクロース（ショ糖）から合成する菌体外多糖である.

c × プラークは構成成分の70〜80%が細菌であり，う蝕や歯周病の病原因子を多く含んでいる.

d ○ フッ化物は歯質強化のほかに，細菌の解糖を阻害し酸産生を抑制する効果もある.

▷「歯科衛生学シリーズ 保健生態学」P. 140-149, 184

【問題3-5】b, c

う蝕は多要因疾患であり，複数の条件が重なった場合に発生し，それらをう蝕の発生要因とよぶ.

宿主要因にはう蝕が発生する生体側の要因として，人，口腔，歯，歯質，歯列状況，唾液などが該当する.

分類	主な要因
病原要因	ミュータンスレンサ球菌 その他の細菌
宿主要因	歯列の状態および歯の萌出・形態 歯質の耐酸性：フッ化物応用の頻度 唾液の性状と分泌速度 修復歯と補綴歯
環境要因	糖質の種類，量，摂取方法

a × プラークは細菌により構成されたバイオフィルムであり，病原要因である.

b ○

c ○

d × スクロースは発酵性糖質であり環境要因である.

▷「歯科衛生学シリーズ 保健生態学」P. 143-149

【問題3-6】b

う蝕の発生や進行に寄与する因子をう蝕活動性試験などから総合的に判定し，個人のカリエスリスクに応じた歯科保健指導を実施する.

a × 唾液を検体とする試験では，分泌量が少ない（分泌速度が遅い）場合に高リスクと判定される.

b ○ 唾液の緩衝能に寄与する重炭酸塩濃度が低い場合に高リスクと判定される.

c × 再石灰化に寄与するフッ素イオン（フッ化物イオン）濃度が低い場合に高リスクと判断される.

d × う蝕の発生と関連が強いミュータンスレンサ菌数や乳酸桿菌数が多い場合は高リスクと判定される.

▷「歯科衛生学シリーズ 保健生態学」P. 150-151

【問題3-7】b, c

宿主要因には，罹患する個体側の要因が含まれ，歯列・咬合関係，歯（歯質や歯冠形態），唾液などが含まれる.

a × プラークは，その約70%が細菌で占められ，微生物要因（病原要因）にあたる.

b ○ 唾液には，緩衝作用や再石灰化作用などがあり，分泌量が多いほどう蝕のリスクは低くなるため，宿主の要因である.

c ○ 小窩裂溝は清掃不能部位であるため，宿主の形態的弱点である.

d × 甘味食品の度重なる摂取は微生物の栄養源となり，食餌性基質要因（環境要因）にあたる.

▷「歯科衛生学シリーズ 保健生態学」P. 143-149

【問題3-8】a

う蝕活動性とは，ある一定の時点または期間において予想される，う蝕発病の危険性とう蝕進行の可能性をいう.宿主と歯，口腔細菌，発酵性糖質の3つのう蝕の要因を評価する.

Ⅱ 解答・解説 7 口腔衛生学

a ○　唾液の緩衝能が低いと pH の低下が長時間続くため，う蝕活動性は高い．

b ×　唾液分泌量が多ければ自浄性が保たれ，う蝕活動性は低い．

c ×　プラーク自体の酸産生能が低ければ，歯質脱灰の危険が減少し，う蝕活動性は低い．

d ×　エナメル質のフッ素濃度が高ければ，歯質の耐酸性が向上し，う蝕活動性は低い．

▷「歯科衛生学シリーズ　保健生態学」P. 143-151

【問題 3-9】b

設問の図はステファンカーブとよばれ，プラーク細菌による糖代謝の影響からの pH 回復過程を示している．10％ブドウ糖液洗口直後からプラーク細菌の解糖により急激な pH の低下がみられ，数分以内にヒドロキシアパタイトの臨界 pH5.5 を下回る．しかし，pH の低下は 4 以下にはならず，緩衝能の影響や酸の希釈・拡散により pH は上昇に転じ，約 20 分で臨界 pH まで回復し，約 40 分後には中性近くにまで回復する．

a ×

b ○

c ×

d ×

▷「歯科衛生学シリーズ　保健生態学」P. 147-148

【問題 3-10】b

Keyes の 3 つの輪でも説明されるように，う蝕は複数の発生要因が重複して発生する多因子性疾患である．環境要因とは発酵性糖質に関する要因であり，砂糖や間食の摂取状況が含まれる．

a ×　唾液の分泌量は，宿主要因である．

b ○　発酵性糖質の摂取は，環境要因である．

c ×　小窩裂溝は清掃不可能部位であり，宿主要因である．

d ×　う蝕原因菌の数は，病原要因である．

▷「歯科衛生学シリーズ　保健生態学」P. 143-149

【問題 3-11】a

う蝕の発生要因は宿主要因，微生物要因（病原要因），環境要因の 3 つに加え，時間的要因も関与する．

a ○

b ×　食餌性基質は環境要因であり，飲食物の摂取状況や食品の粘着性などが含まれる．

c ×　宿主要因は罹患する個体側の要因であり，顎・口腔，歯列，歯（歯質や歯冠形態）などのほか，宿主から分泌される唾液も含まれる．

d ×　時間的要因にはプラークが付着している時間などがある．飲食物の糖質濃度は，環境要因である．

▷「歯科衛生学シリーズ　保健生態学」P. 143-149

【問題 3-12】a

ミュータンスレンサ球菌は，グルコシルトランスフェラーゼにより，スクロース（ショ糖）を基質として $\alpha 1$，3 結合をもつ不溶性グルカン（ムタン）を菌体外に形成する．不溶性グルカンは，細菌の凝集と歯面への付着に関与し，う蝕の発生要因となる．

a ○　グルコシルトランスフェラーゼは，スクロースから不溶性グルカンを形成する．

b ×　マルトースは麦芽糖ともよばれ，グルコースが 2 つ結合した二糖類だが，グルコシルトランスフェラーゼの基質とはならない．

c ×　キシリトールは，代用甘味料としてう蝕予防に用いられる糖アルコールであり，不溶性グルカンの形成には関係しない．

d ×　パラチノースは，代用甘味料としてう蝕予防に用いられるショ糖の異性体で，不溶性グルカンの形成には関係しない．

▷「歯科衛生学シリーズ　保健生態学」P. 146

【問題 3-13】a

a ○　宿主要因は，年齢・性別などのほか，歯種・歯面，歯質や小窩裂溝など歯の形態，歯列の形態，唾液などがある．

b ×

c ×

d ×

▷「歯科衛生学シリーズ　保健生態学」P. 143-149

【問題 3-14】a, c

ステファンカーブは，10％グルコース液で洗口した後のプラークの pH を経時的に記録したグラフの名称である．プラークに糖質が作用すると，プラークの酸性度はエナメル質が溶解する臨界 pH である 5.5 以下に低下する．

a ○

b ×　約 40 分を経て中性に回復する．

c ○

d × pHが元に戻るまでの時間は，最低値に下がるまでの時間よりも長い．

▷「歯科衛生学シリーズ　保健生態学」P. 147-148

【問題 3-15】a

飲食物として糖質を摂取すると，プラーク中の細菌が一斉に糖を代謝し，代謝産物として乳酸などの有機酸を生じるため，プラークのpHは急速に低下する．

a ○ スクロース（ショ糖）は二糖類で，グルコース同様に代謝効率が高くpHは低下する．ミュータンスレンサ球菌によるムタン（不溶性グルカン）の形成にも関与し，う蝕発生の危険性が最も高い糖質である．

b × ラクトースは二糖類である．

c × マルトースは二糖類である．

d × トレハロースは二糖類で，スクロースの異性体である．

▷「歯科衛生学シリーズ　保健生態学」P. 147-148

【問題 3-16】b

ステファンカーブ（Stephan curve）とは，10%グルコース液で洗口した後のプラークpHを経時的に記録したグラフである．洗口直後から，プラーク中の細菌がグルコースを代謝して産生した酸により，急速にpHが低下し，エナメル質の脱灰が生じる臨界pH（5.5）よりも低い値まで下がる．その後，pHは唾液による緩衝作用や酸の拡散により上昇に転じる．

a ×

b ○ ②はプラークのpHがエナメル質の臨界pH（5.5）を下回っている区間であり，エナメル質の脱灰が生じる．

c ×

d ×

▷「歯科衛生学シリーズ　保健生態学」P. 147

【問題 3-17】d

a × Keyesは，宿主（宿主と歯），口腔細菌，飲食物（食餌性基質）の3つの要因が重なりあった場合にう蝕が発生するという「Keyesの3つの輪」の概念を提唱した．

b × Newbrunは，「Keyesの3つの輪」の概念にさらに時間的要因を付け加えた．

c × Scammonは，組織・器官別の発育パターンを4つに分類し，Scammonの臓器別発育曲線を示した．

d ○ Stephanは，10%ブドウ糖溶液で1分間うがいした場合のプラーク中のpH変動を図示した．この図はStephanカーブとよばれる．

▷「歯科衛生学シリーズ　保健生態学」P. 147

【問題 3-18】b, c

ミュータンスレンサ球菌はう蝕病原菌であり，スクロース（ショ糖），グルコース（ブドウ糖），フルクトース（果糖），マルトース（麦芽糖），ラクトース（乳糖）などの発酵性糖質を基質として代謝し，最終代謝産物として乳酸などの有機酸を産生し，う蝕を引き起こす．

a × ステビアは配糖体系の代用甘味料で，ミュータンスレンサ球菌の酸産生の基質とならない．

b ○

c ○

d × エリスリトールは糖アルコール系の代用甘味料で，ミュータンスレンサ球菌の酸産生の基質とならない．

▷「歯科衛生学シリーズ　保健生態学」P. 147-148
▷「歯科衛生学シリーズ　歯科予防処置論・歯科保健指導論」P. 69-76

【問題 3-19】a

StephanのpH曲線（Stephanカーブ）は，10%ブドウ糖溶液で1分間うがいした場合のプラーク中のpHの変動を示したものである．糖質がプラークに作用すると，プラーク中の細菌が酸を産生し，プラークのpHは急速に低下する．臨界pH（エナメル質の脱灰を生じるpH）である5.5よりも低い値まで低下するが，唾液の緩衝作用によって，その後pHは上昇に転じる．

a ○ 設問のグラフの太線部分は，唾液の緩衝作用によりプラークのpHが上昇することを示している．

b ×

c ×

d ×

▷「歯科衛生学シリーズ　保健生態学」P. 147

【問題 3-20】a, c

う蝕の発生要因には，宿主（宿主と歯），口腔細菌，飲食物（食餌性基質）の3要因がある．またこれに時

間的要因も関わる.

a ○ 小窩裂溝填塞は歯の形態を改善する予防法であり，宿主要因に対するう蝕予防法である.

b × フロッシングは口腔細菌を含むプラークを除去することを目的としており，口腔細菌に対するう蝕予防法である.

c ○ フッ化物歯面塗布は歯質を強化し耐酸性を高める予防法であり，宿主要因に対するう蝕予防法である.

d × 代用甘味料の使用は発酵性糖質の制限であり飲食物（環境要因）に対するう蝕予防法である.

▷「歯科衛生学シリーズ　保健生態学」P. 143-149

【問題 3-21】b, d

ミュータンスレンサ球菌群は，グルコシルトランスフェラーゼの働きにより，ショ糖（スクロース）から，粘着性の高い不溶性（非水溶性）グルカンを合成し，細菌の固着やプラークの形成・成熟に大きな役割を果たす.

a × ミュータンスレンサ球菌群以外のレンサ球菌で，プラーク，舌表面，唾液中に生息するが，う蝕との関連はほとんどないとされている.

b ○ ミュータンスレンサ球菌群に含まれる.グルコシルトランスフェラーゼをもち，不溶性グルカンを合成する.

c × ミュータンスレンサ球菌群以外のレンサ球菌で，プラーク，舌表面，唾液中に生息するが，う蝕との関連はほとんどないとされている.

d ○ ミュータンスレンサ球菌群に含まれる.グルコシルトランスフェラーゼをもち，不溶性グルカンを合成する.

▷「歯科衛生学シリーズ　保健生態学」P. 145-146

【問題 3-22】b

糖がう蝕の発生要因となるのは，①プラーク形成能（菌体外多糖の材料となる）と②酸産生能（細菌による酸産生の材料となる）の2つの要因による.スクロース（ショ糖）はプラーク形成能と酸産生能の両方をもつ.グルコース（ブドウ糖）やフルクトース（果糖）はプラーク形成能はないが，酸産生能がある.

a × 化学合成系の甘味料であり，プラーク形成能・酸産生能のいずれもない.

b ○ 酸産生の材料として細菌に利用され，う蝕の発生要因となる.

c × アミノ酸系の甘味料であり，プラーク形成能・酸産生能のいずれもない.

d × 糖アルコールであり，プラーク形成能・酸産生能のいずれもない.

▷「歯科衛生学シリーズ　保健生態学」P. 147-148

▷「歯科衛生学シリーズ　歯科予防処置論・歯科保健指導論」P. 69-77

【問題 3-23】c

図の構造は単糖類が2つ結合した二糖類で，スクロース（ショ糖）である.グルコース（ブドウ糖）とフルクトース（果糖）が結合してスクロースとなる.スクロースはミュータンスレンサ球菌などに代謝され，主として乳酸が生成されることによりプラークのpHが著しく低下するため，う蝕誘発性が高い.

a × グルカンはグルコースが多数結合した多糖類であり，結合様式の違いにより，不溶性グルカンと水溶性グルカンに分類され，両者ともプラークの構成要素となる.

b × グルコースはう蝕発症に関わるが，単糖類である.

c ○

d × フルクトースはう蝕発症に関わるが，単糖類である.

▷「歯科衛生学シリーズ　保健生態学」P. 146

▷「歯科衛生学シリーズ　栄養と代謝」P. 15

【問題 3-24】a, b

Keyes によるう蝕の発生要因では，個体（宿主と歯），病原（口腔細菌），環境（発酵性糖質）の3要因が作用した結果としてう蝕が発症するとしている.

宿主要因として，年齢や性別のほか，歯の形態や歯列，歯質，唾液緩衝能や唾液分泌量などがあげられる.

a ○

b ○

c × 含糖食品（砂糖などの発酵性糖質を含む食品）の摂取頻度は，飲食物要因（環境要因）にあたる.

d × ミュータンスレンサ球菌はう蝕の主な原因菌であり，口腔細菌要因（病原要因）にあたる.

▷「歯科衛生学シリーズ　保健生態学」P. 143-149

【問題 3-25】c

ミュータンスレンサ球菌は，菌体外多糖として不溶性・水溶性グルカンとフルクタンを産生する．

a × インベルターゼは，ショ糖をブドウ糖と果糖に分解する酵素である．

b × デキストラナーゼは歯磨剤に含まれるプラーク分解酵素で，薬用成分の1つである．

c ○ グルコシルトランスフェラーゼは，ショ糖をグルコースとフルクトースに分解するとともに，グルコースを多重結合させてグルカンを合成する酵素である．グルカンには不溶性グルカンと水溶性グルカンがある．不溶性グルカン（ムタン）は，粘着性に富み，それを介して自身の菌体やほかの菌体を歯面に強固に固着させるため，う蝕誘発性との関連が高いとされている．

d × フルクトシルトランスフェラーゼはフルクタンを合成する酵素である．．

▷「歯科衛生学シリーズ　保健生態学」P. 112, 145-146

【問題 3-26】a, b

a ○ 根面う蝕は露出した歯根面に沿って進行するため，環状に拡大し，一般には病変の進行速度が遅い．う窩を形成せずに脱灰と軟化が広範囲に拡大していることが多い．

b ○ 根面う蝕は，生理的または病的な歯肉の退縮によって露出した歯根面歯頸部に生じるう蝕である．

c × 穿通性に進行するのは急性う蝕で，歯髄に向かって細く深く拡大する．

d × う蝕円錐は，う蝕がエナメル小柱あるいは象牙細管の走行に沿って進行することで生じる病変の構造である．セメント質う蝕では明確なう蝕円錐は形成されない．

▷「歯科衛生学シリーズ　保健生態学」P. 142-143
▷「歯科衛生学シリーズ　病理学・口腔病理学」P. 88-95

【問題 3-27】a, b

う蝕活動性試験とは，唾液やプラーク，歯質を検体として，個人のう蝕感受性，う蝕進行性，う蝕抵抗性などを評価するものである．その目的は，予防のための現状把握と将来予測であり，結果をブラッシング指導時の資料として有効に活用することもできる．

a ○

b ○

c × 治療間隔を測定する目的として実施されるものではない．

d × う蝕の早期発見を目的として実施されるものではない．

▷「歯科衛生学シリーズ　保健生態学」P. 149-151

【問題 3-28】a, b

う蝕活動性試験は，う蝕の発生や進行に関する危険性（リスク）を判定し，予防プログラムの立案に役立てるために用いる．必要な条件としては，う蝕病因論に基づいていること，結果の再現性が確かであること，操作時間が短く，特殊な技術を要しないこと，安価であることなどがあげられる．

a ○

b ○

c × 二次う蝕の検出を目的としたものではない．

d × う蝕のリスクの強弱を評価するもので，う蝕の確定診断を行うための試験ではない．

▷「歯科衛生学シリーズ　保健生態学」P. 149-151

【問題 3-29】a, b

Leavell & Clark は疾病の予防レベルを3段階5つの予防手段にまとめている．う蝕の予防手段は下表のように分類される．

第一次予防	
健康増進	特異的予防
口腔健康教育	フッ化物応用によるう蝕発生抑制
口腔衛生指導	小窩裂溝填塞
栄養・食事指導	間食指導（う蝕予防）
育児指導	口腔清掃（う蝕予防）
生活習慣指導	薬用歯磨剤の使用（う蝕予防）
禁煙指導	特定保健用食品の摂取
第二次予防	
早期発見・即時処置	機能喪失阻止
精密検査	修復治療
スクリーニング検査	根管治療
初期う蝕の進行抑制（フッ化ジアンミン銀塗布，小窩裂溝填塞）	抜歯
初期う蝕の治療	
ミニマルインターベンションデンティストリー（MID）	

Ⅱ 解答・解説　7 口腔衛生学

第三次予防
リハビリテーション
喪失歯に対する補綴治療
インプラント治療
咀嚼・嚥下指導
摂食嚥下リハビリテーション

a ○

b ○

c × フッ化物歯面塗布は第一次予防にあたる.

d × 歯冠修復は第二次予防にあたる.

▷「歯科衛生学シリーズ 保健生態学」P. 152-153

【問題 3-30】a, b

う蝕は選択肢にある4つの要因が重なり発生する疾患である. う蝕予防方法は, これら各要因に対する予防として分類することが可能である.

a ○ 小窩裂溝填塞は, 歯（宿主）の形態を変えることから, 宿主要因に対する予防法と考えられる.

b ○ クロルヘキシジンは微生物要因に対する化学的プラークコントロールに応用される.

c × フッ化物は歯質強化に寄与し, 宿主要因に対する予防法に分類される.

d × デキストラナーゼは, デキストランを分解する酵素で, 歯磨剤の薬効成分として配合される.

▷「歯科衛生学シリーズ 保健生態学」P. 153-155

【問題 3-31】b, c

糖アルコールは, 糖質構造の一部にアルコールの特徴を有する非う蝕性甘味料である. 共通の性質として, ①不溶性グルカンの基質にならず, プラークの酸産生の原料にならない, ②消化管での吸収が遅く低カロリーである, ③多量に摂取すると一過性の下痢を生じる, などがあげられる.

a × パラチノースは, ショ糖に転移酵素を作用させて作られた異性体で, 非う蝕性甘味料である.

b ○ キシリトールは多くの野菜や果物にごくわずかに含まれる糖アルコールである.

c ○ ソルビトールは果物や海藻類に存在する糖アルコールである.

d × アスパルテームは, フェニルアラニンとアスパラギン酸がペプチド結合したアミノ酸系の非う蝕性甘味料である.

▷「歯科衛生学シリーズ 保健生態学」P. 147-148

▷「歯科衛生学シリーズ 歯科予防処置論・歯科保健指導論」P. 73-75

【問題 3-32】a, b

う蝕の予防段階については**問題 3-29**の解説を参照.

a ○ 第一次予防の健康増進にあてはまる.

b ○ 義歯装着は, 機能回復を目的としたリハビリテーションで, 第三次予防である.

c × 健全歯に対する小窩裂溝填塞は第一次予防の特異的予防である.

d × フッ化ジアンミン銀の塗布は, すでにう蝕に罹患している歯に対して行うため, 第二次予防である.

▷「歯科衛生学シリーズ 保健生態学」P. 152-153

【問題 3-33】c, d

a × 微生物を含むプラークを除去する口腔清掃は微生物要因に対する予防法にあたる.

b × 甘味摂取や間食に関する食生活指導は食餌性基質要因に対する予防法にあたる.

c ○ 形態的弱点を改善する小窩裂溝填塞は宿主要因に対する予防法にあたる.

d ○ 歯の耐酸性を高めるフッ化物応用法は宿主要因に対する予防法にあたる.

▷「歯科衛生学シリーズ 保健生態学」P. 153-155

【問題 3-34】a, d

フッ化物局所応用には, フッ化物洗口法, フッ化物歯面塗布法, フッ化物配合歯磨剤がある. 使用するフッ化物については**問題 3-55**の解説を参照.

a ○

b × フッ化ジアンミン銀は, フッ素と銀を含有し, 主にう蝕の進行抑制（第二次予防）を目的に用いる.

c × ケイフッ化アンモニウムは, 全身応用の水道水フロリデーションに用いられることがある（日本では実施されていない）.

d ○

▷「歯科衛生学シリーズ 保健生態学」P. 168

【問題 3-35】d

う蝕の予防段階については**問題 3-29**の解説を参照.

a × 口腔清掃はう蝕の発症予防であり, 第一次予防である.

b × 間食指導はう蝕の発症予防であり, 第一次予

防である.

c　×　義歯の装着は欠損を補い，咀嚼機能を回復させることであり，第三次予防のリハビリテーションである.

d　○

▷「歯科衛生学シリーズ　保健生態学」P. 6-7, 152-153

【問題 3-36】b, c

Minimal Intervention〈MI〉とは「必要最小限の侵襲」を意味し，機械的・外科的な歯質削除中心の医療から，歯質保護・患者への侵襲をできるだけ避けることを目的とした医療を目指す概念である．具体的には，下記の6点が提唱されている.

①早期にう蝕病変を発見し，う蝕リスクと活動性を評価する

②エナメル質および象牙質の脱灰病変の再石灰化をはかる

③健全歯質を最大限に保存する

④各個人に最適なメインテナンスを実施する

⑤歯の寿命を考慮して，修復処置による介入を最小限にとどめる

⑥欠陥のある修復物は再修復により補修する

a　×　以前は，二次う蝕を予防するために小窩裂溝や隣接面といった不潔域を予防的に切削する予防拡大が行われていたが，MIでは，削除する歯質を最小限度にとどめることとしている.

b　○

c　○

d　×

▷「歯科衛生学シリーズ　保健生態学」P. 153
▷「歯科衛生学シリーズ　保存修復学・歯内療法学」P. 29

【問題 3-37】c

う蝕の予防手段は，その実施主体によって3つに分類される（下表参照）.

分類	定義	例
セルフケア	個人が自らの生活の中で実践するもの	・フッ化物配合歯磨剤の使用 ・家庭でのフッ化物洗口
プロフェッショナルケア	歯科医師や歯科衛生士が対応するもの	・フッ化物歯面塗布の実施
パブリックヘルスケア（コミュニティケア）	市町村，学校などの組織を通じて行われるもの	・学校などでのフッ化物洗口 ・水道水フロリデーション ・飲食物へのフッ化物添加

a　×　プロフェッショナルケアである.

b　×　パブリックヘルスケアである.

c　○　フッ化物配合歯磨剤は自己の判断でブラッシング時に使用するためセルフケアにあたる.

d　×　パブリックヘルスケアである.

▷「歯科衛生学シリーズ　保健生態学」P. 155-156

【問題 3-38】b

う蝕予防手段の実施主体による分類は問題 3-37 の解説を参照.

a　×　セルフケアである.

b　○　プロフェッショナルケアである.

c　×　パブリックヘルスケアである.

d　×　セルフケアである.

▷「歯科衛生学シリーズ　保健生態学」P. 155-156

【問題 3-39】d

フッ素は，鉛，亜鉛，鉄などと同じくエナメル質表層で濃度が高い元素とされている.

a　×

b　×

c　×

d　○　フッ素の濃度分布は，エナメル質表層では1,000 ppm を超えて高値を示し，その内側では低下する.

▷「歯科衛生学シリーズ　栄養と代謝」P. 59-60

【問題 3-40】b

自然界でフッ素はマグマなど地殻成分に由来し，海水のフッ素濃度は約 1.3 ppm と比較的高濃度である．さらに鉱泉水や温泉水など火成岩成分に富む地下水では，より高い濃度を示す.

Ⅱ　解答・解説

7　口腔衛生学

a　×

b　○　水道法でのフッ素の基準は 0.8 mg/L（ppm）
以下であるが，この濃度は上限濃度で，通常の水道
水はこれより低い 0.2 ppm 未満の水が一般的に供
給されている．

c　×

d　×

▷「歯科衛生学シリーズ　保健生態学」P. 43, 160

【問題 3-41】d

飲食物などに含まれるフッ素を経口的に摂取した場
合，その大部分は栄養素と同様に胃腸粘膜から吸収さ
れる．血中へと移行したフッ素の一部は，骨や形成中の
歯に取り込まれるが，成人では吸収されたフッ素の
90％以上が 24 時間以内に尿中に排泄される．

a　×

b　×

c　×

d　○　生体内のフッ素の 99％はカルシウムに富む
骨・歯に蓄積される．特に成長期の小児では，骨な
どの硬組織に取り込まれる割合が高くなる．

▷「歯科衛生学シリーズ　保健生態学」P. 161-163

【問題 3-42】a, b

フッ素はカルシウムなどと結合しやすい性質をもつ．
人体内のカルシウムの大部分は骨および歯に存在する
ため，経口摂取され体内に取り込まれたフッ化物イオン
も，一部を除き骨・歯など硬組織に沈着して蓄積され
る．特に小児においては，体内に取り込まれたフッ化物
イオンの約 30〜40％が成長過程にある硬組織に取り込
まれる．

a　○

b　○

c　×　軟組織主体の組織である内臓器官には少ない．

d　×　軟組織主体の組織である内臓器官には少ない．

▷「歯科衛生学シリーズ　保健生態学」P. 163

【問題 3-43】a

日本は水道水フロリデーションがないため飲料水中
のフッ化物（フッ素）量は少ないが，お茶からの摂取量
が多く，1 日のフッ化物摂取量は水・茶からは 1 mg 程
度以下である．また日本人は海産物を多く摂取するた
め，食品からの摂取量は欧米と比べると多めではある

が，最大でも 2 mg 程度である．そのため，日本人の飲
食物からのフッ化物総摂取量は，多くても 3 mg 以下で
あると考えられる．

a　○

b　×

c　×

d　×

▷「歯科衛生学シリーズ　保健生態学」P. 160

【問題 3-44】b, c

食品や飲料水・お茶から摂取されたフッ化物は，胃
および小腸からすみやかに吸収され，血中に入る．その
後，腎臓を介して尿，汗腺を介して汗として排泄される
が，排泄されなかったフッ化物は硬組織（主に骨格系）
に沈着し，体内に蓄積される．吸収されたフッ化物のう
ち，体内に蓄積される割合は，成人で約 10％，小児で
は約 30〜40％と考えられている．

a　×

b　○

c　○

d　×

▷「歯科衛生学シリーズ　保健生態学」P. 161-163

【問題 3-45】b

設問の図は，1930 年代に米国の H. T. Dean が実施
した調査結果をまとめたもので，横軸には飲料水中の
フッ化物イオン濃度をとり，左右の縦軸には DMFT と
歯のフッ素症の発生状況を配している．

この調査結果から，フッ化物イオン濃度が高い飲料
水を摂取していた者では DMFT が抑制され，1 ppm
程度の濃度であれば，歯のフッ素症の発生も比較的少
ないことが明らかにされた．

a　×

b　○　矢印の濃度は，図の交差点である 1.4 ppm より
低濃度であり，1.0 ppm に相当する．

c　×

d　×

▷「歯科衛生学シリーズ　保健生態学」P. 167

【問題 3-46】b, c

歯のフッ素症は，エナメル質の形成期におけるフッ化
物の過剰摂取によって生じるエナメル質の形成不全症
である．

a × 乳歯の形成過程では，石灰化が胎生期に行われるため胎盤がフッ素のバリアとなり，歯のフッ素症は乳歯には生じにくい．

b ○ 左右対称に，1歯列に数歯以上現れることが多い．

c ○ 飲料水中に高濃度のフッ化物イオンを含む地域で生まれ育った者に発生するため，一定の地域に限局し，集団で現れる．

d × 歯面の白濁または境界が不明瞭で水平の縞をつくりやすい．

▷「歯科衛生学シリーズ　保健生態学」P. 165-166

【問題 3-47】b

歯のフッ素症は，エナメル質の形成期に許容量以上（1〜2 ppm 以上）のフッ化物を含む飲料水などを長期摂取することにより生じるエナメル質の形成不全症である．歯面の白濁または境界が比較的不鮮明な水平の縞を呈し，左右対称に現れることが多い．主として永久歯に現れるが，フッ化物イオンが高濃度になると乳歯にも現れる．

a ×

b ○ エナメル質の石灰化は上顎中切歯では生後3〜4か月，上顎側切歯では生後10〜12か月頃から始まる．第三大臼歯（7〜10歳）を除くすべての永久歯で，生後2〜3年以内に石灰化が始まる（**問題1-3**の解説を参照）．

c ×

d ×

▷「歯科衛生学シリーズ　保健生態学」P. 101, 165-166

【問題 3-48】b, c

歯のフッ素症は，歯の形成期に高濃度（1〜2 ppm 以上）のフッ化物を含む飲料水を長期摂取することにより生じるエナメル質の形成不全である．特徴として，飲料水による影響のため一定の地域に限局して集団に現れること，歯面の白濁または境界が不鮮明な水平の縞を呈すること，左右対称に数歯以上現れること，などがあげられる．

a × 一般にう蝕罹患率は低いとされている．

b ○

c ○

d × 高濃度フッ化物を含む飲料水の長期摂取が原因であり，フッ化物歯面塗布が原因で発生することはない．

▷「歯科衛生学シリーズ　保健生態学」P. 165-166

【問題 3-49】b

この女児の急性中毒発現量は，2 mg×体重 15 kg＝30 mg である．2%NaF 溶液 100 mL 中の NaF は 2 g である．NaF の分子量は 42 で，内訳は Na（ナトリウム）：23，F（フッ素）：19 なので，NaF 中の F の割合は 19/(42＋19)＝0.45（＝45%）である．したがって，2%NaF 溶液 100 mL に含まれるフッ素量は 2 g×0.45＝900 mg（0.9 g）である．900 mg/100 mL＝30 mg/X で計算すると X＝(30×100)/900＝3.3 mL となる．

a ×

b ○

c ×

d ×

▷「歯科衛生学シリーズ　保健生態学」P. 164

▷「歯科衛生学シリーズ　歯科予防処置論・歯科保健指導論」P. 253-256

【問題 3-50】c, d

フッ化物によるう蝕予防法は宿主要因に対する予防法に分類され，歯質にう蝕抵抗性を付与する，再石灰化の促進により脱灰歯質の回復をはかる，口腔細菌の代謝を阻害するなどの効果がある．

a × 緩衝作用は，pH を中性近くまで戻す作用で，唾液中の重炭酸塩などが担い，フッ素は関係しない．

b × 保湿作用は口腔内の水分などによる効果である．

c ○ フッ素を取り込んだヒドロキシアパタイトはフルオロアパタイトとよばれ，酸に対する抵抗性が向上する．

d ○ フッ素は，唾液中のカルシウムイオンやリン酸イオンを再度歯質に取り込む再石灰化を促進する働きを有する．

▷「歯科衛生学シリーズ　保健生態学」P. 184

【問題 3-51】a, c

フッ化物によるう蝕予防法は，全身応用と局所応用法に分けられる．全身応用では，飲食物に添加されたフッ化物が体内に取り込まれ，歯胚のエナメル芽細胞に作用する．

a ○ 歯の形成期の応用で，結晶性・耐酸性が向上

する.

b × 萌出後の歯にフッ化物を作用させる局所応用では, 応用頻度により再石灰化の促進も期待できる.

c ○ 歯の形成期の応用で, フルオロアパタイトが形成され, 耐酸性が向上する.

d × 局所応用では口腔細菌がもつ酵素（解糖系のエノラーゼ）の活性を阻害し, 酸産生を妨げる効果も認められる.

▷「歯科衛生学シリーズ　保健生態学」P. 184

【問題 3-52】b, c

フッ化物の応用方法は, 全身応用法と局所応用法とに分けられる. 全身応用法はフッ化物を体内に取り込み, 歯の石灰化の時点で耐酸性の強化をはかる方法で, 上水道水のフッ化物添加（水道水フロリデーション）や錠剤, 食塩などへの添加があげられる.

a × 局所応用法である.

b ○ 全身応用法である.

c ○ 全身応用法である.

d × 局所応用法である.

▷「歯科衛生学シリーズ　保健生態学」P. 168, 181-183

【問題 3-53】b, d

歯磨剤に配合されるフッ化物にはフッ化ナトリウム, モノフルオロリン酸ナトリウム, フッ化第一スズがある.

a × フッ化カルシウムは, 水道水へのフッ化物添加に用いられる.

b ○

c × フッ化アルミニウムは歯磨剤の薬効成分としては配合されていない.

d ○

▷「歯科衛生学シリーズ　保健生態学」P. 168, 178

【問題 3-54】c, d

フッ化物によるう蝕予防法は全身応用法と局所応用法に大別できる. 局所応用法には, フッ化物歯面塗布, フッ化物洗口, フッ化物配合歯磨剤の使用などがあり, 萌出後の歯の表面に直接的に作用し歯質を強化する.

a × 全身応用法である.

b × 全身応用法である.

c ○ 局所応用法である.

d ○ 局所応用法である.

▷「歯科衛生学シリーズ　保健生態学」P. 168

【問題 3-55】a

フッ化物局所応用に使用されるフッ化物の種類と濃度は, 応用法によって異なる. 詳細は下表を参照.

方法		使用するフッ化物とフッ化物イオン濃度（ppm）	
フッ化物歯面塗布法	NaF	2％フッ化ナトリウム溶液	9,000
		リン酸酸性フッ化ナトリウム溶液 第1法 第2法	 12,300 9,000
	SnF$_2$	8％フッ化第一スズ溶液	19,400
		4％フッ化第一スズ溶液	9,700
フッ化物洗口法	NaF	0.05％（毎日法）	225
		0.055％（毎日法）	250
		0.1％（毎日法）	450
		0.2％（週1回法）	900
フッ化物配合歯磨剤	NaF	フッ化ナトリウム	1,500
	Na$_2$PO$_3$F	モノフルオロリン酸ナトリウム（MFP）	1,500
	SnF$_2$	フッ化第一スズ	1,000

a ○

b × フッ化水素は金属処理などで使用する薬剤で毒性が非常に強く, 人体への使用は禁忌である.

c × ケイフッ化ナトリウムは全身応用法での水道水フロリデーションに使用されるフッ化物で, 局所応用法には用いない.

d × フッ化カルシウムは全身応用法での水道水フロリデーションに使用されるフッ化物で, 局所応用法には用いない.

▷「歯科衛生学シリーズ　保健生態学」P. 168

【問題 3-56】a

フッ化物は歯質の耐酸性向上を目的として用いられる. 安全かつ効果的に応用するためには, 適正濃度（**問題 3-55 の解説を参照**）で使用する必要がある.

a ○ フッ化物歯面塗布（2％フッ化ナトリウム溶液, リン酸酸性フッ化ナトリウム溶液第2法）に使用するフッ化物イオン濃度は 9,000 ppm である.

b × フッ化物配合歯磨剤のフッ化物イオン濃度の上限は 1,500 ppm（フッ化ナトリウムとモノフルオロリン酸ナトリウムの場合）である.

c × フッ化物洗口（週1回法）に使用するフッ化物イオン濃度は 900 ppm（0.2％）である.

d × フッ化物洗口（毎日法）に使用するフッ化物イオン濃度は 225 ppm（0.05％）, 250 ppm（0.055％）,

450 ppm（0.1%）である.

▷「歯科衛生学シリーズ　保健生態学」P. 168

【問題 3-57】a

a　○　フッ化物バーニッシュは，フッ化物イオン濃度 22,600 ppm の高濃度のフッ化物を局所へ長期間滞留させるためのもので，う蝕リスクの高い小児・成人や高齢者の根面う蝕の予防に有効であると考えられる．日本では象牙質知覚過敏症の治療薬として市販されている．

b　×　フッ化物配合歯磨剤のフッ化物イオン濃度は 1,500 ppm（フッ化ナトリウム，モノフルオロリン酸ナトリウムの場合）が上限である．

c　×　リン酸酸性フッ化物ナトリウム溶液は，フッ化物歯面塗布に用いるフッ化物で，フッ化物イオン濃度は 9,000 ppm（第 2 法）もしくは 12,300 ppm（第 1 法）である．

d　×　フッ化物配合歯磨剤のフッ化物イオン濃度は 1,500 ppm（フッ化ナトリウム，モノフルオロリン酸ナトリウムの場合）が上限である．

▷「歯科衛生学シリーズ　保健生態学」P. 168, 172

【問題 3-58】b

a　×　フッ化物洗口には，一般的にフッ化ナトリウム（NaF）溶液が用いられている．

b　○　フッ化物配合歯磨剤は，モノフルオロリン酸ナトリウム(MFP, Na$_2$PO$_3$F)，フッ化ナトリウム(NaF)，フッ化第一スズ（SnF$_2$）が配合されている．

c　×　フッ化物歯面塗布には，フッ化ナトリウム（NaF），フッ化第一スズ（SnF$_2$），リン酸酸性フッ化ナトリウム（APF）が用いられている．

d　×　水道水フッ化物濃度調整（水道水フロリデーション）に用いられるのは，ケイフッ化ナトリウム（Na$_2$SiF$_6$），ケイフッ化水素酸（H$_2$SiF$_6$），フッ化ナトリウム(NaF)，ケイフッ化アンモニウム((NH$_4$)$_2$SiF$_6$)，フッ化カルシウム（CaF$_2$）である．

▷「歯科衛生学シリーズ　保健生態学」P. 168

【問題 3-59】b

a　×　HF（フッ化水素）は，セラミックス材料の表面処理などに用いる．非常に毒性が強いため，口腔内への使用は禁忌である．

b　○　フッ化物歯面塗布に用いるのは，NaF（2%フッ

化ナトリウム溶液，リン酸酸性フッ化ナトリウム溶液）と SnF$_2$（フッ化第一スズ溶液）である．

c　×　CaF$_2$（フッ化カルシウム）は，水道水フロリデーションに用いられる．

d　×　Ca$_{10}$（PO$_4$）$_6$F$_2$（フルオロアパタイト，FA）は，歯質の主成分であるヒドロキシアパタイト（HA）にフッ化物が作用すると生じる結晶であり，歯の耐酸性を向上させる．

▷「歯科衛生学シリーズ　保健生態学」P. 168

【問題 3-60】d

フッ化物洗口は永久歯の萌出期から長期間実施するほど効果が期待でき，一般的な効果判定はう蝕抑制率により行う．

a　×　OHI（Oral Hygiene Index）は口腔清掃状況の指標である．

b　×　CPI（Community Periodontal Index）は歯周疾患の指標である．

c　×　CFI（Community Fluorosis Index）は歯のフッ素症の指標である．

d　○　う蝕抑制率はフッ化物洗口実施群と対照群の永久歯う蝕経験を表す DMFT を用いて評価する．

▷「歯科衛生学シリーズ　保健生態学」P. 119

4. 歯周病の予防

【問題 4-1】b, d

a　×　*Lactobacillus*（乳酸桿菌）は，酸産生により蝕の進行に関与する．

b　○　*Porphyromonas gingivalis* は慢性歯周炎で検出される偏性嫌気性菌で，歯周組織を破壊するタンパク質分解酵素を産生する．

c　×　*Streptococcus sobrinus* はミュータンスレンサ球菌の一種で，*S. mutans* 同様に不溶性グルカンを産生し，う蝕発生に関与する．

d　○　*Tannerella forsythia*〈*forsythensis*〉は慢性歯周炎で検出される偏性嫌気性菌で，歯周組織を破壊するタンパク質分解酵素を産生する．

▷「歯科衛生学シリーズ　保健生態学」P. 189-190

【問題 4-2】c, d

下図は，口腔内細菌のなかで関連性のあるものをグループ化し，歯周病への関連が高い順にピラミッド状に模式化したものである．最下層の Yellow, Green,

Purple, Blue Complex には常在菌叢の細菌が，2層目の Orange Complex には中度の歯周病に関連する細菌が，最上層の Red Complex には重度の歯周病に関連する細菌が含まれる．Red Complex には，*Porphyromonas gingivalis*，*Tannerella forsythia* 〈*forsythensis*〉，*Treponema denticola* の3菌種が含まれる．

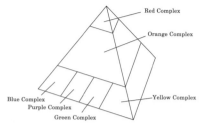

a　×　*Aggregatibacter actinomycetemcomitans* は限局性侵襲性歯周炎の原因菌で，Green Complex に含まれている．

b　×　*Prevotella intermedia* は妊娠性（妊娠期関連性）歯肉炎の原因細菌と考えられており，Orange Complex に含まれている．

c　○

d　○

▷「歯科衛生学シリーズ　保健生態学」P. 189-191

【問題4-3】b, d

a　×　中年期以降の歯周病の大多数を占め，年齢増に従い有病者が増加し，正の相関が認められる．

b　○　病態的には慢性経過をとるため，進行期と静止期を繰り返しながら拡大し，リスク部位ごとに特異的な進行形態を示す．

c　×　部位ごとに進行が異なり，一般に大臼歯部，上顎前歯部で歯周ポケットを生じやすい．

d　○　歯周病は，宿主抵抗性と病因との均衡の破綻が引き金となり発症する場合が多い．糖尿病や喫煙が歯周病の発症や進行に影響することが明らかになっている．

▷「歯科衛生学シリーズ　保健生態学」P. 121-122

【問題4-4】c

Leavell & Clark は疾病の予防レベルを3段階5つの予防手段にまとめている．歯周病の予防手段は下表のように分類される．

第一次予防	
健康増進	特異的予防
健康教育	意識された口腔清掃
口腔清掃	定期的な予防処置
健康維持・増進	口腔清掃指導
健康な生活態度	PTC
適切な栄養摂取	PMTC
適切な運動	スケーリング
禁煙	洗口剤・薬用歯磨剤の使用
第二次予防	
早期発見・即時処置	機能喪失阻止
定期検診の受診	歯周外科処置
歯周基本治療	歯の固定
歯周疾患に関する教育	
口腔清掃指導	
スケーリング・ルートプレーニング（SRP）	
不正な修復物の修正	
咬合調整	
第三次予防	
歯周補綴	
歯の形態修正	
矯正処置	

a　×　機能喪失の防止を目的とした第二次予防である．

b　×　歯周病に罹患している場合に行う処置であるため，第二次予防である．

c　○　歯周病の予防には，プラークコントロールが重要で，第一次予防にあたる．

d　×　歯周病に罹患している場合に行う歯周外科処置であるため，第二次予防である．

▷「歯科衛生学シリーズ　保健生態学」P. 6-7, 194

【問題4-5】a, c

歯周病の予防段階については**問題4-4**の解説を参照．

a　○　第一次予防の健康増進である．

b　×　う蝕に対しての第一次予防である．

c　○　歯周病の原因となるプラーク除去を目的としているため，第一次予防である．

d　×　フッ化物の局所応用は，う蝕に対しての第一次予防である．

▷「歯科衛生学シリーズ　保健生態学」P. 6-7, 194

【問題4-6】c

歯周病の予防段階については**問題4-4**の解説を参照．

a ×　第一次予防である.

b ×　第一次予防である.

c ○　ルートプレーニングは歯周基本治療に含まれる処置で, 疾病発生後に行う処置であるため第二次予防となる.

d ×　機能回復はリハビリテーションとなるので, 第三次予防である.

▷「歯科衛生学シリーズ　保健生態学」P. 6-7, 194

【問題 4-7】a, d

歯周病の予防段階については**問題 4-4**の解説を参照. 歯周病の予防段階における第二次予防は, 歯周病を早期発見して歯周基本治療を開始し, 口腔の機能喪失を阻止するための歯周治療を行うことである.

a ○　咬合調整は歯周基本治療の1つであり, 第二次予防の早期発見・即時処置に該当する.

b ×　歯周補綴は口腔機能回復を目的とした第三次予防である.

c ×　口腔清掃は健康増進としての第一次予防に該当する.

d ○　歯周外科治療は第二次予防の機能喪失阻止に該当する.

▷「歯科衛生学シリーズ　保健生態学」P. 6-7, 194

5. その他の歯科疾患の予防

【問題 5-1】a

不正咬合を生じる原因には, 過剰歯などの先天的な要因と, う蝕などによる歯冠の崩壊, 歯周病による歯の位置異常, 外傷などによる歯の喪失, 永久歯の萌出遅延といった後天的要因があげられる.

日常生活における予防としては, 指しゃぶりや口呼吸などの悪習癖の改善, スポーツ外傷の予防などがある.

a ○　吸指癖は乳幼児期においては高頻度に認められる習癖であるが, 前歯部の開咬の原因となるため, 4歳頃になっても継続している場合には, やめさせる必要がある.

b ×　不正咬合の予防とは関係ない.

c ×　不正咬合の予防とは関係ない.

d ×　不正咬合の予防とは関係ない.

▷「歯科衛生学シリーズ　保健生態学」P. 198-200

【問題 5-2】a, c

口腔習癖は不正咬合の後天的な原因である.

a ○　弄舌癖では舌を前方に押し出すため開咬や上顎前突を生じやすい.

b ×　吸指癖 (指しゃぶり) は開咬や上顎前突を生じやすい.

c ○　口呼吸では上顎前突や狭窄歯列弓となりやすい.

d ×

▷「歯科衛生学シリーズ　保健生態学」P. 198-200

【問題 5-3】b, c

口臭症は, 真性口臭症 (生理的口臭, 病的口臭), 仮性口臭症, 口臭恐怖症に分類される.

a ×　病的口臭の多くは不潔な口腔状態や口腔疾患 (歯周病, 重症う蝕など) に起因している.

b ○　仮性口臭症とは, 患者は口臭を訴えるが, 社会的な許容限度を超えるような口臭は認められず, 説明によって訴えの改善が図れるものをいう.

c ○　口臭の原因物質としては, 主として嫌気性菌によるタンパク性基質の分解・腐敗で生じる揮発性硫黄化合物 (硫化水素, メチルメルカプタンなど) があげられている.

d ×　口臭の予防には, プラークや舌苔の除去が基本である.

▷「歯科衛生学シリーズ　保健生態学」P. 200-204

【問題 5-4】a, d

口臭の原因には, う蝕や歯周病, 口腔の不潔など口腔に由来するもの, 糖尿病や呼吸器疾患など全身に由来するもの, 精神的原因によるもの, 生理的なものがある. 口臭の客観的検査はガスクロマトグラフィなどで調べる.

a ○　睡眠中は唾液がほとんど分泌されないため, 起床直後は最も強くなる.

b ×　空腹時, 長時間の会話後, 運動後などに口臭は強くなる.

c ×　口腔内が乾燥した状態で生じやすい.

d ○　硫化水素などの揮発性硫化物(揮発性硫黄化合物)は口腔由来の口臭の主要原因物質である.

▷「歯科衛生学シリーズ　保健生態学」P. 200-204

【問題 5-5】c, d

口臭症は, 「真性口臭症」, 「仮性口臭症」, 「口臭恐怖症」に分類されている. さらに, 真性口臭症は, 起床時などにみられる「生理的口臭」, 口臭の発生源がプラー

II 解答・解説

7 口腔衛生学

クや唾液分泌低下などである「口腔由来の病的口臭」，全身疾患が口臭を発生させる「全身由来の病的口臭」に分類される．この分類のほかにも，飲食物や嗜好品に由来する口臭がある．

a　×　喫煙による口臭は，タバコに含まれる臭気物質が呼気として体外に排出される嗜好品由来の口臭である．

b　×　狭心症は，病的口臭との直接的な関連性はない．

c　○　糖尿病は，高血糖状態のとき，全身由来の病的口臭としてアセトン臭が認められる．

d　○　副鼻腔炎は，全身由来の病的口臭として副鼻腔に貯留した膿の臭いが認められる．なお副鼻腔炎では，鼻呼吸が困難なため口呼吸により口腔が乾燥し，自浄作用が低下することにより口腔由来の病的口臭にもつながりやすい．

▷「歯科衛生学シリーズ　保健生態学」P. 201-202

【問題 5-6】c, d

　口臭の主要な原因物質は腐敗臭をもたらす揮発性硫化物（揮発性硫黄化合物）である．揮発性硫化物は，ジメチルサルファイド（磯のにおいのような腐敗臭），硫化水素（卵の腐敗臭），メチルメルカプタン（野菜の腐敗臭）であり，唾液，剝離上皮細胞，歯肉溝滲出液などに含まれる含硫アミノ酸やタンパク質が口腔内細菌によって分解されることによって産生される．

a　×　糖尿病の進行により糖の代わりに脂肪が代謝されることによって生じる化合物である．

b　×　アルコールが体内で分解されることで生じる化合物である．

c　○

d　○

▷「歯科衛生学シリーズ　保健生態学」P. 201

【問題 5-7】b, c

　う蝕は，細菌が産生した酸により歯質の脱灰が継続した場合に生じるが，歯質の脱灰は細菌由来の酸以外でも発生する．外来の酸による歯質の脱灰は酸蝕とよばれ，pH がエナメル質の臨界 pH である 5.5 を下回る飲料を頻回に摂取した場合などに酸蝕のリスクが高まる．

a　×　ジャスミン茶は抽出した水の pH に依存するのでほぼ中性となる．

b　○　乳酸菌飲料の pH は 2〜3 前後と低く，エナメル質の臨界 pH より低い．

c　○　炭酸飲料の pH は 2〜3 前後と低く，エナメル質の臨界 pH より低い．

d　×　牛乳の pH は 6.5 前後であり，ほぼ中性のため歯質の脱灰は生じない．

▷「歯科衛生学シリーズ　保健生態学」P. 204

【問題 5-8】b

　う蝕以外の原因による歯の損耗（tooth wear）には，咬耗，摩耗，アブフラクション（くさび状欠損），酸蝕がある．

a　×　咬耗症は，咬合が原因の歯の損耗である．主として臼歯の咬合面や下顎前歯部の切縁にみられる．

b　○　口腔内写真から，上顎前歯部口蓋側のエナメル質の実質欠損が確認できる．酸蝕症は有機酸による歯質の脱灰である．過食症による嘔吐の繰り返しは，上顎の口蓋面を中心とした酸蝕症の原因となる．

c　×　摩耗症は，咬耗以外での物理的摩耗による歯の損耗である．

d　×　エナメル質形成不全症は，遺伝的要因によりエナメル質の形態が異常なものをいう．

▷「歯科衛生学シリーズ　保健生態学」P. 204-205
▷「歯科衛生学シリーズ　保存修復学・歯内療法学」P. 20

【問題 5-9】b

　アブフラクションとは，ブラキシズムなどの過度の咬合圧により歯頸部の歯質がくさび状に欠損することである．従来，くさび状欠損は，強い歯ブラシ圧で起こるとされていたが，現在では，その多くがアブフラクションが原因であると考えられている．

a　×　歯頸部に生じる．

b　○

c　×　エナメル質だけでなく象牙質も欠損し，歯質欠損部の象牙質歯髄面には第三象牙質が形成される．

d　×　酸の曝露による職業性歯科疾患は酸蝕症で，塩酸や硫酸などの強酸を扱う職業にみられる．

▷「歯科衛生学シリーズ　保健生態学」P. 204-205

【問題 5-10】a, b

　口腔癌は顎口腔領域に発生する悪性腫瘍の総称で

あり，中年以降に発症することが多く，また罹患率・死亡率ともに男性のほうが女性よりも高い．発生部位は舌が最も多く，次いで歯肉，口腔底などである．口腔癌のリスクファクターとしては，喫煙，飲酒，う窩や補綴装置の鋭縁による機械的刺激などがあげられる．口腔癌の第一次予防（健康増進，特異的予防）としては，リスクファクターを減らしたり取り除くため，保健指導や生活習慣の改善などを行う．

a ○ 喫煙は口腔癌のリスクファクターとなるので，禁煙は口腔癌の第一次予防となる．

b ○ 飲酒は口腔癌のリスクファクターとなるので，飲酒量を減らすことは口腔癌の第一次予防となる．

c × 減塩運動は高血圧予防の第一次予防である．塩分は口腔癌のリスクファクターとは考えられていないため，口腔癌の第一次予防にはならない．

d × がん検診は早期発見を目的とした第二次予防である．

▷「歯科衛生学シリーズ　保健生態学」P. 6-7, 206-207

【問題 5-11】d

歯の着色の原因は外因性と内因性に分類できる．外因性には，色素性沈着物によるものが含まれ，嗜好品や飲食物によるもの，銅など環境中の金属類，色素産生菌を原因とするものがある．内因性の着色には，歯髄の壊死や薬物の副作用があり，研磨では除去できないため，審美的に大きな問題となる．

a × 外因性である．

b × 外因性である．

c × 洗口剤には色素性沈着物の除去に寄与するものもある．

d ○ 内因性には，歯髄壊死により放出されたヘモグロビンによる黒染，テトラサイクリンなどの薬剤や全身疾患によるものが含まれる．

▷「歯科衛生学シリーズ　保健生態学」P. 117, 207

【問題 5-12】c

a × 色素沈着は歯の表面に飲料や食物などの色素成分やタバコのタールなどが付着することなので，萌出直後にはほとんどみられない．

b × 歯髄壊死では，う蝕や外傷により歯髄が損傷することで，歯髄の血液や壊死産物が象牙質に沈着し変色する．原因歯に限局した変色であり，写真のような多数歯にわたる変色とはならない．

c ○ 写真は，テトラサイクリンによる着色歯である．永久歯の形成中にテトラサイクリン系の抗菌薬を服用することで萌出後に象牙質が変色する．

d × フッ化物の過剰摂取による歯のフッ素症は，エナメル質内で白斑や褐色の変色を生じる．

▷「歯科衛生学シリーズ　保健生態学」P. 105

6. 歯科疾患の疫学と歯科保健統計

【問題 6-1】b, c

う蝕に関する指標は，原則的にう蝕経験を示す指標である．う蝕は自然治癒がないために，罹患すると未処置（D），喪失（M），処置（F）のいずれかの状態になる．う蝕の評価は，人単位，歯単位，あるいは歯面単位で行うことができる．

a × CFI（Community Fluorosis Index）は地域フッ素症指数である．

b ○ 永久歯う蝕を示すときに DMF を使用する．

c ○ 乳歯う蝕を示すときは，小文字を用いて dmf, def あるいは df を用いる（e は要抜去乳歯を示す）．

d × PHP（Patient Hygiene Performance）は口腔清掃実行度である．

▷「歯科衛生学シリーズ　保健情報統計学」P. 39-41

【問題 6-2】b

う蝕経験を人単位で示すのに，最もよく使用されているのが DMFT 指数（1 人平均 DMF 歯数）であり，集団におけるう蝕経験の比較に用いられる．

a × DMF 歯率を求める式である．

b ○ DMFT 指数を求める式である．DMFT の T は permanent teeth（永久歯）を意味している．被検者の DMF 歯数の合計を被検者数で割ることによって簡単に求めることができる．

c × DMF 者率を求める式である．

d × DMFS 指数を求める式である．

▷「歯科衛生学シリーズ　保健情報統計学」P. 40

【問題 6-3】c

DMFT 指数は，1 人平均 DMF 歯数をさす．被検者全体の永久歯の D（未処置う歯数），M（喪失歯数），F（処置歯数）を総計して，それを人数で割って求める．

a ×

b ×

c ○ DMF 歯数の合計は 146＋255＋14＝415 で，そ

れを被検者数 100 で割ると 4.15 となる.

d　×

▷「歯科衛生学シリーズ　保健情報統計学」P. 40

【問題 6-4】c, d

乳歯のう蝕経験の評価は，永久歯の DMF と同様の考え方を適用し，永久歯と区別するため小文字の dmf を用いる.

a　×　m はう蝕による喪失乳歯のことである.

b　×　e は extraction の略で，抜去を必要とするう蝕乳歯を意味する.

c　○　交換期ではう蝕による喪失（m）と生理現象による脱落を区別できないため，dmf は 5 歳未満児に適用し，5 歳以上の場合には def を用いる.

d　○　def は喪失歯は数えないため，現在歯のみのう蝕経験を表すことになる.

▷「歯科衛生学シリーズ　保健情報統計学」P. 40-41

【問題 6-5】c

この問題では被検者数（検査を受けた総人数）と D 歯数，M 歯数，F 歯数しか明らかにされていないため，算出できるのは DMFT 指数のみである.

a　×　DMF 者率は，DMF 歯を 1 本以上もつ人の数が不明なため算定できない.

b　×　DF 者率は，DF 歯を 1 本以上もつ人の数が不明なため算定できない.

c　○　DMFT 指数は一人平均う蝕経験歯数と同じで，これは問題文中の値のみで算定可能である.

d　×　DMFS 指数を算定するためには，D 歯面数，M 歯面数，F 歯面数が必要である.

▷「歯科衛生学シリーズ　保健情報統計学」P. 40

【問題 6-6】c

a　×　D（未処置う歯）には二次う蝕や現在治療中の歯も含まれるが，通常，白斑のみではう蝕とは診断されない.

b　×　F は処置済のう歯を表し，二次う蝕は D である.

c　○　う蝕により治療中の歯は D に含まれる.

d　×　M はう蝕による抜歯を表すものであり，歯列矯正を目的とした便宜抜去歯は含まれない.

▷「歯科衛生学シリーズ　保健情報統計学」P. 39-41

【問題 6-7】a, d

DMFT 指数は一人平均う蝕経験歯数を表し，集団間のう蝕経験状況の比較に用いる. 算出式は，DMFT 指数＝DMF 歯の合計/被検者数であり，単位はつかない.

a　○

b　×　被検歯数は DMF 歯率の算出に必要である.

c　×　DMF 所有者数は DMF 者率の算出に必要である.

d　○

▷「歯科衛生学シリーズ　保健情報統計学」P. 40

【問題 6-8】b

未処置う歯は D，う蝕による喪失歯は M，処置う歯は F に分類される.

a　×　仮封中の歯は処置未完了のため D にあたる.

b　○　処置されていても二次う蝕が発生した歯は D にあたる.

c　×　矯正歯科治療による便宜抜去歯はう蝕以外の原因による喪失歯であるため，M には含まない.

d　×　エナメル質形成不全歯はう蝕以外の病変のため，う蝕経験の評価対象とはならない.

▷「歯科衛生学シリーズ　保健情報統計学」P. 39-41

【問題 6-9】b

DMF 指数における M は喪失う歯を表す. う蝕経験の指標であるから，M にはう蝕以外の原因の喪失は含まれない.

a　×　歯科矯正治療を目的とした便宜抜去は，う蝕が原因ではないため，M には含まれない.

b　○　二次う蝕と診断されれば D であり，それが処置されれば F，さらに喪失した場合は M に含まれる.

c　×　外傷による喪失歯は，う蝕が原因ではないため，M には含まれない.

d　×　先天欠如歯は未萌出であるため，M には含まれない.

▷「歯科衛生学シリーズ　保健情報統計学」P. 39-41

【問題 6-10】d

DMF 指数における D（未処置う歯）とは，治療を要する状態にあるう歯のことである.

a　×　変色のみではう蝕と診断しないため，D とはな

らない.

b × 通常，白濁のみではう蝕と診断しないため，D とはならない.

c × う蝕以外の原因で生じた実質欠損はDMF指数の評価対象ではないため，くさび状欠損はDとはならない.

d ○ 二次う蝕の処置がなされていない場合はDとなる.

▷「歯科衛生学シリーズ　保健情報統計学」P.39-41

【問題6-11】b

DMFT指数は，う蝕経験の総量を評価する指標で，被験者の一人平均DMF歯数を示す.

a ×

b ○ 設問の表では，DMF歯数は，100（未処置歯数）+200（喪失歯数）+400（未処置歯数）=700であり，これを受診者数の100名で割ると，DMFT指数は7となる.

c ×

d ×

▷「歯科衛生学シリーズ　保健情報統計学」P.39-40

【問題6-12】b

DMF歯率は，被験歯におけるDMF歯の合計/被験歯数×100（％）で算出する.

a ×

b ○ D歯数（80）+M歯数（10）+F歯数（110）で，DMF歯の合計は200である. 一方，被験歯数は，健全歯数（4800）+DMF歯数（200）=5000である. 計算式にあてはめると，200/5000×100（％）で，DMF歯率は4.0％となる.

c ×

d ×

▷「歯科衛生学シリーズ　保健情報統計学」P.39-40

【問題6-13】b

ある集団における1人平均DMF歯数を算出したものがDMFT指数である.

a ×

b ○ 設問の集団では，被検者全員のDMF歯の合計は6（未処置歯数）+28（処置歯数）+2（喪失歯数）=36であり，これを被検者数（30人）で割って36/30=1.2と求める. なお要観察歯とは，視診では

明らかなう窩は確認できないが，う蝕の初期病変の徴候（白濁，白斑，褐色斑）が認められ，その経過を注意深く観察する必要がある歯のことであり，Dには含めない.

c ×

d ×

▷「歯科衛生学シリーズ　保健情報統計学」P.39-40

【問題6-14】d

DMFT指数は永久歯のう蝕経験を表し，DT（decayed teeth）は未処置歯数，MT（missing teeth）はう蝕による喪失歯数，FT（filled teeth）は処置歯数を表している.

a ×

b ×

c ×

d ○ う蝕有病者率は，未処置歯・処置歯・喪失歯のいずれかを1歯以上有する者の割合を意味する. 設問でのう蝕有病者は，10名中A，C，D，E，G，I，Jの7名であり，う蝕有病者率は70％である.

▷「歯科衛生学シリーズ　保健情報統計学」P.39-40

【問題6-15】a

a ○ DMFは永久歯のう蝕経験を示す. Dは未処置歯（decayed teeth），Mはう蝕による喪失歯（missing teeth），Fは処置歯（filled teeth）を示し，乳歯はそれぞれ小文字（d, m, f）で示す. 未処置歯だけでなく，治療済みの歯やう蝕により喪失した歯もカウントすることで，過去から現在に至るう蝕の経験の程度を数値化して表すものである.

b × ある一定期間の発生量ではなく，総う蝕経験を表す.

c × ある一定期間の増加量ではなく，総う蝕経験を表す.

d × う蝕の重症度・進行度を表す指標ではない.

▷「歯科衛生学シリーズ　保健情報統計学」P.39-40

【問題6-16】a, d

a ○ 歯間乳頭部（P），歯肉辺縁部（M），付着歯肉部（A）に分け，視診で歯肉炎の広がりを検査する.

b × OHI-S（Oral Hygiene Index-Simplified）は，口腔清掃状態を示す指数であるOHIの簡易型で，6歯面のみ評価する.

278

c × BDR は，口腔清掃の自立度判定基準で，歯磨き（Brushing），義歯着脱（Denture Wearing），うがい（Mouth Rinsing）の３項目の自立度について評価する．

d ○ CPI（Community Periodontal Index）は地域歯周疾患指数で，CPI プローブを用いて，歯肉出血と歯周ポケットの２つの指標で評価する．

▷「歯科衛生学シリーズ　保健情報統計学」P. 45, 52-54

【問題 6-17】d

PMA 指数（PMA Index）は，歯肉炎の広がりを評価するための指数である．P は歯間乳頭部，M は辺縁歯肉，A は付着歯肉を意味している．PMA が場所を示しているので，評価できるのは「炎症の広がり」ということになる．

a × CPI が該当する．

b × OHI の歯石指数（CI）が該当する．

c × チャートを使用する PHP や PCR などが該当する．

d ○

▷「歯科衛生学シリーズ　保健情報統計学」P. 46

【問題 6-18】b, c

a × PMA Index は，歯肉炎の広がりを評価するための指数で，炎症の程度は評価できない．

b ○

c ○

d × 歯周組織の実質的な破壊（ポケット形成や歯槽骨吸収）の程度は評価できないため，若年者の歯肉炎の評価に適している．

▷「歯科衛生学シリーズ　保健情報統計学」P. 46

【問題 6-19】b, c

a × PMA Index は，歯肉炎の広がり（範囲）を点数化した指数で，数値は P（歯間乳頭部），M（辺縁歯肉），A（付着歯肉）の炎症の有無（いずれも配点１点）の合計値である．歯肉炎の強さ・進行については評価しない．

b ○ OHI は，歯垢指数（DI）と歯石指数（CI）を合計して算定する口腔清掃状況の指数である．

c ○ PI（Periodontal Index）は，歯周病の総合的指標の１つである．歯槽骨の吸収をエックス線診査で評価する場合がある．

d × CFI（Community Fluorosis Index）は，ある地域全体の歯のフッ素症の影響の程度を判定するための指標である．

▷「歯科衛生学シリーズ　保健情報統計学」P. 46-48, 54-55, 65

【問題 6-20】c, d

GI（Gingival Index）は，歯肉炎の広がりと炎症の強さを 0～3 の４段階で評価する．対象歯は，$\dfrac{6\quad2}{4}\Big|\dfrac{4}{2\quad6}$ の４歯面（頬・舌側，近・遠心側）である．

PDI（Periodontal Disease Index）は，歯周組織破壊の程度を示す指数で，炎症の広がりとポケット底からセメント-エナメル境までの距離を 0～6 の7段階で評価する．対象歯は，$\dfrac{6\quad1}{4}\Big|\dfrac{4}{1\quad6}$ の6歯である．

したがって，GI と PDI で共通する診査対象歯は，$\dfrac{6}{4}\Big|\dfrac{4}{6}$ の４歯である．

a ×

b ×

c ○

d ○

▷「歯科衛生学シリーズ　保健情報統計学」P. 47-49

【問題 6-21】a, b

口腔清掃状態の指数は，プラークや歯石の付着状況を数値化して評価する．代表的なものとして，OHI と PII のほか，PCR（Plaque Control Record）や PHP（Patient Hygiene Performance）がある．

a ○ OHI（Oral Hygiene Index）は付着面積の広さで評価する．全歯を対象に，頬・舌側のプラークおよび歯石の沈着度を診査し，全顎を6歯群に区分した各群の最高値を評価に用い，プラーク指数（DI）と歯石指数（CI）の合計が OHI の値となる．

b ○ PII（Plaque Index）は，代表6歯のプラークの厚みに注目して付着程度を診査する指標である．

c × CFI（Community Fluorosis Index）は，地域集団における歯のフッ素症の影響の程度を評価する指標である．

d × CPI（Community Periodontal Index）は，地域における歯周疾患の状況をスクリーニングするための指標である．

▷「歯科衛生学シリーズ　保健情報統計学」P. 54-58

【問題 6-22】c

OHI-S（Oral Hygiene Index-Simplified）は，OHI（Oral Hygiene Index）を簡略化した方法として，代表歯面のみを診査する方法である．歯垢指数（DI-S）と歯石指数（CI-S）を合計するという算定方法は，OHIと同一である．

a　×

b　×

c　○　OHI の最大値が 12 であるのに対して，OHI-S は 6 である．

d　×

▷「歯科衛生学シリーズ　保健情報統計学」P. 55-56

【問題 6-23】a

選択肢はいずれも口腔清掃状況の指標であり，プラークや歯石，色素性沈着物の付着面積や歯面率，沈着状態を数値化して評価する．口腔清掃指導の評価や患者の口腔清掃の技術を客観的に評価できる．

a　○　PCR は歯頸部付近のプラーク付着を重視するため，咬合面を除く 4 歯面を評価している．

b　×　PHP は特定歯の頬舌面いずれかを評価する．OHI-S よりも歯面をさらに細分化して付着を評価する方法である．

c　×　OHI は歯列を 6 歯群に分けてプラークおよび外来付着物と歯石を評価するもので，全歯の頬舌側歯面を評価する．

d　×　OHI の部分診査法が OHI-S で，特定歯の頬舌面いずれかを評価する．

▷「歯科衛生学シリーズ　保健情報統計学」P. 54-60

【問題 6-24】d

a　×　PHP（Patient Hygiene Performance）は，プラーク染色後にプラーク付着状況を評価する．

b　×　PCR（Plaque Control Record）は，プラーク染色後にプラーク付着状況を評価する．

c　×　PlI（Plaque Index）は，プラーク付着量（厚み）を評価する指標である．

d　○　OHI（Oral Hygiene Index）は，歯列を 6 分画に分け，プラーク（DI）と歯石（CI）の付着状態を別々に評価し，合算して算出する指標である．

▷「歯科衛生学シリーズ　保健情報統計学」P. 54-60

【問題 6-25】c

OHI-S は，OHI の簡易法で，特定 6 歯面からプラーク（DI-S）と歯石（CI-S）の付着状態により口腔衛生状態を客観的に評価する．代表歯は $\frac{\overset{6}{6}|\overset{1}{}|\overset{6}{6}}{|1|}$（○印が舌面，無印は唇・頬面）で，上顎前歯部では右側中切歯唇面を用いる．

a　×

b　×

c　○　写真から右側中切歯唇面 1/3〜2/3 までの範囲にプラークが付着していると判定でき，点数は 2 点となる．

d　×

▷「歯科衛生学シリーズ　保健情報統計学」P. 55

【問題 6-26】a

口腔衛生状態を示す指標には，プラークの付着状況のみを評価するものと，プラークと歯石の付着状況から評価するものがある．スケーリングで歯石を除去して数値が低下するのは，歯石が評価項目に含まれているものになる．

a　○　OHI は，プラーク（DI），歯石（CI）の付着状態から口腔清掃状態を評価する．スケーリングは歯石を除去するので，CI の値が低下する．歯石沈着を評価に含む指標にはほかに CPI がある．

b　×　CFI は歯のフッ素症の地域における影響の程度を評価する指標である．

c　×　RID 指数はう蝕の比較増加の指標で，同一対象のう蝕の増加量を一定期間の前後の 2 時点間で比較して算定する．

d　×　DMFT 指数は永久歯のう蝕経験歯数の指標である．

▷「歯科衛生学シリーズ　保健情報統計学」P. 54-56

【問題 6-27】a

OHI（Oral Hygiene Index）は，プラーク（DI）と歯石（CI）の沈着状態を数量化した口腔清掃状況の指標である．上下顎を 6 分画に分け，頬側と舌側で診査した値を記録用紙の斜線の上下（この問題では左右）に記載する．DI，CI の計算は，総点数を分画数（通常は 6）で割って求め，最小値は 0，最大値は 12 である．

a　○　DI が（1+1+0+1）÷6=3÷6=0.5，CI が（0+1+0+2）÷6=3÷6=0.5 となり，OHI の値は DI+CI=

1.0 となる．
b ×
c ×
d ×
▷「歯科衛生学シリーズ 保健情報統計学」P. 54-56

【問題 6-28】a, c

口腔清掃状況の指標には OHI や PlI, PCR, PHP などがある．設問の図は歯面が5分画されており PHP（Patient Hygiene Performance）の診査部位を示している．

a ○ $\dfrac{6}{⑥}\ \dfrac{1}{\ }\ \left|\ \dfrac{6}{⑥}\right.$（○印は舌面，無印は唇・頬面）の特定6歯面を評価対象とする．

b × プラークの付着状況を評価する．

c ○ PHP は PCR と同様に診査前のプラーク染色が必須とされている．

d × 各歯面を5分割し，1部位につき0点または1点で評価する方法で，最高値は5点である．

▷「歯科衛生学シリーズ 保健情報統計学」P. 58-59

【問題 6-29】b, d

口腔清掃状態を評価する指標には，OHI と PHP のほか，PlI（Plaque Index）や PCR（Plaque Control Record）などがある．

a × CFI（Community Fluorosis Index）は地域フッ素症指数である．Dean の歯のフッ素症の分類をもとに，その地域全体の住民の歯のフッ素症の状態を評価する．

b ○ OHI はプラークの付着範囲（DI：歯垢指数）と歯石の沈着範囲（CI：歯石指数）を評価する．

c × PDI（Periodontal Disease Index）は歯周疾患の指標で，$\dfrac{6}{4}\ \dfrac{1\ 4}{1}\ \left|\ \dfrac{\ }{6}\right.$ の6歯を診査対象歯として，歯肉炎の広がりと程度および歯周ポケットの深さを0～6の7段階で評価する．

d ○ PHP は $\dfrac{6}{⑥}\ \dfrac{1}{\ }\ \left|\ \dfrac{6}{⑥}\right.$ を対象とし（○印は舌面，無印は唇・頬面），1歯面を5分割してプラークの付着範囲を評価する．

▷「歯科衛生学シリーズ 保健情報統計学」P. 54-56, 58-59

【問題 6-30】d

OHI（Oral Hygiene Index）は，口腔衛生状態を評価する指標である．プラーク（歯垢）と歯石の歯面への付着・沈着状況を，0～3の4段階のスコアで評価する．口腔内を6分割し，各区分の頬側・舌側それぞれの最も高いスコアを記録し，その合計を算出する．

a ×
b ×
c ×

d ○ DI（歯垢指数）は「Debris」のスコアの総和12を被検区分数6で割って12/6=2.0となる．CI（歯石指数）は「Calculus」のスコアの総和6を被検区分数6で割って6/6=1.0となる．OHI の値は DI+CI=2.0+1.0=3.0となる．

▷「歯科衛生学シリーズ 保健情報統計学」P. 54-56

【問題 6-31】c

		プラーク（DI）				歯石（CI）			
		右臼歯部	前歯部	左臼歯部	計	右臼歯部	前歯部舌	左臼歯部	計
上顎	唇頬側	1	3	1	5	1	1	1	2
	口蓋側	1	0	0	1	0	0	0	0
下顎	舌側	3	1	1	7	0	1	0	1
	唇頬側	1	3	1	5	0	0	0	0

a ×
b ×

c ○ 各区分のスコアは上表のようになる．DI（歯垢指数）と CI（歯石指数）は，全区分の合計スコアを被検歯面数（6）で割って算出し，OHI は DI+CI で求める．DI=18/6, CI=3/6となり，OHI=DI+CI=（18+3）/6=3.50なので，OHI は 3.50である．

d ×

▷「歯科衛生学シリーズ 保健生態学」P. 54-56

【問題 6-32】a, c

OHI-S（Oral Hygiene Index-Simplified）は OHI を簡略化したもので，対象歯は $\dfrac{6\ 1}{\ }\ \left|\ \dfrac{6}{1}\right.$ 唇頬側，$\overline{6|6}$ 舌側の計6歯である．プラークおよび歯石の付着・沈着状況を，それぞれ0～3の4段階で評価する．

PlI（Plaque Index）の対象歯は $\dfrac{6}{4}\ \dfrac{2}{2}\ \left|\ \dfrac{4}{6}\right.$ の計6歯で，各歯の4歯面（近心側・遠心側・唇頬側・舌

側) を診査する. 辺縁歯肉に接する部位 (歯面 1/3) の
プラーク付着量を 0〜3 の 4 段階で評価する.

FDI System による歯の記号については p.159 の**問題 12-25** の解説を参照.

a ○ 　6| は両指数に共通する対象歯である.

b × 　|6 は OHI-S の対象歯であるが, PII の対象歯ではない.

c ○ 　|6 は両指数に共通する対象歯である.

d × 　6| は OHI-S の対象歯であるが, PII の対象歯ではない.

▷「歯科衛生学シリーズ　保健情報統計学」P. 54-58

【問題 6-33】d

設問の表の口腔内を 6 分割し, さらに頰側と舌側に分け, 1 区分の頰側・舌側それぞれの最も高い値を示す歯を選んで集計すると, 下表のようになる. OHI のスコアは, DI (Debris Index)=(DS の合計)/(披検区分数) と, CI (Calculus Index)=(CS の合計)/(披検区分数) の合計なので, DI=15/6=2.5, CI=6/6=1 で, OHI=2.5+1=3.5 となる.

			プラーク			歯石		
		右臼歯部	前歯部	左臼歯部	計	右臼歯部	前歯部	左臼歯部	計
上顎	唇頰側	2		2	6	1			2
	口蓋側	1	0	1	2	0	0	0	0
下顎	舌側	2	1	1	4	2	1	1	4
	唇頰側	1	1	1	3	0	0	0	0

a ×
b ×
c ×
d ○

▷「歯科衛生学シリーズ　保健情報統計学」P. 54-56

【問題 6-34】c

PHP は下図のように歯面を 5 分割し, 下表の判定基準により評価する.

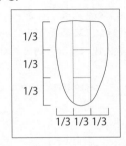

対象歯	6 1 | 1 6 の 6 歯で, 6 1 | 1 6 は唇頰側のみを, 6|6 は舌側のみを観察する. 臼歯部は第二小臼歯の遠心位にある完全萌出歯を対象とする.
判定基準	歯面を近遠心的に 2 区分, 中央部を 3 区分した計 5 部位に区分する. 歯垢染色剤で染色された部位をそれぞれ 1 点, なければ 0 点とする.
計算方法	$PHP = \dfrac{被検歯面のスコアの合計}{被検歯面数 (通常 6)}$ 最大値 5, 最小値 0 となる.

a × PII (Plaque Index) は, 対象歯 $\dfrac{6\ 2\ \|\ 4}{4\ 2\ \|\ 6}$ の 4 歯面 (近心, 遠心, 頰側, 舌側) の歯頸部のプラークの付着を 0〜3 の 4 段階で評価する.

b × OHI (Oral Hygiene Index) は, 両側臼歯部, 前歯部で 6 分画 ($\dfrac{7-4\ \|\ 3-3\ \|\ 4-7}{7-4\ \|\ 3-3\ \|\ 4-7}$) し, さらに頰側と舌側に分けて, プラークと歯石の付着状況を 0〜3 の 4 段階で評価する.

c ○ 写真の上顎右側切歯部唇側は, 5 区分すべてが染色されているため, スコアは 5 となる.

d × O'Leary の PCR は, 全歯を近心, 遠心, 頰側, 舌側の 4 分画し, 歯垢染色された歯頸部歯面数を被検歯面数で割って算出する.

▷「歯科衛生学シリーズ　保健情報統計学」P. 54-60

【問題 6-35】b, c

歯周病は, 古代から人類に広く蔓延し有病率が高い. 性差は一般に男性に多いとされている.

a × 部位・歯種により罹患に差がみられ, 大臼歯部などが罹患しやすく, 逆に犬歯は罹患しにくい.

b ○ 歯肉炎は幼児期から, 歯周炎は思春期・青年期以降発症し, 加齢とともに有病率が高くなる.

c ○ 歯周病の原因はプラークであり, 歯周病と口腔清掃状態には関連性がある.

d × 喫煙は歯周病の大きなリスクファクターである.

▷「歯科衛生学シリーズ　保健生態学」P. 121-122

【問題 6-36】b

永久歯う蝕は広く人類に蔓延している疾患である. 性差は明確ではないが女性に多い. 初期う蝕を除き自然治癒しない不可逆的疾患である.

a × 部位, 歯種により有病率に差が認められ, 前歯

部では乳歯・永久歯ともに上顎のほうが罹患しやすい.

b ○ 歯質が未成熟な萌出後のう蝕感受性が高く, 数年以内に発生する場合が多い.

c × 食生活や予防行動など個人の生活習慣の影響が大きい.

d × 近年の歯科疾患実態調査の結果などから, う蝕の発生減少, 軽症化および処置率の向上がみられる.

▷「歯科衛生学シリーズ 保健生態学」P. 119-120

【問題 6-37】c

学校保健統計調査は, 幼稚園児から児童, 中学・高校の生徒の発育や健康状態を明らかにし基礎資料を得る目的で, 毎年標本抽出された学校の定期健康診断結果をもとにまとめられている.

12 歳児の DMF 歯数は, D, F, M のいずれも減少傾向にある.

a × ①は DMF の合計である DMF 歯数を示している.

b × ②は F 歯数である.

c ○ ③が D 歯数である.

d × ④は M 歯数である.

▷「歯科衛生学シリーズ 保健生態学」P. 120-121

【問題 6-38】c, d

う蝕は歯周病とともに歯科の二大疾患とされているが, 近年では減少傾向にある. 疫学的特徴としては, 砂糖摂取ほか食生活との関連, 歯種や歯面によって感受性が異なることなどがあげられる.

a × 近年減少傾向にある.

b × 女性の有病率が高い.

c ○ 大臼歯が最も高く, 犬歯は低い.

d ○ フッ化物の利用はう蝕の予防に寄与する. 我が国では水道法により水道水中のフッ化物イオン濃度は 0.8 ppm 以下と規定されている.

▷「歯科衛生学シリーズ 保健生態学」P. 119-120

【問題 6-39】d

抜歯の原因については, 日本を含む各国で調査されており, いずれの調査結果でもう蝕と歯周病が主な原因とされている.

a ×

b ×

c ×

d ○ 公益社団法人 8020 財団による第 2 回永久歯の抜歯原因調査報告書 (2018 年) によると, 歯周病による抜歯数は 65〜69 歳で最も多い.

▷「歯科衛生学シリーズ 保健生態学」P. 122-123

【問題 6-40】c, d

調査対象集団 (母集団) をもれなく調べる方法を全数調査 (悉皆調査) という.

一方, 対象者の一部を抽出して調査する方法を標本調査といい, 原則として, 確率的に偏ることのない無作為抽出法が用いられる.

a × 対象が大集団であると, 準備から集計までに長期間をかけなければならない.

b × 母集団全員を調査するので, 母集団の正確な特性を把握できる.

c ○

d ○

▷「歯科衛生学シリーズ 保健情報統計学」P. 85

【問題 6-41】c

標本調査は, 大集団を対象とする調査に用いられ, 無作為抽出などにより母集団から一部の者を標本として抜き出し, 標本のみの分析結果から母集団全体の傾向を推測するものである.

一方, 標本調査に対して, 母集団の対象すべてをもれなく調べる場合を全数調査とよぶ.

a × 全数調査に比べて分析対象が少なくなるため, 労力の節約になる.

b × 全数調査に比べて分析対象が少なくなるため, 時間の節約になる.

c ○ 全数調査に比べて分析対象が少なくなるため, 費用の節約になる.

d × 母集団の対象全員を調査する全数調査に比べ, 標本の偏りによる誤差が生じる可能性があるが, 全数調査に比べ集計分析のミスは生じにくいとされている.

▷「歯科衛生学シリーズ 保健情報統計学」P. 85

【問題 6-42】c

母集団から標本を選び出す方法は, 調査者が意図的に標本を選び出す有意抽出法と, 母集団から偶然に選

び出す無作為抽出法に分けられる．無作為抽出法はさらに以下の4つに分けられる．

単純無作為抽出法	母集団のすべてに通し番号をつけて，乱数表などを使って母集団全体から無作為に標本を抽出する．
系統抽出法	母集団すべてに通し番号をつけ，決められた間隔ごとに個体を抽出する．
多段抽出法	母集団を都道府県別や市町村などの何らかの集団・段階に分け，集団・段階ごとに単純無作為抽出を行う．
層化抽出法	母集団の内部を性別や年齢，地域などの均質なグループ（層）に分け，各層の個体数の大きさに応じて標本数を比例配分して標本を抽出する．

a　×

b　×

c　○　設問では，母集団の年齢層からそれぞれ1/100ずつ抽出しているため，層化抽出法である．

d　×

▷「歯科衛生学シリーズ　保健情報統計学」P. 85-88

【問題6-43】c, d

集団の代表値として用いるためには，集団の人数により影響されない平均値や率などで表記される必要がある．

a　×　集団の人数に影響されるため，人数の異なる集団間の比較には適さない．

b　×　集団の人数に影響されるため，人数の異なる集団間の比較には適さない．

c　○　率なので，集団の人数に影響されない．

d　○　1人平均DMF歯数のことであり，平均値なので集団の人数に影響されない．

▷「歯科衛生学シリーズ　保健情報統計学」P. 40, 91-92

【問題6-44】d

データには，中心傾向度を示す代表値として，平均値，中央値，最頻値などがある．一方，データのばらつきを示す指標には，分散や標準偏差がある．

a　×　平均値は値の合計を標本数で割って算出する指標で，最も一般的な代表値である．

b　×　中央値は観察値を小さいほうから順番に並べ

て，ちょうど集団の中央に相当する値のことで，観察値の分布を反映する．

c　×　最頻値は最も出現回数が多かった観察値で，分布の集中性がわかる．

d　○　分散や標準偏差の値が大きいとデータがちらばっており，逆に小さい場合は集中している．

▷「歯科衛生学シリーズ　保健情報統計学」P. 91-92

【問題6-45】b

中央値は，母集団の分布の特徴を簡単に把握するための代表値で，データを小さいほうから順に並べ，ちょうど中央の位置にある値のことである．データが偶数個の場合は$n/2$番目と次の値の平均値となる．データが奇数個の場合には必ず中央の位置の値が存在するので$(n+1)/2$番目の値が中央値となる．

a　×　最頻値は最も出現頻度の多い値のことで，ここでは1歯の者が3名で最も多いので，最頻値は1となる．

b　○　この問題では9個の値を0から順に小さいほうから並べ，5番目となる値が中央値である．小さい順に並べると0，1，1，1，2，3，4，6，9となり，5番目は2である．

c　×

d　×

▷「歯科衛生学シリーズ　保健情報統計学」P. 91-92

【問題6-46】d

図はう蝕経験歯の本数ごとの人数を示した棒グラフである．

a　×

b　×

c　×　中央値は，データを0から順に並べた場合に中央となる値で，この図では全23名中12番目の者が中央なので，3歯となる．

d　○　最頻値は観察された頻度が最も大きい値で，この図ではう蝕経験歯数が1歯の人数が6人で最多であり，最頻値は1である．

▷「歯科衛生学シリーズ　保健情報統計学」P. 91-92

【問題6-47】b

集団から得たデータの分布状態を評価する代表値として，平均値や中央値，最頻値などがある．中央値はデータを小さい値から順に並べたときに中央となる値を

いう.

a ×　最頻値は0と1になる（ともに3人で，人数が最も多い）.

b ○　設問の表を集計すると，0：3人，1：3人，2：1人，3：1人，4：2人，6：1人となる．被検者は11人いるので，中央値は小さい順で6番目の者の値であり，1となる.

c ×　（0×3+1×3+2×1+3×1+4×2+6×1）/11=22/11=2なので，平均値は2となる.

d ×

▷「歯科衛生学シリーズ　保健情報統計学」P. 91-92

【問題6-48】b

データは性質の違いによって4つに分類される．

名義尺度	分類のみを表現し，順序性がない	例：性別（男/女）
順序尺度	順序性がある	例：歯石の程度（少ない/中程度/多い）
間隔尺度	数値間の距離に意味があるが，絶対零点をもたない	例：摂氏温度（℃）
比率尺度	数値間の距離に意味があり，絶対零点をもつ	例：身長（m）

a ×　被験者IDは数字が含まれているが，便宜的につけられた数字であり，順序に意味はないので，名義尺度となる.

b ○　性別は順序性がないので名義尺度である.

c ×　口腔の健康度は順序に意味があるが，間隔（「良い」と「やや良い」の間，「やや良い」と「ふつう」の間など）は等間隔とはいえないので，順序尺度となる.

d ×　DMF歯数は数値間が等間隔で，かつ0（ゼロ）点を有するので，比率尺度である.

▷「歯科衛生学シリーズ　保健情報統計学」P. 89-90

【問題6-49】b

図では変数xの増加に比例して変数yも増加しているため正の相関があり，相関係数は0〜1の値を示す.

相関係数は2つの変数（変量）が一定の関連性をもって変わっていくとき，その関連の強さを示すための統計値である．両変数の増減傾向が共通の場合を正の相関（相関係数は+1に近づく），逆の場合を負の相関（相関係数は−1に近づく）といい，関連が全くない場合は相関係数は0となる.

a ×

b ○

c ×

d ×

▷「歯科衛生学シリーズ　保健情報統計学」P. 93-94

【問題6-50】c

相関係数とは，2つの変数の間の類似性の度合いを示す統計学的指標で，単位はなく，−1〜+1の間の実数値をとる．なお，相関係数が高いからといって，必ずしも2変数の間に因果関係があるとはいえないことに注意する．また，相関係数は順序尺度であり間隔尺度ではないので，たとえば「相関係数が0.2と0.4であることから，後者は前者より2倍の相関がある」などということはできない.

a ×　図①は変数xが増えてもyが増えない関係なので，相関係数は0に近い.

b ×　図②は正の相関を示すが，2変数が常に直線的な関係にはないので+1に近いとはいえない.

c ○　+1に近いときは正の相関があり，図③の形をとる.

d ×　−1に近ければ負の相関があり，図④のような形となる.

▷「歯科衛生学シリーズ　保健情報統計学」P. 93-94

【問題6-51】d

差を比較する際に用いる検定方法は，データの性質によって異なる．データの分類については問題6-48の解説を参照.

a ×　t検定は，間隔尺度（日数や温度など）や比率尺度（重さや長さなど）の平均の差を，2つの群間で比較する場合に用いる.

b ×　相関分析は，2つの変数（間隔尺度や比率尺度）間の関係性の強さを検定する際に用いる.

c ×　分散分析は，3群以上のグループにおける平均の差を検定する際に用いる.

d ○　男女，喫煙のある・なしは，名義尺度である．男女による喫煙率といった名義尺度どうしの割合（率）の差を検定する場合は，カイ二乗検定を用い

る.

▷「歯科衛生学シリーズ　保健情報統計学」P. 121

【問題 6-52】a, c

公的統計のうち，行政機関が作成し総務大臣が重要なものとして指定した統計を基幹統計といい，国勢調査，人口動態統計，患者調査，学校保健統計調査がこれにあたる．それ以外を一般統計といい，歯科疾患実態調査，国民健康・栄養調査はこれにあたる．

a　○　歯科疾患実態調査は，日本の歯科領域の基礎データ収集のため，5年間隔で口腔診査が実施されている．

b　×　国民健康・栄養調査ではブラッシング状況などを調査しているが，口腔診査は行わない．

c　○　学校保健統計調査は，幼稚園児から高校生までの身体や健康状況の把握を目的に，毎年学校における定期健康診断の結果を集計しているものである．定期健康診断では口腔診査も行われる．

d　×　患者調査は医療機関を受診する患者を対象として，患者の傷病名，入院期間などを調査する層別（層化）無作為抽出の調査である．

▷「歯科衛生学シリーズ　保健情報統計学」P. 13-17

【問題 6-53】c

喪失歯が10本以下であれば，ほとんどの食品が容易に嚙めるというデータに基づき，8020運動や健康日本21では，食生活を楽しむために，現在歯20歯以上が目標に用いられている．

a　×　患者調査は病院や診療所に通院する患者の受療率，傷病名，入院期間などを調査する目的で，3年ごとに実施される．

b　×　受療行動調査は患者満足度などについて3年ごとに調査している．

c　○　歯科疾患実態調査は，5年ごとに実施され，現在歯数やDMF歯数，歯肉の状況，歯列や咬合の異常を調査し，現在歯を20歯以上有する者の割合も示している．

d　×　国民生活基礎調査は所得，保健医療など国民生活の基礎的な事項について調査する目的で実施されている．

▷「歯科衛生学シリーズ　保健情報統計学」P. 13-17
▷「歯科衛生学シリーズ　保健生態学」P. 82-83

【問題 6-54】d

歯科疾患実態調査は，5年に1回（平成23年までは6年に1回），1歳以上を対象に無作為抽出で実施される．主な調査項目は，歯の喪失状況，う蝕・歯肉の状況，補綴の状況，歯列・咬合の状況，歯ブラシ使用・フッ化物塗布の実施状況などである．

設問のグラフは，年齢とともに割合が下がり，調査年ごとに各年齢群で割合が増加傾向を示していることから，20歯以上保有者率があてはまる．令和4（2022）年における8020達成者（80歳で20本以上の歯を有する者の割合）は51.6%であり，平成17（2005）年の調査結果24.1%から増加している．

a　×　補綴完了者率は年齢が上がると割合が増える傾向を示す．

b　×　う蝕処置完了者率は年齢が上がると歯の喪失により減少する傾向を示すが，中年期で60%程度，80歳以上の群でも40%程度の割合を示す．

c　×　未処置歯保有率は，年齢が上がるとともに割合が増えるが，どの年齢群においても10%未満にとどまる．

d　○

▷「歯科衛生学シリーズ　保健生態学」P. 123

【問題 6-55】b, d

歯科疾患実態調査は，歯科保健状況を把握するために，5年ごと（平成23年までは6年ごと）に実施されている．

a　×　歯みがきの状況については，1日2回もしくは3回以上みがく者の割合が増加しているのに対して，1回みがく者の割合は減少傾向にある．

b　○　フッ化物塗布経験者率は増加傾向を示している．

c　×　未処置歯保有率は減少傾向を示している．

d　○　現在歯20歯以上の者の割合は，高齢者のどの年齢群においても増加傾向を示している．

▷「歯科衛生学シリーズ　保健生態学」P. 119-123

【問題 6-56】d

学校保健統計調査は，学校における幼児・児童・生徒の発育および健康の状態を明らかにすることを目的として実施される．身長および体重による発育状態の評価と栄養状態，視力，聴力，眼の疾病・異常の有無，耳鼻咽頭疾患・皮膚疾患の有無，歯・口腔の疾病・異

常の有無，心臓の疾病・異常の有無，尿などにより健康状態を評価する．

a ×　中学生ではう歯の被患率（―――）は減少傾向にある．かつてはう歯が多く，2010（平成22）年度まではすべての年代で最も高かったが，2011（平成23）年度からは，中・高等学校では裸眼視力1.0未満が第1位となっている．

b ×　心電図異常は3％前後（-・-・）で横ばいの推移を示している．

c ×　鼻・副鼻腔疾患は10％前後（……）で横ばいの推移を示している．

d ○　裸眼視力1.0未満の者は50〜60％前後（----）で横ばいの推移を示している．

▷「歯科衛生学シリーズ　保健生態学」P. 271-272

---

7. 地域歯科保健活動

【問題 7-1】a

地域の保健事業は，根拠となる法令に基づき，地域の実情に応じた計画を策定して実施されている．その事業展開は，計画（plan），実施（do），評価（check），改善（action）という進め方（PDCAサイクル）が基本にある．

a ○　まず地域住民の声や現状をもとに問題を分析し，活動計画を策定し，それを実行し評価を行い，計画を見直して次の計画に活かすという連続する作業を展開していくことになる．

b ×

c ×

d ×

▷「歯科衛生学シリーズ　保健生態学」P. 233-238

【問題 7-2】d

ヘルスプロモーションは，WHOがオタワ憲章（1986年）で提唱した，人々が自らの健康をコントロールし，改善できるようにするプロセスであるとする定義に基づいて，人々の健康にとって環境づくりが重要であるとしている．

a ×

b ×

c ×

d ○

▷「歯科衛生学シリーズ　保健生態学」P. 229-230

【問題 7-3】a

ポピュレーションアプローチは，リスクの高低にかかわらず集団全体に働きかけ，集団全体をリスクの低いほうへ動かすことを目的とする．

設問の例では，PCR（Plaque Control Record）はスコアが低いほど口腔清掃状態が良好なことを意味するので，グラフ全体を左側に動かすことがポピュレーションアプローチの目的となる．

a ○　①は集団全体で指導後にPCRが低くなっており，ポピュレーションアプローチの効果が認められる．

b ×　②は①とは逆に，指導後のほうがPCRが高くなっており，口腔清掃状態が悪化している．

c ×　③は指導前後で比較すると，PCRが高い人では改善がみられるが，それ以外ではほとんど変化がみられない．リスクが高い人（この場合はPCRが高く口腔清掃状態が悪い人）のみに働きかけるのはハイリスクアプローチである．

d ×　④はPCR値が低くなり改善した人と，PCRが高くなり悪化した人が混在しており，集団全体に効果があったとはいえない．

▷「歯科衛生学シリーズ　保健生態学」P. 5, 219-221

【問題 7-4】b, d

ハイリスクアプローチは，病気になるリスクの高い者をターゲットとして，適切な予防介入を行うことをさす．

ポピュレーションアプローチは，集団（全員）に対して予防手段を講じ，集団全体のリスクを低下させることを目的とする．

a ×　地域住民全体を対象としたものであり，ポピュレーションアプローチである．

b ○　高血圧者は心疾患や脳血管疾患のハイリスク者であり，ハイリスクアプローチである．

c ×　生徒全体を対象としたものであり，ポピュレーションアプローチである．

d ○　喫煙者は肺癌などのハイリスク者であり，ハイリスクアプローチである．

▷「歯科衛生学シリーズ　保健生態学」P. 219-221

【問題 7-5】d

母子歯科保健活動の目的は，歯科保健指導，健康診査などを通して，母性ならびに次世代となる子どもたちの疾病・異常を防止し，健全な母子の育成をはかることにある．

a ×

b ×

c ×

d ○ 1歳6か月児健康診査および3歳児健康診査
は，ともに母子保健法の規定に基づき，市町村の事
業として実施される．

▷「歯科衛生学シリーズ 保健生態学」P. 255

【問題 7-6】b

文部科学省は教育および科学技術を所管する官庁
で，学校保健行政に関する国レベルの機関として機能
している．都道府県・市町村教育委員会は，文部科学
省の監督・指導に従い，学校歯科保健活動の場である
学校を管理している．

a × 厚生労働省の管轄である．

b ○

c × 厚生労働省の管轄である．

d × 厚生労働省の管轄である．

▷「歯科衛生学シリーズ 保健生態学」P. 218

【問題 7-7】b

1歳6か月児健康診査の歯科健診におけるう蝕罹患
型は下表の5つに区分される．

1歳6か月児健康診査のう蝕罹患型

罹患型	判定区分
O₁型	う蝕がなく，かつ口腔環境もよい（危険因子が少ない）
O₂型	う蝕はないが，口腔環境が悪い（危険因子が多い）
A型	上顎前歯部のみ，または臼歯部のみう蝕がある
B型	臼歯部および上顎前歯部にう蝕がある
C型	臼歯部および上下顎前歯部にう蝕がある（下顎前歯部のみにう蝕がある場合も含む）

a ×

b ○

c ×

d ×

▷「歯科衛生学シリーズ 保健生態学」P. 258-259

【問題 7-8】a, c

1歳6か月児歯科健診は，市町村で直接実施をして
いるが，地域の歯科医院がその業務を担っている地域
もある．う蝕の予防や進行阻止を目的として実施し，特
に上顎乳前歯部のう蝕急増に留意する必要がある．

a ○ 母子保健法に基づき，市町村において1歳6〜
11か月児を対象として実施されている．

b × 近年では，う蝕のない者が増加している．

c ○ この時期は，乳犬歯が未萌出の場合は12歯，
乳犬歯がすべて萌出している場合は16歯となる．

d × O₁型はう蝕感受性は低いと判定される（う蝕罹
患型は問題7-7の解説を参照）．

▷「歯科衛生学シリーズ 保健生態学」P. 101, 255, 258-259

【問題 7-9】c

1歳6か月児歯科健康診査におけるう蝕罹患型は**問
題7-7**の解説を参照．

a ×

b ×

c ○ 図より上顎左右中切歯と下顎左側第一乳臼歯
はう歯であり，B型となる．

d ×

▷「歯科衛生学シリーズ 保健生態学」P. 258-259

【問題 7-10】a

1歳6か月児歯科健康診査でのう蝕罹患型は**問題7-
7**の解説を参照．

a ○ う蝕のない幼児の割合は，O₁型，O₂型の者の
合計で算定でき70％となる．

b × 予後の予測でう蝕感受性が低いとされるのは
O₁型で，ここでは40％存在する．

c × 下顎前歯にう蝕があるのはC型であり，ここで
は5％である．

d × 上顎前歯部のみにう蝕のある者は判定上はA
型に含まれるが，A型には臼歯部のみにう蝕のある
者も含まれており，設問の図からは上顎前歯のみの
者の人数はわからない．

▷「歯科衛生学シリーズ 保健生態学」P. 258-259

【問題 7-11】c

1歳6か月児歯科健康診査におけるう蝕罹患型（**問
題7-7**の解説参照）のうち，う蝕のある者はA型，B
型，C型の3型である．

a ×

b ×

c ○ う蝕有病者率は, 受診者数100人を分母とし, A型, B型, C型の合計人数を分子として (6+4+0)/100×100 (%)=10%と算定する.

d ×

▷「歯科衛生学シリーズ 保健生態学」P.258-259

【問題 7-12】a

1歳6か月児歯科健康診査では, 問診結果からう蝕の危険因子を把握する.

a ○ 間食の頻度はう蝕発生リスクと関連する.

b × 哺乳ビンを使用中の児は, う蝕リスクが高い.

c ×

d × よく飲むものが清涼飲料や乳酸菌飲料の児はう蝕リスクが高い.

▷「歯科衛生学シリーズ 保健生態学」P.258, 261

【問題 7-13】a

1歳6か月児歯科健康診査のう蝕罹患型は, う蝕の有無および口腔環境をもとに分類される (**問題7-7**の解説参照).

a ○ O_2型はう蝕はないが口腔環境が悪い場合である.

b × う蝕がなく口腔環境がよい場合はO_1型に区分される.

c × 上顎前歯部にう蝕がある場合は, ほかの部位のう蝕の有無に応じてA, B, C型のいずれかに区分される.

d × 下顎前歯部のみう蝕を認める場合はC型に区分される.

▷「歯科衛生学シリーズ 保健生態学」P.258-259

【問題 7-14】b

1歳6か月児歯科健康診査のう蝕罹患型 (**問題7-7**の解説参照) のなかで, う蝕があるのはA型, B型, C型である.

a ×

b ○ 被験者80人 (25+35+16+3+1) のうちう蝕有病者数は, 16+3+1=20人であるので, 20/80×100 (%) で, う蝕有病者率は25%となる.

c ×

d ×

▷「歯科衛生学シリーズ 保健生態学」P.258-259

【問題 7-15】d

3歳児歯科健康診査ではう蝕罹患型を下表のとおり5つに区分している. 設問の健診結果では, 下顎前歯部 (C̄) と他の部位にう蝕があるので, C_2型に該当する.

3歳児健康診査のう蝕罹患型

罹患型	判定区分
O型	う蝕がない
A型	上顎前歯部のみ, または臼歯部のみにう蝕がある
B型	臼歯部および上顎前歯部にう蝕がある
C_1型	下顎前歯部のみにう蝕がある
C_2型	下顎前歯部と他の部位にう蝕がある

a ×

b ×

c ×

d ○

▷「歯科衛生学シリーズ 保健生態学」P.258, 260

【問題 7-16】a, b

母子保健法による1歳6か月児および3歳児歯科健康診査では, う蝕感受性に応じた指導を行うため, う蝕罹患型を判定している. 一部の罹患型には, より詳細なサブカテゴリーが設けられている. 1歳6か月児歯科健康診査 (**問題7-7**の解説参照) と3歳児歯科健康診査 (**問題7-15**の解説参照) では, サブカテゴリーが設けられている罹患型が異なる.

a ○

b ○

c × 3歳児歯科健康診査ではサブカテゴリーが設けられている.

d × 1歳6か月児歯科健康診査ではサブカテゴリーが設けられている.

▷「歯科衛生学シリーズ 保健生態学」P.258-260

【問題 7-17】d

a × 3歳児では, すでに乳歯列は完成しており, 生歯数は20歯となる. この小児の場合も, 未処置歯, 処置歯, 健全歯を合計すると20歯となる.

b × d 歯（未処置歯）は 3 歯となる.

c × f 歯（処置歯）は 2 歯となる.

d ○ df 歯率は，df 歯率＝$\dfrac{\text{d 歯数＋f 歯数}}{\text{被検歯数}}×100＝$

25%となる. この小児は上顎前歯部と下顎臼歯部にう歯があることから，う蝕罹患型は B 型に分類され，う蝕感受性は高い.

▷「歯科衛生学シリーズ　保健生態学」P. 119, 258, 260

【問題 7-18】b

3 歳児歯科健康診査でのう蝕罹患型は 5 つに区分される（**問題 7-15** の解説参照）.

a ×

b ○ 上顎前歯部と臼歯部両方にう蝕が存在し，下顎前歯部にはう蝕がないため，B 型に区分される.

c ×

d ×

▷「歯科衛生学シリーズ　保健生態学」P. 258, 260

【問題 7-19】c

3 歳児歯科健康診査のう蝕罹患型については**問題 7-15** の解説を参照.

a ×

b ×

c ○

d ×

▷「歯科衛生学シリーズ　保健生態学」P. 258, 260

【問題 7-20】c

3 歳児健康診査でのう蝕罹患型については**問題 7-15** の解説を参照.

設問の受診者 10 名のう蝕罹患型は下表のようになり，A 型は 3 人である. したがってその割合は，受診者数 10 で割って 3/10×100（%）＝30%となる.

受診者番号	う蝕がみられた部位（✓）				う蝕罹患型
	上顎臼歯部	上顎前歯部	下顎臼歯部	下顎前歯部	
1	✓	✓	✓		B 型
2		✓			A 型
3	✓				A 型
4					O 型
5					O 型
6			✓		A 型
7					O 型
8			✓	✓	C₂ 型
9	✓	✓			B 型
10					O 型

	該当者番号	人数	割合
O 型	4, 5, 7, 10	4	40%
A 型	2, 3, 6	3	30%
B 型	1, 9	2	20%
C₁型	なし	0	0%
C₂型	8	1	10%
（合計）		10	100%

a ×

b ×

c ○

d ×

▷「歯科衛生学シリーズ　保健生態学」P. 258, 260

【問題 7-21】b

CO は，臨床的なう蝕とはいえないが，このままの状態が続けば，治療を要する実質欠損を伴ったう蝕に進行する可能性が高いため，要観察となる永久歯を意味する. CO は学校保健統計上のう歯数に含まれるう歯ではないので，これのみで治療勧告の対象とはならない.

a ×

b ○ CO は，一定期間の観察を行うとともにフッ化

物歯面塗布などを勧め，再検査によりう歯への進展がないか確認する．

c ×

d ×

▷「歯科衛生学シリーズ　保健生態学」P.143, 276-277

【問題 7-22】a，b

学校保健安全法では，定期の健康診断を毎学年6月30日までに実施する．健康診断の結果を21日以内に通知するとともに，適切な事後措置を講じることが義務づけられている．

学校歯科健康診断で用いられる記号は下表を参照．

歯の状態	記号
現在歯	一，／，＼
う歯（未処置歯）	C
う歯（処置歯）	○
喪失歯（永久歯）	△
要注意乳歯	×
要観察歯	CO

a ○ 要観察歯があるので，一定期間後の再検査などを含む継続的な観察を必要とする．

b ○ COはう蝕の初期病変の疑いがある歯であり，フッ化物歯面塗布，口腔清掃や間食に関する保健指導を行う．

c × 歯石の付着状況については設問の健診票からはわからない．

d × 設問の健診票には未処置歯（C）はないので，ただちにう蝕治療を勧告する必要はない．

▷「歯科衛生学シリーズ　保健生態学」P.274-278

【問題 7-23】d

この図の口腔内は側方歯群交換期であり，小学校3～4年生に相当する．学校歯科健康診断の診断票で使用される記号は**問題 7-22**の解説を参照．

a × 要注意乳歯（×）は2歯である．

b × 要観察歯（CO）は2歯である．

c × 喪失歯（△）は永久歯のみ評価する．0歯である．

d ○ 処置歯（○）は2歯である．

▷「歯科衛生学シリーズ　保健生態学」P.274-278

【問題 7-24】a

COとは学校歯科健康診断の診断基準にある要観察歯で，歯質の軟化や実質欠損などは認められないが，う蝕の初期病変の疑いのある歯である．再石灰化により健全に戻る可能性もある．このためCOは歯を単位として診断し，う歯には含めない．

a ○ COのみの診断だった児童・生徒には治療勧告をせず予防処置を受けるよう勧め，学校で行う口腔清掃指導などの保健指導を受けさせ，一定期間経過を観察した後に再診査を行う．

b × 精密検査の勧奨は必要としていない．

c × う蝕の要観察歯であるため，歯石除去については関与しない．

d × 治療勧告は必要としていない．

▷「歯科衛生学シリーズ　保健生態学」P.143, 276-277

【問題 7-25】c

GO（歯周疾患要観察者）は，歯肉に軽度の炎症症候があるが，歯石沈着は認められず，注意深いブラッシングを行うことによって炎症症候が消退するような歯肉の状態である．事後措置としては，ただちに処置勧告の対象とはせずに，学校において保健指導（口腔清掃指導，生活指導など）を行う．

a × GOでは歯石沈着は認められない．歯肉炎を認めないが歯石沈着のある者には「ZS」と記入する．

b × う蝕治療を勧告するのはC（未処置歯）に対する事後措置である．

c ○

d × CO（要観察歯）の事後措置としては，口腔清掃指導のほか，学校歯科医あるいはかかりつけの歯科医療機関にてフッ化物歯面塗布を行う．

▷「歯科衛生学シリーズ　保健生態学」P.274-278

【問題 7-26】c

a × CO（要観察歯）は，視診ではC（明らかなう窩のあるむし歯）と判定できないが，生活習慣に問題があり，放置するとむし歯に進行すると考えられるような初期病変をもつ歯に対して記入する．

b × G（歯周疾患要処置者）は，具体的には歯石沈着を伴う歯肉炎，歯周炎，増殖性歯肉炎が疑われ，精密検査と処置を必要とする者である．

c ○ GO（歯周疾患要観察者）は，歯肉に軽度の炎症症候があるが，歯石沈着は認められず，注意深いブラッシングにより炎症症候が消失するような歯肉の状態の場合に記入する．

d × ZS（歯石沈着）は，歯肉炎を認めないが歯石沈着が認められる場合に記入する．

▷「歯科衛生学シリーズ　保健生態学」P. 274-277

【問題 7-27】b，c

学校歯科健康診断の診断表で使用される記号は**問題 7-22 の解説**を参照．

a × dt（乳歯の未処置歯数）は乳歯の C なので 2 である．

b ○ ft（乳歯の処置歯数）は乳歯の○なので 3 である．

c ○ MT（う蝕が原因による永久歯の喪失歯数）は永久歯の△なので 0 である．

d × DT（永久歯の未処置歯数）は永久歯の C なので 0 である．

▷「歯科衛生学シリーズ　保健生態学」P. 277

【問題 7-28】a，d

GO（歯周疾患要観察者）とは，歯肉に軽度の炎症があるが，歯石沈着は認められず，注意深いブラッシングを行うことで炎症が消退するような歯肉の状態の者である．GO の者はただちに処置勧告の対象とはしない．学校において保健指導（口腔衛生指導，生活習慣の指導）を行い，適当な間隔をおいて再検査を行う．歯肉の状態に改善がみられず，医療機関で処置を有すると判断された場合は，その時点で処置を受けるように勧告する．

a ○

b × GO には歯石沈着は認められない．

c × う蝕処置の指示は未処置歯（C）が認められた者に対して行う．

d ○

▷「歯科衛生学シリーズ　保健生態学」P. 278

【問題 7-29】b，c

有害因子への曝露を頻繁に受けた場合，原因物質によっては口腔内に症状が出ることがある．

a × 鉛は，鉛縁（歯肉縁の色素沈着），味覚障害などの中毒症状が生じる．歯の摩耗は，硬度の高い粉塵によって，または大工やガラス吹き工など常時硬い物を口にくわえることによって生じる．

b ○ ヒ素は骨疽や口内炎，歯肉炎といった症状が現れる．

c ○ 亜硫酸ガスは，硝酸，酸類と同様に歯の酸蝕症の原因となる．

d × 水銀は，口内炎や流涎（りゅうぜん）を生じることが知られている．歯頸部黄色環は，カドミウムリングともよばれ，カドミウムが原因物質となる．

▷「歯科衛生学シリーズ　保健生態学」P. 294-295

【問題 7-30】b，c

歯の酸蝕症は，職場において発生した酸のガスやミストが直接的に歯の表面に作用し，脱灰による変色，白濁，実質欠損を生じる職業性疾患である．

a × 菓子製造業者は砂糖の摂取機会が多いため，う蝕が生じやすい．菓子屋う蝕とよばれる．

b ○ 主にバッテリーやメッキ工場などで，塩酸，硫酸，亜硫酸，硝酸など強酸を用いる職場に長期間勤務する労働者に発症しやすい．

c ○ 空気中に浮遊する酸が歯に触れることによって発生し，口唇圧や咬合圧によって進行するため，下顎前歯部の唇面や切縁部に好発する．

d × 歯肉に色素沈着がみられる職業性疾病は，ニトロ化合物やヨウ素などのハロゲンが原因のものである．

▷「歯科衛生学シリーズ　保健生態学」P. 294

【問題 7-31】b

職場でみられる歯の酸蝕症は，外来性の酸蒸気が直接的に歯の表面に作用し，脱灰による変色・白濁・実質欠損を生じる職業性疾患である．バッテリー工場やメッキ工場など，強酸を用いる職場に長期間勤務した労働者に生じやすいとされている．

a ×

b ○ 下顎前歯部唇側面が好発部位である．

c ×

d ×

▷「歯科衛生学シリーズ　保健生態学」P. 294

【問題 7-32】b，d

ある特定の職業に従事することにより発生する病気や外傷を職業性疾病といい，口腔内においても，職業性

の要因によりさまざまな歯科疾患を生じる．職業性の歯科疾患には，粉塵による歯の摩耗症，カドミウムによる歯頸部の黄色の着色（カドミウムリング），酸類による歯の酸蝕症などが知られている．

なお，労働安全衛生法により，塩酸，硝酸，硫酸，亜硫酸，フッ化水素，黄リン，その他の歯・歯の支持組織に有害なガス，蒸気，粉塵を発散する場所に従事する者に対しては，歯科医師による健康診断を実施することが義務づけられている．

a ×　酸類は歯の酸蝕症の原因となる．

b ○

c ×　ヨウ素や臭素は口内炎や歯肉色素沈着の原因となる．

d ○

▷「歯科衛生学シリーズ　保健生態学」P.294-295

【問題 7-33】a，d

地域の高齢者のうち，介護給付には至らない者を対象とする支援を介護予防事業といい，運動器の機能向上，栄養改善，口腔機能の向上が含まれている．

a ○

b ×　訪問歯科診療は，医療保険が適用される診療行為である．

c ×　歯周疾患検診は健康増進法で規定される．

d ○

▷「歯科衛生学シリーズ　保健生態学」P.247-248

【問題 7-34】b

市町村が行う歯周疾患検診は，健康増進法に基づく健康増進事業として実施されている（40，50，60，70歳の者が対象）．

そのほかに健康増進法に基づき行われる検診には，骨粗鬆症検診（対象：40，45，50，55，60，65，70歳の女性）や，肝炎ウイルス検診（対象：40歳の者，41歳以上の検診未受診者），がん検診（対象：検診の種類により異なる）などがある．

a ×　地域保健法は，地域保健対策の推進に関する基本指針，保健所の設置，その他地域保健対策の推進に関し基本となる事項を定めている．

b ○

c ×　歯科口腔保健の推進に関する法律は，歯科疾患の予防などの取組みを総合的に推進していくための基本理念や施策，方向性などを示した法律で

ある．

d ×　高齢者の医療の確保に関する法律に基づき行われる健診には特定健康診査（特定健診）がある．40～74歳の被保険者・被扶養者に対して，医療保険者が生活習慣病の予防に着目した健診を実施する．

▷「歯科衛生学シリーズ　保健生態学」P.285-288

【問題 7-35】a，d

国際保健協力は，図に示すように多国間の交流・協力と2国間の交流・協力とに大別することができる．①は多国間の交流・協力を行っている国際機関であり，WHO，UNICEF が該当する．2国間の交流・協力を行っている機関には，JICA，JBIC（国際協力銀行）などがある．

a ○　WHO（世界保健機関）は，全世界の医療・保健水準を向上させることを目的とした国際機関である．

b ×　JICA（国際協力機構）は，開発途上国への国際協力を行っているわが国の政府援助機関である．

c ×　JAICOH（日本歯科保健医療国際協力学会）は，歯科保健に関する国際協力分野で活動する団体や個人の情報交換などを行っている非政府機関である．

d ○　UNICEF（国連児童基金）は，発展途上国や災害地の児童の保健，教育，福祉などのために援助を行う国際機関である．

▷「歯科衛生学シリーズ　保健生態学」P.334-335

8 衛生学・公衆衛生学

8 衛生学・公衆衛生学
〔環境・社会と健康/保健・医療・福祉の制度〕

1. 概要（環境・社会と健康）

【問題 1-1】b

　Leavell & Clark（1965）は，予防医学における予防の概念を拡大し，疾病の自然的経過の過程に応じた5つの予防手段を提唱し，これを3つの段階（第一〜三次予防）にまとめた.

　第一次予防は疾病の発生前の対応，第二次予防は発生した疾病や障害を検診などにより早期に発見して治療することで重症化を予防する対応，第三次予防は重症化した疾患や障害からの社会復帰を支援する対応である.

①健康増進	②特異的予防	③早期発見・即時処置	④機能喪失阻止	⑤リハビリテーション
第一次予防		第二次予防		第三次予防

a　×　健康増進は，衛生教育や栄養指導，生活習慣指導などをさす.
b　○　予防接種は，特定の疾患（感染症）を予防するための予防手段で，特異的予防に含まれる.
c　×　進展防止は疾病発病後の管理である.
d　×　機能回復は疾病によって生じた障害の機能回復訓練や社会復帰などの対策である.
▷「歯科衛生学シリーズ　保健生態学」P. 6-7

【問題 1-2】b
　疾病の予防の概念については**問題1-1**の解説を参照.
a　×　第二次予防である.
b　○　第一次予防である.
c　×　第二次予防である.
d　×　第三次予防である.
▷「歯科衛生学シリーズ　保健生態学」P. 6-7

【問題 1-3】a, b
　疾病の予防の概念については**問題1-1**の解説を参照.
a　○　労働者に対する一般健康診断は疾病の早期発見を目的とする第二次予防である. 第二次予防には，「早期発見・即時処置」と「機能喪失阻止」が含まれる.
b　○　糖尿病患者への食事療法は発症後の重症化の予防であり，第二次予防にあたる.
c　×　脳梗塞患者への理学療法は疾患や障害からの社会復帰を支援する対応であり，第三次予防である.
d　×　医療従事者へのワクチン接種は疾病の発生を未然に防ぐ第一次予防である.
▷「歯科衛生学シリーズ　保健生態学」P. 6-7

【問題 1-4】b
　ヘルスプロモーションとは，人々が自らの健康とその決定要因をコントロールし，改善することができるようにするプロセス（一連の活動）である.
a　×
b　○
c　×
d　×
▷「歯科衛生学シリーズ　保健生態学」P. 229-230

【問題 1-5】b
a　×　アルマ・アタ宣言（1978年）は，プライマリヘルスケアの統一理念を再確認し，医療の遅れた地域においてその充実を謳ったものである.
b　○　ヘルスプロモーションが謳われているのはオタワ憲章（1986年）で，先進工業国における新しい公衆衛生の展開を提唱した.
c　×　ジュネーブ宣言（1948年）は，世界医師会で採択された医師の倫理に関する宣言であり，専門職としての医師の良心・尊厳や患者への配慮などが示されている.
d　×　ヘルシンキ宣言（1964年）は，ヒトを対象とする医学研究について「被験者（患者）の利益を科学や社会に対する寄与よりも優先すべき」との倫理的原則をはっきり打ち出したものである.

▷「歯科衛生学シリーズ　保健生態学」P. 229

【問題 1-6】b, d

　ノーマライゼーションは 1960 年代に，北欧諸国から始まった社会福祉をめぐる社会理念で，障害者と健常者が区別されることなく，社会生活を共にできるような社会を築く考え方，また，それに向けた運動や施策などをさす．

a　×
b　○
c　×
d　○

▷「歯科衛生学シリーズ　保健生態学」P. 231

【問題 1-7】c, d

　ヘルスプロモーションとは，WHO（世界保健機関）が 1986 年のオタワ憲章で提唱した新しい健康観に基づく 21 世紀の健康戦略で，「人々が自らの健康とその決定要因をコントロールし，改善することができるようにするプロセス」と定義されている．「すべての人々があらゆる生活の場面で健康を享受することのできる公正な社会の創造」が健康づくり戦略の目標とされる．目標実現のための活動方法として，健康な公共政策づくり，健康を支援する環境づくり，地域活動の強化，個人技術の開発，ヘルスサービスの方向転換の 5 つを掲げている．

a　×　住民および社会環境の要素ではなく，保健医療を提供する側の管理である．
b　×　住民および社会環境の要素ではなく，保健医療を提供する側の管理である．
c　○
d　○

▷「歯科衛生学シリーズ　保健生態学」P. 4, 229-230

【問題 1-8】a, b

　令和 6（2024）年度に，21 世紀における第三次国民健康づくり運動〔健康日本 21（第三次）〕が開始された．この基本的な方向として，下記の 4 つを掲げている．
①健康寿命の延伸と健康格差の縮小
②個人の行動と健康状態の改善
③社会環境の質の向上
④ライフコースアプローチを踏まえた健康づくり

a　○
b　○

c　×
d　×

▷「歯科衛生学シリーズ　保健生態学」P. 4-5

【問題 1-9】d

　2013 年「21 世紀における第二次国民健康づくり運動〔健康日本 21（第二次）〕」が開始され，基本的な方向の 1 つとして，「健康寿命の延伸」と「健康格差の縮小」が掲げられた．2024 年から開始する健康日本 21（第三次）においても，基本的な方向の 1 つとして掲げられている．

　健康寿命とは「健康上の問題で日常生活が制限されることなく生活できる期間」であり，健康格差とは「地域や社会経済状況の違いによる集団における健康状態の差」と定義された．健康寿命は，健康日本 21（第二次）策定時（2010 年のデータを使用）は男性 70.42 年，女性 73.62 年であったが，直近値（2019 年）では，男性 72.68 年，女性 75.38 年となり延伸傾向にある．

a　×
b　×
c　×
d　○

▷「歯科衛生学シリーズ　保健生態学」P. 4

2. 人口

【問題 2-1】a

　国勢調査で年齢別人口を調査している．この結果を年少人口（0～14 歳），生産年齢人口（15～64 歳），老年人口（65 歳以上）に分類し，その結果から算出する．

a　○　年少人口指数＝$\frac{年少人口}{生産年齢人口}×100$（%）．
　　減少傾向にある．
b　×　従属人口指数＝$\frac{従属人口}{生産年齢人口}×100$（%）．
　　従属人口は年少人口と老年人口を合計したものである．増加傾向にある．
c　×　老年人口指数＝$\frac{老年人口}{生産年齢人口}×100$（%）．
　　増加傾向にある．
d　×　老年化指数＝$\frac{老年人口}{年少人口}×100$（%）．
　　増加傾向にある．

▷「歯科衛生学シリーズ　保健生態学」P. 22-23

【問題 2-2】c, d

a　×　国勢調査は，統計法に基づく基幹統計調査の 1 つで，日本に居住しているすべての人および世帯

を対象として実施される全数調査である.

b　×　死亡原因は，戸籍法に基づく死亡届から集計する. 国勢調査の対象ではない.

c　○　年齢も調査項目に含まれるため，老年人口や生産年齢人口など，人口構成を把握できる.

d　○　5年ごとに10月1日の居住地で調査する.
▷「歯科衛生学シリーズ　保健生態学」P. 21

【問題 2-3】c

人口ピラミッドは，男女，年齢別人口を視覚的に示したもので，グラフの縦軸に年齢をとり（上にいくほど高年齢），横軸は左に男性の人口，右に女性の人口をとる. 年齢別の人口の違いから，①のつりがね型（ベル型），②のつぼ型，③のピラミッド型，④のひょうたん型などに分類される.

a　×　つりがね型（ベル型）は出生率，死亡率がともに低い地域にみられる型である. 人口静止型ともいわれ，先進国に多くみられる.

b　×　つぼ型は出生率が死亡率よりも低くなった分布型である. 人口減少型ともいわれ，先進国にみられる.

c　○　ピラミッド型は出生率が高く，死亡率が高いかあるいは低下しつつある場合にみられる型である. 人口増加型ともいわれ，開発途上国によくみられる.

d　×　ひょうたん型は若い人口が多く流出する農村にみられる型である. 子どもと高齢者の割合が高い.
▷「歯科衛生学シリーズ　保健生態学」P. 21-22

【問題 2-4】a, d

国勢調査は統計法に基づき，日本に居住している全ての人および世帯を対象として，5年ごとの10月1日に実施される国の最も重要かつ基本的な統計調査である. 統計法第5条を根拠とし，基幹統計調査に位置づけられている.

a　○

b　×　人口静態統計はある時点での人口の状態を示した統計値であり，人口動態統計は一定期間（通常1年間）に起こった出生や死亡などの人口の動きに関する統計値を示したものをいう. 国勢調査では，国内の人口，世帯，産業構造などについて調査が行われ，人口の大きさを一時点で調べることから，静態統計に分類される.

c　×　5年ごとに実施される.

d　○
▷「歯科衛生学シリーズ　保健生態学」P. 21

【問題 2-5】c

人口ピラミッドは，年齢階級別の人口を男女別に示したグラフで，各地域の社会環境を把握するのに役立つ. グラフの横軸は左が男性の人口，右が女性の人口で，縦軸は上に行くほど高齢であることを示している. 通常は増齢に伴い人口が少なくなるため，グラフがピラミッド型になることから，このようによばれる. ただし，先進諸国では医療の発達や少子化の影響により，幼年人口が少なく老年人口が多い，いわゆるつぼ型を呈する.

a　×

b　×

c　○　日本の人口ピラミッドは，少子化の進行により基本的にはつぼ型である. ただし，特定時期の出生数増加（ベビーブーム）を反映して，71～73歳付近と46～49歳付近が突出した特徴的な分布となっている. なお，人口の年齢別分布に男女差はなく，ほぼ左右対称となっている.

d　×
▷「歯科衛生学シリーズ　保健生態学」P. 21-23

【問題 2-6】b

人口に関する統計は，ある時点での人口を捉えた人口静態統計と，一定の期間における人口の変化を捉えた人口動態統計とに大別される.

代表的な人口静態統計として5年に1回行う国勢調査があり，その調査項目は，氏名，性別，出生年月，世帯主との関係，配偶関係，国籍，居住期間，5年前の住居の所在地，就業状態，職業，従業地・通学地などがある.

なお，人口動態統計では，出生，死亡，死産，婚姻および離婚の5種について調査する.

a　×　人口動態統計の調査項目である.

b　○

c　×　人口動態統計の調査項目である.

d　×　人口動態統計の調査項目である.
▷「歯科衛生学シリーズ　保健生態学」P. 21

【問題 2-7】a, d

人口動態調査は，戸籍法などによって届けられた事項について，市区町村長が人口動態調査票を作成し，

保健所，都道府県を経由して厚生労働省に報告される. この結果を年に1回人口動態統計として公表している.

a ○ 我が国では，人口動態調査（基幹統計調査）は，出生・死亡・死産・婚姻・離婚という人口の動態を計量的に把握している.

b × 国勢調査は人口静態調査である.

c × 国勢調査は，5年に一度全数調査をしている.

d ○ 人口動態調査は，ある一定の期間における人口の変動に関連のある事項について調査したものである.

▷「歯科衛生学シリーズ　保健生態学」P. 21

【問題 2-8】b, d

人口動態統計は，変動する人口現象を明らかにするため，一定期間の人口の動きをみる統計で，出生，死亡，婚姻，離婚および死産の5種類の調査があり，戸籍登録に基づいて作成される.

a × 転入とは他の市町村や国外から住所を移してきたとき，新たな市町村の区域内に住所を定めることを記録する.

b ○

c × 総人口は，日本に居住するすべての人を対象とした人口静態統計（国勢調査）で把握される.

d ○

▷「歯科衛生学シリーズ　保健生態学」P. 21

【問題 2-9】c

周産期死亡とは，妊娠満22週以後の死産と，生後1週未満の早期新生児死亡との和である. 周産期死亡率は，

$$\frac{（妊娠満22週以後の死産数＋早期新生児死亡数）}{（出生数＋妊娠満22週以後の死産数）}\times1,000$$

で示される.

a ×

b ×

c ○

d ×

▷「歯科衛生学シリーズ　保健生態学」P. 27, 30-31

【問題 2-10】c

人口動態統計によると，2022（令和4）年における主要死因別の死亡率（人口10万対）の順位は，1位が悪

性新生物（316.1），2位が心疾患（190.9），3位が老衰（147.1）で，以下，脳血管疾患（88.1），肺炎（60.7），誤嚥性肺炎（45.9），不慮の事故（35.6），腎不全（25.2），アルツハイマー病（20.4），血管性等の認知症（20.0）の順である.

a ×

b ×

c ○

d ×

▷「歯科衛生学シリーズ　保健生態学」P. 28-29

【問題 2-11】c

2022（令和4）年の死亡率（人口10万対）を死因順位別にみると，1位が悪性新生物（316.1），2位が心疾患（190.9），3位が老衰（147.1），4位が脳血管疾患（88.1），5位が肺炎（60.7）となっている.

なお，粗死亡率とは単に死亡数を人口で割った値であり，都道府県ごとに比較する際には，年齢構成を調整した死亡率（年齢調整死亡率）で比較することがある.

a ×

b ×

c ○ 我が国の死因別粗死亡率は人口動態統計で公表されており，主要3疾患（悪性新生物，心疾患，脳血管疾患）の死亡率の最近の傾向は，脳血管疾患のみ減少傾向にあり，ほかは増加の傾向を示している.

d ×

▷「歯科衛生学シリーズ　保健生態学」P. 28-29

【問題 2-12】a

人口動態統計によると，2022（令和4）年における主要死因別の死亡率（人口10万対）の順位は，1位が悪性新生物（316.1），2位が心疾患（190.9），3位が老衰（147.1），4位が脳血管疾患（88.1），5位が肺炎（60.7）となっている. 悪性新生物は一貫して増加の傾向を示している.

a ○ 肺炎は，1975（昭和50）年に不慮の事故に代わって第4位になり，上昇と低下を繰り返しながら上昇傾向を示してきたが，近年では低下傾向にある.

b ×

c ×

d ×

▷「歯科衛生学シリーズ　保健生態学」P. 28-29

【問題 2-13】d

　一人の女子が 15〜49 歳の間に産む子供の数を示す指標は合計特殊出生率である.

a　×　出生率は, 人口千人あたりの年間出生数をいう.

b　×　総再生産率は, 合計特殊出生率のうち, 生まれた子供を女児に限った場合の値を示す.

c　×　純再生産率は, 総再生産率のうち, 生まれた女児が妊娠可能な年齢を過ぎるまでの死亡を見込んだ値を示す. 純再生産率が 1 以上であれば将来人口は増加し, 1 を下回ると減少する.

d　○

▷「歯科衛生学シリーズ　保健生態学」P. 25-26

【問題 2-14】a

　2022（令和 4）年の死亡率（人口 10 万対）を死因順位別にみると, 1 位が悪性新生物（316.1）, 2 位が心疾患（190.9）, 3 位が老衰（147.1）, 4 位が脳血管疾患（88.1）, 5 位が肺炎（60.7）となっている. 死因別の死亡率の推移は, 第二次世界大戦前までは上位を占めていた結核による死亡は大きく減少し, 感染症から生活習慣病へと死因は大きく変化した.

a　○

b　×

c　×

d　×

▷「歯科衛生学シリーズ　保健生態学」P. 28-29

3. 環境と健康

【問題 3-1】a, d

a　○　不快指数は, 暑さによる不快度を表す指標である. 80 以上では, ほとんどの人が不快に感じる.

b　×　不快指数の数値は不快を感じる人の割合を表しているわけでない.

c　×　感覚温度は相対湿度 100%, 無風を基準とし, これと同じ温度感覚を与える温度をいう. 気温・気湿・気流から算出される.

d　○

▷「歯科衛生学シリーズ　保健生態学」P. 40

【問題 3-2】a, d

a　○

b　×　衛生学的許容濃度は, 二酸化炭素で 0.1%, 一酸化炭素では 0.01% である. ただし, 一酸化炭素の

許容濃度は中毒発現濃度から算出されているが, 二酸化炭素の許容濃度は中毒の発現とは直接関係なく, 室内空気の汚染の指標として用いられている.

c　×　一酸化炭素中毒は一酸化炭素が酸素に比べてヘモグロビンに 250〜300 倍の結合力をもつために, 組織末端で酸素欠乏が起こる（内窒息）ことによるものである.

d　○　一酸化炭素は大気に含まれておらず, 異常成分である.

▷「歯科衛生学シリーズ　保健生態学」P. 36-38

【問題 3-3】c

a　×　生物化学的酸素要求量（BOD）は, 水中の有機物が好気性微生物により酸化分解されるときに消費される酸素量である.

b　×　有機物により汚染されている程度によって BOD の値は大きくなる.

c　○　BOD は水中の有機物量を表すので, 生活排水汚染の指標となる. その他の指標には, 溶存酸素（DO：水中に溶存している酸素量）, 化学的酸素要求量（COD：水中の有機物が酸化剤により分解されるときに消費される酸素量）や, 浮遊物質（SS）などがある.

d　×　水素イオン濃度は一般に pH で示される.

▷「歯科衛生学シリーズ　保健生態学」P. 45

【問題 3-4】a, b

a　○　地球の温暖化の原因には, 二酸化炭素のほか, フロン, メタン, 一酸化二窒素があげられている.

b　○　二酸化炭素そのものの毒性は非常に低いが, 室内に多人数がいて呼吸したり燃焼により空気が汚染されると, 室内の濃度が増加する. そのため, 室内空気の汚染指標として用いられる.

c　×　じん肺症の原因は, 浮遊粒子物質（塵埃）である.

d　×　高山病は, 高地で酸素分圧が低下し, 酸素欠乏となって生じるものである.

▷「歯科衛生学シリーズ　保健生態学」P. 37, 50

【問題 3-5】d

　上水道の浄化は, 最初に沈殿させ, ついで濾過を行う. 通常は薬品沈殿・急速濾過という組合せで行われ, 濾過後に, 塩素で消毒するのが一般的な方法である.

a ×
b ×
c ×
d ○
▷「歯科衛生学シリーズ 保健生態学」P. 43-44

【問題 3-6】c
　安全な飲料水を供給するために消毒が行われる. 塩素（Cl₂）は殺菌力が強く安価であるため, 現在ではほとんどの上水道の消毒に用いられている.
a ×
b ×
c ○　塩素消毒は, 濾過水に塩素を注入して, 給水栓末端で採取する水の遊離型残留塩素量が 0.1 ppm（mg/L）以上（結合型残留塩素の場合は 0.4 ppm 以上）あるように保持する.
d ×
▷「歯科衛生学シリーズ 保健生態学」P. 43

【問題 3-7】d
　二酸化炭素（CO₂）は生物の呼吸や物質の燃焼によって発生する.
a ×
b ×
c ×
d ○　ヒトの呼気には約 4% 含まれている.
▷「歯科衛生学シリーズ 保健生態学」P. 36-37

【問題 3-8】d
　建築物内にいる人の健康保護と快適環境の維持のための事務所の環境基準は事務所衛生基準規則で定められている.
a ×　気湿とは空気中に含まれる水蒸気量である. 好適湿度は 40〜60% である.
b ×　感覚温度とは体感を重視した指標で, 湿度100% 無風の状態を基準として, これと同じ感覚を与える温度のことをいい, その要素に気温, 気湿, 気流がある.
c ×　二酸化炭素の衛生学的許容濃度は 0.1% である.
d ○　一酸化炭素は毒性が高く, 通常あってはならない.
▷「歯科衛生学シリーズ 保健生態学」P. 36-40

【問題 3-9】c
　図の装置はアスマン通風乾湿計である. 上部の風車を回すことにより一定の風速を乾球と湿球に供給する構造で, 輻射熱の影響を受けずに短時間で気温と気湿が測定できる.
a ×　微気流は 0.2 m/秒以上の気流を測定できる風速計で測定する.
b ×　輻射熱とは直射日光やストーブなどから放出される赤外線によるもので, 黒球温度計で測定する.
c ○　不快指数は, 0.72×(乾球温度+湿球温度)+40.6 で計算される値である. 80 以上では, ほとんどの人が不快に感じる.
d ×　カタ冷却力は気流による冷却力のことで, カタ寒暖計（カタ温度計）で測定する.
▷「歯科衛生学シリーズ 保健生態学」P. 40-41

【問題 3-10】c, d
　酸性雨とは, 大気汚染により降る酸性（pH 5.6 以下）の雨をさす. 化石燃料の燃焼や火山活動などにより発生する硫黄酸化物（SOx）や窒素酸化物（NOx）などが大気中の水や酸素と反応することで硫酸や硝酸などの強酸が生じ, 通常よりも強い酸性の雨になる.
a ×　フロンは冷却剤として開発された化学物質で, 炭素（C）, 水素（H）, フッ素（F）から構成される. オゾン層破壊の原因となる. また二酸化炭素やメタンなどとともに地球温暖化の主因である.
b ×　一酸化炭素は不完全燃焼により生じ, この吸引により一酸化炭素中毒が引き起こされる.
c ○
d ○
▷「歯科衛生学シリーズ 保健生態学」P. 52

【問題 3-11】c, d
a ×　一酸化炭素は常温・常圧で無色・無臭・可燃性の気体である.
b ×　酸性雨は, 大気汚染により降る酸性(pH 5.6 以下）の雨で, 原因は化石燃料の燃焼や火山活動などにより発生する硫黄酸化物や窒素酸化物などである.
c ○　一酸化炭素は血液中のヘモグロビンとの親和性が極めて高く, 一酸化炭素ヘモグロビンを形成する. このため, ヘモグロビンは酸素の運搬が滞り, 全身の低酸素症をきたし, 酸素需要の多い脳が障害

される．主症状は頭痛に始まり，易疲労感，判断力低下，吐き気・嘔吐，意識障害，けいれんなどである．

d ○　石油や木炭など燃料の不完全燃焼や火災，自動車の排気ガスなどで発生する．

▷「歯科衛生学シリーズ　保健生態学」P. 37-38

【問題 3-12】a, d

非電離放射線は，太陽光線の成分（紫外線の一部，可視光線，赤外線）およびテレビ・ラジオなどに応用される電波（マイクロ波，超短波，短波，中波，長波）を含む電磁波である．生体組織の分子や原子を電離・励起するようなエネルギーをもたず，発がんや突然変異などの生体作用を示さない．

電離放射線は，エックス線やガンマ線，紫外線の一部などの電磁波である．これらはエネルギーが大きいため，DNA などを損傷し，発がんや突然変異などの有害な生体作用を及ぼすことがある．

a ○

b ×　ベータ線（β線）は電離放射線である．

c ×　ガンマ線（γ線）は電離放射線である．

d ○

▷「歯科衛生学シリーズ　保健生態学」P. 46-47

【問題 3-13】b

水道により供給される水については，51 項目の水質基準が水道法により定められている．

a ×　「水銀及びその化合物」は水銀の量に関して，0.0005 mg/L 以下と定められている．

b ○　水質基準には「一般細菌」と「大腸菌」のそれぞれについて基準が定められている．一般細菌は 1 mL の検水で形成される集落数が 100 以下と定められ，大腸菌は「検出されないこと」と定められている．全 51 項目中，「検出されないこと」と定められているのは大腸菌のみである．

c ×　「フッ素及びその化合物」はフッ素の量に関して，0.8 mg/L 以下と定められている．

d ×　ホルムアルデヒドは 0.08 mg/L 以下と定められている．

▷「歯科衛生学シリーズ　保健生態学」P. 43

【問題 3-14】c

大気中に浮遊する粒子状物質のうち，粒径が 10 μm（マイクロメートル）以下のものを浮遊粒子状物質（SPM）という．さらに，特に粒径が小さい（粒径が 2.5 μm 以下）ものを，PM 2.5（微小粒子状物質）とよぶ．PM 2.5 は粒径が小さく微小なため，肺の奥深くまで入りやすく，呼吸器系への影響に加え，循環器系への影響が危惧されている．

大気汚染物質には，SPM や PM 2.5 のほかに，二酸化硫黄，一酸化炭素，二酸化窒素，光化学オキシダントなどがあり，これらの物質には，人の健康を保護するうえで望ましい大気中の濃度を示した環境基準が設定されている．

a ×

b ×

c ○　粒径（外径）により定義される．

d ×

▷「歯科衛生学シリーズ　保健生態学」P. 39

【問題 3-15】a

光化学オキシダントは，窒素酸化物（NOx）と炭化水素（揮発性有機化合物：VOC）とが太陽光に含まれる紫外線の作用により光化学反応を起こし，オゾンなどの強い酸化力をもった物質が二次的に生成されたものである．光化学スモッグの原因となり，粘膜への刺激，呼吸器への悪影響を及ぼす．

a ○　二酸化窒素（NO_2）などの窒素酸化物は主に化石燃料の燃焼によって生じ，その発生源には，工場のボイラーなどの固定発生源と自動車などの移動発生源が存在する．

b ×　二酸化炭素は毒性が低く，空気中の濃度が 3% 以下では症状はないが，濃度が高くなることにより危険な状態になる．

c ×　二酸化硫黄は，四日市ぜんそくや酸性雨の原因物質である．

d ×　二酸化ケイ素（シリカ）は，毒性はないが，工事などで粉砕することで粉塵となり，これを吸入することで，じん肺の一種である珪肺の原因となる．

▷「歯科衛生学シリーズ　保健生態学」P. 38

【問題 3-16】d

人間の温度感覚は，気温，気湿，気流，輻射熱の総合作用により影響を受ける．感覚温度とは，相対湿度 100%，無風の場合を基準として，これと等しい温度感覚を与える状態を定めたものであり，気温，気湿，気流

の3つの指標の組合せにより求められる. 日本人の快適範囲は, 夏季で20～23℃, 冬季で18～20℃とされている.

a ×

b ×

c ×

d ○ 赤外線による輻射熱も人間の温度感覚に影響を与えるが, 感覚温度の算出には用いられない.

▷「歯科衛生学シリーズ 保健生態学」P. 40-41

【問題 3-17】a, d

水俣病とイタイイタイ病は, 原因物質が事業活動によって相当範囲にわたって水質および土壌を汚染し, 健康障害を生じた公害として有名である.

a ○ 水俣病は有機水銀が比較的長期にわたって食品とともに摂取されて起こった健康障害である.

b × カネミ油症は食用油にダイオキシン類が製造段階で混入したために起こった事故である.

c × 産廃油脂中毒は, インスタントラーメンやスナック菓子などの油脂が, 保存状態などに問題があり, 変質したために生じる食中毒である.

d ○ イタイイタイ病はカドミウムが比較的長期にわたって食品とともに摂取されて起こった健康障害である.

▷「歯科衛生学シリーズ 保健生態学」P. 53-55

【問題 3-18】a, c

廃棄物は一般廃棄物（ごみや糞尿）と産業廃棄物に区別されている. 医療行為により生じる医療廃棄物は, 感染性廃棄物と非感染性廃棄物に分けられる.

a ○

b × 一般廃棄物については市町村が責任をもって処理する.

c ○ 感染性廃棄物は医療関係機関などが自らの責任において, 原則として施設内で滅菌などにより適正に処理しなければならない. 外部に委託する場合は, 適性に保管し, 梱包してバイオハザードマークを表示する.

d × 医療廃棄物は基本的に感染性, 非感染性を問わず, 多くが産業廃棄物として処理される.

▷「歯科衛生学シリーズ 保健生態学」P. 57-61

【問題 3-19】d

「廃棄物の処理および清掃に関する法律（廃棄物処理法）」では廃棄物を分類し, それぞれの種類ごとに処理基準を定めている. 具体的には, ①血液等が付着した注射針, メス, 手袋などは, 「感染性産業廃棄物（特別管理産業廃棄物）」, ②血液等が付着したガーゼ, 脱脂綿などは「感染性一般廃棄物（特別管理一般廃棄物）」, ③感染性のものが何も付着していないガーゼ, 脱脂綿, 紙くずなどは「事業系一般廃棄物」, ④燃え殻, 汚泥, 廃油, 廃酸, 廃アルカリなどは「その他の産業廃棄物」に分類される.

a ×

b ×

c ×

d ○ エックス線写真現像廃液は, 廃アルカリであり, 「非感染性産業廃棄物」に含まれる.

▷「歯科衛生学シリーズ 保健生態学」P. 58-60

【問題 3-20】d

廃棄物処理法による廃棄区分の詳細は問題 3-19 の解説を参照.

a ×

b ×

c ×

d ○ 血液等が付着したゴム手袋は感染性産業廃棄物（特別管理産業廃棄物）となる.

▷「歯科衛生学シリーズ 保健生態学」P. 58-60

【問題 3-21】c, d

廃棄物は「廃棄物の処理及び清掃に関する法律（廃棄物処理法）」に基づいて処理する.

a × 原則として医療機関の施設内で処理をするが, 外部に委託することもできる.

b × 歯科診療所の現像廃液は産業廃棄物である.

c ○ 感染性廃棄物は特別管理廃棄物である.

d ○ 使用後の注射針は感染性廃棄物であるので, マニフェストに必要事項を記入して業者に委託する.

▷「歯科衛生学シリーズ 保健生態学」P. 57-61

【問題 3-22】a

「廃棄物の処理及び清掃に関する法律」（廃棄物処理法）において, 「一般廃棄物」は「産業廃棄物」以外の廃棄物をさす.

302

a ○ 廃棄物処理法では，一般廃棄物の収集，運搬，処理は市町村の責任で行うことになっている．

b ×

c × 産業廃棄物は排出事業者が自ら処理しなければならないが，都道府県の許可を受けた処理業者に処理を委託できる．業者に委託する場合は，排出者の責任で，委託契約を書面で締結するとともに，処理完了を確認するための処理伝票（マニフェスト）を発行，回収，照合しなければならない．

d ×

▷「歯科衛生学シリーズ　保健生態学」P. 58-59

【問題 3-23】b

出題されたマークは，感染性廃棄物であることを識別できるように容器に表示するバイオハザードマークである．赤（血液など液状・泥状のもの），黄色（注射針・メスなど鋭利なもの），橙（血液が付着したガーゼなど固形状のもの）の3色に分けられる．

a × 麻薬は，麻薬及び向精神薬取締法により管理が定められ，「麻」の表示をし，ほかの薬剤と区別して鍵のかかる堅固な設備内に保管しなければならない．

b ○

c × 放射線管理区域については，日本産業規格（JIS）により下記のマークが放射能標識の形状と定められ，放射線発生装置および放射性物質を使用する場所での掲示が義務づけられている．

d × 高度管理医療機器とは，機器の人体などに及ぼす危険度に応じ設定された医療機器のクラス分類の1つである．副作用や機能障害などの不具合が生じた場合，人の生命や健康に重大な影響を与える恐れがあるとして最も危険度が高いとされる区分であるが，表示マークは特にない．

▷「歯科衛生学シリーズ　保健生態学」P. 59-60

【問題 3-24】a

廃棄物の処理は，廃棄物の処理及び清掃に関する法律（廃棄物処理法）に基づき行われる．この法律によれば，医療機関などから生じる感染性廃棄物は，特別管理廃棄物に区分される．環境省では，感染性廃棄物の適正な処理のために，「廃棄物処理法に基づく感染性廃棄物マニュアル」を作成している．

a ○ 廃棄物処理法施行令において，「医療関係機関等から生じ，人が感染し，若しくは感染するおそれのある病原体（感染性病原体）が含まれ，若しくは付着している廃棄物又はこれらのおそれのある廃棄物」と定義される．

b ×

c ×

d ×

▷「歯科衛生学シリーズ　保健生態学」P. 59

4. 疫学

【問題 4-1】a, d

a ○ 騒音は集中力，思考力低下や頭痛，騒音性難聴などの原因となる．

b × 細菌は食中毒や感染症の原因となる．

c × フグ毒はテトロドトキシンという神経毒で，軽度の中毒では口唇や手指のしびれを呈するが，重症の場合には呼吸困難で死亡することがある．

d ○ 紫外線は波長が10～400 nmの不可視光線の電磁波で，短時間の曝露では日焼けなど急性の影響が生じ，慢性的には皮膚がんのリスクが高まるなどの影響が知られている．

▷「歯科衛生学シリーズ　保健生態学」P. 9

【問題 4-2】b

選択肢はいずれも疾病の発生や流行状態に関連する指標である．

a × 受療率は，集団のなかである特定日に医療機関を受療した患者数の割合を示し，患者調査で用いる．

b ○ 罹患率は，発生率ともいい，集団のなかで一定の期間（1年・1か月など）に新たに発生した疾病患者数の発生割合を示す．

c × 有病率は，集団のなかである一定時点において疾病をもつ者の割合を示す．

d × 有所見率は，集団のなかである所見（自覚症状・検査結果など）をもつ者の割合を示す．

▷「歯科衛生学シリーズ　保健生態学」P. 10

【問題 4-3】c

a ×　受診率は，一定期間内に医療機関にかかった人の割合を表す指標である．

b ×　有病率は，ある一定時点における患者（有病者）の割合のことである．

c ○　罹患率（発病率）は，一定期間内に新たに疾病に罹った者の割合をいう．

d ×　受療率とは，ある特定の日に疾病治療のために，すべての医療施設に入院あるいは通院または往診を受けた患者数を，人口 10 万人対で示したものである．

▷「歯科衛生学シリーズ　保健生態学」P. 10

【問題 4-4】b

図の研究計画では，ブラッシングの有無が人為的に決められており，介入研究の手法を示している．

a ×　患者対照研究は，目的とする疾病がある集団とない集団を比較し，その疾病の発生に関与する因子について検討する方法である．

b ○　介入研究は，疾病との関連性が強く疑われる仮説要因について，それを与えれば問題の疾病が発生するか，または与えなければ発生しないか，あるいは有意に低い頻度でしか発生しないかを，人為的な介入によって確かめる方法である．

c ×　横断研究は，ある一時点に限定させた集団に存在する疾病とほかの問題となる変数との関係を調査検討する方法である．

d ×　後ろ向き研究は，すでに発生した事象について観察していく研究方法である．

▷「歯科衛生学シリーズ　保健生態学」P. 11, 15

【問題 4-5】c

分析疫学は，仮説を検証し，因果関係を推定する方法である．

a ×　記述疫学は，疾病，異常の発生要因に関する仮説を立てることを目的に，観察と記録に基づいて対象の特性を記述する方法である．

b ×　横断研究とは，特定時点に，限定された集団に存在する疾病あるいは健康関連の特性と，ほかの問題となる変数との関係を調査検討することである．

c ○　後ろ向き研究は，すでに発生した事象について過去へさかのぼって観察し，原因因子を検討していく方法である．

d ×　前向き研究は，発生する事象を将来にわたり観察していく方法である．

▷「歯科衛生学シリーズ　保健生態学」P. 11, 13-15

【問題 4-6】c

疫学の研究法は以下の表のように分類される．喫煙という要因別にその後の疾病発生を追跡する手法はコホート研究に該当する．

観察的研究	記述疫学	結果の頻度や分布を調べることにより，原因と結果に関する特性を調べたり，原因の仮説を立てる．
	分析疫学	記述疫学で立てた仮説を検証する研究．いくつかの分類方法がある．
	横断研究	ある時点における要因と疾病の関係を調べる．
	コホート研究	要因曝露の有無別に追跡して，将来の疾病発生を比較する．
	患者対照研究	疾病の有無別に過去の要因曝露を比較する．
介入研究	研究者が対象集団に介入し規定因子の変容をはかる方法．無作為化比較試験が代表例．	

a ×

b ×

c ○

d ×

▷「歯科衛生学シリーズ　保健生態学」P. 11, 13-15

【問題 4-7】c

疫学とは人間集団を対象として，人間の健康およびその異常の原因を宿主・病因・環境の各要因から包括的に考究し，健康の増進と異常の予防をはかる学問である．

一般には，記述疫学で仮説が提示され，分析疫学で仮説の妥当性が検証され，介入研究（実験疫学）で仮説が実験的に証明される．

分析疫学の手法には横断研究（ある一時点の疾病と要因の関連を評価する）と縦断研究（同一集団を一定期間追跡して発病を要因曝露の有無別に評価する）があり，縦断研究はさらにコホート研究と患者対照研究に区分される．

Ⅱ　解答・解説

8　衛生学・公衆衛生学

a × 横断研究では，ある一時点における疾病と要因の関連を調査する．この研究では過去の要因曝露を調査しているので横断研究ではない．

b × 介入研究では，要因曝露の有無は人為的に介入する．

c ○ 患者対照研究では調査時点で対象を疾病（ここではう歯）あり・なしで対象を群分けし，過去の要因曝露（ここではフッ化物の応用の有無）との関連性を調査する．

d × コホート研究は要因曝露あり・なしに群分けして将来の発病を観察する．

▷「歯科衛生学シリーズ　保健生態学」P. 10-15

【問題 4-8】c

疫学の研究法の分類については**問題 4-6，4-7** の解説を参照．

a × 横断研究では調査実施時点の疾病の有無と要因曝露の有無の関係を評価する．

b × 記述的研究（記述疫学）では疾病の分布と頻度を人，場所，時間別に記載して，発生原因に関する仮説を立てる．

c ○ コホート研究は要因に曝露されている集団と曝露されていない集団に群分けして，将来の発病を観察する．

d × 患者対照研究は調査時点で疾病がある集団とない集団に対象を群分けし，過去の要因曝露との因果関係を調査する．

▷「歯科衛生学シリーズ　保健生態学」P. 10-15

5. 感染症

【問題 5-1】b

a × 感染が起こり，病原体が体内で増殖しても，発病に至らない場合を不顕性感染または無症状感染という．

b ○ 通常は病原菌とならない常在菌や無害菌が起炎菌となり，感染を起こすことを日和見感染という．

c × 感染してから発症までの期間を潜伏期といい，この時期の感染状態を潜伏期感染ともいう．

d × 不顕性感染のことである．

▷「歯科衛生学シリーズ　保健生態学」P. 63, 67

【問題 5-2】a, c

a ○ MRSA（メチシリン耐性黄色ブドウ球菌）による感染は，医療従事者などを介して患者から患者へと伝播していく院内感染であり，また抵抗力の衰えた患者に発生するため日和見感染でもある．

b × 垂直感染とは，母親から胎盤や母乳を通じて子どもに病原体が直接運ばれる場合をいう．

c ○ 日和見感染とは，通常は病原菌とはならない常在菌や無害菌が起炎菌となり，感染が生じるものである．

d × 胎盤や母乳を通じて，麻疹や風疹などの抗体そのものを外部から獲得する場合を自然受動免疫という．人工活動（能動）免疫は予防接種の投与により獲得されるものである．

▷「歯科衛生学シリーズ　保健生態学」P. 63-65, 67

【問題 5-3】a

感染症対策は，感染源対策（病原体対策），感染経路対策，宿主感受性対策の3つに分けられる．

a ○ 害虫の駆除は，感染源対策であり，感染経路対策としても重要である．

b × 感染源対策である．

c × 宿主感受性対策である．

d × 感染源対策である．

▷「歯科衛生学シリーズ　保健生態学」P. 66

【問題 5-4】a

空気感染とは，咳やくしゃみ，会話などで排泄された飛沫中に含まれる病原体が，飛沫が乾燥した後も空気中に浮遊することによって感染が起こるもので，結核が代表的である．

a ○

b × コレラは経口感染による．

c × B型肝炎は血液感染で感染する．

d × HIV感染症は血液感染で感染する．

▷「歯科衛生学シリーズ　保健生態学」P. 64

【問題 5-5】b

感染症（伝染病）の予防対策は三大要因別に，①病原体対策（消毒・滅菌，患者隔離など），②感染経路対策（環境衛生整備，動植物・昆虫などの駆除，飲料水の消毒，手袋の使用など），③宿主の感受性対策（予防接種，免疫血清の使用，化学予防薬の事前服用，衛生教育の啓蒙と実践など）に大別される．

a × 定期健康診断による感染源の早期発見は病

原体対策である.

b ○

c × 就業制限や患者隔離などによる伝播防止は病原体対策である.

d × マスク着用による直接伝播防止は感染経路対策である.

▷「歯科衛生学シリーズ 保健生態学」P. 66

【問題 5-6】c

昆虫やダニなどの節足動物の媒介により感染する疾患には,回帰熱,つつが虫病,デング熱,日本脳炎,発疹チフス,ペスト,マラリア,ライム病などがある.

a × 風疹は患者の咳やくしゃみに含まれるウイルスを吸い込むことによる飛沫感染が主たる感染経路である.

b × 結核は感染者のくしゃみや咳の水分が蒸発した後に,結核菌のみが空中に飛散して起こる空気感染が主体である.

c ○ 蚊が媒介する.

d × インフルエンザの感染経路は飛沫感染と接触感染である.

▷「歯科衛生学シリーズ 保健生態学」P. 64, 76

【問題 5-7】a, b

定期の予防接種は,国が一定の年齢での接種を努力義務としたもので,その対象は A 類疾病に区分されるジフテリア,百日咳,破傷風,急性灰白髄炎(ポリオ),麻疹,風疹,日本脳炎,結核,Hib 感染症,肺炎球菌感染症(小児のみ),水痘,ヒトパピローマウイルス感染症,B 型肝炎,ロタウイルス胃腸炎と,B 類疾病のインフルエンザ(65 歳以上),肺炎球菌感染症とがある.

任意予防接種は,接種が受診者の判断に任されており,対象は流行性耳下腺炎,季節性インフルエンザなどがある.

a ○

b ○

c × 任意予防接種の対象となる.

d × 任意予防接種の対象となる.

▷「歯科衛生学シリーズ 保健生態学」P. 72

【問題 5-8】a

ワクチンは,生ワクチン,不活化ワクチン,トキソイドに大別される.

生ワクチン	毒素を弱めた細菌やウイルスを使用する	(例) 麻疹,風疹,結核など
不活化ワクチン	死滅させた病原体を使用する	(例) 百日咳,インフルエンザ,日本脳炎など
トキソイド	不活性化した菌体の毒素成分を使用する	(例) ジフテリア,破傷風など

a ○ 生ワクチンを用いる.

b × トキソイドを用いる.

c × 不活化ワクチンを用いる.

d × 不活化ワクチンを用いる.

▷「歯科衛生学シリーズ 保健生態学」P. 65

【問題 5-9】a

日本でのデング熱の国内感染は1945年以降みられなかったが,2014 年,69 年ぶりに国内感染が確認され,感染者数は 160 名に達した.

a ○ デング熱とは,ネッタイシマカなどの蚊によって媒介されるデングウイルスの感染症で,比較的軽症のデング熱と重症型のデング出血熱とがある.このほか,蚊が媒介する疾病には,マラリア,フィラリア症,黄熱,日本脳炎などがある.

b ×

c × ダニにより媒介される感染症には,野兎病(やとびょう),リケッチア感染症,つつがむし病などがある.

d × ゴキブリは,食品にサルモネラ菌,ブドウ球菌,腸炎ビブリオ菌,ボツリヌス菌,O-157 大腸菌などを媒介し,食中毒の原因となる.

▷「歯科衛生学シリーズ 保健生態学」P. 75

【問題 5-10】c, d

新興感染症とは,最近新しく認知され,局地的あるいは国際的に公衆衛生上の問題となる感染症である.その種類としては,重症急性呼吸器症候群(SARS),エボラ出血熱,鳥インフルエンザ,後天性免疫不全症候群(AIDS),ウイルス性肝炎,ウイルス性出血熱,バンコマイシン耐性黄色ブドウ球菌(VRSA)感染症,ラッサ熱などが含まれる.

なお,人類がすでに克服したと考えていたにもかかわらず,再び形を変えて流行しはじめたものを再興感

Ⅱ 解答・解説
8 衛生学・公衆衛生学

染症といい，結核，コレラ，マラリア，ペスト，狂犬病などが含まれる.

a × 再興感染症である.

b × 再興感染症である.

c ○

d ○

▷「歯科衛生学シリーズ 保健生態学」P.68

【問題5-11】d

新興感染症と再興感染症については**問題5-10**の解説を参照.

a ×

b ×

c ×

d ○

▷「歯科衛生学シリーズ 保健生態学」P.68-69

【問題5-12】c

スタンダードプレコーション（標準予防策）は「すべての患者の血液，体液，粘膜などには感染リスクがある」とみなして行う感染予防策のことである.

感染経路には直接伝播と間接伝播とがあり，直接伝播は，性行為などによる直接接触，くしゃみなどで飛沫が鼻などの粘膜に達する飛沫散布，妊婦から胎児などに感染する垂直感染に分類される.

a ×

b ×

c ○ 直接伝播の防止には，マスク，ガウン，グローブ，フェイスガードなどが用いられるが，特に口腔内に触れる際には，患者の血液などとの直接接触による感染を防止するため，グローブの装着が有効な予防策となる.

d ×

▷「歯科衛生学シリーズ 保健生態学」P.64-66

6. 生活習慣と生活習慣病

【問題6-1】c, d

生活習慣病は，食生活，運動，栄養，休養などの日常生活の習慣が発症の危険因子となることが特徴で，非感染性の疾患である. 生活習慣病は一般に中高年期に多い.

a × 感染性の疾患である.

b × 感染性の疾患である.

c ○

d ○

▷「歯科衛生学シリーズ 保健生態学」P.281-283

【問題6-2】c, d

生活習慣病は食生活や喫煙，飲酒などの日常生活習慣の内容が発症の危険因子となることが特徴である. 具体的には，悪性新生物，心疾患，脳血管疾患，糖尿病，メタボリックシンドローム，脂質異常症，高血圧症などがある.

a × 感染性の疾患である.

b × 感染性の疾患である.

c ○ 脂質異常症は血中のコレステロール・中性脂肪の濃度に異常がみられるもので，虚血性心疾患の重要なリスク因子である.

d ○ 糖尿病には1型と2型がある. 2型は発症に食事や運動習慣などが大きく関わっている.

▷「歯科衛生学シリーズ 保健生態学」P.281-283

7. 食品と健康

【問題7-1】a, d

国民健康・栄養調査は，健康増進法に基づき，国民の身体の状況・栄養素等摂取量・生活習慣の状況を明らかにし，国民の健康の増進の総合的な推進を図る基礎資料を得ることを目的としている. 調査の対象は無作為抽出された標本で，調査は，「身体状況調査」「栄養摂取状況調査」「生活習慣調査」からなる. このうち，生活習慣調査のなかで，食生活，身体活動・運動，休養（睡眠），飲酒，喫煙，歯の健康などの項目がある.

a ○

b × 一般統計である.

c × 毎年実施される.

d ○

▷「歯科衛生学シリーズ 保健情報統計学」P.16

【問題7-2】b

食中毒は病因別に，細菌性，ウイルス性，寄生虫，化学物質，自然毒に分類される. さらに，細菌性食中毒は感染型と毒素型に，自然毒食中毒は動物性と植物性に分けられる.

a × 農薬は化学物質による食中毒である.

b ○

c × サルモネラは感染型の細菌性食中毒である.

d × 毒キノコは植物性食中毒である.

▷「歯科衛生学シリーズ 保健生態学」P. 82-83

【問題 7-3】a, b

a ○

b ○

c × 腸管出血性大腸菌の感染源は井戸水や生肉などである.

d × 黄色ブドウ球菌の感染源は手指の傷・化膿巣であるとされている.

▷「歯科衛生学シリーズ 保健生態学」P. 82

【問題 7-4】a, b

a ○ 腸管出血性大腸菌の感染源は井戸水や生肉などである.

b ○ 腸炎ビブリオは魚介類などが感染源である.

c × 黄色ブドウ球菌は手指の傷や化膿巣が感染源である.

d × ボツリヌス菌は瓶詰めや缶詰などの嫌気状態の保存食品が感染源である.

▷「歯科衛生学シリーズ 保健生態学」P. 82

【問題 7-5】a

細菌性食中毒は感染型と毒素型に大別される.

a ○ 毒素型の潜伏期間は一般に感染型に比べて短い.

b × 毒素型の毒素は菌体外毒素である.

c × 毒素型は食品内に生菌がいなくても毒素が存在すれば発生する. 感染型は, 通常食品中の菌が死滅すれば摂取しても食中毒は発生しない.

d × 感染型の説明である.

▷「歯科衛生学シリーズ 保健生態学」P. 82

【問題 7-6】b

2022 (令和 4) 年における病因物質別の食中毒事件件数の順位は, 1 位が寄生虫(577 件), 2 位が細菌(258 件), 3 位がウイルス(63 件), 4 位が自然毒 (50 件) である.

a ×

b ○ 件数では寄生虫による事例が 1 位であるが, 患者数では細菌由来の食中毒が最多である.

c ×

d ×

▷「歯科衛生学シリーズ 保健生態学」P. 81-82

【問題 7-7】b

2022 (令和 4) 年に発生した食中毒事件は 962 件で, 患者総数は 6,856 人である. 病因物質別発生状況では, 細菌が 258 件・3,545 人, ウイルスが 63 件・2,175 人, 寄生虫が 577 件・669 人, 自然毒が 50 件・172 人である.

a × ブドウ球菌は 231 人である.

b ○ 細菌・ウイルスのうち, 最も患者数が多いのはノロウイルスで 2,175 人である. ノロウイルスは冬期に件数・患者数が増加する.

c × サルモネラ属菌は 698 人である.

d × 腸管出血性大腸菌は 78 人である.

▷「歯科衛生学シリーズ 保健生態学」P. 81-82

8. 地域保健

【問題 8-1】b, d

a × 住民の日常生活に密着した対人保健サービスは, 市町村を単位として行われ, 全国に市町村保健センターが設置されている.

b ○

c × 第一次予防を主体とする.

d ○

▷「歯科衛生学シリーズ 保健生態学」P. 214-219

【問題 8-2】b

地域保健活動は, 現状把握 (問題発見) →問題分析・活動項目決定→活動計画→活動の実施→活動評価といったステップに従って進める必要がある.

a ×

b ○

c ×

d ×

▷「歯科衛生学シリーズ 保健生態学」P. 233-238

【問題 8-3】d

地域包括ケアシステムとは, 団塊の世代が 75 歳以上の後期高齢者となる 2025 年を目途に, 重度な要介護状態となっても住み慣れた地域で自分らしい暮らしを人生の最後まで続けることができるよう, 医療・介護・予防・住まい・生活支援が包括的に確保される体制の構築を目指すものである. 地域包括ケアシステムは, おお

むね30分以内に必要なサービスが提供される日常生活圏域（ほぼ中学校区に相当）を単位として整備することとされている

a　×　介護保険法に基づき，要支援・要介護状態になる前からの介護予防を推進するために市町村が実施する事業である．

b　×　介護保険法における介護サービスの一種で，認知症対応型共同生活介護（グループホーム）などが含まれる．

c　×　複数の医療機関で患者の診療情報を共有するためのシステムである．

d　○

▷「歯科衛生学シリーズ　保健生態学」P. 215, 306

【問題 8-4】b

地域保健法に基づき保健所と市町村保健センターは設置される．保健所は，地域保健の広域的・専門的・技術的拠点として管理的な立場を担う行政機関である．市町村保健センターは，健康相談，保健指導，健康診査などの対人保健サービスを担う行政機関である．

a　×
b　○
c　×
d　×

▷「歯科衛生学シリーズ　保健生態学」P. 223-225

【問題 8-5】c

保健所は地域保健法に基づき，都道府県，指定都市，中核市，その他指定された市，特別区が設置する．

a　×　労働災害の認定は労働基準監督署が行う．

b　×　要介護高齢者の認定は市町村が行う．

c　○　保健所の業務として，医療法に基づき実施される医療機関への立入検査がある．

d　×　特定健康診査は医療保険者が実施する．

▷「歯科衛生学シリーズ　保健生態学」P. 223-224

【問題 8-6】b, d

保健所は，地域住民の健康や衛生を支える機関の1つであり，地域保健法に基づき都道府県，政令指定都市，中核市，その他指定された市（保健所設置市），特別区が設置する．その業務は地域保健法において，地域保健のほか，保健統計，栄養改善，食品衛生，上下水道，廃棄物処理，環境衛生，医事・薬事，保健師，母子・老人保健，精神保健，エイズ・結核・性病・伝染病などの予防，衛生検査が定められている．保健所は，このほか医療法第25条に基づき医療機関への立入検査を実施する．

a　×　保険医の指導は厚生労働省の地方厚生局が行う．

b　○

c　×　業務上疾病の認定は労働基準監督署が行う．

d　○

▷「歯科衛生学シリーズ　保健生態学」P. 223-224, 318-319

【問題 8-7】b, d

a　×　地域保健法に設置規定がある．

b　○

c　×　結核，エイズ，難病などの対策は専門的なサービスとして保健所で行う．

d　○　市町村保健センターは，2022年4月現在で全国に2,432か所設置されている．

▷「歯科衛生学シリーズ　保健生態学」P. 224-225

【問題 8-8】d

市町村保健センターは地域保健法により市町村が設置する機関で，健康づくり推進のため住民に密着した健康相談，健康教育，健康診査などの対人サービスを総合的に行う拠点である．

a　×　保健所の業務である．

b　×　保健所の業務である．

c　×　生活保護費の支給は，福祉事務所の業務である．福祉事務所は，社会福祉法に基づき，都道府県，市，特別区に設置する．なお，福祉事務所を設置している町村も一部ある．

d　○

▷「歯科衛生学シリーズ　保健生態学」P. 224-225

【問題 8-9】a, c

医療圏とは，都道府県が医療計画において医療整備を図るために設定する地域的単位で，医療法では二次医療圏と三次医療圏とに区分される．なお，一次医療圏は医療法での規定はないが，市町村規模での地域的単位をさす．

a　○

b　×　特定機能病院は医療法による医療機関の機能

別区分で，厚生労働大臣の承認を受け高度先端医療を必要する患者に対応する病院をさす．

c ○ 地域医療支援病院は地域の病院，診療所などを後方支援するため，医療機関の機能分担と連携を目的に創設された機関で，二次医療圏あたり1つ以上存在することが望ましい．

d × 地域包括支援センターは，介護保険法による地域住民の保健・福祉・医療の向上や介護予防マネジメントなどを総合的に行う機関で，各区市町村に設置される．

▷「歯科衛生学シリーズ　保健生態学」P. 222, 225
▷「歯科衛生学シリーズ　保健・医療・福祉の制度」P. 9-10, 12-13

【問題8-10】a

医療圏とは都道府県が病床整備をはかるために設定する地域的単位のことで，一次，二次，三次に区分される．

一次医療圏	健康管理，予防，一般的な疾病などに対処して医療・保健・福祉サービスを提供する区域で，一般には市町村が単位である．医療法での規定はない．
二次医療圏	入院治療を主体とした医療需要に対応するための区域であり，複数の市町村を単位として設定される．医療法で規定される．
三次医療圏	一次医療圏や二次医療圏では対処困難な特殊な医療需要に対応して，より広域なサービスを提供する区域で，一般には都道府県全域が単位となる．医療法で規定される．

a ○ 保健所は二次医療圏を単位として設置される．

b × 医療法における病院の区分で，高度な医療を提供・技術開発・研修できるとして厚生労働大臣の承認を得た病院のことをいう．主に大学医学部附属病院が承認されており，おおむね三次医療圏に1つ以上設置されている．

c × 市町村保健センターは各市町村に設置される（一次医療圏を単位として設置される）．

d × 地域包括支援センターは各区市町村に設置される（一次医療圏を単位として設置される）．

▷「歯科衛生学シリーズ　保健生態学」P. 222, 225

9. 母子保健

【問題9-1】b, c

母子保健に関する用語の定義は，母子保健法第6条で規定されている．

a × 妊産婦とは，妊娠中または出産後1年以内の女子をいう．

b ○

c ○

d × 幼児とは，満1歳から小学校就学の始期に達するまでの者をいう．

▷「歯科衛生学シリーズ　保健生態学」P. 31, 250
▷「歯科衛生学シリーズ　保健・医療・福祉の制度」P. 85

【問題9-2】c, d

a × 3歳児健康診査は，満3歳を超え満4歳に達しない幼児を対象に，市町村および特別区が実施している．

b × 母子保健法に基づき実施されている．

c ○

d ○

▷「歯科衛生学シリーズ　保健生態学」P. 255

【問題9-3】a

a ○ 通常，妊娠がわかった時点で住所地の市区町村長に妊娠届を提出することで交付される．

b × 市区町村が作成する．

c × 母子保健法に規定されている．

d × 母子健康手帳には，妊婦期から乳幼児期までの健康に関する重要な情報が1つの手帳で管理されており，出産までの妊婦の健康状況やアドバイス，出産時の大切な事項，出産後の予防接種や成長状況などを記入できるようになっている．

▷「歯科衛生学シリーズ　保健生態学」P. 251-252

【問題9-4】b, d

母子健康手帳は，母子保健法に基づき市町村が交付する．

a × 妊娠届出書を受理したときに市町村から妊婦に交付される．

b ○

c × 妊娠時から小学校入学前までの妊産婦と乳幼児の健康状態を記録する．医師，歯科医師，助産師または保健師に健康診査や保健指導を受けたとき

は，その都度，母子健康手帳に必要な事項の記載
を受ける．また，妊婦・保護者自身の記入欄もある．

d ○

▷「歯科衛生学シリーズ　保健生態学」P. 251-252

【問題 9-5】 a，b

母子健康手帳は，妊娠期から乳幼児期に関する行政
サービスの情報，保育・育児情報を提供するものであ
り，この内容は，新たな科学・医学的知見や行政施策の
動向などを踏まえ，適宜，見直しがなされている．

a ○　母子保健法に基づき妊娠した者は市町村に
妊娠の届出をし，市町村は届出をした者に対して母
子健康手帳を交付する．

b ○　母子健康手帳は，妊産婦，乳児および幼児の
一貫した健康記録で，健康調査や保健指導を受け
た際の記録や，予防接種歴，また，保護者による時
期ごとの発育状況が記録される．

c ×　母子保健法に基づく．

d ×　妊娠の届出により公布される．

▷「歯科衛生学シリーズ　保健生態学」P. 251-252

10. 学校保健

【問題 10-1】 a

学校保健における健康診断の時期や検査項目は，学
校保健安全法に規定されている．

a ○

b ×　特殊健康診断は，労働安全衛生法の規定によ
り，有害な業務に従事する労働者を業務に起因する
疾患から守るため，業務に応じて定められた健康診
断項目について行う．

c ×　臨時健康診断は，感染症や食中毒の発生時な
ど必要があるときに必要な検査項目について行う．

d ×　就学時健康診断は原則として就学の4か月前
（11月30日）までに実施する．

▷「歯科衛生学シリーズ　保健生態学」P. 269

【問題 10-2】 c，d

学校保健は保健教育，保健管理，組織活動の3本
柱からなる．

保健管理は，学校保健安全法に基づき，幼稚園の幼
児から学校の児童や学生，ならびに職員の健康の保持
増進をはかることにより，教育の円滑な実施とその成果
の確保に資することを目的とする．健康診断の実施と事

後措置，健康相談，学校感染症の予防などの対人管理
と，学校環境衛生検査の実施と事後措置などの対物管
理からなる．

a ×　給食の管理は学校給食法で定められる．

b ×　保健教育には，保健・体育という教科や，特
別活動などで行う保健に関する指導などがある．

c ○　保健管理のうちの対人管理に含まれる．

d ○　保健管理のうちの対人管理に含まれる．

▷「歯科衛生学シリーズ　保健生態学」P. 268-269

【問題 10-3】 a，b

学校保健は保健教育，保健管理，組織活動の3本
柱からなる．

a ○　定期健康診断は毎年6月30日までに行うこと
が定められている．

b ○　感染症については，予防上必要があるときは，
学校長が臨時に学校の全部または一部の休業を行
うことができる．

c ×　保健教育には，養護教諭が行う実践的な保健
指導や，保健体育などの教科内で行われる保健学
習などが含まれる．

d ×　学校歯科医および学校薬剤師を置くことが定
められているのは，大学以外の学校である．学校医
は大学を含めたすべての学校に置かれる．

▷「歯科衛生学シリーズ　保健生態学」P. 267-269

【問題 10-4】 c，d

学校保健は，保健教育および保健管理と，これを円
滑に運営するための組織活動を含めた3分野からなる．
保健教育は学校教育法で，保健管理は学校保健安全
法で規定される．保健管理はさらに，健康診断や感染
症予防などの対人管理（人的管理）と学校環境の衛生
管理などの対物管理（物的管理）とに分けられる．

a ×　PTA活動などは組織活動に含まれる．

b ×　保健教育は，体育科，保健体育科などの関連
教科による保健学習と，学級活動，学校行事などの
特別活動などがある．

c ○　保健管理のうちの対人管理にあたる．

d ○　保健管理のうちの対人管理にあたる．

▷「歯科衛生学シリーズ　保健生態学」P. 268-269

【問題 10-5】 d

学校における健康診断には，小学校入学4か月前ま

でに実施する就学時の健康診断，毎学年6月30日までに実施する定期健康診断，感染症や食中毒の発生など必要と認めた場合に実施する臨時の健康診断の3つがある．

a ×　保健相談は，健康診断や日常の健康観察の結果に応じて，養護教諭が必要な者に対して行う．

b ×　保健学習は学習指導要領に基づき学級担任や養護教諭が各教科において実施する．

c ×　予防処置は健康診断後の事後措置として，必要な者に対して行う．

d ○　平成28年度から小・中・高等学校と高等専門学校において，健康診断を円滑に実施し，健康状態を的確かつ総合的に評価するために，健康診断の前に知識，行動，生活習慣や身体・口の不調などについて調べる保健調査を実施することになった．

▷「歯科衛生学シリーズ　保健生態学」P.269

【問題10-6】d

学校保健における健康診断は，学校保健安全法に基づき，①就学時の健康診断，②児童生徒等の定期・臨時の健康診断，③職員の定期・臨時の健康診断がある．児童生徒等の定期・臨時の健康診断は学校において，定期健康診断は毎学年6月30日までに，臨時健康診断は特に必要と認めるときに実施する．

a ×

b ×　職員の定期・臨時の健康診断については学校設置者が実施する．なお，学校設置者とは，国，地方公共団体または学校法人のことをさし，たとえば公立学校の場合は地方公共団体になるが，この職務の権限は地方公共団体の長（市町村長，都道府県知事）ではなく，教育委員会に委任されている．

c ×　学校保健委員会は，学校における健康の問題を研究・協議する組織であり，学校長・保健主事・養護教諭などの常勤職員，学校医などの非常勤職員，PTA役員などの保護者代表，地域保健関係機関，児童生徒の代表などから構成される．

d ○　就学時の健康診断は，市町村教育委員会が就学4か月前（前年11月30日）までに実施する（実状によっては3か月前まで）．

▷「歯科衛生学シリーズ　保健生態学」P.269

【問題10-7】a，b

a ○　健康診断は就学前児童，児童生徒等および学

校の職員を対象に実施される．

b ○　学校には非常勤の学校医を置くことが義務付けられている．学校歯科医と学校薬剤師は大学以外の学校に置く．

c ×　学校保健の統括責任者は校長であり，養護教諭はその他の職員と連携して，健康相談または日常的な観察により児童生徒等の心身の状況を把握する．

d ×　就学時の健康診断は就学4か月前（11月30日）まで（実状によっては3か月前まで）に，児童生徒等および職員の定期健康診断は毎年6月30日までに実施する．ただし，職員の定期健康診断に歯科は含まれない．

▷「歯科衛生学シリーズ　保健生態学」P.266-269

【問題10-8】c

学校保健に関わる職員には，校長，保健主事，養護教諭，学級担任などがある．

養護教諭は学級担任などその他の職員と連携して，健康相談または日常的な観察により児童生徒等の心身の状況を把握する常勤職員である．

このほか，学校には非常勤職員として学校医を置くこと，さらに大学以外の学校には学校歯科医および学校薬剤師を置くことが定められており，専門的に健康管理を支援する．

a ×

b ×

c ○　保健主事は，学校長の監督の下，学校保健と学校全体の活動に関する調整や学校保健計画の作成，学校保健に関する組織活動の推進など学校保健に関する事項の管理にあたる職員である．指導教諭，教諭または養護教諭が担当する．

d ×

▷「歯科衛生学シリーズ　保健生態学」P.266

【問題10-9】a

学校保健安全法では，校長は感染症に罹患，もしくは罹患している疑いのある児童・生徒に対して，必要に応じて学校医に診断させたうえで，出席停止の措置をとることができるとされている．校長は出席停止の決定を行った場合，学校設置者（公立学校の場合は教育委員会）に報告する．学校設置者は出席停止の措置が行われたら，保健所に連絡する．

なお，学校設置者は疾病の蔓延状況に応じて，臨時に学校の全部または一部の休業を行うことができ，臨時休業の決定を行った場合も，学校設置者は保健所に連絡する．

a ○
b ×
c ×
d ×

▷「歯科衛生学シリーズ　保健生態学」P. 269-270

11. 成人・高齢者保健

【問題 11-1】a，b

メタボリックシンドロームとは，内臓脂肪の蓄積に高血圧，脂質異常，高血糖の3項目のうち2項目以上が合わさった状態のことをいう．心筋梗塞や脳血管障害，慢性腎臓病のリスクが高い．

日本内科学会などによる診断基準では，必須項目となる内臓脂肪蓄積（へその高さで腹囲が男性で85 cm，女性で90 cm以上），かつ，①血清脂質異常（トリグリセリド値150 mg/dL以上またはHDLコレステロール値40 mg/dL未満），②血圧高値（最高血圧130 mmHg以上または最低血圧85 mmHg以上），③高血糖（空腹時血糖値110 mg/dL）の3項目のうち2つ以上を合併する場合に診断する．

a ○
b ○
c ×　尿酸はプリン体が分解してできた老廃物で，高尿酸血症は腎障害や動脈硬化のリスクとなる．
d ×　ALT（GPT）は肝細胞に多い酵素で，血液中ALTの異常な上昇は肝臓の障害を示唆する．

▷「歯科衛生学シリーズ　保健生態学」P. 284
▷「歯科衛生学シリーズ　歯科予防処置論・歯科保健指導論」P. 132

【問題 11-2】d

特定健康診査は，メタボリックシンドローム（内臓脂肪症候群）に着目した健診である．健診結果をもとに生活習慣の改善が特に必要な者を抽出して，医師，保健師，管理栄養士などが，生活習慣の改善のための指導を実施することにより，生活習慣病を予防することを目的としている．

高齢者の医療の確保に関する法律（高齢者医療確保法）に基づき，40〜74歳の被保険者や被扶養者を対象として，医療保険者が実施する．

a ×
b ×
c ×
d ○　基本的な健診項目としては，質問票（服薬歴，喫煙歴など），身体計測（身長，体重，BMI，腹囲），血圧測定，理学的検査（身体診察），検尿（尿糖，尿蛋白），血液検査（脂質検査，血糖検査，肝機能検査）がある．

▷「歯科衛生学シリーズ　保健生態学」P. 283-285

【問題 11-3】d

要介護高齢者が入所できる施設に介護老人福祉施設，介護老人保健施設，介護医療院があげられる．

a ×　介護老人保健施設は病状が安定し機能訓練などを受けて在宅復帰を目指す，主に要介護度3〜5の高齢者を対象としている．
b ×　グループホーム（認知症対応型共同生活介護）は，要支援・要介護の認知症高齢者が，少人数で小規模な生活の場で介護サービスを受けながら生活する施設である．
c ×　デイケア（通所リハビリテーション）は，通所型サービス施設において，食事や入浴などの日常生活上の支援や，生活機能向上のための機能訓練や口腔機能向上サービスなどを日帰りで受けるものである．
d ○　介護老人福祉施設（特別養護老人ホーム）は要介護高齢者のための生活施設であり，常に介護を必要とし，自宅での生活が困難な主に要介護3〜5の高齢者を対象とした生活施設である．老人福祉法に基づき，特別養護老人ホームとして設置され，介護保険法に基づき介護老人福祉施設として指定される．住民基本台帳法により生活の本拠を住所地とするため，住民票の移動が必要である．

▷「歯科衛生学シリーズ　保健生態学」P. 308-309
▷「歯科衛生学シリーズ　高齢者歯科学」P. 42-43

【問題 11-4】a

国民生活基礎調査は，世帯，健康，介護，所得および貯蓄について調査が行われている．介護に関する調査項目では，要介護度の状況，介護が必要となった原因，介護サービスの利用状況などがある．

令和4（2022）年の大規模調査で，介護が必要となった原因の上位4項目は，①認知症（16.6%），②脳血管

疾患（16.1%），③骨折・転倒（13.9%），④高齢による衰
弱（13.2%）の順になっている．

a ○ ①である．
b × ③である．
c × ②である．
d × ④である．

▷「歯科衛生学シリーズ　高齢者歯科学」P.29

【問題 11-5】b

a × ケアハウスは軽費老人ホームとよばれ，家庭環
境や経済環境などの事情で家族と同居することが
難しい高齢者や身寄りのない高齢者が自治体の助
成により低額で入居できる施設である．

b ○ グループホームは，要支援・要介護の認知症
高齢者が少人数で小規模な生活の場で介護サー
ビスを受けながら生活する施設である．

c × 介護老人保健施設は，病状が安定し機能訓
練等を受けて在宅復帰を目指す高齢者を対象とし
ている．一般に老健と略称される．

d × 特別養護老人ホームは，常に介護を必要とし，
自宅での生活が困難な高齢者を対象とした生活施
設である．老人福祉法に基づき設置された特別養
護老人ホームのうち，入所定員が30人以上の場合，
介護保険法に基づき，介護老人福祉施設として指
定される．主に要介護度3～5の高齢者を対象とし
ている．

▷「歯科衛生学シリーズ　保健生態学」P.308-309
▷「歯科衛生学シリーズ　高齢者歯科学」P.41-42

12. 産業保健

【問題 12-1】a，b

a ○
b ○
c × 歯科医師を産業医として選任することはできな
いが，衛生管理者として選任することは可能である．
d × 産業看護職は労働者の健康を支える重要な
役割を担うが，必要人数は法令で定められていない．

▷「歯科衛生学シリーズ　保健生態学」P.290-296

【問題 12-2】d

a × 白ろう病は振動工具を使う作業と，騒音は騒
音性難聴と関連がみられる．

b × 水銀は金属中毒と，じん肺は粉塵と関連がみ

られる．

c × 有機溶剤は有機溶剤性中毒と，熱中症は温熱
条件（高温環境下）と関連がみられる．

d ○ 潜函病は，高圧中で作業をする人が急速に減
圧されることによって引き起こされ，潜水夫や海底
工事の労働者に多くみられる．

▷「歯科衛生学シリーズ　保健生態学」P.292-293
▷「デンタルスタッフの衛生学・公衆衛生学　第2版」P.187

【問題 12-3】b

産業保健対策の基本は，作業環境管理，作業管理，
健康管理の3つである．

a × 作業環境管理は，職場で発生するガス，騒音
などの有害因子を取り除き，適正な作業環境を確保
する対策である．

b ○ 作業管理は，作業姿勢や作業強度・作業密度
などの作業形態を適切にして健康障害を防止する
対策である．

c × 健康診断は疾病の早期発見を目的としており，
健康管理の基本である．

d × 事後措置は健康診断の結果に基づき行われる．

▷「歯科衛生学シリーズ　保健生態学」P.297

【問題 12-4】a

職業性疾患とは特定の職業に従事することにより罹
患する，もしくは罹患する確率が非常に高くなる病気や
外傷の総称である．

a ○ 歯の摩耗は粉塵が原因となって生じる．

b × 歯の酸蝕症の原因は酸類で，職場で発生した
酸のガスまたはミストが直接歯に作用し脱灰をきた
す．

c × 歯肉炎は金属の鉛および水銀や有機化合物
のタール，粉塵が原因となって生じる．

d × 歯肉色素沈着は蒼鉛，臭素，ヨウ素，アニリン，
ニトロベンゼン，PCBなどが原因物質となって生じ
る．カドミウムは歯質に生じる黄色のカドミウムリン
グの原因である．

▷「歯科衛生学シリーズ　保健生態学」P.294-295

【問題 12-5】c

職業性疾病を起こす要因には，作業環境要因（物理
的要因，化学的要因，生物的要因），作業方法に起因す
る作業要因，社会的要因などがある．それぞれ，下記

のような職業性疾病の原因となる.

物理的要因	高気圧障害, 職業性難聴, 振動障害など
化学的要因	じん肺, 有毒ガス中毒, 有機溶剤中毒, 重金属中毒など
生物学的要因	感染症, 皮膚障害など
作業要因	頸肩腕障害, 腰痛, 腱鞘炎など
社会的要因	神経症, 慢性疲労など

a ×　感染症であり, 作業環境要因のなかの生物学的要因による.

b ×　作業環境要因のなかの化学的要因による.

c ○

d ×　作業環境要因のなかの物理的要因による.

▷「歯科衛生学シリーズ　保健生態学」P. 292-293

【問題 12-6】d

　健康保持増進対策における健康測定は, 疾病発見を主目的とした健康診断と異なり, 健康指導を効果的に行うため, 問診, 生活状況調査, 診察, 医学的検査, 運動機能検査などをもとに, 健康状態を把握することを目的として行うもので, 産業医が担当する.

a ×

b ×

c ×

d ○

▷「歯科衛生学シリーズ　保健生態学」P. 299

【問題 12-7】b, d

　トータル・ヘルスプロモーション・プラン（THP）は「心と体の健康づくり運動」で, 運動指導・保健指導のほか, メンタルヘルスや栄養指導が含まれる.

a ×　労働安全衛生法で規定される.

b ○

c ×　実施主体は事業所である.

d ○　労働人口の高齢化と技術革新による職場環境の変化などへの対応を目的としている.

▷「歯科衛生学シリーズ　保健生態学」P. 299-300

【問題 12-8】b

　労働安全衛生法において, 労働衛生上, 健康に有害な業務に従事する労働者を職業性疾病から予防する

ために, 特殊健康診断の実施が義務付けられている.

a ×　健康増進法は, 国民の健康維持と生活習慣病予防を目的として制定された法律で, 労働者に限定したものではない.

b ○　労働安全衛生法では,「塩酸, 硝酸, 硫酸, 亜硫酸, フッ化水素, 黄リンその他歯や歯の支持組織に有害な物のガス, 蒸気や粉じんを発散する場所における業務」に従事する労働者に対し, 歯科医師による健康診断を義務付けている.

c ×　労働者災害補償保険法は, 労働者の業務上の負傷, 疾病, 障害, 死亡などに対する保険給付や労働者の社会復帰, 労働者の福祉の増進を目的とした法律である.

d ×　歯科口腔保健の推進に関する法律は, 歯科口腔保健に関する施策を総合的に推進するための法律であり, 施策の基本理念や国・地方公共団体等の責務などが定められている.

▷「歯科衛生学シリーズ　保健生態学」P. 297-298

【問題 12-9】a, c

　トータル・ヘルスプロモーション・プラン（THP）とは, 労働安全衛生法に基づき, 厚生労働大臣の指針に沿って, 働く人が心身両面にわたる健康的な生活習慣への行動変容を行うため, 事業所で計画的に行う健康教育などの活動のことである.「健康保持増進の内容」には, ①運動指導, ②メンタルヘルスケア, ③栄養指導, ④口腔保健指導, ⑤保健指導などがあげられている.

a ○

b ×

c ○

d ×

▷「歯科衛生学シリーズ　保健生態学」P. 299-300

【問題 12-10】d

　トータル・ヘルスプロモーション・プラン（THP）とは, 1988 年に厚生労働省が策定した「事業場における労働者の健康保持増進のための指針」（THP指針）に基づいて行われる, 労働者の心身両面にわたる健康の保持増進対策を推進するための取組みである.

a ×

b ×

c ×

d ○ すべての年齢の労働者を対象として，産業医による健康測定を行い，この結果に基づき必要に応じて，運動指導，メンタルヘルスケア，栄養指導，口腔保健指導，保健指導などを行うこととしている．

▷「歯科衛生学シリーズ　保健生態学」P. 299

【問題 12-11】a

トータルヘルスプロモーションプラン（THP）とは，厚生労働省が策定した「事業場における労働者の健康保持増進のための指針」（THP 指針）に基づき，労働者の心身両面の健康の保持増進のために行われる健康保持増進措置である．

a ○ 最初に問診や生活状況調査，医学的検査や運動機能検査などの健康測定を行う．健康測定の結果に基づき，産業医が中心となって健康づくりスタッフとともに，運動指導，メンタルヘルスケア，栄養指導，口腔保健指導，保健指導など心身両面の健康支援を行う．

b ×

c ×

d ×

▷「歯科衛生学シリーズ　保健生態学」P. 299

13. 精神保健

【問題 13-1】a

a ○ PTSD（心的外傷後ストレス障害）は，生死に関わるような危険への遭遇や死傷の現場を目撃するなどの体験によって強い恐怖を感じた場合に生じる．震災などの自然災害，火事，事故，暴力や犯罪被害などが原因となり，突然，恐怖体験を思い出す，不安や緊張が続く，めまいや頭痛がある，眠れないといった症状が出る．

b × 自閉症は，他者とのコミュニケーション能力の障害などが生じ，原因として，先天的な脳機能障害であると考えられている．

c × 精神遅滞は，知的能力の発達が遅滞し，学習や知的な作業，身辺の管理，社会的な生活が困難なものをいい，原因として，染色体異常や先天代謝異常症など，多岐にわたっている．

d × アルツハイマー型認知症は，記憶障害や判断能力の低下などが生じ，大脳の萎縮による神経細胞の破壊が原因として考えられている．

▷「デンタルスタッフの衛生学・公衆衛生学」第 2 版　p199

14. 国際保健

【問題 14-1】d

WHO（世界保健機関）は，国際連合（国連）の保健衛生に関する専門機関として，1948 年に発足している．

a ○ 国連の保健衛生分野の専門機関である．

b ○ スイスのジュネーブに本部が置かれている．

c ○ WHO では，毎年 4 月 7 日を世界保健デーとし，その年の重要課題をテーマとしている．

d × 国連の専門機関には ILO（国際労働機関）や UNICEF（国連児童基金）などがあり，それぞれ労働問題や児童福祉問題などを取り扱っている．

▷「歯科衛生学シリーズ　保健生態学」P. 333

15. 概要（保健・医療・福祉の制度）

【問題 15-1】c

日本国憲法第 25 条では，①「すべて国民は，健康で文化的な最低限度の生活を営む権利を有する」，②「国はすべての生活部面について，社会福祉，社会保障及び公衆衛生の向上及び増進に努めなければならない」と定めている．これは国民には生存権があり，国家には生活保障の義務があるという意味であり，わが国におけるすべての保健，医療，福祉に関する施策はこの日本国憲法第 25 条から発している．

a ×

b ×

c ○

d ×

▷「歯科衛生学シリーズ　保健・医療・福祉の制度」P. 104

16. 法規

【問題 16-1】c

国民の権利・義務に関しての法律や規則のことを法令といい，法令には種類ごとに優劣関係があり，上位の法令が下位の法令を支配する形態になっている．

a ×

b ×

c ○ 法令のうち国が定めているものには，上位の位置づけのものから順に，憲法，法律，政令，省令に分類される．命令とは行政機関が制定する法規であり，政令は内閣の命令により，省令は各省大臣の命令によって制定される．また，地方公共団体が定める法規としては，条例や規則がある．なお，条例

は国が定める法規の範囲内において制定されることから，その優劣としては，国法よりも下位に位置づけられる．

d　×

▷「歯科衛生学シリーズ　保健・医療・福祉の制度」P. 3-4

【問題 16-2】b，c

歯科衛生士の業務従事者届出事項および届出の様式は，歯科衛生士法施行規則第 9 条に規定されている．

a　×　2 年ごとの年の 12 月 31 日現在における氏名・住所などの事項を，翌年 1 月 15 日までに届け出る．

b　○

c　○

d　×　就業地の都道府県知事に届け出る．

▷「歯科衛生学シリーズ　保健・医療・福祉の制度」P. 40

【問題 16-3】a，d

a　○　歯科衛生士は，歯科保健指導をなすにあたって主治の歯科医師または医師があるときは，その指示を受けなければならない（歯科衛生士法第 13 条の 3）．

b　×　歯科保健指導の業務に関し就業地を管轄する保健所長の指示を受けたときは，これに従わなければならない（歯科衛生士法第 13 条の 4）．

c　×　歯科衛生士は，歯科診療の補助をするにあたり，主治の歯科医師の指示のもとに臨時応急の手当をすることは認められている（歯科衛生士法第 13 条の 2）．

d　○　歯科衛生士は，正当な理由がなく，その業務上知り得た人の秘密を漏らしてはならない（歯科衛生士法第 13 条の 6）．

▷「歯科衛生学シリーズ　保健・医療・福祉の制度」P. 27, 49-52

【問題 16-4】a，d

歯科衛生士名簿の登録事項は，次の①〜⑦である．
①登録番号・登録年月日，②本籍地都道府県名，氏名，生年月日，③試験合格の年月，④免許の取消しまたは業務の停止の処分に関する事項，⑤再免許の場合には，その旨，⑥歯科衛生士免許証を書換え交付または再交付した場合には，その旨・理由・年月日，⑦登録の抹消をした場合には，その旨・理由・年月日

a　○

b　×

c　×

d　○

▷「歯科衛生学シリーズ　保健・医療・福祉の制度」P. 35-36

【問題 16-5】a，b

a　○　歯科衛生士の業務は，歯科衛生士法第 2 条に示されている歯科予防処置，歯科診療の補助，歯科保健指導であるが，これら業務については歯科医師も行うことができる．

b　○　歯科保健指導は，歯科衛生士の業務独占ではなく，名称独占である．一般的な健康教育などは誰が行っても違法ではない．

c　×　歯科技工士は，歯科診療補助の業務を行うことができない．

d　×　歯科疾患の予防処置は，歯科医師または歯科衛生士でなければ行えないと，業務独占が規定されている（歯科衛生士法第 13 条第 1 項）．

▷「歯科衛生学シリーズ　保健・医療・福祉の制度」P. 24-32

【問題 16-6】d

a　×　業務に従事する歯科衛生士は，2 年ごとの年の 12 月 31 日現在における氏名など一定の事項を，翌年 1 月 15 日までに就業地の都道府県知事に届け出なければならない．

b　×　歯科衛生士法で業務独占が規定されているのは歯科予防処置である．歯科保健指導は業務独占ではないので誰が行ってもよいが，その際，歯科衛生士でない者が歯科衛生士と名乗ってはならない（名称独占）．

c　×　業務記録は 3 年間保存しなければならない．

d　○　歯科衛生士は，歯科保健指導の業務に関して就業地を管轄する保健所の長の指示を受けたときは，これに従わなければならない．

▷「歯科衛生学シリーズ　保健・医療・福祉の制度」P. 25-26, 40, 49-51

【問題 16-7】c，d

歯科衛生士法に規定されている歯科衛生士免許における相対的欠格事由は，「罰金以上の刑に処せられた者」，「歯科衛生士の業務に関し犯罪または不正の行為があつた者」，「視覚，聴覚，音声機能，言語機能，精神機能の障害により業務を適正に行うことができない者」，「麻薬，あへんまたは大麻の中毒者」の 4 つで

ある.

a ×　「素行の著しく不良な者」はかつては含まれていたが, 現在は欠格事由ではない.

b ×

c ○

d ○

▷「歯科衛生学シリーズ　保健・医療・福祉の制度」P. 41-42

【問題 16-8】c

a ×　医師, 歯科医師などについては, 刑法で守秘義務を規定している.

b ×　医療法は, 病院, 診療所, 助産所の開設, 管理, 医療提供の理念などについて規定している.

c ○　歯科衛生士は, 正当な理由がなく, その業務上知り得た人の秘密を漏らしてはならないと規定されている. また, 歯科衛生士をやめた後においても同様である.

d ×　個人情報の保護に関する法律（個人情報保護法）は, 個人の権利と利益を保護するために, 個人情報を取り扱う事業者に対して, その取り扱い方法について一定の義務を定めた法律である.

▷「歯科衛生学シリーズ　保健・医療・福祉の制度」P. 50

【問題 16-9】b

a ×　業務に従事する歯科衛生士は, 2 年ごとの年の 12 月 31 日現在における氏名など一定の事項を, 翌年 1 月 15 日までに就業地の都道府県知事に届け出なければならない.

b ○　予防的歯石除去は, 歯および口腔疾患の予防処置として歯科衛生士の業務独占となっている.

c ×　守秘義務を規定しているのは歯科衛生士法（第 13 条の 6）である.

d ×　歯科衛生士業務は, 試験に合格した者の申請により, 免許を取得（歯科衛生士名簿に登録）することによって行える.

▷「歯科衛生学シリーズ　保健・医療・福祉の制度」P. 24-25, 32, 40, 50

【問題 16-10】c

歯科衛生士法により, 業務に従事する歯科衛生士は, 歯科衛生士業務従事者届として, 2 年に 1 度, 12 月 31 日現在の状況を就業地の都道府県知事に 1 月 15 日までに届け出ることが義務づけられている.

a ×

b ×

c ○

d ×

▷「歯科衛生学シリーズ　保健・医療・福祉の制度」P. 40

【問題 16-11】c

業務独占とは, 特定の資格を取得している者のみが従事できる業務をさし, 資格がなければその業務を行うことが禁止される. 歯科疾患の予防処置が歯科衛生士の業務独占である.

a ×　歯科保健指導は法律上誰が行ってもよいが, 歯科衛生士法では, 名称独占の規定がある.

b ×　診療の補助は看護師・准看護師の業務独占であるが, 歯科衛生士法では,「歯科診療の補助」に限り歯科衛生士が業として行うことが認められている.

c ○　歯科予防処置である.

d ×　歯科診療の補助である.

▷「歯科衛生学シリーズ　保健・医療・福祉の制度」P. 24-32

【問題 16-12】a

名称独占とは, 業務は免許（資格）なしでも行えるが, 免許（資格）を取得していない者がその免許（資格）に関する名称を用いることを法令が禁止しているものである.

a ○

b ×　診療の補助は看護師・准看護師の業務独占であるが, 歯科衛生士法では,「歯科診療の補助」に限り歯科衛生士が業として行うことが認められている.

c ×　歯科予防処置に該当するため, 歯科衛生士の業務独占である.

d ×　歯科予防処置に該当するため, 歯科衛生士の業務独占である.

▷「歯科衛生学シリーズ　保健・医療・福祉の制度」P. 24-32

【問題 16-13】c

業務独占とは, 特定の業務に際して, 特定の資格を取得している者のみが従事可能で, 資格がなければ, その業務を行うことが禁止されているものをさす.

a ×　歯科保健指導は業務独占の規定はなく誰が行ってもよい. ただし, 歯科衛生士法では, 歯科保

健指導は名称独占の規定がある.

b × 印象材の練和などは歯科診療補助に該当する.

c ○ 歯科予防処置である.

d × 診療放射線技師法では,エックス線写真撮影は医師,歯科医師,診療放射線技師の業務独占として規定されている.

▷「歯科衛生学シリーズ 保健・医療・福祉の制度」P.24-32

【問題 16-14】a, d

a ○ 診療録の保存年限は5年である(医師法,歯科医師法).

b × 処方せんの保存年限は3年である(薬剤師法).

c × 歯科技工指示書の保存年限は2年である(歯科技工士法).

d ○ 歯科衛生士業務記録の保存年限は3年である(歯科衛生士法施行規則).

▷「歯科衛生学シリーズ 保健・医療・福祉の制度」P.18, 51, 55, 71

【問題 16-15】a, d

a ○ 歯科衛生士法第13条の6で,「歯科衛生士は,正当な理由がなく,その業務上知り得た人の秘密を漏らしてはならない.歯科衛生士でなくなった後においても,同様とする」と規定しており,罰則も設けている.免許登録抹消などにより歯科衛生士でなくなった後も適用される.

b × パターナリズムの実践とは,医療従事者が患者の訴えや気持ちを理解せず,医療従事者の判断だけで診療行為を行うことである.

c × 歯科衛生士法施行規則第18条で,業務記録の作成および3年間の保存義務が規定されている.

d ○ 業務に従事している歯科衛生士は,厚生労働省令で定める2年ごとの12月31日現在の氏名,住所,業務従事先の所在地・名称などを,翌年の1月15日までに就業地の都道府県知事(直接の届け先は所轄の保健所長)に届け出なければならない.

▷「歯科衛生学シリーズ 保健・医療・福祉の制度」P.50-51

【問題 16-16】b

歯科衛生士の業務は歯科衛生士法に規定されているが,歯科診療補助の範囲は法律上の明確な規定がなく,過去の判例や行政解釈により個別に判断する.また,歯科医師が行わなければ衛生上危害を生ずるおそれのある行為を絶対的歯科医行為とし,それ以外の行為

を相対的歯科医行為として区分する考え方もある.

a × 義歯調整は絶対的歯科医行為に該当すると解される.

b ○ 小窩裂溝填塞は歯科衛生士の業務の範囲である.

c × ブラケットの装着は絶対的歯科医行為に該当すると解される.

d × フッ化物洗口剤などの薬剤の処方は,医師法や歯科医師法に基づき,医師や歯科医師が交付することから,歯科衛生士の業務ではない.なお,歯科医師の指示を受けずに,歯科衛生士が医薬品を授与したり,指示したりすることは歯科衛生士法で禁止されている.

▷「歯科衛生学シリーズ 保健・医療・福祉の制度」P.23-29

【問題 16-17】a, d

a ○ 昭和23(1948)年に歯科衛生士法が制定され,歯科衛生士が誕生した.

b × 歯科衛生士法制定当初の業務は,保健所での歯科予防処置のみであった.昭和30(1955)年に歯科診療の補助が法制化され,保健師助産師看護師法の規定にかかわらず,歯科診療の補助を行えるようになった.

c × 平成元(1989)年に歯科保健指導が法制化され,これまで公衆衛生現場や歯科診療の中で実施してきた歯科保健指導が法的に位置づけられた.平成4(1992)年に資格試験が国家試験となり,歯科衛生士免許は都道府県知事免許から厚生大臣(現在の厚生労働大臣)免許に昇格した.

d ○ 歯科衛生士を取り巻く環境は多様化し,資質の向上が求められるようになり,平成22(2010)年に全養成機関での修業年限が3年以上となった.

▷「歯科衛生学シリーズ 保健・医療・福祉の制度」P.20-22

【問題 16-18】a

歯科衛生士の業務は歯科衛生士法において,歯科予防処置,歯科診療補助,歯科保健指導の3つが規定されている.

a ○ 仮封材の除去は,相対的歯科医行為で歯科診療補助にあたり,歯科医師だけでなく,歯科衛生士も行える.

b × インレーの装着は,歯科医師が行う絶対的歯科医行為である.

c × エックス線の照射は，診療放射線技師法において診療放射線技師，医師，歯科医師の業務であると規定されており，歯科衛生士が行うことは認められていない．

d × 主訴を聞き取り診療録に記入するのは，歯科医師が行う絶対的歯科医行為である．なお診療録記載については，歯科医師が口述し，それを歯科衛生士や事務職員などが代わりに記入（口述筆記）したものを，歯科医師が内容確認したうえでサインや捺印することも認められている．

▷「歯科衛生学シリーズ　保健・医療・福祉の制度」P. 25-30

【問題 16-19】a, c

a ○ 診療録は，歯科医師法に基づき5年間保存する．

b × 歯科技工指示書は，歯科技工士法に基づき2年間保存する．

c ○ 産業廃棄物管理票は，廃棄物の処理及び清掃に関する法律（廃棄物処理法）に基づき5年間保存する．

d × 歯科衛生士業務記録は，歯科衛生士法施行規則に基づき3年間保存する．

▷「歯科衛生学シリーズ　保健・医療・福祉の制度」P. 18, 51, 55, 103

【問題 16-20】a, b

a ○ 歯科医師法の規定により，歯科医師は患者の求めに応じ診断書（死亡診断書を含む）を交付する義務がある．

b ○ 歯科医師法の規定により，歯科医師は必要に応じて患者に処方せんを交付する義務がある．

c × 歯科衛生士業務記録は，歯科衛生士が業務を行った場合に，その記録を作成・保存することが歯科衛生士法施行規則で規定されているが，患者への交付は目的としていない．

d × 歯科技工指示書は，歯科技工士法に基づき，歯科医師が歯科技工士（または歯科医師）に歯科技工の業務を依頼する際に，歯科医師の指示事項を記したものであり，患者への交付を目的としたものではない．なお，病院内や診療所内の技工室において，歯科医師が歯科技工士などに直接指示できる場合には，歯科技工指示書はなくても構わない．

▷「歯科衛生学シリーズ　保健・医療・福祉の制度」P. 17

【問題 16-21】b, c

歯科技工士法において，「歯科技工士とは，厚生労働大臣の免許を受けて，歯科技工を業とする者をいう」「歯科技工とは，特定人に対する歯科医療の用に供する補てつ物，充てん物または矯正装置を作成し，修理し，または加工することをいう」と定められている．

a × 咬合採得は歯科医師の業務である．

b ○ 補綴装置や矯正装置の修理（口腔内での修理を除く）は歯科技工士の業務である．

c ○ 補綴装置や矯正装置の製作は歯科技工士の業務である．

d × 義歯取扱いの指導は歯科医師・歯科衛生士の業務である．

▷「歯科衛生学シリーズ　保健・医療・福祉の制度」P. 53-55

【問題 16-22】b, c

歯科医業で広告できる診療科名は，医療法で定められている．歯科における具体的な診療科名としては，歯科，小児歯科，矯正歯科，歯科口腔外科があげられる．予防歯科や歯科麻酔科，インプラント科，審美歯科などは認められない．

a ×

b ○

c ○

d ×

▷「歯科衛生学シリーズ　保健・医療・福祉の制度」P. 6

【問題 16-23】c

医療法第1条の2には，「医療は，生命の尊重と個人の尊厳の保持を旨とし，医師，歯科医師，薬剤師，看護師その他の医療の担い手と医療を受ける者との信頼関係に基づき，及び医療を受ける者の心身の状況に応じて行われるとともに，その内容は，単に治療のみならず，疾病の予防のための措置及びリハビリテーションを含む良質かつ適切なものでなければならない」と医療提供の理念について規定している．

a ×

b ×

c ○

d ×

▷「歯科衛生学シリーズ　保健・医療・福祉の制度」P. 5

II 解答・解説

8 衛生学・公衆衛生学

【問題 16-24】d

医療法では，病院，診療所，助産所などの開設・管理・運営などについて規定している.

a　×　医師法は医師の身分と業務を規定した法律である.

b　×　歯科医師法は歯科医師の身分と業務を規定した法律である.

c　×　医薬品，医療機器等の品質，有効性及び安全性の確保等に関する法律(医薬品医療機器等法)は医薬品，医薬部外品，化粧品および医療用具に関する製造，輸入，販売，さらに医薬品などの基準と検定，広告などを規制し，その適正をはかることを目的とした法律である.

d　○　診療科名については，病院，診療所が広告できる事項の1つとして，医療法で規定されている.歯科医業では具体的な診療科名として，歯科，小児歯科，矯正歯科，歯科口腔外科があげられる.

▷「歯科衛生学シリーズ　保健・医療・福祉の制度」P. 5-6

【問題 16-25】a, d

a　○　歯科医業で標榜できる診療科名は，歯科，矯正歯科，小児歯科，歯科口腔外科などがある（医療法第6条の6）.

b　×　歯科診療所の管理者は臨床研修を修了した歯科医師でなければならないので，歯科衛生士は管理者になることができない（医療法第10条）.

c　×　歯科診療所に歯科衛生士を一人以上置かなければならないという規定はない.

d　○　診療所では，患者19人以下の収容施設を有することができる（医療法第1条の5）.

▷「歯科衛生学シリーズ　保健・医療・福祉の制度」P. 6, 10

【問題 16-26】a, c

医療法は医療を効率的に提供する体制の確保と国民の健康の保持を目的とする法律で，院内感染対策をはじめとする医療安全の確保や，医療機関の開設・管理・広告規制などを定めている.

a　○

b　×　医療従事者による医薬品の副作用報告は医薬品医療機器等法に規定されている.

c　○

d　×　保険医療機関とは，厚生労働大臣が登録した保険医が，健康保険法や国民健康保険法などで規定された保険診療を行う医療機関をいう.保険医療機関の指定申請は健康保険法に定められている.

▷「歯科衛生学シリーズ　保健・医療・福祉の制度」P. 5-9

【問題 16-27】b

医療法では，医療の担い手としての医師，歯科医師などの責務を定めており，その条文の1つとして，「医師，歯科医師，薬剤師，看護師その他の医療の担い手は，医療を提供するにあたり，適切な説明を行い，医療を受ける者の理解を得るよう努めなければならない」と規定している（第1条の4第2項）.これは，インフォームド・コンセントに関する努力義務の規定である.

a　×

b　○

c　×

d　×

▷「歯科衛生学シリーズ　保健・医療・福祉の制度」P. 5

【問題 16-28】a, c

麻薬の取扱いは，「麻薬及び向精神薬取締法」で規定されており，麻薬施用者，麻薬管理者，麻薬研究者などを麻薬取扱者という.このうち麻薬管理者とは，都道府県知事の免許を受けて，麻薬診療施設で麻薬を業務上管理する者で，免許申請の資格は医師，歯科医師，獣医師および薬剤師となっている.

a　○

b　×

c　○

d　×

▷「歯科衛生学シリーズ　保健・医療・福祉の制度」P. 96

【問題 16-29】a

a　○　母子健康手帳の交付は，「母子保健法」で規定されている.

b　×　産業医は，「労働安全衛生法」で規定されている.

c　×　産業廃棄物は，「廃棄物の処理及び清掃に関する法律（廃棄物処理法）」で規定されている.

d　×　国民健康・栄養調査は，「健康増進法」で規定されている.

▷「歯科衛生学シリーズ　保健・医療・福祉の制度」P. 85-86

【問題 16-30】c

a × 3歳児健康診査は「母子保健法」に規定されている.

b × 新生児の訪問指導は,「母子保健法」に規定されている.

c ○ 「地域保健法」に規定されているのは市町村保健センターである.

d × 介護老人保健施設は,「介護保険法」に規定されている.

▷「歯科衛生学シリーズ 保健・医療・福祉の制度」P. 81-83

【問題 16-31】b

a × 1歳6か月児健康診査は,「母子保健法」によって規定されている.

b ○ 3歳児健康診査は,「母子保健法」によって規定されている.

c × 学校歯科健康診断は,「学校保健安全法」によって規定されている.

d × 労働者への特殊健康診断は,「労働安全衛生法」によって規定されている.

▷「歯科衛生学シリーズ 保健・医療・福祉の制度」P. 85-89

【問題 16-32】b, c

a × 児童手当は「児童手当法」に基づき支給される.

b ○ 就学時健康診断は,「学校保健安全法」に基づき, 就学4か月前(11月30日)までに実施する.

c ○ 「健康増進法」により, 学校, 体育館, 病院など多数の者が利用する施設を管理する者は, これらを利用する者について, 受動喫煙を防止するために必要な措置を講ずるように努めなければならない.

d × 業務上および通勤時の負傷, 疾病, 障害または死亡など労働災害に対する補償は,「労働者災害補償保険法」により実施されている.

▷「歯科衛生学シリーズ 保健・医療・福祉の制度」P. 83-87

【問題 16-33】b

a × 口腔保健センターは, 法的な規定はないが地域歯科保健医療の場として, 歯科医師会などによって設置・運営されている.

b ○

c × 特別養護老人ホームは, 身体上, または精神上, 著しい障害があり, 常時介護を必要とする人が利用可能な施設で,「老人福祉法」に基づき設置され,「介護保険法」に基づき介護老人福祉施設として指定される.

d × 介護老人保健施設は, 要介護者に対し, 施設サービス計画に基づいて, 看護, 医学的管理の下における介護および機能訓練その他必要な医療ならびに日常生活上の世話を行うことを目的とする施設で,「介護保険法」に基づく.

▷「歯科衛生学シリーズ 保健・医療・福祉の制度」P. 81-83

【問題 16-34】b, d

「健康増進法」は, 健康日本21の法的基盤として, 栄養改善も含めた国民の健康増進をはかり, 国民保健の向上を目的としたものである.

a × 特定健康診査は,「高齢者の医療の確保に関する法律」(高齢者医療確保法)に基づき実施される.

b ○

c × 精神障害者医療は,「精神保健及び精神障害者福祉に関する法律」(精神保健福祉法)で規定されている.

d ○

▷「歯科衛生学シリーズ 保健・医療・福祉の制度」P. 83-85

【問題 16-35】a, c

「地域保健法」は, 保健所や市町村保健センターの設置, その他の地域保健対策の推進に関して基本となる事項を定めている.

a ○ 保健所は「地域保健法」に規定され, 広域的・専門的なサービスを実施する.

b × 介護老人保健施設は, 要介護者に対し, 施設サービス計画に基づいて, 看護, 医学的管理の下における介護および機能訓練その他必要な医療ならびに日常生活上の世話を行うことを目的とする施設で,「介護保険法」に基づく.

c ○ 市町村保健センターは「地域保健法」に規定され, 住民に身近な対人保健サービスを実施する.

d × 地域包括支援センターは「介護保険法」に基づき設置され, 介護予防ケアマネジメントなどの役割を担っている.

▷「歯科衛生学シリーズ 保健・医療・福祉の制度」P. 81-83

II 解答・解説

⑧ 衛生学・公衆衛生学

【問題 16-36】c

「健康増進法」は，健康日本 21 の法的基盤として，栄養改善も含めた国民の健康増進をはかり，国民保健の向上を目的としたもので，①国民健康・栄養調査の実施，②生活習慣病の発生状況の把握，③生活習慣相談の実施，④受動喫煙の防止などを規定している.

a × 「介護保険法」で規定されている.

b × 「母子保健法」で規定されている.

c ○

d × 食事バランスガイドは，2005 年 6 月に，厚生労働省と農林水産省が共同で作成したもので，食生活指針を具体的な行動に結びつけるものとして「何を」「どれだけ」食べたらよいかという「食事」の基本をコマの図で示したものである.

▷「歯科衛生学シリーズ　保健・医療・福祉の制度」P. 83-85

【問題 16-37】a

a ○

b × 特定機能病院は「医療法」に規定され，高度先端医療に対応している病院として厚生労働省が承認した病院である.

c × 地域医療支援病院は「医療法」に規定され，紹介患者に対する医療提供，医療機器などの共同利用の実施などを通じて，かかりつけ医などを支援する病院をいう.

d × 対人サービスを総合的に行う拠点である.

▷「歯科衛生学シリーズ　保健・医療・福祉の制度」P. 82-83

【問題 16-38】a

a ○ 「地域保健法」で設置が定められている機関は，保健所と市町村保健センターである.

b × 特定機能病院は「医療法」に規定され，一般病院などから紹介された高度先端医療行為を必要とする患者に対応する病院として厚生労働大臣の承認を受けた医療施設である.

c × 地域医療支援病院は「医療法」に規定され，紹介患者に対する医療提供，医療機器などの共同利用の実施などを通じて，かかりつけ医などを支援する病院をいう.

d × 地域包括支援センターは「介護保険法」に規定され，介護予防ケアマネジメントなどを総合的に行う機関であり，市町村が設置する.

▷「歯科衛生学シリーズ　保健・医療・福祉の制度」P. 81-83

【問題 16-39】a, c

「健康増進法」は，国民の健康維持と生活習慣病予防を目的として制定された法律である. 国民自らの健康増進，国民健康・栄養調査，保健指導，特定給食施設，受動喫煙の防止，特別用途表示などを定めている.

a ○

b × 市町村保健センターの設置は「地域保健法」により規定されている.

c ○

d × 特定健診・特定保健指導は「高齢者の医療の確保に関する法律」に基づいている.

▷「歯科衛生学シリーズ　保健・医療・福祉の制度」P. 83-85

【問題 16-40】b, d

a × 「地域保健法」は，地域保健対策の推進に関する基本指針，保健所の設置などを規定する法律である.

b ○ 「健康増進法」において，公共施設などにおける受動喫煙の防止が規定されている.

c × 「たばこ事業法」は，国内産業たばこの生産や製造，販売の調整を規定した法律である.

d ○ 「労働安全衛生法」は，職場における労働者の安全と健康を確保し，快適な職場環境の形成を促進することを目的とした法律である. 労働者の受動喫煙の防止が規定されている.

▷「歯科衛生学シリーズ　保健・医療・福祉の制度」P. 83-85

【問題 16-41】a

a ○ 「健康増進法」では，健康診査の指針，国民健康・栄養調査の実施，受動喫煙の防止，食事摂取基準，特別用途食品を規定している. 市町村による事業としては，健康教育，健康相談，機能訓練，訪問指導のほか，健康増進事業として歯周疾患検診，骨粗鬆症検診，肝炎ウイルス検診，がん検診の実施を規定している.

b × 風疹の予防接種は「予防接種法」が根拠となっている.

c × 結核の定期健康診断は「感染症の予防及び感染症の患者に対する医療に関する法律」（感染症法）が根拠となっている.

d × 先天性代謝異常検査は厚生労働省母子保健課長通知が根拠となっている.

▷「歯科衛生学シリーズ　保健・医療・福祉の制度」P. 83-85

【問題 16-42】b, d

「健康増進法」では，市町村が実施する健康増進事業として，歯周疾患検診，骨粗鬆症検診，肝炎ウイルス検診，がん検診などがある．肝炎ウイルス検診は，40歳の者および41歳以上の検診未受診者を対象とする．がん検診は，検診の種類により対象年齢・性別が異なる．

a ×　特定健康診査は，「高齢者の医療の確保に関する法律」に基づき，40〜74歳の被保険者・被扶養者に対して，医療保険者が生活習慣病の予防に着目した健診を実施する．

b ○　40，50，60，70歳の者を対象とする．

c ×　特殊健康診断は，「労働安全衛生法」に基づき，法令で定める有害な業務に常時従事する労働者に対して，事業者が実施する健診である．特殊健康診断には，酸処理などの業務に従事する者に対する歯科健康診断の規定もある．

d ○　40，45，50，55，60，65，70歳の女性を対象とする．

▷「歯科衛生学シリーズ　保健・医療・福祉の制度」P. 83-84

【問題 16-43】b

国民健康・栄養調査は「健康増進法」に規定される．国民の身体の状況，栄養素等摂取量および生活習慣の状況を明らかにし，国民の健康増進の総合的な推進をはかるための基礎資料を得ることを目的に，毎年行われる．社会状況に応じて調査内容が若干変化するが，①身体状況，②栄養摂取状況，③生活習慣に関する調査から構成されている．

a ×　「食品衛生法」は，飲食によって生ずる危害の発生を防止するための法律である．

b ○　「健康増進法」は，国民健康・栄養調査のほか，健康増進事業(歯周疾患検診，骨粗鬆症検診，肝炎ウイルス検診，がん検診など)や受動喫煙の防止などを定めている．

c ×　「食育基本法」は，国民が生涯にわたって健全な心身を培い，豊かな人間性を育むことができるよう，食育を総合的かつ計画的に推進するための法律である．

d ×　「地域保健法」は，地域保健対策の推進に関する基本指針，保健所の設置，その他地域保健対策の推進に関し基本となる事項を定めている．

▷「歯科衛生学シリーズ　保健・医療・福祉の制度」P. 83-85

【問題 16-44】d

a ×　「地域保健法」は，地域保健対策の推進に関する基本指針，保健所の設置などの地域保健対策の推進に関する基本的な事項を定めることにより，地域住民の健康の保持増進に寄与することを目的としている．

b ×　「歯科医師法」は，歯科医師の業務や資格などに関して規定した法律である．

c ×　「健康増進法」の目的は，栄養改善などの国民の健康増進をはかるための措置を講じ，国民保健の向上をはかることである．

d ○　歯科口腔保健の推進に関する施策を総合的に進め，国民保健の向上に寄与するために，平成23(2011)年に「歯科口腔保健の推進に関する法律」が制定された．

▷「歯科衛生学シリーズ　保健・医療・福祉の制度」P. 91
▷「歯科衛生学シリーズ　保健生態学」P. 244

【問題 16-45】d

就学時健康診断は，「学校保健安全法」に基づき，就学する4か月前(前年11月30日)までに実施する(就学に関する手続きの実施に支障がない場合にあっては3か月前まででよいとされている)．

学校保健安全法に基づき実施される健康診断には，そのほかに定期健康診断と臨時健康診断とがある．定期健康診断は，毎学年6月30日までに実施する．臨時健康診断は特に必要があるときに実施される．

a ×

b ×

c ×

d ○

▷「歯科衛生学シリーズ　保健・医療・福祉の制度」P. 86-87
▷「歯科衛生学シリーズ　保健生態学」P. 265, 269

【問題 16-46】a

法律に基づき実施される成人・高齢者を対象とした健診(検診)としては，①「高齢者の医療の確保に関する法律」に基づく特定健康診査と，②「健康増進法」に基づく健康増進事業(歯周疾患検診，骨粗鬆症検診，肝炎ウイルス検診，がん検診など)，などがある．

a ○　「高齢者の医療の確保に関する法律」に基づき特定健康診査が実施されており，40〜74歳の被保険者や被扶養者に対して，医療保険者が生活習慣

病の予防に着目した健診を行う.

b　×　学校における就学時健康診断，定期健康診断，臨時健康診断は，「学校保健安全法」に基づき実施される.

c　×　学校における就学時健康診断，定期健康診断，臨時健康診断は，「学校保健安全法」に基づき実施される.

d　×　事業者が労働者に対して行う一般健康診断，特殊健康診断（有害な業務に常時従事する者が対象）は，「労働安全衛生法」に基づき実施される.

▷「歯科衛生学シリーズ　保健・医療・福祉の制度」P.283-284

17. 医療の動向

【問題 17-1】b

医療施設調査は，3 年間隔で行う静態調査と，毎年行う動態調査とがある．静態調査は，すべての医療施設を対象として調査しており，医療施設からの届け出をもとに施設数などを調べている.

グラフは，医療施設数の推移で，2020 年で上から順に無床一般診療所数（96,309 施設），歯科診療所数（67,874 施設），病院数（8,238 施設），有床一般診療所数（6,303 施設）を示す.

a　×　①は無床一般診療所数である.

b　○　②は歯科診療所数である.

c　×　③は病院数である.

d　×　④は有床一般診療所数である.

▷「歯科衛生学シリーズ　保健・医療・福祉の制度」P.145

【問題 17-2】d

2020 年の厚生労働省「衛生行政報告例」によれば就業歯科衛生士数は 142,760 人である．就業場所別でみると，構成割合の高い順に，診療所 129,758 人（90.9%），病院 7,029 人（4.9%），市区町村 2,060 人（1.4%），介護保険施設等 1,258 人（0.9%），学校・養成所 1,006 人（0.7%），保健所 671 人（0.5%），事業所 301 人（0.2%），都道府県 70 人（0.0%），その他 607 人（0.4%）である.

a　×

b　×

c　×

d　○

▷「歯科衛生学シリーズ　保健・医療・福祉の制度」P.146

▷「歯科衛生学シリーズ　歯科衛生学総論」P.79

【問題 17-3】b

全国の届出医師数，届出歯科医師数は「医師・歯科医師・薬剤師統計」で，就業看護師数，就業歯科衛生士数は「衛生行政報告例」で公表されている.

a　×　339,623 人である（2020 年）.

b　○　1,280,911 人である（2020 年）.

c　×　107,443 人である（2020 年）.

d　×　142,760 人である（2020 年）.

▷「歯科衛生学シリーズ　保健・医療・福祉の制度」P.146

▷「ポイントチェック②　令和 4 年版出題基準準拠」P.112

【問題 17-4】a, c

a　○　令和 2 年末現在の就業歯科衛生士は 142,760 人である.

b　×　令和 2 年医師・歯科医師・薬剤師統計における全国の届出歯科医師数は 107,443 人である.

c　○　平成 22 年の就業歯科衛生士は 103,180 人であり，10 年間に約 1.4 倍増加している.

d　×　就業場所別では 129,758 人（構成割合 90.9%）が診療所で就業している.

▷「歯科衛生学シリーズ　保健・医療・福祉の制度」P.146

▷「歯科衛生学シリーズ　歯科衛生学総論」P.77-79

【問題 17-5】a

厚生労働省では，歯科医師，歯科衛生士，歯科技工士に 2 年ごとの就業に関する届け出を義務づけており，「医師・歯科医師・薬剤師統計」の結果で歯科医師数，「衛生行政報告例」で就業歯科衛生士数・就業歯科技工士数を把握できる．なお，歯科医師は免許をもつ者全員，歯科衛生士・歯科技工士は業務従事者のみの数である．また，3 年ごとの「医療施設静態調査」と毎月の「医療施設動態調査」で，病院および診療所の総数や開設・廃止数を把握することができる.

a　○　①は就業歯科衛生士数（142,760 人）を示す.

b　×　②は歯科医師数（107,443 人）を示す.

c　×　③は歯科診療所数（67,874 施設）を示す.

d　×　④は就業歯科技工士数（34,826 人）を示す.

▷「歯科衛生学シリーズ　保健・医療・福祉の制度」P.145-146

【問題 17-6】b, d

国民医療費は，医療機関などにおける傷病の治療に要する費用を推計したものであり，医科・歯科診療に関する診療費，薬局調剤医療費，入院時食事・生活医

療費，訪問看護医療費などが含まれる．傷病の治療費に限っているため，正常な妊娠・分娩に要する費用，健康診断，予防接種などに要する費用，義眼や義肢などの費用は含まない．

a ×　含まれない．

b ○

c ×　含まれない．

d ○

▷「歯科衛生学シリーズ　保健・医療・福祉の制度」P. 147

【問題 17-7】a

令和3年度の国民医療費は総額で45兆359億円であり，人口1人当たりの国民医療費は35万8,800円，国内総生産（GDP）に対する比率は8.18%となる．国民医療費総額の年齢階級別割合は，0〜14歳が5.4%，15〜44歳が11.9%，45〜64歳が22.1%，65歳以上が60.6%となる．

a ○　医科診療医療費では65歳以上が63.1%であるのに対し，歯科診療医療費では65歳以上が39.8%と，異なる傾向を示す．

b ×　②は45〜64歳である．

c ×　③は15〜44歳である．

d ×　④は0〜14歳である．

▷「歯科衛生学シリーズ　保健・医療・福祉の制度」P. 150

【問題 17-8】d

国民医療費とは，1年間に医療機関などで保険診療の対象となる傷病の治療に要した費用を推計したものである．これには，医科と歯科の診療費，薬局調剤医療費，入院時食事・生活医療費，訪問看護医療費などが含まれる．

令和3年度の国民医療費の総額は45兆359億円で，診療種類別の構成比は，医科診療医療費が71.9%で，そのうち入院医療費が37.4%，入院外医療費が34.5%である．薬局調剤医療費は17.5%である．歯科診療医療費の構成比は7.0%（3兆1,479億円）で近年では低下傾向にある．

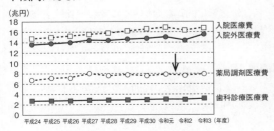

【問題 18-1】c

令和3年度の社会保障給付費の総額は138兆7,433億円であり，その内訳を部門別でみていくと，医療が47兆4,205億円（34.2%），年金が55兆8,151億円（40.2%），福祉その他が35兆5,076億円（25.6%）である．社会保障給付費の総額は一貫して増加が続いているが，年金，医療および福祉その他について，その割合の高い順は変わっていない．

a ×

b ×

c ○

d ×

▷「ポイントチェック②　令和4年版出題基準準拠」P. 114-115

【問題 18-2】b, c

介護保険は要介護状態となった高齢者に，介護や機能訓練などの介護サービスを利用者の選択に基づき現物給付する．

一方，年金保険，雇用保険，労働者災害補償保険などは，現金給付することにより所得を保障する．

a ×　現金給付である．

b ○　現物給付を主としている．

c ○　現物給付を主としている．

d ×　現金給付である．

▷「歯科衛生学シリーズ　保健・医療・福祉の制度」P. 106, 115-116

【問題 18-3】c, d

a ×　医療保険では，医療機関の受診で生じる検査や治療，療養指導などの医療サービスが給付される．

b ×　介護保険では，要介護認定を受けた者が受ける介護給付と要支援認定を受けた者が受ける予防給付が給付される．

c ○　年金保険とは，保険の仕組みにより老後の生活の安定のため保険金が給付される年金制度である．

d ○ 雇用保険とは，厚生労働省が保険者となり運営している保険事業で，労働者が失業したときに再就職までの生活を安定させ，就職活動を円滑に行えるよう各種助成金を給付するものである．
▷「歯科衛生学シリーズ　保健・医療・福祉の制度」P. 123-125, 127-128

【問題 18-4】a, d
健康保険の被保険者が業務以外の事由により病気や負傷をしたときは，健康保険で治療を受けることができ，これを「療養の給付」という．
a ○
b × 健康診断や予防注射，美容整形，審美目的の歯科矯正，正常分娩などは，疾病とみなされず給付の対象とならない．
c × 業務上の負傷は，医療保険ではなく，労働者災害補償保険による給付が適用される．
d ○
▷「歯科衛生学シリーズ　保健・医療・福祉の制度」P. 111, 129

【問題 18-5】c, d
医療保険は職域保険（被用者保険）と地域保険に大別される．職域保険には健康保険（全国健康保険協会管掌健康保険，組合管掌健康保険），船員保険，共済組合（国家公務員，地方公務員，私立学校教職員）がある．
a × 国民健康保険は，自営業者，農業者など職域保険に加入していない者を対象とする地域保険である．
b × 労働者災害補償保険は，業務上や通勤途上に負傷したり病気にかかった労働者の補償をはかるために設けられている．
c ○ 職域保険の健康保険である．「組合健保」ともいう．
d ○ 職域保険の健康保険である．「協会けんぽ」ともいう．
▷「歯科衛生学シリーズ　保健・医療・福祉の制度」P. 107-108

【問題 18-6】b, c
a × 会社員の疾病治療は，健康保険でカバーされている．健康保険は，中小企業の勤務者を対象とする全国健康保険協会管掌健康保険（協会けんぽ）と，主として大企業勤務者を対象とする組合管掌健康保険の2つに分類される．
b ○ 自営業者の疾病治療は，国民健康保険でカバーされている．
c ○ 生活保護家庭の疾病治療は，医療扶助によりカバーされている．
d × 会社員の業務上の疾病治療は，雇用保険ではなく，労働者災害補償保険によってカバーされている．
▷「歯科衛生学シリーズ　保健・医療・福祉の制度」P. 107-109, 133

【問題 18-7】d
医療保険には，自営業者などを対象とした地域保険（国民健康保険），事業所に使用される者を対象とした職域保険（健康保険，船員保険，各種共済組合）および原則として75歳以上の者を対象とした後期高齢者医療制度がある．
さらに，健康保険は，全国健康保険協会管掌健康保険（協会けんぽ）と組合管掌健康保険の2つに分類される．
a × 自営業者は国民健康保険の対象である．
b × 大企業の従業者は組合管掌健康保険の対象である．
c × 医療保険は，所得に応じて保険料が自動的に決まる．
d ○ 健康診断や予防注射，美容整形，審美目的の歯科矯正，正常な分娩などは病気とみなされず，給付の対象とならない．
▷「歯科衛生学シリーズ　保健・医療・福祉の制度」P. 107-111

【問題 18-8】b, c
a × 我が国の医療保険制度は国民皆保険制度をとっており，強制加入が義務づけられている．
b ○ 保険料は所得に応じて決まる．
c ○ 医療保険における医療給付は，原則として現金ではなく，医療行為そのものを「現物」として給付する．
d × 医療保険制度において一定の条件を満たした者は，国籍に関係なくすべての者が被保険者となる．
▷「歯科衛生学シリーズ　保健・医療・福祉の制度」P. 105-106

【問題 18-9】c, d
a × 公的医療保険は，加入が義務づけられている（強制加入）．

b × 公的医療保険の給付は，原則として現金ではなく医療サービスを直接給付（現物給付）される.

c ○ 公的医療保険制度では，多くの医療行為を点数で評価した点数単価方式がとられている.

d ○ 保険料は所得によって決まる.

▷「歯科衛生学シリーズ　保健・医療・福祉の制度」P. 105-106, 111

【問題 18-10】b

a × ①は被保険者である. 医療保険に加入し，病気やけがなどをしたときに保険証の提示により医療費の一部を負担することで必要な給付を受けることができる.

b ○ ②は保険者である. 医療保険事業を運営するために被保険者から保険料を徴収し，保険給付を行う運営主体であり，被保険者に保険証を交付する. 全国健康保険協会，健康保険組合，共済組合や市町村（国民健康保険）などがこれにあたる.

c × ③は審査支払機関である. 保険医療機関が請求する診療報酬の審査支払業務を行うところで，社会保険診療報酬支払基金，国民健康保険団体連合会がある.

d × ④は保険医療機関である. 厚生労働大臣の指定を受けた保険診療を行う病院や診療所で，日本ではほとんどが保険医療機関である.

▷「歯科衛生学シリーズ　保健・医療・福祉の制度」P. 113

【問題 18-11】c

我が国の公的医療保険は，全国健康保険協会管掌健康保険（協会けんぽ），組合健康保険（組合健保），国民健康保険（市町村国保，組合国保），船員保険，共済組合，後期高齢者医療制度のいずれかに加入する.

a × 国民すべてが強制加入となっている.

b × 保険料は加入する保険により異なる.

c ○ 現物給付とは被保険者（患者）が病気になったときに，医療機関で金銭ではなく医療サービス（現物）が給付される仕組みで，我が国の公的医療保険はこれに該当する.

d × 保険者は，組合単位，都道府県単位，市町村単位などさまざまである.

▷「歯科衛生学シリーズ　保健・医療・福祉の制度」P. 105-107

【問題 18-12】c

健康保険法は，雇用される労働者の業務外の事由による疾病，負傷もしくは死亡または出産およびその被扶養者の疾病，負傷，死亡または出産に関して保険給付を行い，国民の生活の安定と福祉の向上を目指す法律である.

a × 地域保険とは，自営業者や農林水産業者など，職域保険に加入していない人を対象とする社会保険で，国民健康保険がこれにあたる. 健康保険は職域保険に分類される（健康保険のほか，共済組合や船員保険も職域保険である）.

b × 健康保険の保険者は全国健康保険協会（協会けんぽ）および健康保険組合（組合健保）である.

c ○ 事業主と被保険者とで保険料を負担する.

d × 健康保険法では業務外の疾病が対象であり，業務上の傷病治療は給付対象とならない. 労働者の業務上の負傷，疾病，障害または死亡は労働者災害補償保険法が適用される.

▷「歯科衛生学シリーズ　保健・医療・福祉の制度」P. 107-108

【問題 18-13】c

健康保険の一部負担金は，義務教育就学前が2割，義務教育就学中〜69歳が3割，70〜74歳が2割（現役並み所得者は3割）となっている. 後期高齢者医療制度の一部負担金は，原則として1割であるが，所得に応じて2割または3割となっている.

a ×

b ×

c ○

d ×

▷「歯科衛生学シリーズ　保健・医療・福祉の制度」P. 107

【問題 18-14】b, d

「国民健康保険法」で定める保険者としては，都道府県，市町村（特別区）および国民健康保険組合がある.

一方，被用者保険の保険者としては，「健康保険法」に基づく全国健康保険協会（協会けんぽ）や健康保険組合，「船員保険法」に基づく船員保険，「国家公務員共済組合法」「地方公務員等共済組合法」「私立学校教職員共済法」に基づく共済組合などがある.

a ×

b ○ 市町村が行う国民健康保険の被保険者としては，農業者，自営業者などが対象となる.

c ×

d ○ 国民健康保険組合は，医師，歯科医師，薬剤

師，弁護士など，同種の事業または業務に従事する集団で設立されるものである．

▷「歯科衛生学シリーズ　保健・医療・福祉の制度」P. 107-109

【問題 18-15】b

a　×　介護保険は，第1号被保険者（65歳以上）と第2号被保険者（40～65歳未満）のうち，要介護状態または要支援状態と認定された者が，介護給付または予防給付の対象となる．

b　○　医療保険は，すべての国民がいずれかの公的な医療保険に加入することが義務づけられており，すべての者が給付対象となっている（国民皆保険制度）．

c　×　雇用保険は，労働者を対象とし，失業時などの生活安定と再就職促進などについての給付を定めている．

d　×　労働者災害補償保険は，労働者を対象とし，業務上の災害・業務上の疾病の際の医療給付などについて定めている．

▷「歯科衛生学シリーズ　保健・医療・福祉の制度」P. 105-107

【問題 18-16】c, d

a　×　運営を行う保険者は市町村である．

b　×　被保険者は市町村内に住所を有する65歳以上の者（第1被保険者）と，40歳以上65歳未満の医療保険加入者（第2号被保険者）である．

c　○　被保険者の心身の状況とかかりつけ医の意見を基に，市町村に設置される介護認定審査会で行われる．

d　○　介護支援専門員（ケアマネジャー）は，介護保険法の規定に基づき，介護・支援を必要とする者からの相談を受け，適切な介護サービスを利用できるよう市町村や介護保険施設などとの連絡調整や介護サービス計画の作成などを行い，日常生活を営むために必要な援助を行う．

▷「歯科衛生学シリーズ　保健・医療・福祉の制度」P. 115-117

【問題 18-17】a

介護支援専門員（ケアマネジャー）は，介護保険法で定められ，要介護・要支援を必要とする者からの相談を受け，適切な介護サービスを利用できるよう，市町村・居宅サービスを行う者・介護保険施設などとの連絡調整や介護サービス計画の作成など，日常生活を営

むために必要な援助を行う者である．

a　○

b　×　居宅療養管理指導は，居宅サービスのうちの1つであり，居宅要介護者などに対し，病院，診療所の医師，歯科医師，歯科衛生士などにより行われる療養上の管理および指導をいう．

c　×　訪問入浴介護は，利用者の身体の清潔の保持，心身機能の維持回復を目的として行われるものであり，看護職員や介護職員が自宅を訪問し，持参した浴槽によって入浴の介護を行う．

d　×　介護福祉士や訪問介護員などが，利用者の居宅を訪問し，入浴・排せつ・食事などの身体介護や，調理・洗濯・掃除などを提供するサービスとして訪問介護がある．

▷「歯科衛生学シリーズ　保健・医療・福祉の制度」P. 117

【問題 18-18】a

介護保険は介護が必要な高齢者に介護サービスを現物給付する社会保険制度である．

a　○　保険給付の種類には介護給付と予防給付がある．介護給付は要介護認定を受けた者が，予防給付は要支援認定を受けた者が対象となる．

b　×　保険者は原則として市町村である．

c　×　満40歳以上の者が被保険者となる．65歳以上を第1号被保険者，40～65歳未満の医療保険加入者を第2号被保険者という．

d　×　介護保険受給者は，要介護状態に応じてサービス利用額の上限が決められており，限度額の範囲内で受けるサービスの1～3割を保険料とは別に自己負担する．自己負担割合は，合計所得金額により異なる．

▷「歯科衛生学シリーズ　保健・医療・福祉の制度」P. 115-119

【問題 18-19】b, d

一次判定は，市町村で認定調査の結果と主治医の意見書の内容をコンピュータに入力し，介護にかかる時間（要介護認定基準時間）を算出し，要介護（要支援）状態区分を評価する．

二次判定は，市町村に設置される介護認定審査会で，①一次判定結果の原案，②認定調査票の特記事項，③主治医の意見書をもとに，介護の必要度（要支援1・2，要介護度1～5，非該当）が判定される．

a　×

b ○

c ×

d ○

▷「歯科衛生学シリーズ　保健・医療・福祉の制度」P. 117

【問題 18-20】a

a ○　訪問介護とは，居宅において介護を受ける要介護者または要支援者に行われる入浴，排泄，食事などの介護その他の日常生活上の世話である.

b ×　訪問看護とは，看護師や保健師が自宅で闘病，療養をしている人の居宅を訪問し，健康状態の観察と助言や日常生活の介助や指導，リハビリテーション，ターミナルケアなどの援助を行うサービスである.

c ×　居宅介護支援とは，介護利用者が適切に介護サービスを利用できるように，介護支援専門員（ケアマネジャー）が居宅介護サービスの計画を立て，サービスの提供の調整を行うことである.

d ×　居宅療養管理指導とは，医師，歯科医師，薬剤師，歯科衛生士，管理栄養士などが自宅を訪問して，療養上の管理や指導を行うサービスである.

▷「歯科衛生学シリーズ　保健・医療・福祉の制度」P. 118

【問題 18-21】a, c

a ○

b ×　第 1 号被保険者は 65 歳以上である. 第 2 号被保険者は 40 歳以上 65 歳未満である.

c ○

d ×　地域包括支援センターは，介護保険法に基づき市町村が設置する機関で，介護予防マネジメントなどを総合的に行う. 訪問看護は，かかりつけ医師の指示を受けて，医療機関または訪問看護ステーションから看護師が在宅の患者や要介護者をケアするために派遣されるサービスである.

▷「歯科衛生学シリーズ　保健・医療・福祉の制度」P. 115-117

【問題 18-22】d

a ×　福祉事務所は，社会福祉法に基づき都道府県と市が設置し，生活保護法や児童福祉法などに定める援護・育成・更生の措置に関する事務を行う.

b ×　市町村保健センターは地域保健法に基づき市町村が設置し，住民に対し，健康相談，保健指導および健康診査その他，地域保健に関する必要な事業を行う.

c ×　居宅介護支援事業所は，介護支援専門員（ケアマネジャー）がケアプランを作成し，そのサービス提供が確保されるよう連絡調整を行う施設である. 要介護者が介護保険施設に入所する場合に施設への紹介を行う

d ○　地域包括支援センターは介護保険法によって設置され，地域の総合相談支援，権利擁護，包括的・継続的ケアマネジメント支援，介護予防ケアマネジメントの役割を担っている. 市町村または市町村の委託による社会福祉法人などが運営している.

▷「歯科衛生学シリーズ　保健・医療・福祉の制度」P. 80

【問題 18-23】c

　介護保険制度は，高齢化の進展に伴う介護ニーズの増大，核家族化や介護する家族の高齢化による介護困難に対応するため，老人福祉と老人保健の両制度を再編成し，高齢者の介護を社会全体で支え合うために創設され，社会保険方式が採用された. 保険者は市町村および特別区である.

a ×

b ×

c ○　医療保険加入者のうち，65 歳以上の者が第 1 号被保険者，40 歳以上 65 歳未満が第 2 号被保険者となる.

d ×

▷「歯科衛生学シリーズ　保健・医療・福祉の制度」P. 115-116

【問題 18-24】b, d

a ×　介護保険におけるサービスである.

b ○　要介護 1～5 に認定されている介護保険被保険者に対して，居宅サービス計画に基づいて実施する.

c ×　居宅療養管理指導は，環境や身体的要因により通院することが困難な人を対象に，医師，歯科医師，歯科衛生士などの専門職が自宅を訪問し健康管理や指導を行うものである. 通院可能な患者は対象とならない.

d ○　歯科衛生士による管理指導では，計画的な歯科医学管理を行っている歯科医師の指示に基づき，療養上必要な指導として，患者に適切な歯磨きの方法や義歯の清掃などの実地指導，摂食嚥下機能の保持や回復の重要性に関するアドバイスや指導

を行う.

▷「歯科衛生学シリーズ　保健・医療・福祉の制度」P. 122

▷「歯科衛生学シリーズ　高齢者歯科学」P. 30, 324

【問題 18-25】c

生活保護法は，日本国憲法第 25 条に規定する理念に基づき，国が生活に困窮するすべての国民に対し，その困窮の程度に応じ，必要な保護を行い，その最低限度の生活を保障するとともに，その自立を助長することを目的としている（第 1 条）.

a ○

b ○　生活保護は，世帯を単位としてその要否および程度を定めるものとされている（第 10 条）.

c ×　生活保護に関する事務（実施機関）は，保健所ではなく，福祉事務所が行う（市・区部では市が，町村部では都道府県が設置）

d ○

▷「歯科衛生学シリーズ　保健・医療・福祉の制度」P. 132-133

【問題 18-26】b, d

生活保護は憲法第 25 条に規定する理念に基づき，国が自立して生活できない国民に対して最低限度の生活を保障する制度である.

a ×　生活保護の実施機関は福祉事務所である.

b ○　世帯の収入や資産によって扶助の額などが定められる.

c ×　費用は国が 3/4 を，実施機関である都道府県と市町村が 1/4 を負担する.

d ○

▷「歯科衛生学シリーズ　保健・医療・福祉の制度」P. 132-133

【問題 18-27】c

生活保護は憲法第 25 条に基づき，国が経済的に困窮する国民に対して生活保護費を支給するなどして保護を行い，自立の助長をはかる制度である.

生活保護法で給付される保護には以下の 8 種類がある. ①生活扶助（飲食物費など），②教育扶助（義務教育就学中の児童・生徒に必要な学用品費など），③住宅扶助（家賃など），④医療扶助，⑤介護扶助，⑥出産扶助（分娩に必要な費用），⑦生業扶助（自律のための技能修得費など），⑧葬祭扶助（葬祭費など）. このうち医療扶助と介護扶助は現物給付が原則であり，その他は原則として金銭により給付される.

a ×　金銭給付である.

b ×　金銭給付である.

c ○　現物給付である.

d ×　金銭給付である.

▷「歯科衛生学シリーズ　保健・医療・福祉の制度」P. 133-134

【問題 18-28】a

児童福祉の施策は，児童福祉法を基本とし，児童が人として人格を尊重され，健全に育成されなければならないことなどを理念として実施されている. 国および地方公共団体は，児童の保護者とともに，児童を心身ともに健やかに育成する責任を負う（児童福祉法第 2 条）.

a ×　児童福祉法での児童の定義は，満 18 歳に満たない者である（児童福祉法第 4 条）.

b ○

c ○

d ○　父または母と生計を同じくしていない児童に対して児童扶養手当が支給される（児童扶養手当法第 1 条）.

▷「歯科衛生学シリーズ　保健・医療・福祉の制度」P. 134

【問題 18-29】a, c

「児童虐待の防止等に関する法律」において，児童虐待とは，保護者がその監護する児童（18 歳に満たない者）に対し，身体虐待，性的虐待，ネグレクト（育児放棄，監護放棄），心理的虐待をすることと定義されている.

虐待を受けている児童を発見した者は，市町村，都道府県の設置する福祉事務所または児童相談所に通告することが義務づけられている.

a ○

b ×

c ○

d ×

▷「歯科衛生学シリーズ　保健・医療・福祉の制度」P. 135-137

【問題 18-30】d

児童虐待の防止等に関する法律は，児童の権利利益の擁護を目的に，児童に対する虐待の禁止，児童虐待の予防および早期発見などの措置を定めている.

児童虐待に係る通告は，市町村，都道府県の設置する福祉事務所または児童相談所に行うよう規定されている. この通告を受けた市町村または福祉事務所の長

は，当該児童と面会し，安全の確認を行うための措置を講じ，必要に応じて，その児童を児童相談所に送致し，保護することとなっている．

a　×　法的な通告先ではないが，関係機関として，児童虐待の通報や相談の窓口として機能している．

b　×　法的な通告先ではないが，関係機関として，児童虐待の通報や相談の窓口として機能している．

c　×　児童福祉法に規定する児童厚生施設の1つで，地域において児童に健全な遊びを与えて，その健康を増進し，情操を豊かにすることを目的とする．

d　○

▷「歯科衛生学シリーズ　保健・医療・福祉の制度」P. 135-137

【問題 18-31】c

「障害者総合支援法」（障害者の日常生活及び社会生活を総合的に支援するための法律）で定められている自立支援医療は，以下の3つからなる．

①育成医療：障害児（18歳未満）のうち身体障害のある者の健全な育成をはかるために必要な医療

②更生医療：身体障害者福祉法に規定する身体障害者（18歳以上）の自立と社会経済活動への参加の促進をはかるため，その更生に必要な医療

③精神通院医療：精神障害の適正な医療の普及をはかるため，「精神保健及び精神障害者福祉に関する法律」に規定する精神障害者に対し，病院または診療所へ入院することなく行われる精神障害の医療

a　○

b　○

c　×　養育医療は，「母子保健法」で定められており，養育のため病院などに入院することを必要とする未熟児に対し，その養育に必要な医療の給付を行う．

d　○

▷「歯科衛生学シリーズ　保健・医療・福祉の制度」P. 86, 138-140

徹底攻略！科目別
歯科衛生士国家試験過去問題集 基礎科目編 第2版（問題・解答解説編）
　　　　　　　　　　　　　　　ISBN978-4-263-42323-3

2019 年 4 月 25 日　　第 1 版第 1 刷発行
2022 年 3 月 25 日　　第 1 版第 3 刷発行
2024 年 3 月 10 日　　第 2 版第 1 刷発行

　　　　　　　　　　　　　　編　集　歯 科 衛 生 士
　　　　　　　　　　　　　　　　　　国試問題研究会
　　　　　　　　　　　　　　発行者　白 石 泰 夫
　　　　　　　　　発行所　医歯薬出版株式会社
　　　　　　〒 113-8612　東京都文京区本駒込 1-7-10
　　　　　　TEL. （03）5395-7638（編集）・7630（販売）
　　　　　　FAX. （03）5395-7639（編集）・7633（販売）
　　　　　　　　　　　https://www.ishiyaku.co.jp/
　　　　　　　　　郵便振替番号　00190-5-13816

乱丁，落丁の際はお取り替えいたします　　　印刷・三報社印刷／製本・愛千製本所
　　　　　　Ⓒ Ishiyaku Publishers, Inc., 2019, 2024.　Printed in Japan

歯科衛生士国家試験 直前マスター
チェックシートでカンペキ！

令和4年版 出題基準 対応

歯科衛生士国試問題研究会　編

「直前マスター」シリーズは新しくなりました！

● 旧シリーズでは3冊に分かれていた主要三科（歯科予防処置，歯科保健指導，歯科診療補助）を 1冊にまとめました．国家試験で重要な科目を，1冊でカバーできます．

● 重要ワードを赤色の文字で記載．赤い文字を消せるシートを入れてありますので，大切な 箇所をしっかりと覚えたか確認できます．

● 重要なポイントをまとめた "Check Point" を要所に記載．効率よく学習が進みます．

● 新しい「直前マスター」シリーズは全4冊．国家試験対策の追い込み～試験直前にしっかり とご活用いただけます！

① **基礎科目**
　●A5判／220頁
　　定価 2,970円（本体 2,700円＋税 10%）

② **社会歯科**
　●A5判／120頁
　　定価 2,420円（本体 2,200円＋税 10%）

③ **臨床科目**
　●A5判／240頁
　　定価 3,300円（本体 3,000円＋税 10%）

④ **主要三科**
　●A5判／368頁
　　定価 4,950円（本体 4,500円＋税 10%）

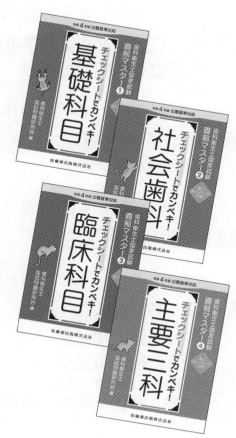

歯科衛生士国家試験
ポイントチェック ❶〜❺

歯科衛生士国家試験対策検討会　編

◆ 令和4年版歯科衛生士国家試験出題基準に完全準拠！
◆ 教科書に出てくる重要ポイントを，効率よく学べるように整理してあります．

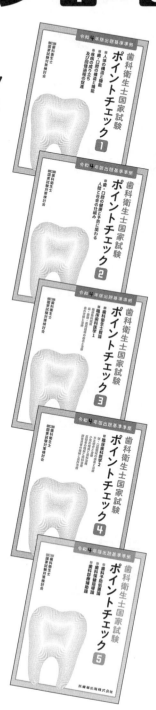

❶ 人体の構造と機能
歯・口腔の構造と機能
疾病の成り立ち及び回復過程の促進
- ●B5判／248頁／2色
  定価 2,970円（本体 2,700円＋税 10%）

❷ 歯・口腔の健康と予防に関わる
人間と社会の仕組み
- ●B5判／176頁／2色
  定価 2,310円（本体 2,100円＋税 10%）

❸ 歯科衛生士概論
臨床歯科医学1
- ●B5判／200頁／2色
  定価 2,420円（本体 2,200円＋税 10%）

❹ 臨床歯科医学2
- ●B5判／208頁／2色
  定価 2,420円（本体 2,200円＋税 10%）

❺ 歯科予防処置論
歯科保健指導論
歯科診療補助論
- ●B5判／296頁／2色
  定価 3,300円（本体 3,000円＋税 10%）

徹底攻略！　科目別
歯科衛生士国家試験過去問題集　基礎科目編　第２版

別冊写真

1 解剖学・組織発生学　写真

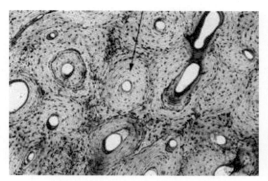

No. 1 （問題 4-1）

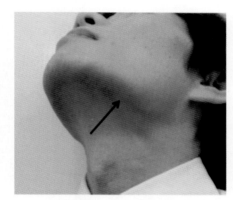

No. 4 （問題 11-5）

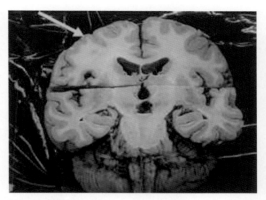

No. 2 （問題 5-1）

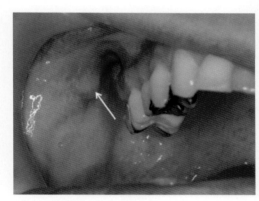

No. 5 （問題 11-6）

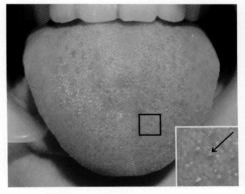

No. 3 （問題 11-2）

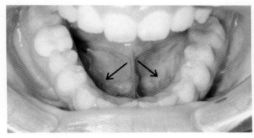

No. 6 （問題 11-7）

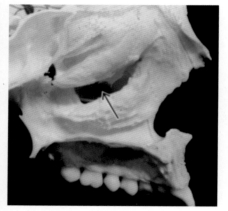

No. 7 （問題 11-9）

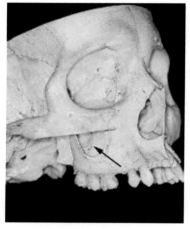

No. 10 （問題 11-16）

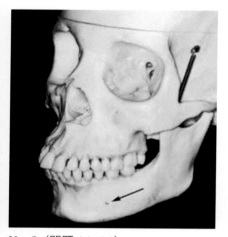

No. 8 （問題 11-14）

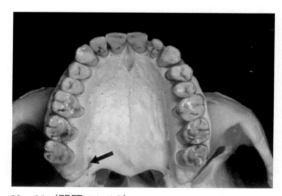

No. 11 （問題 11-18）

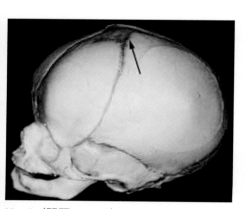

No. 9 （問題 11-15）

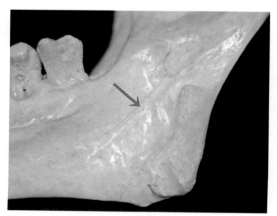

No. 12 （問題 11-20）

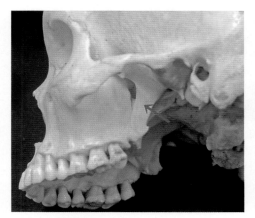

No. 13 （問題 11-21）

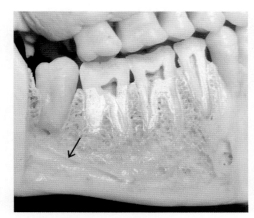

No. 16 （問題 11-25）

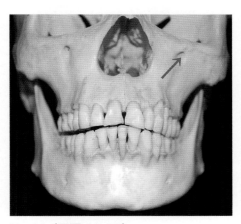

No. 14 （問題 11-22）

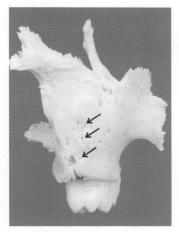

No. 17 （問題 11-26）

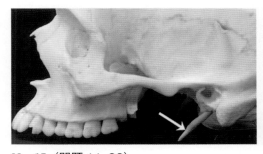

No. 15 （問題 11-23）

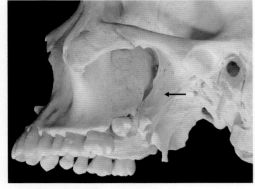

No. 18 （問題 11-35）

4

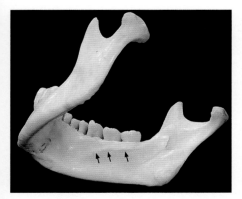

No. 19 （問題 11-37）

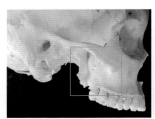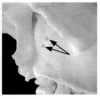

No. 22 （問題 11-46）

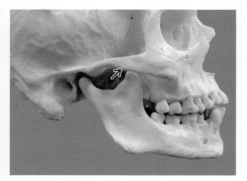

No. 20 （問題 11-39）

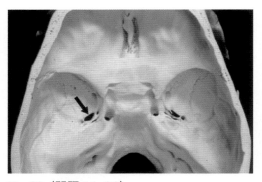

No. 23 （問題 11-63）

No. 21 （問題 11-40）

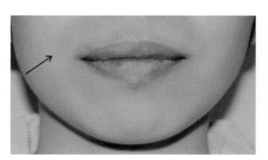

No. 24 （問題 11-68）

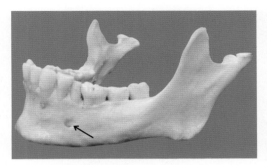

No. 25 （問題 11-70）

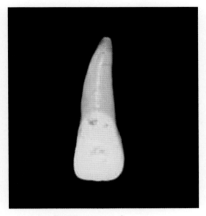

No. 28 （問題 12-25）

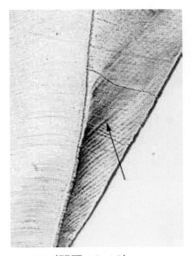

No. 26 （問題 12-12）

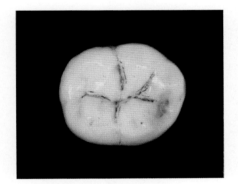

No. 29 （問題 12-26）

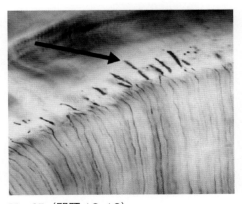

No. 27 （問題 12-13）

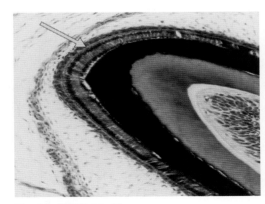

No. 30 （問題 13-5）

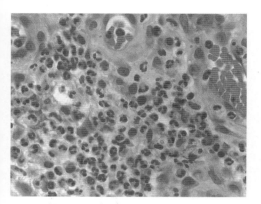

No. 1 （問題 5-4）

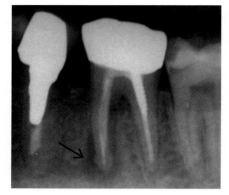

No. 4 （問題 13-5）

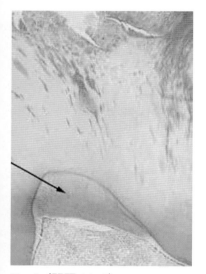

No. 2 （問題 11-1）

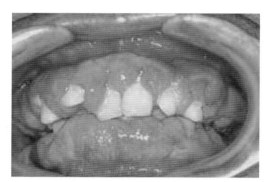

No. 5 （問題 14-5）

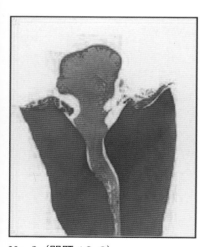

No. 3 （問題 12-2）

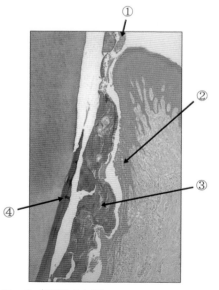

No. 6 （問題 14-7）

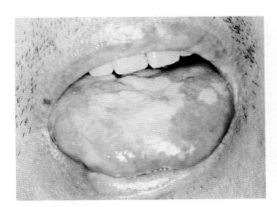

No. 7 （問題 16-3）

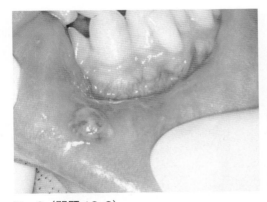

No. 8 （問題 18-2）

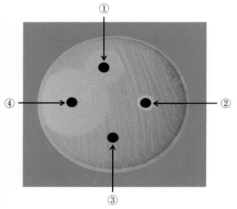

No. 1 （問題 5-1）

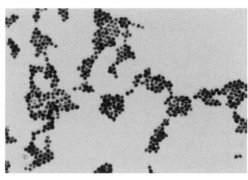

No. 4 （問題 6-6）

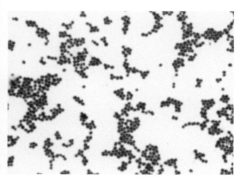

No. 2 （問題 6-3）

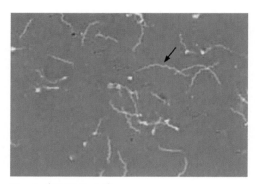

No. 5 （問題 6-11）

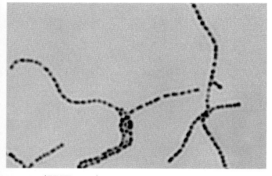

No. 3 （問題 6-5）

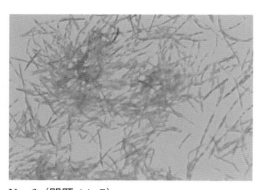

No. 6 （問題 11-5）

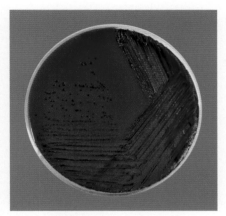

No. 7 （問題 11-6）

6 薬理学 写真

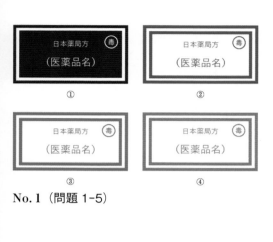

No.1 （問題 1-5）

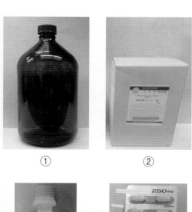

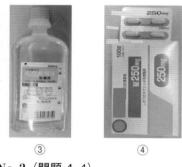

No.2 （問題 4-4）

7 口腔衛生学　写真

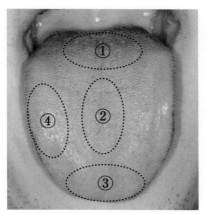

No. 1（問題 1-51）

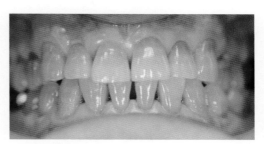

No. 4（問題 5-12）

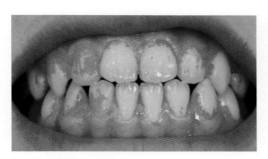

No. 2（問題 2-29）

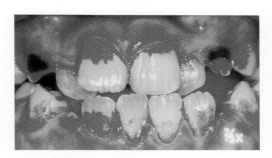

No. 5（問題 6-25）

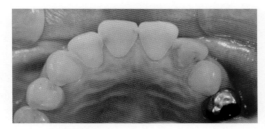

No. 3（問題 5-8）

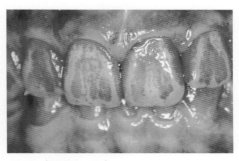

No. 6（問題 6-34）

徹底攻略！科目別
歯科衛生士国家試験過去問題集 基礎科目編 第2版（別冊）
ISBN978-4-263-42323-3

2019 年 4 月 25 日　第 1 版第 1 刷発行
2022 年 3 月 25 日　第 1 版第 3 刷発行
2024 年 3 月 10 日　第 2 版第 1 刷発行

編　集　歯 科 衛 生 士
　　　　国試問題研究会
発行者　白 石 泰 夫
発行所　医歯薬出版株式会社
〒 113-8612　東京都文京区本駒込 1-7-10
TEL.（03）5395-7638（編集）・7630（販売）
FAX.（03）5395-7639（編集）・7633（販売）
https://www.ishiyaku.co.jp/
郵便振替番号　00190-5-13816

乱丁，落丁の際はお取り替えいたします　　印刷・三報社印刷／製本・愛千製本所